全国中医药行业高等教育"十三五"规划教材

全国高等中医药院校规划教材（第十版）

制药工艺学

（新世纪第二版）

（供药学、中药制药、制药工程、生物制药、药物制剂等专业用）

主 编
王　沛（长春中医药大学）

副主编（按姓氏笔画排序）
王宝华（北京中医药大学）　　　　　　　石富强（长春工业大学化工学院）
张宝徽（湖北中医药大学）　　　　　　　赵　琳（辽宁中医药大学）
高　陆（修正药业集团股份有限公司）

编　委（按姓氏笔画排序）
于　波（长春中医药大学）　　　　　　　王俊淞（长春市食品药品安全监测中心）
甘春丽（哈尔滨医科大学）　　　　　　　刘　娜（云南中医学院）
刘永忠（江西中医药大学）　　　　　　　祁宝辉（遵义医学院）
李冰菲（黑龙江中医药大学）　　　　　　李雪婷（沈阳药大雷允上药业有限责任公司）
张　英（广州中医药大学）　　　　　　　陈　冰（吉林农业科技学院制药工程学院）
岳丽丽（河南中医药大学）　　　　　　　赵　鹏（陕西中医药大学）
胡彦武（通化师范学院制药与食品科学学院）　贺　敏（湘潭大学化工学院）
夏春年（浙江工业大学药学院）　　　　　郭　莹（浙江中医药大学）
董爱国（山西中医药大学）　　　　　　　鲁曼霞（湖南中医药大学）
慈志敏（成都中医药大学）

学术秘书
侯　爽（长春中医药大学）

中国中医药出版社
·北 京·

图书在版编目（CIP）数据

制药工艺学/王沛主编. —2版. —北京：中国中医药出版社，2017.8（2018.6重印）
全国中医药行业高等教育"十三五"规划教材
ISBN 978-7-5132-4160-1

Ⅰ.①制… Ⅱ.①王… Ⅲ.①制药工业-工艺学-中医药院校-教材 Ⅳ.①TQ460.1

中国版本图书馆CIP数据核字（2017）第083775号

中国中医药出版社出版
北京市朝阳区北三环东路28号易亨大厦16层
邮政编码　100013
传真　010 64405750
河北省武强县画业有限责任公司印刷
各地新华书店经销

开本 850×1168　1/16　印张 25　字数 623 千字
2017 年 8 月第 2 版　2018 年 6 月第 2 次印刷
书号　ISBN 978-7-5132-4160-1

定价　63.00 元
网址　www.cptcm.com

社 长 热 线　010-64405720
购 书 热 线　010-89535836
侵 权 打 假　010-64405753

微信服务号　zgzyycbs
微商城网址　https://kdt.im/LIdUGr
官方微博　http://e.weibo.com/cptcm
天猫旗舰店网址　https://zgzyycbs.tmall.com

如有印装质量问题请与本社出版部联系（010 64405510）
版权专有　侵权必究

全国中医药行业高等教育"十三五"规划教材

全国高等中医药院校规划教材（第十版）

专家指导委员会

名誉主任委员
王国强（国家卫生计生委副主任　国家中医药管理局局长）

主　任　委　员
王志勇（国家中医药管理局副局长）

副主任委员
王永炎（中国中医科学院名誉院长　中国工程院院士）
张伯礼（教育部高等学校中医学类专业教学指导委员会主任委员
　　　　天津中医药大学校长）
卢国慧（国家中医药管理局人事教育司司长）

委　　　　员（以姓氏笔画为序）
王省良（广州中医药大学校长）
王振宇（国家中医药管理局中医师资格认证中心主任）
方剑乔（浙江中医药大学校长）
孔祥骊（河北中医学院院长）
石学敏（天津中医药大学教授　中国工程院院士）
卢国慧（全国中医药高等教育学会理事长）
匡海学（教育部高等学校中药学类专业教学指导委员会主任委员
　　　　黑龙江中医药大学教授）
吕文亮（湖北中医药大学校长）
刘　力（陕西中医药大学校长）
刘振民（全国中医药高等教育学会顾问　北京中医药大学教授）
安冬青（新疆医科大学副校长）
许二平（河南中医药大学校长）
孙忠人（黑龙江中医药大学校长）

严世芸（上海中医药大学教授）
李灿东（福建中医药大学校长）
李青山（山西中医药大学校长）
李金田（甘肃中医药大学校长）
杨　柱（贵阳中医学院院长）
杨关林（辽宁中医药大学校长）
余曙光（成都中医药大学校长）
宋柏林（长春中医药大学校长）
张欣霞（国家中医药管理局人事教育司师承继教处处长）
陈可冀（中国中医科学院研究员　中国科学院院士　国医大师）
陈明人（江西中医药大学校长）
武继彪（山东中医药大学校长）
范吉平（中国中医药出版社社长）
周仲瑛（南京中医药大学教授　国医大师）
周景玉（国家中医药管理局人事教育司综合协调处处长）
胡　刚（南京中医药大学校长）
谭元生（湖南中医药大学校长）
徐安龙（北京中医药大学校长）
徐建光（上海中医药大学校长）
唐　农（广西中医药大学校长）
彭代银（安徽中医药大学校长）
路志正（中国中医科学院研究员　国医大师）
熊　磊（云南中医学院院长）

秘　书　长
王　键（安徽中医药大学教授）
卢国慧（国家中医药管理局人事教育司司长）
范吉平（中国中医药出版社社长）

办公室主任
周景玉（国家中医药管理局人事教育司综合协调处处长）
林超岱（中国中医药出版社副社长）
李秀明（中国中医药出版社副社长）
李占永（中国中医药出版社副总编辑）

全国中医药行业高等教育"十三五"规划教材

编审专家组

组　长

王国强（国家卫生计生委副主任　国家中医药管理局局长）

副组长

张伯礼（中国工程院院士　天津中医药大学教授）

王志勇（国家中医药管理局副局长）

组　员

卢国慧（国家中医药管理局人事教育司司长）

严世芸（上海中医药大学教授）

吴勉华（南京中医药大学教授）

王之虹（长春中医药大学教授）

匡海学（黑龙江中医药大学教授）

王　键（安徽中医药大学教授）

刘红宁（江西中医药大学教授）

翟双庆（北京中医药大学教授）

胡鸿毅（上海中医药大学教授）

余曙光（成都中医药大学教授）

周桂桐（天津中医药大学教授）

石　岩（辽宁中医药大学教授）

黄必胜（湖北中医药大学教授）

前 言

为落实《国家中长期教育改革和发展规划纲要（2010-2020年）》《关于医教协同深化临床医学人才培养改革的意见》，适应新形势下我国中医药行业高等教育教学改革和中医药人才培养的需要，国家中医药管理局教材建设工作委员会办公室（以下简称"教材办"）、中国中医药出版社在国家中医药管理局领导下，在全国中医药行业高等教育规划教材专家指导委员会指导下，总结全国中医药行业历版教材特别是新世纪以来全国高等中医药院校规划教材建设的经验，制定了"'十三五'中医药教材改革工作方案"和"'十三五'中医药行业本科规划教材建设工作总体方案"，全面组织和规划了全国中医药行业高等教育"十三五"规划教材。鉴于由全国中医药行业主管部门主持编写的全国高等中医药院校规划教材目前已出版九版，为体现其系统性和传承性，本套教材在中国中医药教育史上称为第十版。

本套教材规划过程中，教材办认真听取了教育部中医学、中药学等专业教学指导委员会相关专家的意见，结合中医药教育教学一线教师的反馈意见，加强顶层设计和组织管理，在新世纪以来三版优秀教材的基础上，进一步明确了"正本清源，突出中医药特色，弘扬中医药优势，优化知识结构，做好基础课程和专业核心课程衔接"的建设目标，旨在适应新时期中医药教育事业发展和教学手段变革的需要，彰显现代中医药教育理念，在继承中创新，在发展中提高，打造符合中医药教育教学规律的经典教材。

本套教材建设过程中，教材办还聘请中医学、中药学、针灸推拿学三个专业德高望重的专家组成编审专家组，请他们参与主编确定，列席编写会议和定稿会议，对编写过程中遇到的问题提出指导性意见，参加教材间内容统筹、审读稿件等。

本套教材具有以下特点：

1. 加强顶层设计，强化中医经典地位

针对中医药人才成长的规律，正本清源，突出中医思维方式，体现中医药学科的人文特色和"读经典，做临床"的实践特点，突出中医理论在中医药教育教学和实践工作中的核心地位，与执业中医（药）师资格考试、中医住院医师规范化培训等工作对接，更具有针对性和实践性。

2. 精选编写队伍，汇集权威专家智慧

主编遴选严格按照程序进行，经过院校推荐、国家中医药管理局教材建设专家指导委员会专家评审、编审专家组认可后确定，确保公开、公平、公正。编委优先吸纳教学名师、学科带头人和一线优秀教师，集中了全国范围内各高等中医药院校的权威专家，确保了编写队伍的水平，体现了中医药行业规划教材的整体优势。

3. 突出精品意识，完善学科知识体系

结合教学实践环节的反馈意见，精心组织编写队伍进行编写大纲和样稿的讨论，要求每门教材立足专业需求，在保持内容稳定性、先进性、适用性的基础上，根据其在整个中医知识体系中的地位、学生知识结构和课程开设时间，突出本学科的教学重点，努力处理好继承与创新、理论与实践、基础与临床的关系。

4. 尝试形式创新，注重实践技能培养

为提升对学生实践技能的培养，配合高等中医药院校数字化教学的发展，更好地服务于中医药教学改革，本套教材在传承历版教材基本知识、基本理论、基本技能主体框架的基础上，将数字化作为重点建设目标，在中医药行业教育云平台的总体构架下，借助网络信息技术，为广大师生提供了丰富的教学资源和广阔的互动空间。

本套教材的建设，得到国家中医药管理局领导的指导与大力支持，凝聚了全国中医药行业高等教育工作者的集体智慧，体现了全国中医药行业齐心协力、求真务实的工作作风，代表了全国中医药行业为"十三五"期间中医药事业发展和人才培养所做的共同努力，谨向有关单位和个人致以衷心的感谢！希望本套教材的出版，能够对全国中医药行业高等教育教学的发展和中医药人才的培养产生积极的推动作用。

需要说明的是，尽管所有组织者与编写者竭尽心智，精益求精，本套教材仍有一定的提升空间，敬请各高等中医药院校广大师生提出宝贵意见和建议，以便今后修订和提高。

国家中医药管理局教材建设工作委员会办公室
中国中医药出版社
2016 年 6 月

编写说明

制药工艺学是研究药物制备原理及生产过程的一门综合性科学。本教材是全国中医药行业高等教育"十三五"规划教材之一，主要供药学、中药制药、制药工程、生物制药、药物制剂等专业使用，亦可作为制药企业新药研发及规模生产、筛选制药制备工艺条件的参考用书。

随着制药现代化步伐的加快，对制药工艺的要求日趋完善。制药工艺学课程设计的总体目标和指导思想也逐步向着现代制药企业的制药工艺技术改造与提高质量管理要求相结合的方向发展，根据制药技术的特征及其客观规律，本教材在其天然药物、化学制药、生物制药等制药技术共性基础等领域进行内容的整体设计与有机整合，充分反映该领域的核心知识单元，明确知识点，包括各类药物的工艺制备原理、工艺制备过程、质量控制等，使学生既具有坚实的理论基础，又能在典型产品的整个制造过程中得到学习，做到理论与实践的密切结合。同时该课程尽量体现各制药领域的技术发展，目标是培养学生掌握药物制造的基本理论和基本知识及相应的基本技能，并能够综合运用所学知识进行制药工艺的创新，改革老产品生产工艺及开展新药的研制与开发等方面的工作，了解制药工艺学的最新方法及研究进展，更好地适应现代制药企业对制药人才知识、能力和素质结构的要求。

本教材以临床典型药物和已开发成功的新药制备工艺路线为主线展开如下论述：药物的中试生产工艺路线的设计、制备生产工艺规程和安全生产技术的内容及重要意义；药物工艺路线的选择、药物工艺路线的反应条件研究和筛选比较等基本理论和技能；制药工艺的优化（正交设计、均匀设计、混料设计、星点设计等）、中药制药工艺研究思路（提纯工艺、中间体获得工艺）、生物制药工艺与基本技术的研究、具体药物（如氨基酸类药物、多肽类药物、蛋白质类药物、酶类药物、核酸类药物、糖类药物、脂类药物等）发酵工艺设计与控制等。以使学生了解现代制药领域中的新技术、新方法及研究思路与理念，培养学生制药工艺设计及新药研发的能力。

本教材在编写过程中，得到了编委会各位专家所在院校、制药企业、科研院所领导的大力支持，在此表示感谢。

由于学科的快速发展，教材中若有不足之处，敬请广大读者和同仁提出宝贵意见，以便再版时修订提高。

《制药工艺学》编委会

2017 年 5 月

目 录

第一章 绪论 ... 1
一、制药工艺路线研发思路 ... 1
二、理想的制药工艺路线 ... 2
三、制药工艺设计中的"三废"治理 ... 5
四、发展绿色制药工艺 ... 7

第二章 中药提取工艺 ... 10
第一节 浸提过程 ... 10
 一、浸提原理 ... 10
 二、常用浸提溶剂 ... 11
 三、浸提辅助剂 ... 12
 四、浸提影响因素 ... 13
第二节 浸提方法 ... 14
 一、煎煮法 ... 14
 二、浸渍法 ... 15
 三、渗漉法 ... 15
 四、回流法 ... 16
 五、水蒸气蒸馏法 ... 17
 六、超临界流体提取法 ... 17
 七、超声提取法 ... 19
 八、微波提取法 ... 20
 九、酶提取技术 ... 22
 十、半仿生提取法 ... 23
第三节 中药提取的GMP要求 ... 23
 一、厂房设施要求 ... 24
 二、生产管理要求 ... 24
 三、物料要求 ... 24
 四、文件管理要求 ... 25
 五、质量管理要求 ... 25
 六、委托生产要求 ... 26

第三章 中药的分离工艺 ... 27
第一节 液体分离法 ... 27
 一、溶剂分离法 ... 27
 二、两相溶剂萃取法 ... 28
 三、逆流连续萃取法 ... 30
 四、逆流分溶法 ... 31
 五、液滴逆流分配法 ... 31
第二节 沉淀法 ... 32
 一、溶剂沉淀法 ... 32
 二、沉淀剂沉淀法 ... 33
第三节 结晶与重结晶 ... 35
 一、结晶的条件 ... 35
 二、结晶溶剂的选择 ... 36
 三、结晶的操作步骤 ... 36
 四、超临界重结晶过程 ... 38
第四节 分子蒸馏技术 ... 39
 一、分子蒸馏含义及其发展现状 ... 39
 二、分子蒸馏的分离原理 ... 39
 三、分子蒸馏的分离过程 ... 40
 四、分子蒸馏技术的特点 ... 40
 五、分子蒸馏技术的应用 ... 41

第四章 药物合成工艺路线的设计 ... 43
第一节 合成方法学中的基本术语 ... 43
 一、目标分子及其转化 ... 44
 二、合成子 ... 44
 三、转化的类型 ... 46
第二节 药物生产工艺路线设计的基本方法——逆合成分析 ... 47

一、药物分子合成步骤 47
　　二、逆合成分析的一般顺序 50
　　三、逆合成分析原则 56
第三节　药物生产工艺路线设计常用方法 56
　　一、分子对称法 56
　　二、类型反应法 58
　　三、模拟类推法 60
第四节　基于转化方式的合成策略 65
　　一、反合成子 65
　　二、根据反合成子类型进行分子骨架转换 67
　　三、转换方式的选择及应用 68

第五章　制药工艺条件的筛选　70

第一节　反应物的浓度及投料比 70
　　一、简单反应 70
　　二、复杂反应 71
　　三、反应物的配料比 73
第二节　溶剂 76
　　一、溶剂的极性 76
　　二、溶剂的分类 76
　　三、溶剂的作用 76
　　四、反应溶剂的选择 80
　　五、重结晶溶剂的选择 81
　　六、反应液pH值对反应的影响 82
第三节　反应物加料方式 82
　　一、反应物的加入顺序 83
　　二、加料时间 84
第四节　催化剂 85
　　一、催化剂的分类及基本特征 85
　　二、催化剂的活性及其影响因素 86
　　三、酸碱催化剂 87
　　四、相转移催化剂 88
第五节　反应温度与压力 91
　　一、反应温度 91
　　二、反应压力 94
第六节　工艺研究中的特殊试验 95

第六章　质量控制及工艺路线的评价和选择　96

第一节　药物工艺路线的评价 96
　　一、以没食子酸为原料 97

　　二、以香兰醛为原料 98
　　三、以对硝基甲苯为原料 99
　　四、以苯酚为原料 99
　　五、以对甲酚为原料 100
第二节　药物合成工艺路线的选择 100
　　一、化学反应的选择 101
　　二、合成装配方式的选择 102
　　三、原辅料的选择 103
　　四、生产设备的选择 103
第三节　合成工艺中相关物质的纯化与质量控制 103
　　一、原料及中间体的质量控制 104
　　二、反应时间及终点控制 109
　　三、产物的后处理和质量控制 110
第四节　药物合成工艺实例 112
　　一、合成路线及其选择 113
　　二、生产工艺原理及其过程 114

第七章　生物制药工艺研究　118

第一节　生物制药的发展沿革 118
　　一、传统生物制药 118
　　二、现代生物制药 119
　　三、生物制药的发展前景 119
第二节　生物药物的原料来源 120
　　一、人体来源的原料资源 120
　　二、动物来源的原料资源 121
　　三、植物来源的原料资源 121
　　四、微生物来源的原料资源 122
　　五、海洋生物来源的原料资源 123
　　六、其他来源的原料资源 124
第三节　生物制药的基本技术 124
　　一、生物制药常用技术 124
　　二、生物药物的加工过程 132
第四节　生物药物终产品的质量控制 133
　　一、生物药物产品活性的测定 133
　　二、生物药物产品中常见污染的检测 136
　　三、生物药物产品常用的检测方法 139

第八章　氨基酸类药物　142

第一节　氨基酸的分类与性质 142
　　一、氨基酸的结构 142

二、氨基酸的分类　143
三、氨基酸的性质　145
第二节　氨基酸的作用与用途……147
　一、生命的物质基础　147
　二、氨基酸在食物营养中的作用　148
　三、氨基酸在医药中的作用　149
第三节　氨基酸的制备方法……151
　一、水解提纯法　151
　二、化学合成法　152
　三、微生物发酵法　152
　四、酶转化法　154
第四节　氨基酸的制备工艺……155
　一、L-亮氨酸　155
　二、L-胱氨酸　156
　三、L-苏氨酸　157
　四、L-异亮氨酸　158
　五、L-丙氨酸　160
　六、L-赖氨酸　161

第九章　多肽及蛋白质类药物　163

第一节　多肽及蛋白质类药物定义和分类 …　163
　一、肽与蛋白类激素　163
　二、神经肽　166
　三、肽类抗生素　167
　四、多肽类毒素　168
第二节　多肽及蛋白质类药物的基本性质 …　168
　一、多肽的结构特征和性质　168
　二、蛋白质类药物的性质　170
第三节　多肽及蛋白质类药物作用与用途 …　170
　一、肽类药物　170
　二、蛋白质类药物　171
第四节　多肽及蛋白质类药物的制备方法 …　172
　一、分离与纯化法　172
　二、化学合成法　174
　三、生物化学合成法　175
　四、蛋白质工程技术　176
　五、固相肽合成　176
第五节　常用多肽及蛋白质类药物制备工艺
　　　　……　178
　一、谷胱甘肽　178

二、胸腺肽　180
三、胰岛素　181

第十章　酶类药物　187

第一节　酶类药物简介……187
　一、酶制剂的分类　188
　二、酶类药物的特点　189
　三、酶类药物的应用　190
第二节　酶类药物的制备方法……195
　一、原材料的选择和预处理　195
　二、酶的提取　197
　三、酶的浓缩　197
　四、酶的纯化　198
　五、酶的结晶　201
　六、酶的干燥　203
　七、酶的检测　203
第三节　常用酶类药物的制备工艺……204
　一、胰酶　204
　二、胃蛋白酶　205
　三、超氧化物歧化酶　207
　四、尿激酶　210

第十一章　核酸类药物　212

第一节　核酸类药物分类与性质……212
　一、核酸类药物分类　212
　二、核酸类药物性质　213
第二节　核酸类药物作用与用途……216
　一、核酸类药物主要用途　216
　二、核酸类药物其他用途　220
第三节　核酸类药物的制备方法……222
　一、常用的制备方法　222
　二、重要核酸类药物的制备　223

第十二章　糖类药物　231

第一节　糖类药物的发展……231
　一、天然产物中发现的糖类药物　232
　二、药物设计中发现的糖类药物　233
第二节　糖类药物分类……234
　一、简单糖类药物　234
　二、糖苷类药物　236

三、糖蛋白、蛋白聚糖和人工合成糖复合物 237
第三节　糖类药物的作用与用途 238
　　一、简单糖类药物 238
　　二、糖苷类药物 240
第四节　糖类药物的制备方法 242
　　一、单糖、寡糖及相关衍生物的制备 242
　　二、多糖药物的制备 242
　　三、糖苷类药物的制备 245
第五节　糖类药物的制备工艺 246
　　一、D-甘露醇 246
　　二、1,6-二磷酸果糖 249
　　三、肝素 250
　　四、低分子量肝素 252
　　五、硫酸软骨素 252
　　六、透明质酸 254

第十三章　脂类药物　256

第一节　脂类药物的分离纯化及用途 256
　　一、脂类药物制备 257
　　二、脂类药物的分离精制 258
　　三、脂类药物在临床上的应用 258
第二节　脂类药物制备工艺 261
　　一、磷脂类药物 261
　　二、胆酸类药物 264
　　三、胆色素类药物 270
　　四、固醇类药物 272
　　五、人工牛黄 273
　　六、前列腺素 274
　　七、辅酶 Q_{10} 276

第十四章　制药发酵工艺　279

第一节　发酵的含义及特点 279
　　一、发酵的类型 280
　　二、发酵的特点 280
第二节　菌种选育技术 281
　　一、自然选育 281
　　二、诱变育种 282
　　三、杂交育种 283
　　四、原生质体融合技术 284
　　五、基因工程技术 286

第三节　发酵的基本工艺 287
　　一、菌种 287
　　二、种子制备 288
　　三、发酵过程 288
　　四、产物提取和纯化 288
　　五、成品检验 289
　　六、成品包装 289
第四节　发酵方式 289
　　一、分批发酵 289
　　二、连续发酵 290
第五节　发酵工艺控制 290
　　一、培养基的影响及其控制 291
　　二、温度的影响及其控制 292
　　三、pH 的影响及其控制 294
　　四、溶氧的影响及其控制 295
　　五、二氧化碳的影响及其控制 296
第六节　发酵产物的提取 297
　　一、吸附法 297
　　二、沉淀法 297
　　三、溶媒萃取法 298
　　四、离子交换法 299
第七节　应用实例 299
　　一、在抗生素生产中的应用 299
　　二、在花生四烯酸生产中的应用 303
　　三、在维生素生产中的应用 307
　　四、在基因工程制药生产中的应用 309

第十五章　制药工艺的放大　312

第一节　实验室研究与工业化生产的区别 312
　　一、实验室研究阶段 312
　　二、中试放大阶段 313
　　三、工业化生产阶段 313
第二节　放大实验的基本概念与方法 315
　　一、经验放大法 315
　　二、相似放大法 315
　　三、数学模拟放大法 316
　　四、化学反应工程理论指导放大 316
第三节　制药工艺放大的研究内容 317
　　一、工艺路线和单元反应方法的最后确定 318
　　二、设备材质与型式的选择 318

三、搅拌器型式对搅拌速度的影响　318
　四、反应条件的进一步研究　319
　五、工艺流程与操作方法的确定　321
　六、原辅材料和中间体的质量监控　322
　七、安全生产与"三废"防治措施的研究　322
第四节　物料衡算 …………………… 322
　一、物料衡算的理论基础　323
　二、物料衡算的确定　323
　三、衡算数据与衡算步骤　323
　四、车间总收率　324
　五、物料计算的步骤　325
　六、实例　325
第五节　生产工艺规程 ……………… 330
　一、生产工艺规程的主要作用　330
　二、制定生产工艺规程的原始资料和基本内容　331
　三、生产工艺规程的制定与修订　332

第十六章　制药工艺条件参数的优化　343

第一节　试验设计基础 ……………… 343
　一、试验设计的三要素　343
　二、试验设计的三原则　344
　三、常用试验设计方法　345
第二节　正交设计 …………………… 346
　一、正交表　347
　二、正交设计的步骤　348
　三、进行正交试验需要注意的问题　350
　四、正交设计分析举例　350
第三节　均匀设计 …………………… 357
　一、均匀设计表　357
　二、均匀设计的思路　358
　三、应用举例　358
第四节　混料设计 …………………… 359
　一、无附加约束的混料设计配方配料问题　360
　二、具有附加约束的混料设计　362
第五节　星点设计-效应面优化法 …… 364
　一、效应面优化法的思路与实施步骤　364
　二、星点设计　365
　三、星点设计-效应面优化法应用举例　366
　四、多指标数据处理　368
　五、效应面优化方法与正交设计、均匀设计的优缺点比较　368

实验部分　369

实验一　氢化可的松的制备工艺 ……… 369
实验二　氟哌酸的制备工艺 …………… 373
实验三　氯霉素的制备工艺 …………… 377
实验四　甘露醇的制备工艺 …………… 381
实验五　透明质酸的制备工艺 ………… 383

第一章 绪 论

　　制药工艺学是研究药物制备原理及生产过程的一门综合性科学，是将制药理论知识与具体生产知识实践相结合的前沿学科，它综合应用了前期所学的基础知识及专业基础知识，诸如，无机化学、有机化学、物理化学、药物化学，单元合成反应操作，生物化学等，结合具体药物的生产条件，设计、研究其符合大规模生产的工艺条件、环境等一系列可操作步骤。最终制备出供医疗临床的药物，并找出符合大规模生产条件的制备工艺路线。

　　制药工艺学是药物研究和扩大生产的重要中间环节。它是研究、设计如何选用最安全、最经济、最切实可行的工艺路线去完成该药物的制备，使其从实验研制阶段过渡到生产过程；同时，制药工艺学亦是研究、筛选适宜的中间体并确定高效、优质的工艺路线，采用合理的工艺原理，实现规模化生产过程最优化的一门科学。

一、制药工艺路线研发思路

　　制药企业是属于技术密集型的生产企业，研究设计、开发医药新产品和不断改进生产工艺路线，优化生产条件，降低投入，提高产出，是当今世界各国制药企业在竞争中求生存、图发展的基本条件。制药企业既要为新研制的药物组织生产、核算成本、确定操作规程等；又要为已投产的药物，尤其是产量大的、作为主导产品的品种研究以及开发更为先进合理的新的技术路线和生产工艺而投入精力。

　　新药开发的过程通常是对所要开发的新药进行充分的调查研究，如该药的药理作用、临床疗效、药物的特性和可能采用的工艺路线等，写出调研报告，经过专家论证，确定可行性，制定研究工作的方案。之后开展实验工艺研究，考查各个涉及化学单元反应及其次序，各步操作方法及收率，所采用的材料，所用技术的成熟情况，工艺技术条件，设备要求，劳动保护，安全生产和"三废"防治，以及带来的经济效益的初步估算等。

　　一旦一个新的药物进入临床前试验，就有必要尽可能快地进行大规模生产研究，这就是通常所说的放大生产研究阶段，要在专门的"实验室"内进行。刚开始试验所使用的药物是在研究实验室制备获得。然而，实验室里的制备工艺不一定合适大生产。原因在于，在药物发现或设计阶段，我们仅关心能在尽可能短的时间里生产所需的化合物。原料的供给是充足的（投入是过量的）进行试验，产量并不那么重要；反应的量是实验室水平，实验成本不是重要的考查因素，我们可以使用贵重的原料、试剂，甚至于有危害的试剂和溶剂都可以使用；在放大生产研究阶段我们要考虑的事就不同了，我们所设计的合成路线必须是简单的、安全的、廉价的、产率高的，尽可能少的制备步骤，并提供稳定一致的高质量产品。该产品应能符合预定的产品纯度标准。否则该新药将不被投产。

　　在药物放大生产研究阶段，制备工艺路线的每一步反应条件都要仔细地研究和修正是为了得到高的产率和纯度。不同溶剂、试剂和催化剂都会尝试到。温度、压力、反应时间、过量的试剂或反应物、浓度和加料的方式的影响均必须研究。优先考虑的问题是大规模生产。例如：阿司匹林的原制备工艺路线是水杨酸与乙酰氯进行乙酰化反应（图1-1）。不理想的是，其副产物氯化氢有腐蚀性、对环境有危害。

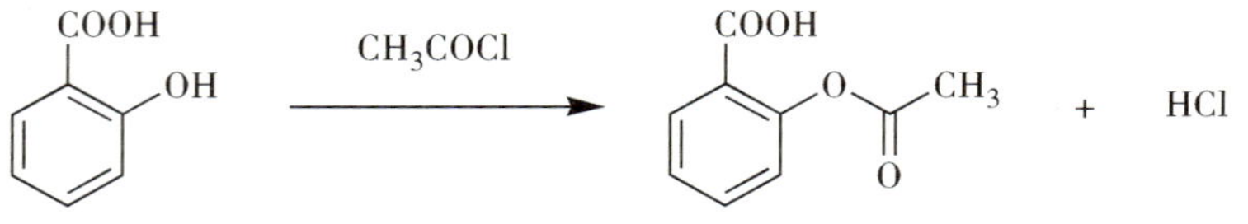

图1-1 阿司匹林的原制备工艺路线

经过寻找发现，将酰化剂由乙酰氯换成乙酸酐，产物没有变化，只是副产物由氯化氢变成了乙酸，乙酸没有氯化氢那么大的危害，还可以循环使用，如图1-2所示。

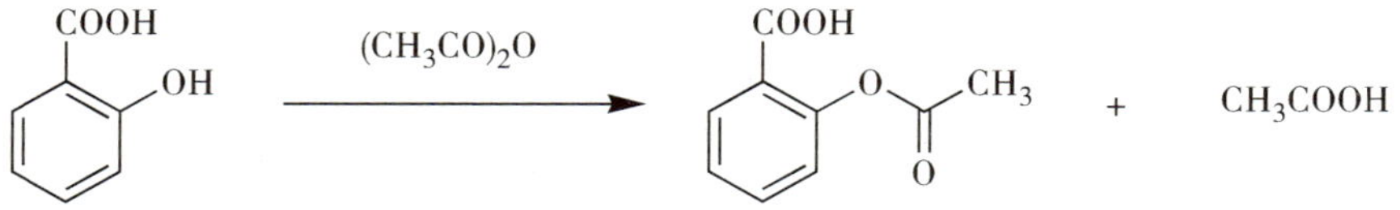

图1-2 阿司匹林的新制备工艺路线

因此，制备工艺路线的每一步的最后反应条件可能与原来条件不同，甚至可能放弃原来的工艺路线而设计出另一条完全不同的新的工艺路线的。

当整个制备工艺路线中的每一步反应条件都已经优化，需要进行工艺放大时，则需要先考虑生产成本、操作的安全性、产品的纯度和产率；昂贵的或有危害的溶剂或试剂应该避免，尽量选用安全的、廉价的溶剂或试剂。有一些在实验室进行的操作，是不能应用于大规模生产中。这些包括干燥剂的使用、旋转蒸发仪和分液漏斗。其他可用于大规模生产的操作分别是通过共沸、蒸馏和在非均相的搅拌下除去水分等。

二、理想的制药工艺路线

在新药研发的几个阶段中，第一阶段，需要几百克的药物供短期毒理学和稳定性的测试、分析研究和制药研究。通常，为了获得大量的原始原料以为今后制备较大量的供试药物应用，对制备工艺路线的条件要求不能太苛刻，溶剂或试剂要求也不能太严格；接下来的几个阶段需要生产几千克或几十千克的药物供长期的毒理学测试、处方研究及Ⅰ期临床试验等，直至更大规模的生产，需要制备百千克级的药物，供第Ⅱ、Ⅲ期临床试验。

问题的关键在于第一阶段用于制备的药物的制备工艺可能与用于以后的几个阶段的制备工艺方法有很大的不同，然而，最重要的是研究实施过程中应尽可能保持一致。因此，制备工艺的研发应优先对制备工艺反应的最后一步进行优化，并提出纯化的方法，以得到高质量的产物，明确最后产品规范并确定各种分析测试方法和所需要求的纯度标准，预先确定性质范围、规定等，例如：熔点、溶液颜色、颗粒大小、多晶型和pH值等；产物的化学和立体化学纯度也必须规定，杂质或溶剂的存在应该鉴别和量化。对不同的化合物的可接受的毒性比例，例如：乙醇、甲醇、汞、钠和铅分别规定为2%、0.05%、1ppm、300ppm和2ppm；致癌化合物

（如苯或氯仿等）应该完全没有，那意味着在操作中，在制备的最后一步不能使用它们作为溶剂或反应物。

在一些新药工艺的研发过程中，原来被认为最有希望和临床研究前景的结构可能会被另一个经证明有较好性质的结构代替。这种新的结构可能是原来化合物的类似物，但是，这些变化对新药研发的进一步发展起到了根本的影响，它要求在完全不同的条件使每一制备反应的产量最大化。

ICID7114 是一种作用于肾上腺素 β_3 受体激动剂，开发用来治疗肥胖症和非胰岛素依赖性的糖尿病，原来在研究实验室使用的制备工艺路线如图 1-3 所示。

该工艺路线用于规模生产时，总产率只有 1.1%，且有各种各样的问题。第一步反应涉及氢醌和乙烯溴化物，这两个物质可反应两次而产生副产物，而且，乙烯溴化物是一种致癌物，在反应过程中产生挥发性的、有毒的副产物。乙烯溴化物在第二步反应结束，需要色谱法除去副产物，在大规模生产中最好避免这一工序。要使用 20 倍大气压，高压氢化作用才得到结构（1-3），这在工业生产是不可能的，因为设备只能达到 500kPa（大约 5 倍大气压）。最后，产品有一个不对称中心，必须要进行拆分。这涉及与一种手性酸形成一种盐，再进行 8 次结晶，这一工序是完全不合适规模生产的。

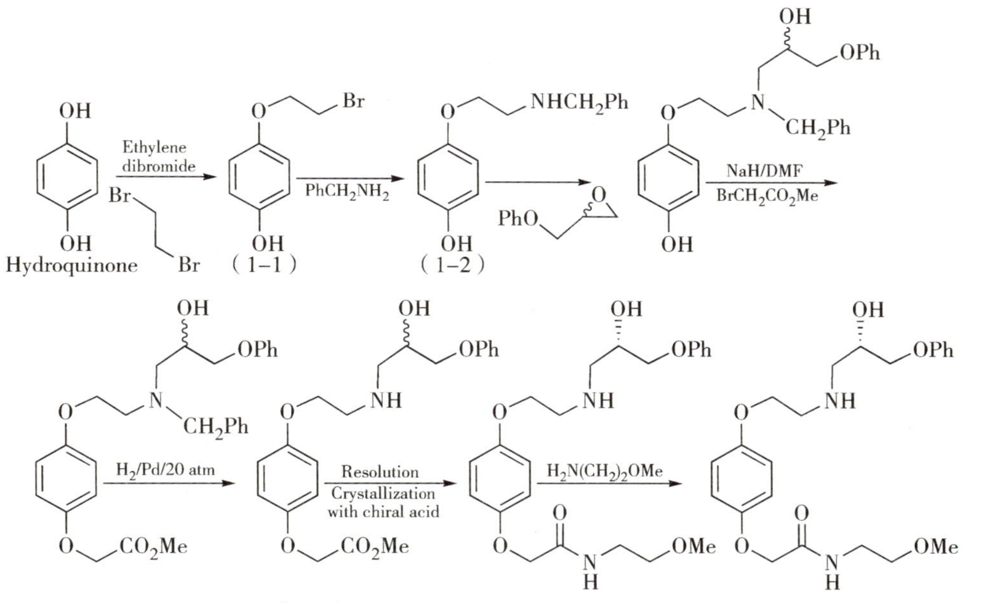

图 1-3 ICID7114 原制备工艺路线

经过研究，将制备工艺路线改为如图 1-4 所示，它克服了这些问题，产率提高到 33%。为了避免任何生成二烷烃化副产物的可能性，用对苄氧基苯酚作为起始原料，用乙二醚代替致癌的二溴乙烷。结果，不再生产副产物乙烯溴化物。烷烃化产物（1-4）不需分离，直接与苄胺反应，因此减少了反应操作。苄醚的氢解在甲磺酸的条件下进行，后者可以阻止 N-苯苄基的氢解。得到结构（1-2），它是原合成路线中的一个中间体。烷基化得到结构（1-5）和不对称反应用环氧化物进行，这样可避免拆分问题。来自反应物（1-6）的产物可以氢化得到最终产物，而不需要分离（1-6），又一次缩短了反应操作。

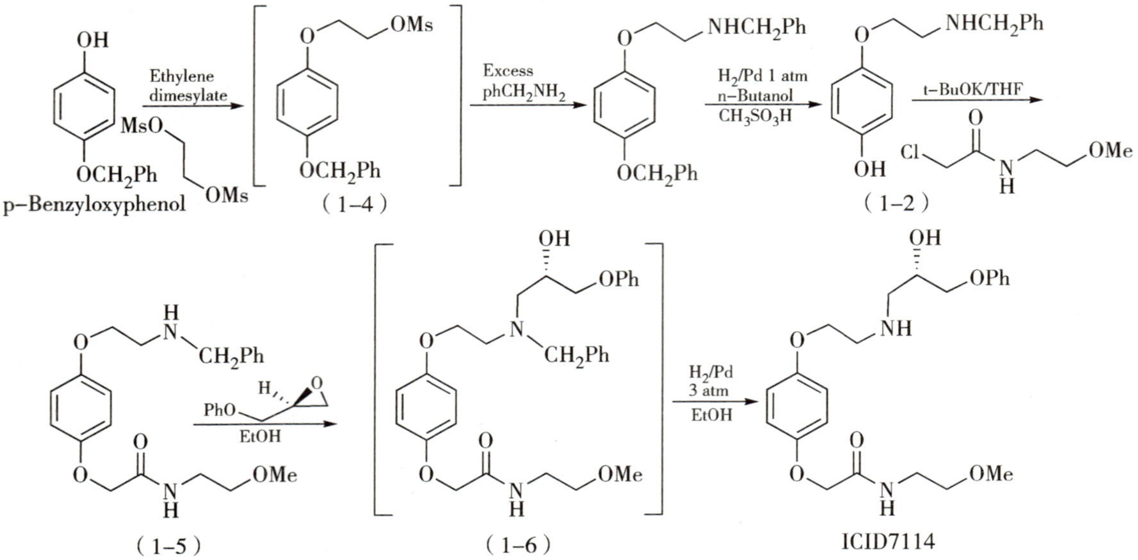

图1-4 ICID7114新制备工艺路线

布洛芬作为非甾体解热镇痛药的主要品种，每年在全球有几万吨的产量，是国内外工艺研究的热点。经过几十年的研究，国内外各大制造商对布洛芬生产工艺的研究已经日趋成熟和完善，生产成本似乎已经难以再度降低。然而利用双分子机理设计布洛芬新的工艺却获得了新的突破，成功地减少了一系列的副反应，提高了效益，减低了成本。

布洛芬中间体2-羟基丙腈是一个极为廉价的合成砌块，对异丁基苯发生烷基化反应可直接引入异丙腈结构（1-8），再进行水解就可以高收率制得布洛芬。这个烷基化反应由于邻位的空间位阻，也将高选择性地发生在对位。如果设计烷基化反应时使用酸作为催化剂，则首先产生的是碳正离子（1-7），在这个单分子历程中，（1-7）不可避免会发生重排与消除反应，使反应产物十分复杂。

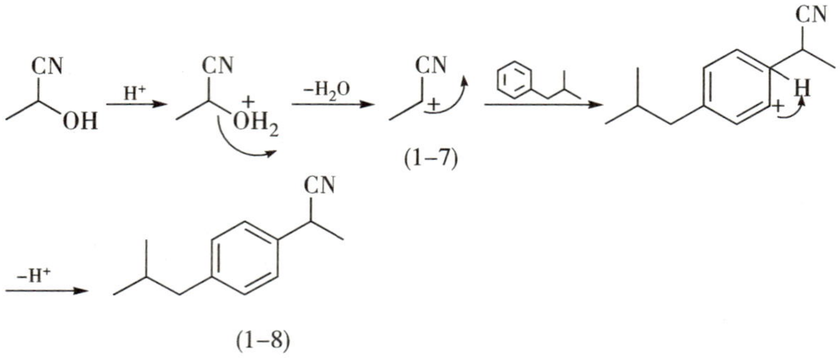

副反应之一：

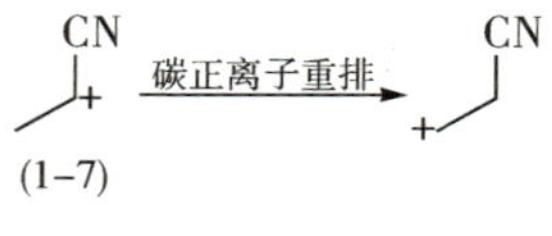

副反应之二：

$$\underset{(1-7)}{\overset{CN}{\underset{+}{\diagup}}} \xrightarrow{\text{消除反应}} \overset{CN}{\diagup}$$

鉴于上述研究，决定采用双分子反应历程。通过Lewis酸的催化先产生强偶极子（1-9），通过发生双分子亲电取代反应，避免产生（1-7），从而减少了一系列的副反应，获得希望的结果。

$$\underset{}{\overset{CN}{\underset{OH}{\diagup}}} \xrightarrow{AlCl_3} \underset{(1-9)}{\overset{CHNH}{\underset{OH\cdots AlCl_3}{\diagup^{+}}}} \xrightarrow{} \underset{}{\overset{CN\;AlCl_3}{\underset{}{\diagup OH}}}$$

$$\longrightarrow \underset{}{\overset{CN}{\diagup}} \xrightarrow{-H} \underset{(1-8)}{\overset{CN}{\diagup}}$$

综上所述，较为理想的药物制药工艺路线应是，药物制备途径简易，即原辅料转化为药物路线要简短；药物制备需要的原辅材料尽量少，而且易得，并有充足的数量供应；药物制备过程中的中间体容易以较纯的形式分离出来，其质量合乎要求的标准，最好是多步反应连续操作；药物制备的条件易于控制，如安全环境，劳动保护等；药物制备所需设备要求不太苛刻，操作人员易于掌握；药物制备过程中产生的"三废"最少，并且易于治理；使用该制备工艺制出的药物经分离，纯化能较容易地达到药物标准；采用该制备工艺制出的，成本最低，经济效益最好。

三、制药工艺设计中的"三废"治理

环境是人类赖以生存的社会经济可持续发展的客观条件和空间，越来越多的事实证明，环境的恶化给人类的生活带来严重的灾难。例如，1952年，英国伦敦曾因燃煤烟尘的大量排放而导致的严重空气污染，大量的烟雾弥漫在伦敦上空，导致4000余人死亡。1984年，美国联合碳化物公司在印度博帕尔市的子公司发生甲基异氰酸的大量泄露，导致大约4000人死亡，数万人受伤的惨剧。加强环境保护，减少污染排放，已成为全社会的共识。

由于人们对工业高度发达的负面影响预料不够，预防不利，导致了全球性的三大危机：资源短缺、环境污染、生态破坏。人类不断地向环境排放污染物质，但由于大气、水、土壤等的扩散、稀释、氧化还原、生物降解等的作用，污染物质的浓度和毒性会自然降低，这种现象叫做环境自净。如果排放的物质超过了环境的自净能力，环境质量就会发生不良变化，危害人类的健康和生存，导致环境污染。

环境污染会给生态系统造成直接的破坏和影响，如土壤的沙漠化、森林的破坏，也会给生态系统和人类社会造成间接的危害，有时候这种间接环境效应的危害比当时造成的直接危害更大，彻底消除也更加困难。例如，温室效应、酸雨和臭氧层破坏就是由大气污染衍生出的环境效应。这种由环境污染衍生的环境效应具有滞后性，常常在污染发生的当时不易被察觉或难以预料，然而一旦发生就表示环境污染已经发展到极为严重的地步。当然，环境污染的最直接、最容易被人所感受的后果是使人类生存环境的质量下降，影响人类生活质量、身体健康和生产活动。如当城市的空气被污染，使空气变得污浊时，人们的发病率就会上升等等；水体被污染时，水环境质量恶化，饮用水源的质量普遍下降，威胁人的身体健康，引起胎儿早产或畸形等等。严重的污染事件不仅带来健康问题，也造成社会问题。随着污染的加剧和人们环境意识的提高，由于污染引起的人群纠纷和冲突逐年增加。

目前在全球范围内都不同程度地出现了环境污染问题，具有全球影响的方面有大气环境污染、海洋污染、城市环境问题等。随着经济和贸易的全球化，环境污染也日益呈现国际化趋势，近年来出现的危险废物越境转移问题就是这方面的突出表现。

1. 制药工业对环境的污染　制药工业对环境的污染主要来自原料药生产。原料药生产通常具有三多一低的特点，即产品的品种多，生产工序多，原料种类多，而原料的利用率偏低。例如：化学合成的氯霉素，每生产 1 吨氯霉素约消耗 31 种原料 52 吨之多，从废液中流失的硝基化合物的量（均以硝基苯计）竟然为产品氯霉素量的 1.65 倍。表 1-1 中列出了几个原料药的原料使用情况，由表中数据可见，如果生产过程中对没有被利用的原料和副产物不加以回收，就会造成几十倍，甚至几百倍于药品的原料浪费，以三废的形式排放于环境之中。据不完全统计，全国药厂每年排放的废气量为 10 亿立方米（标准状态），其中含有害物质约 10 万吨；日排废水量约 50 万立方米；年排废渣量高达 10 万吨，对环境产生的危害十分严重。

表 1-1　几个原料药的原料使用情况

产品	主要反应（个）	原料种类（种）	原料利用率（%）
氯霉素	12	31	48.11
磺胺嘧啶	2	11	44.68
维生素 A	14	46	26.71
维生素 C	4	18	19.13
维生素 B_6	10	35	17.73
利福平	8	35	5.71

2. 保护环境的有效途径　通过分析，我们不难看出制药工业对环境的污染，主要是由于资源、能源的浪费造成的，而资源、能源的利用率低，又与企业设备陈旧、工艺落后、产品更新换代慢，以及管理不善密切相关。因此，制药工业环境保护的任务就是对企业生产过程中排放的"三废"对环境所产生的影响和危害，通过科学实验，寻找合适的防治方法，设计出社会效益、经济效益和环境效益相一致的综合防治技术，概括起来大致可遵循下列几条途径。

（1）工艺改造　产品生产过程不仅是产品的产生过程，也是原料的消耗过程，同时又是三废的形成过程。产品所采取的生产工艺决定其产生的废弃物及其对环境有无危害等。因此，改进操作方法或工艺配方，用无害无毒或低害低毒的原、辅料代替有害有毒的原、辅料；降低原、辅料消耗，提高资源利用率，把三废造成的危害最大限度地降低在生产过程中，是防治工业污染的根本途径。

例如，在咖啡因生产过程中，曾用酸性铁粉还原二甲基紫脲酸，每年要产生 270 吨铁泥，含铁酸性废水 3600m³，改用氢气还原后，不仅消除了铁泥和硫酸低铁废水，而且咖啡因收率提高 7%。

再如在非那西汀生产过程中，由对硝基氯苯制备对硝基苯乙醚，原来用二氧化锰作催化剂，每年有 300 吨二氧化锰随废水流失于环境，改用空气氧化后，不仅消除了二氧化锰对环境的污染，而且改善了操作条件。

（2）"三废"的资源整合　"三废"的流失不仅是造成污染危害的根源，也是物质损失和能源的浪费。对那些原来废弃的资源，按技术可能和经济合理、社会需要，进行回收利用和加工改制，使之成为有用之物，是摆在药厂面前急需解决的问题。如氯霉素生产中的副产物邻硝基乙苯，是重要的污染源之一，将其制成杀草胺，就是一种优良的除草剂，稻田用量（0.5～1.0）$\times 10^{-4}$ kg/m²，除草效果在 8% 以上。又如潘生丁生产过程中环合反应的废水，经回收处理后，每吨废水可回收丙酮 95kg、哌啶 5kg，废水的化学耗氧量由原来的 4.3×10^5 mg/L 降至 280mg/L。

（3）"三废"的无害化　对于那些不可避免要产生的"三废"，暂时必须排放的污染物，要进行物理的、化学的或生物的净化处理，使之无害。力求以最小的经济代价取得最大的经济效果。制药工业产生的"三废"成分相当复杂，对环境产生污染的主要有废水、废气、废渣、噪声等。

四、发展绿色制药工艺

绿色制药工艺是以研究和发展生产药物活性成分，原料药为目标，通过发展高效、合理、无污染的绿色化学，推行清洁生产达成的；以环境和谐、发展经济为目标，创造出环境友好的先进生产工艺技术，实现制药工业的"生态"循环和"环境友善"及清洁生产的"绿色"结果。概括而言，现代制药工艺的绿色化，其研究范围主要是围绕着原料、化学反应条件筛选、催化过程、溶剂使用、分离纯化和产品的绿色化来展开的，如图 1-5 所示。

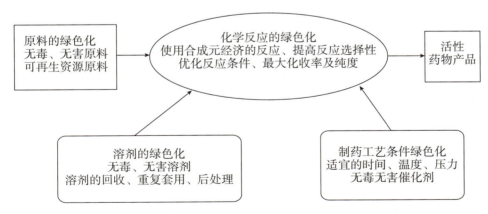

图 1-5　绿色制药工艺研究框图

近年来，随着欧美等工业化国家环境保护意识、执法力度的提高，以及治理污染的成本上升，许多跨国药企都把污染严重的化学制药的研发和生产转移到发展中国家，这不仅是机遇，也是挑战。随着制药这一高科技产业的逐步转移，不可避免地将带来环境污染问题。认真处理发展和环保这一矛盾，用绿色化学的理念来指导制药工艺就会引领制药业朝着更加健康美好的方向发展。

化学药物品种繁多，工艺复杂，生产中碰到的污染问题千差万别。因此，研究新合成方法和新工艺路线时，指导思想要从传统的片面寻求高收率转变到将排出废物减少到最低限度的清洁化技术上来。成立于2005年的跨国制药绿色化学圆桌会议根据各个药企在工艺研发和生产方面碰到的环保问题，总结概括出绿色化学工业中有待解决的一些反应难题：①酰胺还原反应中避免使用$LiAlH_4$和B_2H_6；②绿色溴化反应；③绿色磺化反应；④避免使用HOBT等偶联剂的酰胺合成法；⑤绿色硝化反应；⑥绿色脱甲基化反应；⑦不活泼底物的Friedel-Crafts反应；⑧酯的水解；⑨亲核取代反应中羟基的活化；⑩绿色环氧化反应；⑪避免产生三苯基氧磷的Wittig和Mitsunobu反应；⑫避免使用Bu_3SnH的游离基化学；⑬氰化反应中避免使用剧毒的氰化物以及替代反应；⑭杂环合成中避免使用叠氮化物及反应的安全操作；⑮氧化过程中避免使用$KMnO_4$和铬盐；⑯引入氟原子和三氟甲基的绿色方法。

药物合成和工艺研发中项目众多，难度及复杂度提升很快，许多跨国药企把一些难点和热点经集思广益后公之于众，并给予研发资金的扶持。这些绿色化学中的一些热点研究领域课题是：①不对称氢氰化反应；②醛和酮参与的与NH_3的不对称反应制备手性一级胺；③避免使用叠氮化物和肼引入N原子；④氰化物的不对称水解；⑤没有取代基官能团的烯烃、烯胺和亚胺的不对称催化加氢；⑥不对称加氢甲酰化反应；⑦C—H活化芳香烃（如避免使用芳香卤代烃的交叉偶联反应）；⑧烷烃sp^3C的C—H活化；⑨新的绿色氟化反应；⑩具有高反应活性的亲核性氧取代基的来源；⑪具有亲电性氮取代基的绿色来源；⑫不对称烯烃的胺加成反应；⑬有机催化反应；⑭使用芳香氯代芳烃的醚化反应；⑮氧化过程反应。

药物研发和生产中使用的大量有机溶剂既会造成环境污染，又是不安全的重要根源。因此，利用绿色溶剂或少用溶剂，使用环境性好，又易回收的媒介来代替有毒、难回收的有机溶剂是制药工业绿色化发展的一个重要取向。

制药工艺的改进和绿色化是没有止境的。例如，生产关节炎治疗药塞来昔布（1-10）的工艺中，共使用了5种常用溶剂（THF，MeOH，EtOH，IPA，H_2O），如图1-6所示。在随后的工艺优化中，溶剂的数量从5种减少到3种（MeOH，IPA，H_2O），如图1-7所示，溶剂的用量也大幅降低，总收率从63%上升到84%，产生的废物减少了35%，分离纯化时采用50%的异丙醇洗涤而不是原来100%的异丙醇，产品的分离只需冷却到20℃而不是原来的5℃，区域异构体杂质也减少到0.5%以下，为后续的精制工艺打下了很好的基础。

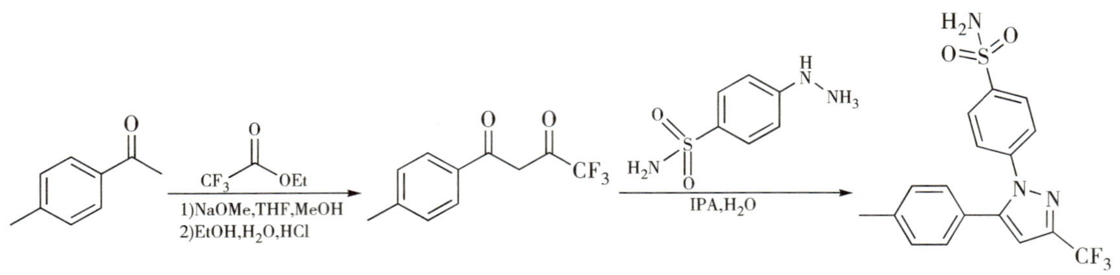

图1-6 制备塞来昔布的老工艺

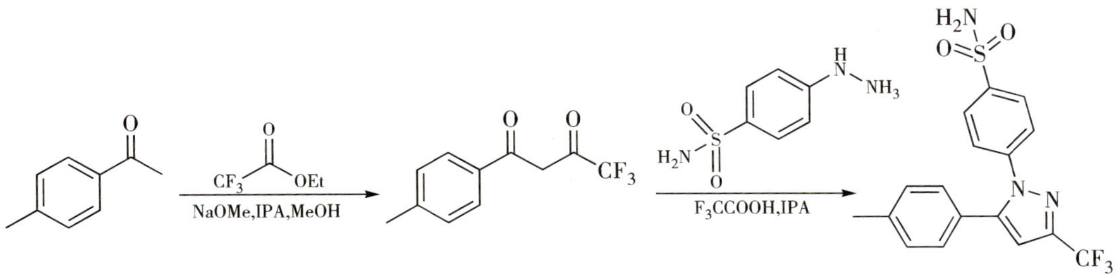

图1-7 制备塞来昔布的新工艺

第二章　中药提取工艺

中药提取有着悠久历史，汤剂就是典型的代表，但传统的中药制剂是由中药饮片不经提取或仅经粗提而成的，其弊端逐步突出。为提高中药疗效，使中药得到国际市场认可，出现了许多新剂型，这些新剂型都需要把中药有效成分分离出来。中药提取是中药工业现代化、中药剂型现代化的重要内容之一。狭义的中药提取仅指溶质分离操作，即从中药材中分离出有效成分的过程，溶质分离的主要方式有化工传质方式和机械方式。前者是用液体溶剂从固体药材中浸出有效成分的过程，称为浸提或浸取，是中药主要提取方法。后者是通过机械方法使含液固体的组织发生破裂，进而分离固体和液体，称为榨取法，在药物提取中也经常使用，如药用蓖麻油是以压榨法制取的。本章以介绍中药浸提为主。

第一节　浸提过程

浸提是一个复杂的过程，当药材加入溶剂后，溶剂通过浸泡扩散作用，将药材中所含的化学成分逐渐溶解，使其扩散到溶剂中，直到细胞内外溶液中被溶解的化学成分的浓度达到平衡。因此，在浸提过程中，药材的粉碎度、浸提温度、时间、溶剂等，都是影响浸提的因素，必须选用合理的条件，提高有效成分的浸提率。

一、浸提原理

中药的浸提是采用适当的溶剂和方法使中药所含的有效成分或有效部位浸出的操作。树脂类中药和矿物药无细胞结构，其成分可直接溶解或分散、悬浮于溶剂中。药材经过粉碎，细胞壁破碎，其所含的成分可被溶出、胶溶或洗脱下来。对于细胞结构完好的动植物中药来说，细胞内成分溶出需要经过一个浸提过程。中药的浸提过程通常包括浸润、渗透、解吸、溶解、扩散等几个相互联系的阶段。

1. 浸润与渗透阶段　浸提的目的是利用适当的溶剂和方法将中药中的有效成分或有效部位提取出来。因此，首先要求溶剂在加入中药后能够湿润中药的表面，并逐渐渗透到中药的内部。溶剂能否使药材表面润湿，与溶剂性质和药材性质有关。取决于液体与固体相接触的附着层的特性。当中药与溶剂之间的附着力大于溶剂分子间的内聚力时，则中药易被润湿；反之，当溶剂分子间的内聚力大于中药与溶剂之间的附着力，则中药不易被润湿。

由于大多数中药含有较多的极性基团，与水、乙醇等常用的浸提溶剂之间有较好的亲和性，因而能较快地完成润湿过程。

溶剂渗入药材内部的速度，除与中药所含的成分性质有关外，还受药材的质地、粒度及浸提压力等因素的影响。通常中药质地疏松、粒度小或加压提取时,溶剂即可以较快的速度渗入到中药中。

表面活性剂具有降低界面张力的作用,能够加速溶剂对某些中药的浸润与渗透,所以有时在溶剂中加入适量表面活性剂,帮助溶剂润湿药材。

2. 解吸与溶解阶段 溶剂进入细胞后,可溶性成分逐渐溶解,转入溶液中;胶性物质由于胶溶作用,膨胀生成凝胶。随着成分的溶解和胶溶,浸出液的浓度逐渐增大,渗透压也随之提高,溶剂继续渗入药材细胞内,细胞壁因膨胀破裂,为已溶解的成分向外扩散提供了有利条件。

药材中的有些成分之间或与细胞壁之间,存在着一定的亲和性而有相互吸附作用。当溶剂渗入药材时,溶剂首先解除这种吸附作用,才可能使某些有效成分以分子、离子或胶体粒子等形式或状态分散于溶剂中。但成分能否被溶剂溶解,取决于成分的结构与溶剂的性质,遵循"相似相溶"。解吸与溶解阶段的快慢,主要取决于溶剂对有效成分的亲和力大小,因此,选择适当的溶剂对于加快这一过程十分重要。此外,加热浸提或在溶剂中加入酸、碱、甘油、表面活性剂等有助于有效成分的解吸和溶解。

3. 浸出成分扩散阶段 当浸出溶剂溶解大量的成分后,细胞内溶液显著提高,细胞内外产生浓度差和渗透压差,使细胞外侧纯溶剂或稀溶液向细胞内渗透,细胞内高浓度液体不断地向周围低浓度方向扩散,直至细胞内外浓度相等,渗透压平衡时,扩散终止。因此,浓度差是渗透或扩散的推动力。物质的扩散速率可借用Fick's第一扩散公式(2-1)来说明:

$$ds = -DF\frac{dc}{dx}dt \qquad 式(2-1)$$

式中,dt 为扩散时间;ds 为 dt 时间内物质(溶质)的扩散量;F 为扩散面积,代表药材的粒度及表面状态度;D 为扩散系数;dc/dx 为浓度梯度;"-"表示扩散趋向平衡时浓度降低。

扩散系数 D 值随中药而变化,与浸出溶剂的性质也有关,可按式(2-2)求得:

$$D = \frac{RT}{N} \times \frac{1}{6\pi r\eta} \qquad 式(2-2)$$

式中,R 为摩尔气体常数;T 为绝对温度;N 为阿伏伽德罗常数;r 为溶质分子半径;η 为黏度;π 为常数。

从式(2-1)、式(2-2)可以看出,扩散速率(ds/dt)与扩散面(F)、浓度梯度(dc/dx)及温度(T)成正比;与扩散物质(溶质)分子半径(r)和液体的黏度(η)成反比。在生产实际中,保持最大的浓度梯度是最重要的。如果没有浓度梯度,其他因素都将失去作用。因此,创造大的浓度梯度是浸出方法和浸出设备设计的关键。

二、常用浸提溶剂

浸提过程中溶剂是影响较大的因素之一,用于中药浸出的溶剂称为浸提溶剂。浸提溶剂的选择恰当与否,直接关系到有效成分浸出,制剂的有效性、安全性、稳定性及经济效益的合理性。优良的浸出溶剂应具有最大限度地溶解和浸出有效成分或部位,最低限度地浸出无效成分和有害物质;不与有效成分发生化学反应,不影响其稳定性和药效;安全,价廉易得。但在实际生产中,真正符合上述要求的溶剂很少,除水、乙醇外,还常采用混合溶剂,或在浸提溶剂中加入适宜的浸提辅助剂。

1. 水 水是工业生产中常用的溶剂之一，用水作溶剂，价廉易得，极性大且溶解范围广。药材中的大分子物质如树胶、黏液质、蛋白质、淀粉、鞣质、有机酸盐、生物碱盐、皂苷等，少量的挥发油都能被水浸出。由于中药成分复杂，有些成分相互间有"助溶"作用，使原本在水中不溶或难溶的成分在用水浸提时也能被浸出。其缺点是对溶解成分的选择性差，浸出液中杂质较多，给后续处理和制剂带来困难。此外，由于一些新鲜药材中含有酶，会导致一些有效成分（如苷类）的水解，或促进某些化学变化。

水质的纯度与浸提效果有关系。如果水质硬度大，生物碱盐、有机酸的浸提效率会受到影响。因为地域不同，饮用水的纯度差异较大，影响浸提质量，故只有在不影响浸提效果前提下才使用水。所以，《中华人民共和国药典》（简称《中国药典》）中规定的水是指蒸馏水。

2. 乙醇 乙醇是工业生产常用的溶剂，价格比较便宜，无毒性。乙醇溶解性能界于极性与非极性溶剂之间，可以溶解水溶性的某些成分，如生物碱及其盐类、苷、糖等；又能溶解脂溶性的某些成分，如挥发油、内酯、香豆素等；少量脂肪也能被乙醇溶解。乙醇能以任意比例与水混溶。乙醇作为浸提溶剂的最大优点是通过调节乙醇的浓度，选择性地浸提药材中某些有效成分或有效部分。通常乙醇含量在90%以上时，适于浸提挥发油、有机酸、树脂、叶绿素等；乙醇含量在50%~70%时，适于浸提生物碱、苷类等；乙醇含量在50%以下时，适于浸提苦味质、蒽醌苷类化合物等；乙醇含量大于40%时，能缓解很多药物的水解，如酯类、苷类等成分的水解，增加药物的稳定性；乙醇含量达到20%以上时具有防腐作用。故使用时乙醇的浓度以能浸出有效成分、满足浸提目的为度。乙醇具挥发性、易燃性，生产中应注意安全防护。此外乙醇还具有一定的药理作用。

3. 其他溶剂 其他有机溶剂，如丙酮、二氯甲烷、氯仿、乙醚、石油醚等由于价格或药理作用，在中药生产中很少用于提取，一般仅用于某些有效成分的纯化，使用这类溶剂时，最终产品必须进行溶剂残留量的限度检查。

了解以上一些常用的浸提溶剂的性质后，生产中根据生产目的和工艺进行选用，总的原则是：成本要低，安全性要好，不与有效成分反应，浸提效率要高，选择性好，对后续操作影响小。如果使用单一溶剂的浸提效果不够理想，可以采用混合溶剂。

三、浸提辅助剂

浸提辅助剂是指能增加浸提成分的溶解度，增加制剂的稳定性，提高浸提效能，以及除去或减少某些杂质，特在浸提溶剂中加入的物质。在生产中浸提辅助剂一般只用于单味中药的浸提，很少用于复方中药制剂的浸提。常用的浸提辅助剂有酸、碱及表面活性剂等。

1. 酸 在浸提溶剂中加入酸的目的是促进生物碱的浸出；提高部分生物碱的稳定性；使有机酸游离，便于用有机溶剂浸提；除去酸不溶性杂质等。常用的酸有硫酸、盐酸、醋酸、酒石酸、枸橼酸等。为了发挥所加酸的最好效能，较好地控制其用量，常常将酸一次性加于最初的少量浸提溶剂中。当酸化溶剂用完后，只需使用单纯的溶剂，即可顺利完成浸提操作。

值得注意的是，酸的用量不宜过多，以能维持一定的pH值即可，因为过量的酸可能会造成不需要的水解或其他不良反应。

2. 碱 在浸提溶剂中加入碱的目的是增加有效成分的溶解度和稳定性。碱性水溶液可溶解内酯、蒽醌及其苷、香豆精、有机酸、某些酚性成分。但碱性水溶液亦能溶解树脂酸、某些蛋白质，使杂质增加。碱的应用不如酸普遍。常用的碱为氢氧化铵（氨水），它是一种挥发性弱碱，对成分破坏作用小，易于控制其用量。对特殊浸提，常选用碳酸钙、氢氧化钙、碳酸钠等。氢氧化钠碱性过强，容易破坏有效成分，一般不用。加碱操作与加酸相同。

3. 甘油 甘油与水及醇均可任意混溶，但与脂肪油不相混溶。本品为鞣质的良好溶剂，将其直接加入最初少量溶剂（水或乙醇）中使用，可增加鞣质的浸出；将甘油加到以鞣质为主成分的制剂中，可增强鞣质的稳定性。

4. 表面活性剂 在浸提溶剂中加入适宜的表面活性剂，能降低药材与溶剂间界面张力，使润湿角变小，促进药材表面的润湿性，有利于某些药材成分的浸提。常用的有阳离子型表面活性剂、阴离子型表面活性剂、非离子型表面活性剂。阳离子型表面活性剂的盐酸盐有助于生物碱的浸出；非离子型表面活性剂一般对药物的有效成分不起化学作用，且毒性小或无毒，所以经常选用。

表面活性剂虽然有提高浸出效能的作用，但浸出液中杂质亦较多，对生产工艺、产品的性质以及疗效的影响等，尚待进一步研究。

四、浸提影响因素

药材的粉碎度、浸提温度、浸提时间、浸提溶剂等，都是浸提影响因素，必须选用合理，提高浸提效果。

1. 药材粉碎度 药材被粉碎的很细，其与溶剂的接触面积就大，扩散速度就快，所以，通过药材粉碎可提高浸提效率。但是，如果药材被粉碎的过细，大量细胞被破坏，细胞内的不溶物、黏液质等就会进入到溶剂中，使浸提液中杂质增多、黏度增加、扩散减慢，反而会降低浸提效率。

因此，要综合考虑药材性状、浸提方法、浸提溶剂等条件来选择适宜的粉碎度。用水做浸提溶剂，可粉碎粗些，因为药材易膨胀。以乙醇为浸提溶剂时，要粉碎细些，因为乙醇对药材膨胀作用小。药材含黏液质少的，宜粉碎细些；药材含黏液质多的，宜粉碎粗些。根、茎、皮等坚硬的药材，应粉碎细些；花、草、叶等稀松的药材，应粉碎粗些。

2. 浸提温度 药材浸提是需选择适宜温度，保证浸提液质量。升温能软化药材组织，促进细胞膨胀，降低浸出液黏度，使可溶性成分的溶解扩散速度增加。但是浸提温度要控制适当，这样才能使蛋白质凝固，酶破坏，有利于浸提制剂的稳定性。如果浸提温度过高，药材中的有效成分大多数就会受到破坏而影响疗效。同时，一些无效杂质也被浸提出来，冷却后会出现沉淀或混浊，影响制剂的质量。

3. 浸提时间 在一定条件下，浸提时间越长，提取出的物质就越多，即浸出量与浸提时间成正比。但扩散达到平衡后，对浸提时间就没有什么影响。而且，浸提时间太长会导致大量杂质浸出，有效成分易被破坏。

4. 浸提压力 对于较难浸润的药材来说，增加浸提压力可加速浸润过程，使浸提溶剂较快地充满到药物组织里，从而缩短扩散时间。但当浸提溶剂充满药物组织后，增加浸提压力对浸提速率就不起作用。对于易浸润的药材来说，增加浸提压力对扩散过程的影响不明显。

5. 药材的干燥程度 药材的干燥程度直接影响浸提效果。新鲜的药材几乎不允许细胞内的有效成分渗出，浸提效果受到极大的影响，如果将其干燥，就会利于有效成分的浸出。药材越干燥，浸提速率就会越快，细胞吸水就越多。

6. 浸提溶剂 不同浸提溶剂对浸提效果具有显著的影响，浸提溶剂的选择与使用是浸提首先要面对的问题，决定了有效成分是否充分浸出、制剂的有效性、安全性和稳定性。在选择中药浸提溶剂时，要依据有效成分的结构和性质来比较，选择与有效成分极性相似的溶剂，即"相似相溶"规律。

除了以上各种因素外，还有浸提方法，浸提溶剂用量等都会对浸提效果有影响。参数之间相互影响比较复杂，应依据药材本身的性状和工艺要求，选择适宜的浸提条件。

第二节 浸提方法

中药浸提方法的选择应根据处方药材特性、浸提溶剂的性质、剂型要求和生产实际等综合考虑。传统的浸提方法有煎煮法、浸渍法、渗漉法、回流法、水蒸气蒸馏法等。近年来，一些新的分离技术已开始引入中药提取的研究与开发，如超临界流体提取法、超声波提取法、半仿生提取法、微波辅助提取技术等。许多研究表明，与传统浸提方法相比，这些技术可能会有产率高、纯度高、速度快、能耗物耗少等特点，有着广阔的研究和应用前景。

一、煎煮法

煎煮法是使用最普遍，应用最早的浸提方法。煎煮法用水为浸提溶剂，将药材加热煮沸一定时间，以提取其所含成分的一种常用方法，又称煮提法或煎浸法。该法适用于有效成分能溶于水，且对温、热较稳定的药材。

煎煮法分为常压煎煮法、加压煎煮法、减压煎煮法。常压煎煮法适用于一般性药材的煎煮，减压煎煮法适用于某些热敏性成分的浸提，加压煎煮法适用于药材成分在高温下不易被破坏或常压下不易被煎透的药材。

煎煮法能提取较多的成分，符合中医传统用药习惯，所以对于有效成分尚未清楚的中药或方剂进行剂型改革时，常常采用煎煮法粗提。但是，水煎煮液中除有效成分外，往往水溶性杂质较多，尚有少量脂溶性成分，给后续操作带来很多困难；同时，煎煮法煎出液易霉败变质，应及时处理。

中药用药是以复方为主，在使用煎煮法浸提的时候，需要注意浸提液中成分间可能会发生复杂的化学反应，形成新的物质，进而改变复方的药效。这种协同或拮抗效应及其对药效的影响将是中药现代化研究的重要内容。工艺流程如图2-1所示。

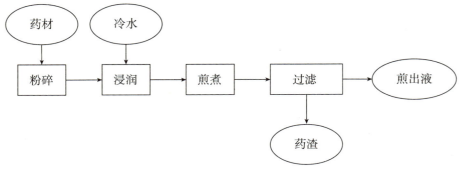

图2-1 煎煮法的一般工艺流程

二、浸渍法

浸渍法是用定量的溶剂，在一定的温度下，将药材浸泡一定时间，以提取药材成分的一种方法。因浸渍法所需要时间较长，不宜用水为溶剂，通常选用不同浓度的乙醇，故浸提过程应密闭，防止溶剂的挥发损失。

浸渍法适用于黏性药材、无组织结构的药材、新鲜及易于膨胀的药材、价格低廉的芳香性药材；不适于贵重药材以及毒性药材。因为溶剂用量大，且呈静止状态，溶剂的利用率较低，有效成分浸出不完全，难以直接制得高浓度的制剂。

浸渍法按提取的温度和浸渍次数可分为冷浸渍法、热浸渍法和重浸渍法。

1. 冷浸渍法　冷浸渍法是在室温下进行的操作，故又称常温浸渍法。其操作方法为：取中药饮片或碎块，置于有盖的容器内，加入定量的溶剂，密闭，在室温下浸渍3~5天或至规定时间，经常振荡或搅拌，滤过，压榨药渣，合并滤液与压榨液，静置24小时，滤过，得滤液。药酒、酊剂的制备常用此法，若将浸提液浓缩，可进一步制备流浸膏、浸膏、片剂、颗粒剂等。

2. 热浸渍法　热浸渍法是取中药饮片或碎块，置于特制的容器内，加入定量的溶剂，密闭，水浴或蒸气加热，是在40~60℃进行浸渍，以缩短浸提时间，其余同冷浸渍法操作。由于浸渍温度高于室温，所以浸出液冷却后有沉淀析出，应分离除去。

3. 重浸渍法　重浸渍法即多次浸渍法，此法可减少药渣吸附浸渍液所引起的药材成分的损失量。具体操作方法是将全部浸提溶剂分为几份，用其第一份溶剂浸渍后，滤过，药渣再用第二份溶剂浸渍，如此重复2~3次，最后将各份浸渍液合并，即得。重浸渍法可以大大降低浸出成分的损失量，提高浸提效果。

浸渍法常用的设备为浸渍器和压榨器，浸渍器为中药浸渍的盛器，压榨器用于挤压药渣中残留的浸出液。工艺流程如图2-2所示。

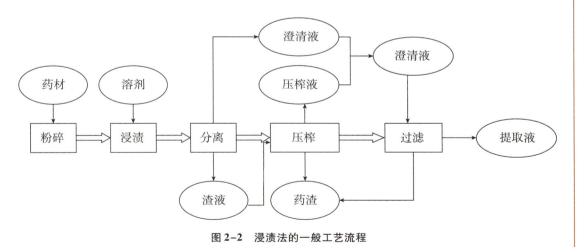

图2-2　浸渍法的一般工艺流程

三、渗漉法

渗漉法系将药材粗粉置渗漉器内，溶剂连续地从渗漉器的上部加入，渗漉液不断地从其下部流出，从而浸出药材中有效成分的一种方法。在渗漉时，溶剂渗入药材的细胞内溶解大量的可溶性成分后,浸出液浓度增高,密度增大而向下移动,上层的溶剂不断地置换其位置,形成良好的浓度差,溶剂相对于药材属于流动浸出。与浸渍法相比,渗漉法的溶剂利用率高,有效成分浸出比较完全,提取效果优,且溶剂用量相对较少。渗漉法不经滤过处理可直接收集渗漉液。

渗漉法适用于贵重药材、毒性药材以及高浓度制剂;也适用于有效成分较低的药材的提取。单渗漉法工艺流程见图2-3。但对新鲜且易膨胀的药材、无组织结构的药材,如大蒜、鲜橙皮等,既不能粉碎,又容易与浸出溶剂形成糊状,无法使溶剂渗入药材中,故不宜选用本法。

由于渗漉过程所需时间较长,不宜用水作溶剂,通常用不同浓度的乙醇,但乙醇具有挥发性,应特别注意,防止溶剂的挥发损失。根据操作方法的不同,渗漉法可分为:单渗漉法、重渗漉法、加压渗漉法和逆流渗漉法。

1. 单渗漉法 该法工艺通常可划分为:粉碎药材→润湿药材→药材装筒→排除气泡→浸渍药材→收集渗漉液六个步骤。

2. 重渗漉法 该法是将已渗漉过的"稀"渗漉液重复用作新药粉"第一级"渗漉溶剂使用的方法,也就是重复反复使用渗漉液的提取方法,是一种提高浸出液浓度的方法。

3. 加压渗漉法 该法是在渗漉法的基础上加以超出常压的压力的一种提高效率的方法,它可使提取液浓度加大,溶剂耗量缩小,对下一道浓缩工序、回收溶剂等都很有利。

4. 逆流渗漉法 该法是指药材与提取溶剂在浸出容器中,沿相反方向运动,连续而充分地进行接触提取的一种方法。

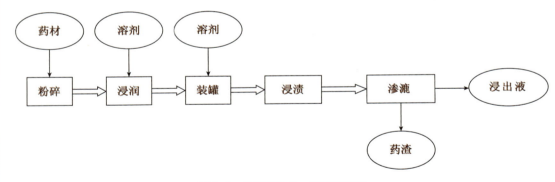

图2-3 单渗漉法的一般工艺流程

四、回流法

回流法是用乙醇等挥发性有机溶剂加热提取有效成分,挥发性溶剂馏出后又被冷凝,重复流回浸出器中浸提药材,这样周而复始,直至有效成分回流提取完全的方法。由于溶剂能循环使用,故较渗漉法的溶剂用量少,提取效率较高。回流法由于连续加热,使热敏性有效成分大量分解,故不适用于受热易破坏的药材成分浸出。回流法可分为回流热浸法和回流冷浸法。

1. 回流热浸法 回流热浸法是将药材饮片或粗粉装入圆底烧瓶内,添加溶剂并浸没药材表面,瓶口安装冷凝装置,通冷凝水,药材浸泡一定时间后,水浴加热,回流浸提至规定时间,滤过,药渣重新添加新溶剂回流2~3次,合并浸提液,回收溶剂,即得浓缩液。

回流热浸法特点是溶剂只能循环使用，不能不断更新，为提高浸出效率，通常需更换新溶剂2~3次，溶剂用量较多。

2. 回流冷浸法　回流冷浸法系将少量药粉用索氏提取器提取。大生产时可采用循环回流冷浸装置。回流冷浸法特点是溶剂既可循环使用，又能不断更新，故溶剂用量较回流热浸法少。也比渗漉法所需溶剂用量少，且浸提更完全。

五、水蒸气蒸馏法

水蒸气蒸馏法的基本原理是根据道尔顿分压定律，相互不溶也不起化学作用的液体混合物的蒸气总压，等于该温度下各组分饱和蒸气压之和。此法适用于具有挥发性，能随水蒸气蒸馏而不被破坏，与水不发生反应，不溶或难溶于水的化学成分的提取、分离，如一些芳香性、有效成分具有挥发性的药材的提取。由于水的沸点是100℃，温度较高，不适用于有效成分易被氧化或分解的药材。

水蒸气蒸馏法分为共水蒸馏法、通水蒸气蒸馏法以及水上蒸馏法三种。为提高馏出液的纯度或浓度，通常需要进行重蒸馏，收集重蒸馏液。但蒸馏次数不宜过多，以防止挥发油中某些成分氧化或分解。

六、超临界流体提取法

超临界流体提取通常称为超临界流体萃取（supercriticalfluid extraction，SCFE），是近三十年来发展起来的一种新型萃取技术，是以超临界流体代替传统有机溶剂对中药有效成分进行萃取。

在较低温度下，不断增加气体的压力时，气体就会转化成液体，当提高温度时，液体的体积增大，对于某一特定物质而言，总存在一个临界温度（T_c）与临界压力（P_c）。高于临界温度和临界压力后，物质不会成为液体或气体，这一点就是临界点。改变气体的温度、压力，使其处于临界温度与临界压力以上，形成一种介于气体与液体之间的流体，该状态下的流体就称为超临界流体。这种物质较多，如乙烷、庚烷、二氧化碳、氨等。

超临界流体不仅具有液体的高密度和溶解度，而且具有气体的低黏度和扩散系数，因而传质、传热和渗透性能特别好，对许多物质有很强的溶解能力；在临界点附近，超临界流体的物理化学性质对温度、压力的变化十分敏感，即使发生微小的变化，也会导致溶质的溶解度发生数量级的改变。它的这种特异性能，使其在医药、化工、食品等方面获得广泛的应用。

（一）二氧化碳流体

由于二氧化碳临界温度接近于室温，临界压力处于中等压力，而且性质稳定、本身无毒、无腐蚀性、不易燃易爆、价廉易得、可循环使用，因而成为超临界流体萃取技术中最常用的超临界流体，称为超临界二氧化碳流体萃取法。这种技术被广泛用于药物的提取和纯化过程中，大约90%以上的超临界萃取研究都使用二氧化碳。

1. 溶质在超临界二氧化碳流体中的溶解规则　超临界二氧化碳流体能与许多小分子、非极性溶质以任意比相混，如正构烷烃、正构烯烃、低碳醇、低碳脂肪酸、脂类化合物、低碳醛、低碳酮、低碳醚等，表现出良好的溶解性能。超临界流体萃取在这类化合物中应用较广泛，因为这类成分可在较低压力范围内被萃取出来。

(1) 随着碳原子数的增加，弱极性的亲脂性化合物和脂肪烃在超临界二氧化碳中的溶解度会逐渐下降。

(2) 当化合物或有效成分含有极性基团时，在超临界二氧化碳流体中溶解度降低。

(3) 超临界二氧化碳流体对于多数无机盐、糖类、氨基酸类、蛋白质类等几乎不溶。

(4) 化合物分子量越大，越不易被萃取。超临界二氧化碳流体对相对分子量超过500的高分子化合物几乎不溶。

2. 超临界二氧化碳萃取工艺参数　　只有明确影响超临界二氧化碳萃取的各工艺参数，才能通过方案设计，筛选出最佳的工艺条件。

(1) 压力　萃取压力的选择在超临界二氧化碳萃取过程中非常重要。在一定的萃取温度下，萃取压力越高，流体密度就越大，对溶质的溶解能力就越强，萃取时间就越短。但是过高萃取压力对工艺操作过程不利，还会降低设备的使用寿命。

(2) 温度　萃取温度对超临界流体萃取的作用主要是两个方面。一是在压力一定的条件下，温度增加，溶质的挥发性增大，扩散速度提高，有利于有效成分的提取。另一方面，温度增加，超临界流体的密度变小，溶解能力降低，不利于提取成分的萃取。所以，在实际操作中，应尽可能找到一个最佳的萃取温度值。

(3) 二氧化碳流量　二氧化碳流量对超临界流体萃取的作用也是两个方面。一是，随着二氧化碳流量的增加，减小了与物料的接触时间，使有效成分不能较好地达到溶解平衡，不利于萃取过程。二是，二氧化碳流量的增加，增大了萃取成分的推动力，增加了传递系数，提高了萃取效率。所以，要根据被萃取成分溶解度的大小及其含量多少来选择采用多大流量进行生产。

(4) 萃取时间　增加萃取时间，有利于萃取，但是，当萃取过程达到平衡后，继续延长时间已没有意义，不仅增加了生产成本，还会把溶解度小的杂质也萃取出来。

(5) 药材粉碎度　理论上，药材的粒度越小，萃取效率越高，但粒度过小，会造成堵塞及结块等现象。所以，萃取过程要依据药材生物多样性的不同来确定其粉碎度。

（二） 超临界流体萃取技术的应用方向

利用超临界流体萃取技术提取中药有效成分也是其应用领域之一。目前，该技术在我国已成功地应用于银杏叶、金银花、月见草、当归、白芍、大蒜等30多种药材的提取。

1. 单一成分或几种极性相似成分的提取分离。

2. 中药复方制剂的提取分离：可获得多种成分的提取物，同类物质按沸点由低到高逐渐进入超临界相。

3. 与其他单元操作结合应用：提取分离所需的活性成分，并去除毒性成分。如银杏叶提取物中，酚酸性成分（毒性成分）的去除，能使该类成分降低到10^{-5}数量级。

4. 除去或减少粗提取物中有机溶剂残留量、农药残留量以及重金属残留量，为与国际标准接轨奠定基础。

5. 与色谱、质谱及高效液相色谱等分析仪器联用：成为一种先进、有效的分离、分析手段，使药物成分分析变得高效、便捷。

（三） 与中药传统提取方法相比较

通常传统提取方法普遍存在着有效成分提取率不高，杂质清除率低、生产周期长、能耗高、溶剂用量大等缺点，难以克服传统中成药"粗、大、黑"等缺点，疗效也难以有效提高。超临界流体萃取与传统提取方法相比，具有以下独特的优点：

1. 萃取能力强，提取率高 在最佳工艺条件下，用超临界二氧化碳流体萃取中药有效成分，能将所要提取的成分几乎完全提取，从而大大地提高产品的收率及资源的利用率。

2. 可在常温下操作 超临界二氧化碳流体临界温度为35～40℃，操作温度低，能较为完好地保存中药有效成分不被破坏，因此特别适合那些对热敏感性强、容易氧化分解的成分的提取。

3. 有机溶剂无残留 全过程不使用有机溶剂，所以经超临界二氧化碳流体萃取的产品是纯天然的。

4. 提取时间快、操作周期短 超临界二氧化碳流体萃取一般提取10分钟，便于有效成分的分离析出，2～4小时即可提取完全。同时，不需要浓缩操作，即使加入夹带剂，也可通过分离除去或只用简单的浓缩。

5. 产品质量稳定 超临界二氧化碳流体萃取，工艺流程简单，操作参数容易控制，因此，有效成分及产品质量稳定。

6. 适用于中药复方提取 超临界二氧化碳流体可直接从单方或复方中药中提取不同部位进行药理筛选，开发中药新药，必将大大提高新药的筛选速度。此外，还可以提取许多传统方法提取不出来的物质，并且容易从中药中发现新成分，可以极大地简化提取分离步骤，节约大量的有机溶剂。由于提取物浓度大，有效成分含量高，杂质少，因而药理活性较高，从而发现新的药理药性。

7. 对环境无污染 超临界二氧化碳流体萃取是一种省力、节能、降耗、对环境无污染的技术。二氧化碳价廉易得，一般可回收80%左右，且无燃烧性。

8. 超临界二氧化碳流体具有抗氧化、灭菌作用 经药理、临床证明，超临界二氧化碳流体萃取中药，不仅工艺上优越，质量稳定而且标准容易控制，有利于保证和提高产品质量。

七、超声提取法

利用超声波的空化作用、机械作用、热效应等增大溶剂分子运动速度和穿透力，以提高药物有效成分浸出率的方法。

1. 超声提取原理 超声波提取法主要是靠超声波产生空化、冲击振动、提取液湍动、微扰动等效应的综合作用使有效成分被提取出来的。

（1）空化现象 "空化"是指在超声波作用下，在液体内部所产生的无数的微气泡（空穴），并伴随局部高温、高压、放电、发光、发声现象。微气泡不断产生与湮灭，"空化"不息。"空化"作用所产生的搅动、冲击、扩散和渗透等一系列机械效应大部分有利于提取。

（2）机械效应 超声波在传递过程中，会产生搅动、冲击、扩散和渗透等一系列机械效应，可以产生击碎、切割等效果，使破碎速度和提取效率得到提高。

（3）热效应 超声波在传递时，介质不断地吸收超声波，将超声波的机械能变成热能，使介质的温度升高，加快了有效成分的溶出。

2. 超声提取工艺参数 在条件一定的情况下，超声频率越低，空化效应越强，破碎作用越大。由于空化作用可能会对药材中的组织结构有损伤，所以，空化效应显著反而会产生不利影响。还有一些中药材（如麻黄等），频率越高，超声提取效率越高。这要看我们如何来控制如下工艺参数。

(1) **超声波频率** 超声波的空化作用、机械作用、热效应是相互关联的，可通过控制超声波的强度和频率，达到提高有效成分提取率的目的。

(2) **超声波强度** 超声波的频率越高，强度越大。强度为 $0.5W/cm^2$ 时，超声波就可形成强烈的空化效应。

(3) **超声提取时间** 温度对超声提取的影响主要是三种情况。一是超声提取效率随时间增加而增大，如黄连中黄连素的提取；二是超声提取效率随时间增加而增大，一定时间后，提取效率增加变缓，如槐米中芦丁的提取；三是超声提取效率随时间增加而增大，当达到某一极限值后，提取效率反而减小，如益母草中总生物碱的提取。

(4) **超声提取温度** 超声波本身具有较强的热效应，故提取过程不需要加热，但对温度需要进行控制。如果超声过程温度过高，会使气泡中蒸汽压过高，从而使气泡闭合时的缓冲作用增强，空化作用减弱。

3. 超声提取的特点 超声波的各种效应是相互关联的，可通过调节超声波的强度和频率，突出其中某一个作用，减少或避免另一个作用，以达到提高有效成分提取率的目的。

(1) 超声提取法具有提取时间短、产率高、不需加热、低温提取有利于保护有效成分等优点。可为中药大生产的提取分离提供合理化生产工艺、参数及流程。利用超声波提取中药的有效成分已有一定的应用。

(2) 超声波作用可以激活某些酶和细胞参与的生理生化过程，从而提高了酶的活性，加速了细胞新陈代谢的过程。

(3) 超声提取时噪声较大，应注意防护。

4. 超声提取工艺流程 如图 2-4 所示。

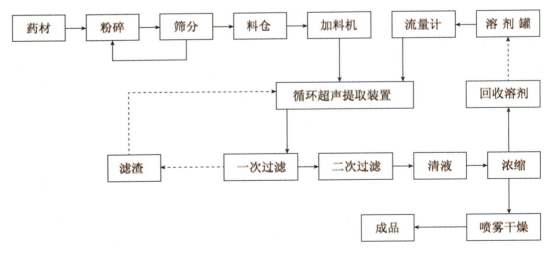

图 2-4 超声提取工艺流程

八、微波提取法

中药的微波提取即微波辅助萃取（简称 MAE），是利用微波和传统的溶剂萃取法相结合后形成的一种新的萃取方法。

1. 微波提取原理及参数 微波指频率在 300MHz～300kMHz（千兆赫）之间，波长在 1mm～1m 之间的电磁波。微波能在极短的时间内完成提取过程，其主要原因是由于微波强烈的热效应。当介质在微波场中分子会发生极化，将其在电磁场中所吸收的能量转化为热能。介质中不同组分的理化性质不同，吸收微波能的程度也不同，由此产生的热量和传递给周围环境的热量也会不同，从而将中药中成分提取出来。微波提取装置流程如图 2-5 所示。

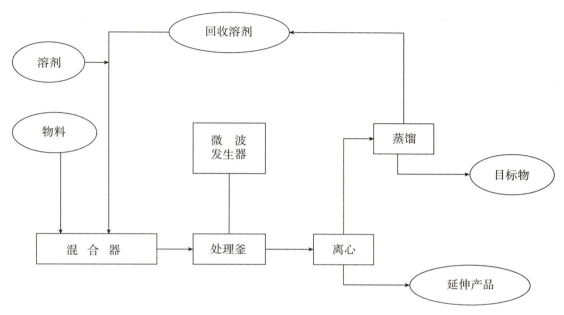

图 2-5 微波提取装置流程图

（1）萃取剂 萃取剂的选择直接影响提取效率。首先，所选萃取剂要对微波透明或部分透明，要求有一定的极性来吸收微波进行加热。其次，选择的萃取剂对有效成分的溶解能力要强。常见的微波萃取溶剂有水、甲醇、乙醇、丙酮、乙酸、硝酸、盐酸、磷酸等。

（2）时间 微波提取时间一般为 10～100 分钟。根据药材性质的不同来选择适宜的提取时间，提取时间过长不仅会造成萃取剂沸腾，还会带走目标产物，造成浪费。

（3）功率 微波提取的功率分为高、中、低几个档，应根据有效成分提取效率来选择最佳的功率。一般微波提取选用的功率为 200～1000W，频率为 $(0.2～30)\times 10^4$ MHz。

（4）药材含水量 水的介电常数较大，在高频电磁场下能发生振动，分子间产生摩擦，使温度升高。药材含水量大，药材就能有效地吸收微波并转化为热能。如果药材含水量少，需要在微波处理前用溶剂湿润。

2. 微波提取在中药有效成分提取中的应用 微波萃取技术在中药提取中主要应用有两方面：一方面通过快速破坏细胞壁，加快有效成分的溶出，另一方面难溶性物质在微波的作用下，溶解度增大，得到较好的溶解，提高了有效成分萃取的速度和收率。

（1）挥发油的提取 与传统方法相比，用微波提取挥发油，反应时间得到缩减，含量有所提高。

（2）苷类的提取 用微波法提取苷类成分具有更突出的优点，因为微波可在短时间内使药材中的酶灭活。

（3）多糖的提取 与传统方法相比，用微波提取，时间缩短三分之一左右，溶剂用量节约三分之二，且耗能低，工艺操作简单，产品质量和提取效率都得到了提升。

3. 微波提取与中药传统提取方法比较 与传统提取方法相比，微波萃取具有如下特点：

（1）萃取时间短，不会破坏天然敏感物质，提取率高。微波是使药材本身成为发热体，使药材在很短时间达到均匀加热，故提取时间短。

（2）微波萃取可供选择的溶剂多，用量少，溶剂回收率高；不仅能改善操作环境，而且减少了投资。设备即开即用，没有热惯性，操作便利。

（3）微波对极性分子选择性强，所以对其选择性加热、浸出，提高了提取物的纯度。

（4）微波提取热效率高，节约能源，安全可控。微波提取是直接对药材进行处理，没有热能损失。

九、酶提取技术

中药不仅含有多种临床有效成分，而且含有许多其他成分，如果胶、植物纤维、淀粉等，它们混杂在一起。这些其他成分的存在，一方面影响植物细胞中临床活性成分的浸出，另一方面也影响中药制剂的稳定性和中药液体制剂的澄明度。传统的提取方法，通常提取温度高、提取率低、成本高，而我们选用恰当的酶，可以通过温和的酶反应将植物组织分解，加速有效成分的释放、提取。此外，选用相应的酶可将影响临床有效成分的其他成分分解除去，或促使某些脂溶性成分转化为易溶于水的成分，有利于提取。

1. 常用酶 酶是具有生物活性的蛋白质，对于许多有机化学反应和生物体内进行的复杂反应具有很强的催化作用。

（1）纤维素酶 目前，酶提取技术应用于中药提取较多的是纤维素酶，由于大多数植物性药材的有效成分包裹在细胞壁内，细胞壁又多为纤维素组成，可以利用纤维素酶将细胞壁降解，从而使有效成分破壁而出。如在提取穿心莲的主要有效成分穿心莲内酯之前，加入纤维素酶对其进行酶解，并与传统工艺比较，穿心莲内酯的提取率大大提高，并且两种提取工艺得到的成分没有区别，表明酶的加入没有影响提取的成分。在国内成功地采用了酶法制备了生脉饮口服液。

（2）半纤维素酶 半纤维素酶用于消化植物细胞壁。

（3）果胶酶 可对果胶质起解酯作用和水解作用，生成甲酸、果胶酸和半乳糖醛酸、寡聚半乳糖醛酸，分解植物组织中的果胶质。

2. 酶提取的工艺参数 综上所述，酶提取技术是一种颇具前途的新技术，但该技术对实验条件要求较高，因而存在一定的局限性。为使酶提取技术发挥更大作用，需先通过实验确定最佳温度、最佳 pH 值以及最适合的作用时间等。至于酶的浓度、底物的浓度、酸碱度、抑制剂和激动剂等对提取物的影响，还要具体问题具体研究。

（1）酶的种类 酶的催化作用是具有专一性的。采用酶法提取药材时，应依据药材中有效成分、辅助成分等性质，筛选适合的酶进行提取。

（2）温度 在一定范围内，酶解温度升高，反应速度加快，但超过某一值后，反而催化能力下降。所以，酶反应都有一个适宜的温度范围。

（3）酸碱度 酶反应需要在一定的 pH 值下进行，过酸和过碱都会影响酶的催化过程，应根据实验来确定酶反应时最佳的 pH 值。

1. 微波提取原理及参数 微波指频率在300MHz～300kMHz（千兆赫）之间，波长在1mm～1m之间的电磁波。微波能在极短的时间内完成提取过程，其主要原因是由于微波强烈的热效应。当介质在微波场中分子会发生极化，将其在电磁场中所吸收的能量转化为热能。介质中不同组分的理化性质不同，吸收微波能的程度也不同，由此产生的热量和传递给周围环境的热量也会不同，从而将中药中成分提取出来。微波提取装置流程如图2-5所示。

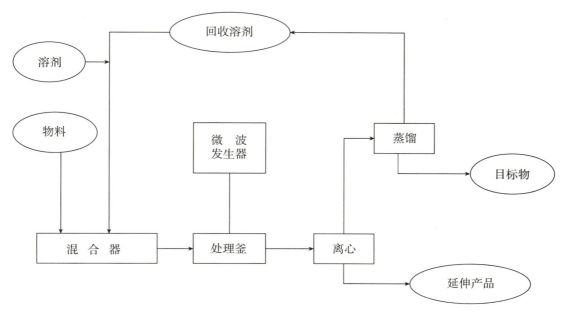

图2-5 微波提取装置流程图

（1）萃取剂 萃取剂的选择直接影响提取效率。首先，所选萃取剂要对微波透明或部分透明，要求有一定的极性来吸收微波进行加热。其次，选择的萃取剂对有效成分的溶解能力要强。常见的微波萃取溶剂有水、甲醇、乙醇、丙酮、乙酸、硝酸、盐酸、磷酸等。

（2）时间 微波提取时间一般为10～100分钟。根据药材性质的不同来选择适宜的提取时间，提取时间过长不仅会造成萃取剂沸腾，还会带走目标产物，造成浪费。

（3）功率 微波提取的功率分为高、中、低几个档，应根据有效成分提取效率来选择最佳的功率。一般微波提取选用的功率为200～1000W，频率为$(0.2～30)×10^4$MHz。

（4）药材含水量 水的介电常数较大，在高频电磁场下能发生振动，分子间产生摩擦，使温度升高。药材含水量大，药材就能有效地吸收微波并转化为热能。如果药材含水量少，需要在微波处理前用溶剂湿润。

2. 微波提取在中药有效成分提取中的应用 微波萃取技术在中药提取中主要应用有两方面：一方面通过快速破坏细胞壁，加快有效成分的溶出，另一方面难溶性物质在微波的作用下，溶解度增大，得到较好的溶解，提高了有效成分萃取的速度和收率。

（1）挥发油的提取 与传统方法相比，用微波提取挥发油，反应时间得到缩减，含量有所提高。

（2）苷类的提取 用微波法提取苷类成分具有更突出的优点，因为微波可在短时间内使药材中的酶灭活。

（3）多糖的提取 与传统方法相比，用微波提取，时间缩短三分之一左右，溶剂用量节约三分之二，且耗能低，工艺操作简单，产品质量和提取效率都得到了提升。

3. 微波提取与中药传统提取方法比较　与传统提取方法相比，微波萃取具有如下特点：

（1）萃取时间短，不会破坏天然敏感物质，提取率高。微波是使药材本身成为发热体，使药材在很短时间达到均匀加热，故提取时间短。

（2）微波萃取可供选择的溶剂多，用量少，溶剂回收率高；不仅能改善操作环境，而且减少了投资。设备即开即用，没有热惯性，操作便利。

（3）微波对极性分子选择性强，所以对其选择性加热、浸出，提高了提取物的纯度。

（4）微波提取热效率高，节约能源，安全可控。微波提取是直接对药材进行处理，没有热能损失。

九、酶提取技术

中药不仅含有多种临床有效成分，而且含有许多其他成分，如果胶、植物纤维、淀粉等，它们混杂在一起。这些其他成分的存在，一方面影响植物细胞中临床活性成分的浸出，另一方面也影响中药制剂的稳定性和中药液体制剂的澄明度。传统的提取方法，通常提取温度高、提取率低、成本高，而我们选用恰当的酶，可以通过温和的酶反应将植物组织分解，加速有效成分的释放、提取。此外，选用相应的酶可将影响临床有效成分的其他成分分解除去，或促使某些脂溶性成分转化为易溶于水的成分，有利于提取。

1. 常用酶　酶是具有生物活性的蛋白质，对于许多有机化学反应和生物体内进行的复杂反应具有很强的催化作用。

（1）**纤维素酶**　目前，酶提取技术应用于中药提取较多的是纤维素酶，由于大多数植物性药材的有效成分包裹在细胞壁内，细胞壁又多为纤维素组成，可以利用纤维素酶将细胞壁降解，从而使有效成分破壁而出。如在提取穿心莲的主要有效成分穿心莲内酯之前，加入纤维素酶对其进行酶解，并与传统工艺比较，穿心莲内酯的提取率大大提高，并且两种提取工艺得到的成分没有区别，表明酶的加入没有影响提取的成分。在国内成功地采用了酶法制备了生脉饮口服液。

（2）**半纤维素酶**　半纤维素酶用于消化植物细胞壁。

（3）**果胶酶**　可对果胶质起解酯作用和水解作用，生成甲酸、果胶酸和半乳糖醛酸、寡聚半乳糖醛酸，分解植物组织中的果胶质。

2. 酶提取的工艺参数　综上所述，酶提取技术是一种颇具前途的新技术，但该技术对实验条件要求较高，因而存在一定的局限性。为使酶提取技术发挥更大作用，需先通过实验确定最佳温度、最佳 pH 值以及最适合的作用时间等。至于酶的浓度、底物的浓度、酸碱度、抑制剂和激动剂等对提取物的影响，还要具体问题具体研究。

（1）**酶的种类**　酶的催化作用是具有专一性的。采用酶法提取药材时，应依据药材中有效成分、辅助成分等性质，筛选适合的酶进行提取。

（2）**温度**　在一定范围内，酶解温度升高，反应速度加快，但超过某一值后，反而催化能力下降。所以，酶反应都有一个适宜的温度范围。

（3）**酸碱度**　酶反应需要在一定的 pH 值下进行，过酸和过碱都会影响酶的催化过程，应根据实验来确定酶反应时最佳的 pH 值。

（4）降解时间　酶作用时间影响提取效率，需控制好酶解作用的时间，来保证提取分离的效果。

十、半仿生提取法

半仿生提取法（semi-bionicextraction method，SBE）是为经消化道给药的中药制剂设计的一种新提取工艺。是将整体药物研究法与分子药物研究法相结合，从生物药剂学的角度，模拟口服给药及药物在胃肠道的转运过程，用选定 pH 值的酸性水和碱性水，依次连续提取药材，提取液依次滤过、浓缩，制成口服制剂。

半仿生提取的过程为：用一种或几种有效成分总浸出物和（或）主要药理作用为指标，筛选提取工艺，不拘泥于某种化学成分或适合纯化学成分的药理模型，而是考虑到综合成分的作用。其目的是提取含指标成分高的活性混合物。如以芍药苷、甘草次酸为指标，考察芍甘止痛颗粒"半仿生提取法"和传统水煎煮法的提取率，结果前者明显优于后者。

半仿生提取法的运用，既体现中医临床用药综合作用的特点，又符合药物经胃肠道转运吸收的原理，同时由于不经乙醇处理，可提取或保留更多的有效成分，成本低，生产周期短。但目前该技术仍沿袭高温煎煮，长时间高温煎煮会使许多有效成分被破坏，降低药效。

第三节　中药提取的 GMP 要求

国家对中药生产的管理经历了如下阶段：1981 年中国药材公司下发《中成药生产若干规定》；1986 年中国药材公司颁布《中成药生产管理规范》；1990 年国家中医药管理局发布《中成药生产管理规范实施细则》；1988 年卫生部发布《药品生产质量管理规范》，对中药生产无明确要求；1992 年卫生部发布《药品生产质量管理规范》，其中第三、六、七章对中药生产提出了要求；1998 年卫生部发布《药品生产质量管理规范》，增加了附录七（中药制剂），适用于中药的生产；2010 年卫生部发布《药品生产质量管理规范》，附录五（中药制剂）适用于中药的生产。

《药品生产质量管理规范》是根据《中华人民共和国药品管理法》《中华人民共和国药品管理法实施条例》制定的，为的是规范药品生产质量管理。《药品生产质量管理规范》是药品生产管理和质量控制的基本要求，旨在最大限度地降低药品生产过程中的污染、交叉污染以及混淆、差错等风险，确保持续稳定地生产出符合预定用途和注册要求的药品。企业应当严格执行，坚持诚实守信，禁止任何虚假、欺骗行为。

药品生产企业应根据本企业的实际，制定《药品生产质量管理规范》实施计划并报所在地省级食品药品监督管理局。应按照《药品生产质量管理规范》要求，建立和完善企业质量管理体系，配备必要的药品质量管理人员；建立和更新符合本企业实际的各类管理软件并验证和试运行，确保新的软件能够满足和适应本企业产品生产过程的使用要求，全面提升企业药品生产和质量管理保障能力；应结合《药品生产质量管理规范》、本企业药品质量管理要求以及岗位操作规范，组织开展企业员工的培训。药品生产企业在药品生产和质量管理体系变化和硬件改造的同时，应加强对在产药品生产及质量的管理，确保上市药品的质量安全。

《药品生产质量管理规范》的附录五（中药制剂）适用于中药材前处理、中药提取和中药制剂的生产、质量控制、贮存、发放和运输。

中药制剂的质量和中药提取工艺密切相关，应当对中药提取工艺严格控制。在中药提取、贮存和运输过程中，应当采取措施控制微生物污染，防止变质。但许多中药厂只重视洁净区的改造，而对中成药的提取工序重视不够。忽视中药提取过程的GMP管理，将会引起生产的污染，造成产品质量不稳定。

企业的质量管理部门应当有专人负责中药提取过程的质量管理。专职负责中药提取过程的质量管理人员应当具备相关专业的学历；至少有三年从事中药生产、质量管理的实际工作经验；能够依据所生产品种的需要，熟悉相关的管理与处理要求。专职负责质量管理的人员除了从事质量评价与放行的工作，还要负责专业知识的培训。

一、厂房设施要求

中药提取厂房应当与其生产工艺要求相适应，有良好的排风、水蒸气控制及防止污染和交叉污染等设施。厂房内的工作台表面应当平整、易清洁，不产生脱落物；中药提取宜采用密闭系统进行操作，并在线清洗，以防止污染和交叉污染。采用密闭系统生产的，其操作环境可在非洁净区；采用敞口生产的，其操作环境应当与其制剂配制操作区的洁净度级别相适应；浸膏的配料、粉碎、过筛、混合等操作，其洁净度级别应当与其制剂配制操作区的洁净度级别一致；非创伤面外用中药制剂及其他特殊的中药制剂可在非洁净厂房内生产，但必须进行有效的控制与管理；中药提取后的废渣如需暂存、处理时，应当有专有区域。

二、生产管理要求

中药材应当按照规定进行拣选、整理、剪切、洗涤、浸润或其他炮制加工。未经处理的中药材不得直接用于提取加工；鲜用中药材采收后应当在规定的期限内投料，可存放的鲜用中药材应当采取适当的措施贮存，贮存的条件和期限应当有规定并经验证，不得对产品质量和预定用途有不利影响；在生产过程中应当采取以下措施防止微生物污染：处理后的中药材不得直接接触地面，不得露天干燥；应当使用流动的工艺用水洗涤拣选后的中药材，用过的水不得用于洗涤其他药材，不同的中药材不得同时在同一容器中洗涤；毒性中药材和中药饮片的操作应当有防止污染和交叉污染的措施；中药材洗涤、浸润、提取用水的质量标准不得低于饮用水标准，无菌制剂的提取用水应当采用纯化水；中药提取用溶剂需回收使用的，应当制定回收操作规程。回收后溶剂的再使用不得对产品造成交叉污染，不得对产品的质量和安全性有不利影响。

三、物料要求

对每次接收的中药材均应当按产地、采收时间、采集部位、药材等级、药材外形（如全株或切断）、包装形式等进行分类，分别编制批号并管理；接收中药材、中药饮片时，应当核对外包装上的标识内容。中药材外包装上至少应当标明品名、规格、产地、采收（加工）时间、调出单位、质量合格标志；中药饮片外包装上至少应当标明品名、规格、产地、产品批号、生产日期、生产企业名称、质量合格标志；中药饮片应当贮存在单独设置的库房中；贮存鲜活中药材应当有适当的设施（如冷藏设施）；毒性和易串味的中药材和中药饮片应当分别设置专库（柜）存放；仓库内应当配备适当的设施，并采取有效措施，保证中药材和中药饮片按照法定标准的规定贮存，符合其温、湿度或照度的特殊要求，并进行监控。贮存的中药材和中药饮片应当定期养护管理，仓库应当保持空气流通，应当配备相应的设施或采取安全有效的养护方法，防止昆虫、鸟类或啮齿类动物等进入，防止任何动物随中药材和中药饮片带入仓储区而造成污染和交叉污染；在运输过程中，应当采取有效可靠的措施，防止中药材和中药饮片、中药提取物发生变质。

四、文件管理要求

制药企业应当制定控制产品质量的生产工艺规程和其他标准文件。诸如制定每种中药提取的生产工艺和工序操作规程，各关键工序的技术参数必须明确，如：标准投料量、提取、贮存等要求，并明确相应的贮存条件及期限；根据中药材和中药饮片质量、投料量等因素，制定每种中药提取物的收率限度范围；制定每种经过前处理后的中药材、中药提取物、中间产品的质量标准和检验方法。

应当对从中药材的前处理到中药提取物整个生产过程中的生产、卫生和质量管理情况进行记录。中药提取各生产工序应有如下操作记录：

1. 中药材和中药饮片名称、批号、投料量及监督投料记录。
2. 提取工艺的设备编号：相关溶剂、浸泡时间、升温时间、提取时间、提取温度、提取次数、溶剂回收等记录。
3. 浓缩和干燥工艺的设备编号：温度、浸膏干燥时间、浸膏数量记录。
4. 精制工艺的设备编号：溶剂使用情况、精制条件、收率等记录。
5. 其他工序的生产操作记录。
6. 中药材和中药饮片废渣处理的记录。

当几个批号的中药材和中药饮片混合投料时，应当记录本次投料所用每批中药材和中药饮片的批号和数量。

五、质量管理要求

中药材和中药饮片的质量应当符合国家药品标准及省（自治区、直辖市）中药材标准和中药炮制规范，并在现有技术条件下，根据对中药制剂质量的影响程度，在相关的质量标准中增加必要的质量控制项目；中药提取过程中使用的有机溶剂，如对产品质量和安全性有不利影响的，应当在中药提取物的质量标准中增加残留溶剂限度；应当对回收的有机溶剂制定与其预定用途相适应的质量标准；应当建立生产所用中药材和中药饮片的标本，如原植（动、矿）物、中药材使用部位、经批准的替代品、伪品等标本；对使用的每种中药材和中药饮片应当根据其特性和贮存条件，规定贮存期限和复验期；应当根据中药材、中药饮片、中药提取物、中间产品的特性和包装方式以及稳定性考察结果，确定其贮存条件和贮存期限；每批中药材或中药饮片应当留样，留样量至少能满足鉴别的需要，留样时间应当有规定；用于中药注射剂的中药材或中药饮片的留样，应当保存至使用该批中药材或中药饮片生产的最后一批制剂产品放行后一年；中药材和中药饮片贮存期间各种养护操作应当有记录。

六、委托生产要求

中药提取的委托生产应当符合以下要求：委托生产使用的中药材和中药饮片来源和质量应当由委托方负责；委托方应制定委托生产产品质量交接的检验标准，每批产品应当经检验合格后，方可接收；委托生产的产品放行时，应当查阅检测报告书，确认质量。

中药提取的委托生产在委托合同中要确认如下事项：所使用中药饮片的质量标准；中药提取物的质量标准，该标准应当至少包括提取物的含量测定或指纹图谱以及允许波动范围；）中药提取物的收率范围；中药提取物的包装容器、贮存条件、贮存期限；中药提取物的运输条件；中药提取物运输包装容器的材质、规格和防止运输中质量改变的措施；中药提取物交接的事项；每批提取物的交接记录和受托人应当向委托人提供每批中药提取物的生产记录；中药提取物的收率范围、包装容器、贮存条件、贮存期限、运输条件以及运输包装容器的材质、规格应当进行确认或验证。

中药企业的生产工艺、原料、检测标准等与化药生产存在许多的不同，具有许多特殊性，因此，在实施 GMP 过程中会出现一些新情况。所以我们有责任就针对这些情况来研究探讨，以保障中药企业的 GMP 实施工作能顺利进行。

第三章　中药的分离工艺

中药有效成分的分离是中药生产过程中重要的单元操作，其工艺特点、工艺流程的选择和设备配置都直接关系到被提取有效成分的数量和质量，从而进一步影响到产品的质量、经济效益等。因此了解中药分离的机理、优化分离工艺参数等已成为中药生产和研究的重点内容。

中药的分离，是指从中药材原料开始，经过一道或多道操作工序，最终得到所需要的目的成品的全过程。按照分离手段的不同，溶质分离方法主要包括机械方式和化工传质方式。机械方式即是榨取方法，通过机械方法使含液固体组织发生体积变化和破裂，进而分离液体和固体。化工传质方式是用液体溶媒从固体药材中浸出有效成分的操作过程，称为浸提、浸出或浸取，它是现代中药生产的重要提取方法。

由于中药材的药性、有效成分的不同，所适用的浸取方式显然不同，选择合适的浸取方法与工艺对浸出生产是否保持中药有效成分的生物活性非常重要。目前浸取生产的传统方法按固液接触状态可分为静态方式和动态方式，具体有煎煮法、浸渍法、渗漉法、回流法等。

第一节　液体分离法

液体物质具有"相似相溶"的溶解特性，根据这些规律，采用适当的溶剂溶解所需要的物质或者去除不需要的物质就可以有效简化分离步骤。实际上，溶剂法在中药的工业生产中发挥重要的作用，如芦丁、雷公藤苷以及黄芪甲苷的生产。采用溶剂法可有效降低成本和简化生产路线。在工业生产中尽量使用溶剂法，可大大降低生产成本，缩短生产周期，因此在很多中药有效成分制备的专利中可以看到溶剂法分离有效成分的应用。在实验室中采用溶剂法去除杂质也可有效简化分离步骤，缩短分离时间，减少工作量。一个好的分离路线应当是简单、有效和低成本的。因此，无论是工业生产还是实验室分离单体化合物，都应当充分重视溶剂分离的应用。

一、溶剂分离法

常用的溶剂分离法是将被提取的物质选用不同极性的溶剂，由低极性到高极性分步进行分离。但是水浸膏或乙醇浸膏常常为胶状物，难以均匀分散在低极性溶剂中，故不能提取完全，通常拌入适量惰性填充物，如硅藻土或纤维素等，然后低温或自然干燥，粉碎后，再选用溶剂依次提取，使总提取物中各组分，依其在不同极性溶剂中溶解度的差异而得到分离。利用中草药化学成分，在不同极性溶剂中的溶解度进行分离纯化，结合重结晶方法而得到单体，是工业生产中最常用的方法。

（一）溶剂法原理

在中草药提取溶液中加入另一种溶剂，析出某种成分或析出其杂质，也是一种溶剂的分离方法。中草药的水提液中常含有树胶、黏液质、蛋白质、淀粉等，可以加入一定量的乙醇，使这些不溶于乙醇的成分自溶液中沉淀析出，而达到与其他成分分离的目的。

（二）应用实例

溶液分离法通常和其他方法（如萃取、重结晶及大孔树脂等）共同使用，从而发挥重要作用。溶剂分离法要求溶剂对目标具有更好的选择性，要求使用者进行更多的实验来选择适合的溶剂（包括混合溶剂），已达到"去粗留精"的目的。

1. 白及胶的提取与分离 白及胶系从兰科植物白及经水提醇沉得到的一种多糖的干粉，是传统中药白及的主要成分，其制备工艺为：白及粗粉加80%乙醇回流提取5小时，回收乙醇，药渣干燥后用沸水提取3次，提取液减压浓缩后，加乙醇使其含醇量为80%，放置过夜，沉淀物离心过滤，挥干溶剂，再溶于水，加0.1%活性炭脱色，滤过，溶液再加乙醇至含醇量为80%，静置12小时，滤过，沉淀物用无水乙醇、丙酮一次洗涤8次，置60℃烘干得白芨胶干粉。

2. 银杏总黄酮的制备 银杏叶阴干粉碎，用90%乙醇在80%回流提取3次，每次1.5小时，提取液合并后在60℃减压浓缩成浸膏。浸膏加水沉淀除杂，前两次加水量分别为银杏浸膏体积的3倍和2倍，以后每次加水量均为1倍。合并水沉液，加盐酸调pH值成3~4的吸附液，上大孔树脂柱，待吸附液流完后，先加水洗柱，再用80%的乙醇洗净后用70%的乙醇溶液洗脱，洗脱液经60%减压浓缩，再在喷雾干燥条件下制成银杏总黄酮。

二、两相溶剂萃取法

两相溶剂萃取法就是利用混合物中各成分在两种互不相溶的溶剂中分配系数的不同而达到分离的方法。如果混合物中各成分在两相溶剂中分配系数相差越大，则分离效率越高，分离效果就越好。

（一）萃取法的原理

萃取（extraction）是利用液体或超临界流体为溶剂提取原料中目标产物的分离纯化操作。所以，萃取操作中至少有一相为流体，一般称该流体为萃取剂（extractant）。萃取操作实质是用欲分离组分在溶剂中与原料液中溶解度的差异来实现的。在溶剂萃取中，欲提取的物质称为溶质，溶质转移到萃取剂中得到的溶液称为萃取液，剩余的料液称为萃余液。

液-液萃取亦称溶剂萃取，简称萃取或抽提。这是实验室常用的一种分离技术，只需普通分液漏斗即刻完成，操作时将一定量萃取剂加入到原料液中，然后加以搅拌使原料液与萃取剂充分混合，溶质通过相界面由原料液向萃取剂中扩散，所以液-液萃取与精馏、吸收等过程一样，也属于两项间的传质过程。搅拌停止后，两液相因密度不同而分层。混合物各成分由于在两相间分配系数的不同而达到分离的目的。液-液萃取技术在药物研究中经常被用到，如早在四十多年前就已经用于青霉素的提取纯化过程，如今液-液萃取技术不但广泛应用与天然药物的研究，而且在抗生素研究中也得到广泛应用。

具体到天然药化方面，实验室操作时多将药材水提取浓缩液或提取物浸膏加少量水稀释后，在分液漏斗中与水不相混溶的有机溶剂进行萃取。实验室萃取常用的有机溶剂有石油醚、氯仿、乙醚、乙酸乙酯、正丁醇和异戊醇等。如果水提液中的欲分离的成分是亲脂性的物质，一般多用亲脂性有机溶剂，如石油醚、苯、氯仿或乙醚与水相之间进行两项萃取。如果有效成分是亲脂性弱的物质，即在亲脂性溶剂中难溶解，就需要改用亲脂性弱的的有机溶剂，例如乙酸乙酯、正丁醇和异戊醇等与水相之间进行两项萃取。例如提取黄酮类成分时多采用乙酸乙酯和水相之间进行两相萃取。提取皂苷类、氨基酸类等亲水性强的成分时则多采用正丁醇或异戊醇和水进行两相萃取。

（二）萃取剂的选择

选择合适的有机溶剂作为萃取剂是保证萃取操作能够正常进行且经济合理的关键，萃取剂的选择主要考虑以下因素。

1. 萃取剂的选择及选择性系数 萃取剂的选择是指萃取剂对原料液中两组分溶解能力的差异。若萃取剂对溶质 A 的溶解能力比对溶质 B 的溶解能力大得多，即萃取液中 A 的浓度比 B 的浓度大的多，萃余液中 B 的浓度比 A 大的多，那么这种萃取剂的选择性就好。

2. 原溶剂与萃取剂的互溶度 乳化现象是指两相互不相混溶的液体（极性不同的液体）在搅拌或活化剂等条件的影响下，其中一种液体以极细微液滴分散到另一相中去，形成一种相对稳定的悬浊液。天然药物中有一些成分如蛋白质、皂苷、树脂等都有一定的表面活性，是天然的乳化剂，因此乳化现象时萃取中遇到的比较突出的问题，当然如果原溶剂与萃取剂的互溶度较大也易引起乳化现象，使萃取效率大大降低。

3. 萃取剂回收的难易与经济性 萃取后的两相溶剂通常以浓缩的方法进行回收。萃取剂回收的难易直接影响萃取操作的费用，从而在很大程度上决定萃取过程的经济性。

4. 萃取剂的其他物性 为使两相在漏斗中能较快的分层，要求萃取剂与被分离混合物有较大的密度差，较大的密度差可加速分层。两液相间的界面张力对萃取操作具有重要影响。萃取物的界面张力较大时，分散相液滴易聚结，有利于分层，但界面张力过大，则液体不易分散，难以使两相充分混合，反而使萃取效率降低；界面张力过小，虽然液体容易分散，但易产生乳化现象，使两相较难分离，因此，界面张力要适中。常用物系的界面张力数值可从有关文献查取。溶剂的黏度对分离效果也有重要影响。溶剂的黏度低，有利于两相的混合易分层，也有利于流动与传质，故当萃取剂的黏度较大时，往往加入其他溶剂以降低黏度。此外，选择萃取剂时还应考虑其他因素，如萃取剂应具有化学稳定性和热稳定性，毒性低，使用安全，不与目标产物发生反应。

（三）影响液-液萃取效果的因素

用液-液萃取有效成分时，也可利用有效成分或共存杂质的性质差异进行分离。用某种方法使某种或某一类成分的分配系数发生改变，然后用萃取法分离。诸如 pH 值的影响、温度的影响、无机盐的影响等。

1. 溶剂 pH 值的影响 pH 梯度萃取法就是利用某种或某一类成分的酸碱度的差异。pH 梯度萃取法是分离酸性或碱性成分的常用方法，这是由于对酸性、碱性及两性有机化合物来说，其分配系数还受溶剂系统 pH 值的影响。

2. 温度的影响 一般来说，温度升高则引起互溶的程度增加，当升高至某一温度时，甚至可使两相区消失，这样萃取操作成为不可能。故降低系统的温度可提高萃取效率。同时降低温度对热敏产物的提取有利。但另一方面，降低操作温度可提高萃取效率。同时降低温度对热敏产物的提取有利。但另一方面，降低操作温度会使液体黏度增大，扩散系数减少，并增加整个系统的冷却负荷，所以应对这些因素加以综合考虑，然后选取适合的温度。

3. 无机盐的影响　无机盐的存在可降低成分在水相中的溶解度，有利于化合物向有机相中的分配，如萃取维生素 B_{12} 时加入硫酸铵、萃取青霉素时加入氯化钠等。当盐与水结合越强烈，会导致游离水分子数减少，该盐析剂就越有效。但盐的添加量要适当，以利于目标产物的选择性萃取。盐加入原料液中，使萃余液的密度增大，有利于相分离。

（四）萃取操作步骤

进行萃取操作时最好先用小试管做试验，观察萃取后两液相分层情况和萃取效果。实验室操作时一般用普遍分液漏斗即可完成，有时也可在下口瓶或者萃取罐中进行。药材水提取浓缩液或提取物浸膏加少量水稀释后加入 1/3 体积比的有机溶剂，缓缓振摇几分钟，放置使其自然分层。要避免剧烈振摇，以免产生乳化现象，影响萃取效果。当萃取溶液呈碱性时也常出现乳化现象，有时由于在水溶液中有少量轻质沉淀，且两相密度接近，或者两液相部分互溶也会导致分层不明显或不分层。如果出现乳化，可将乳化层分出，再用新有机溶剂萃取，或放置较长时间并不旋转，乳浊液因分散相带电荷而稳定，此时加入适量电解质如氯化钾、氯化钠等可使其电荷中和而聚析。有时由于两相溶剂的比例正好使两相溶剂完全乳化，这时应加入其中一相溶剂以改变原来的溶剂比例，然后进一步破乳。当提取物热稳定性较高时也可稍稍加热使乳浊液黏度降低而被破坏，当乳化不严重时，可采用过滤或离心分离使分散的微细颗粒互相碰撞而聚析。乳化较严重时可加入去乳化剂或者使用逆流连续萃取装置。

操作时还要注意控制水提取液的浓度，使其相对浓度在 1.1～1.2 之间，浓度过大容易导致萃取不完全，过小则溶剂消耗太大，影响操作。萃取时溶剂用量应少量多次，萃取效率才高。第一次萃取时有机溶剂消耗太大，影响操作。萃取时溶剂用量应少量多次，萃取效率才高。第一次萃取时有机溶剂为水层体积的 1/3 左右为宜，以后用量为 1/6～1/4 即可，一般萃取 3～4 次就可完成，但亲水性成分不易转入有机层，这时需增加萃取次数，具体萃取次数可以通过薄层色谱法来确定。

三、逆流连续萃取法

逆流连续萃取法是一种连续的两相溶剂萃取法，其装置通常有一根或数根萃取管，管内用小瓷圈或小的不锈钢圈等填充，以增加两相溶剂萃取时的接触面。将两相溶剂（其中一相是药液）中相对密度较大的一相置于萃取管中，相对密度较小的一相储存于高位溶剂中，操作时高位容器中的溶剂在高位压力下由萃取管下部缓缓流入，穿过管中溶剂层进行萃取，然后由管的下部流出。通常药材的提取液浓缩液是水相，若使用比水轻的有机溶剂如苯、乙酸乙酯等进行萃取时，可将水提取液浓缩液装在萃取管内，而应将水提取浓缩液存储于高位容器内，而将氯仿装入萃取管中。将密度小于氯仿的水提液浓缩液存储于高位容器内，开启活塞，水提液浓缩液在高位压力下从萃取管低流入萃取管内，遇瓷圈撞击而分散成细小液滴，从而使其与氯仿的接触面大大增加，萃取就比较完全，提高了萃取的效率。

逆流连续萃取法由于实现了溶剂与原料液的逆流接触，浓度梯度大，提取推动力大，原料液与溶剂间存在明显的相对运动，扩散边界薄且更轻快，因而其提取效率和提取时间都优于简单的液-液萃取法。且避免了使用分液漏斗多次萃取的操作麻烦，萃取效率较高。检查萃取是否完全，可取样品用薄层色谱、纸色谱、显色反应或者沉淀反应进行试验。

四、逆流分溶法

逆流分溶法（count current distribution，简称CCD）又称逆流分配法、逆流分布法或反流分布法，是将混合物在一定量的两相溶剂中，经多次移位萃取分配而达到分离的方法。由于液-液萃取分离时常遇到的情况是分离因子值较小，需要将萃取及转移操作进行十几次甚至上百次才能达到萃取的效果。此时简单的液-液萃取已不能满足需要，而逆流分溶法可以解决操作繁琐的问题。

逆流分溶法是一种多次、连续的液-液萃取分离过程。实验室小量萃取时可用若干分液漏斗进行，操作时需预先选择对混合物分离效果好的两种不相混合的溶剂，并参考分配色谱的行为分析判断和选用溶剂系统，之后自盛有混合物溶液的漏斗内加入另一种不相混溶的溶剂，振摇放置即分成上、下两层，再将上层萃取液转移到盛有下层新溶液的下一漏斗中，同时加入新的上层溶剂到原管内，振摇放置分层。如此反复操作数次或数十次，萃取效率大大提高。

逆流分溶法具有很强的分离混合物组分的能力，因操作条件温和、试样易回收，故特别适合于中等极性、不稳定、性质相似成分的分离，甚至可以分离同系物以及一般方法难于分离的多肽、蛋白质等高分子化合物。例如采用乙醇回流提取法得到三尖杉药用成分的粗提物，然后利用有机物梯度萃取、逆流分布法分离、结合氧化铝柱和薄层色谱对粗提物进行分离提纯，最后利用光谱知识对提纯的化合物进行结构鉴定，确定三尖杉体内含有抗癌活性成分三尖杉酯碱。

逆流分溶法萃取时由于无需加热，所以对一些受热易破坏的化合物的分离尤为适宜。另外，溶质浓度越低，分离效果越好。但试样极性过大或过小，或分配系数受浓度或温度影响过大时，则不宜采用此方法分离。易于乳化的萃取溶剂系统也不宜采用此法。而且其操作时间长，消耗溶剂较多，应用上受到一定限制。

五、液滴逆流分配法

液滴逆流分配法（droplet counter current chromatography，简称DCCC）又称液滴逆流色谱法，是在逆流分溶法的基础上改进的两相溶剂萃取法，是一种全液相分离技术。其利用混合物中的各组分在两液相间的分配系数的差别，由流动相以液滴形式通过作为固定相的液柱而达到分离纯化的目的。

液滴逆流分配法是根据对如下现象的观察而产生的：表面亲和力较小的轻相所形成的分散液滴，在上行经过重相时，有非常活跃的界面运动。在理想的条件下，如果保持较小微滴通过固定相，则每个液滴可视作一个塔板。其所用设备主要是200~600根长20~60cm、内径1.5~2.0mm的聚四氟乙烯毛细管（或玻璃管）依次垂直排列串联而成。操作时先将固定相注满整个系统，再把样品注入样品室（样品溶于流动相中），然后把流动相泵入，经过样品室，用输液管引入第一只口径较大的玻璃管底部，这样就产生了稳定流动的上行液滴，液滴与管中充满的固定相有效充分地接触摩擦，不断形成新的液滴表面，从而促进了样品在两相溶剂中的分配，微滴升至管顶后，又被输液管引到下一个管底，于是再形成液滴，当然在适当的条件下，毛细管仅允许流动相通过。如此反复，混合物样品就在流动相和固定相之间得到分配从而得以有效分离。

影响液滴逆流分配的主要因素有：①被分离成分在两相溶剂间的分配系数要大；②形成大小合适的移动相液滴，这与两相间的界面张力、密度差、输液管口径和萃取管材料等有关，可以采用数根预试液滴的形成情况而确定；③液滴间的间隔与泵的送液速度有关，送液速度过快，液滴间几无间隔变成线流通过固定相，通常也可经过小样探索而定。

液滴逆流分配法由于不使用可能引起死吸附作用的固体载体，因此样品可以定量回收，这一点在分离具有生物活性的化合物时尤为重要，因为长时间的柱色谱过程中，这些化合物的生物活性常会失去。在分离过程中用氮气驱动，使分离样品隔绝空气而不被氧化。液滴逆流分配法的分离效果往往比逆流分溶法好，且不会产生乳化现象。应用该法曾满意地分离纯化多种成分，如皂苷、生物碱、蛋白质、多肽、氨基酸及糖类等。

第二节　沉淀法

沉淀法又称沉淀分离法，是在样品溶液中加入某些溶剂或沉淀剂，通过化学反应或是改变溶液的 pH 值、温度等，使分离物质以固定物质形式沉淀析出的一种方法。通过沉淀法、可使有效成分为沉淀析出或使杂质成为沉淀除去。物质能否从溶液中析出，取决于分离物质的溶解度或溶度积，并需要选择适当的沉淀剂和沉淀条件。

应用沉淀法分离时，需要考虑所选用的沉淀方法要有一定的选择性，这样才能使目标成分与杂质成分有较好的分离；而对于一些诸如酶或蛋白质等活性物质分离时，需要考虑所选用沉淀方法对目标成分的活性和化学结构有无破坏；此外，还需考虑沉淀的残留物是否对人体有害。根据沉淀剂和沉淀条件的不同，沉淀法可分为溶剂沉淀法、沉淀剂沉淀法和盐析沉淀法。

一、溶剂沉淀法

溶剂沉淀法的基本原理是根据相似相溶的溶解性规律，不同的化合物在不同溶剂中的溶解度是不同的，据此可以向样品中加入某些试剂，使某些物质的溶解度显著降低而沉淀析出。对于水溶性的多糖、鞣质、酶、蛋白质等，向其水溶液中加入丙酮、乙醇等有机溶剂就可以使其沉淀析出。例如丹参注射液生产中所用的"水提醇沉"工艺是用乙醇作沉淀剂，把鞣质、多糖等杂质从水溶液中沉淀出来。当用醇水提取叶类植物有效成分时，往往有大量的叶绿素被提取出来，除叶绿素的一种方法是利用叶绿素不溶于水的特点，把提取液浓缩回收乙醇后的水溶液放置于冰箱中静置使叶绿素沉淀析出。

影响溶剂沉淀法最终实验结果的因素，通常被认为有被选溶剂种类、待分离样品的浓度、分离时的温度、分离所处环境的 pH 值等。

1. 溶剂的种类　选择适合的有机溶剂是溶剂沉淀法的关键。溶剂必须是能与水相混合的有机溶剂，如甲醇、乙醇、丙醇、丁醇等，其中乙醇最为常用。选择沉淀剂的规则则是相似相溶的溶解性规律和溶度积规则，可以通过小试验来选择合适的沉淀剂。选择沉淀剂时还需要考虑沉淀剂的毒性、价格等因素。

2. 样品的浓度　样品的浓度会影响沉淀的分离效果，样品浓度高，沉淀完全，但样品浓度过高时，虽然能使要沉淀的物质沉淀完全，但同时往往会发生共沉淀或包裹现象，使杂质也有一部分析出。样品浓度过稀时，沉淀剂用量过大，沉淀析出不彻底，同样分离效果不够理想。

3. 温度 一般情况下，物质的溶解度随温度的降低而降低，因此低温往往有利于沉淀的析出，有时可以把要沉淀分离的物质放置在冰箱中，使沉淀析出更完全，有时还可以利用不同物质在不同温度条件下溶解度的差别，通过温度的调节达到分离的目的。例如可以利用温度差来进行蛋白质的分沉淀。

4. pH 值 某些物质的溶解度受 pH 值影响较大，在选择沉淀条件时也要把 pH 值这个因素考虑进去。例如，蛋白质的沉淀往往需要控制 pH 值。

二、沉淀剂沉淀法

添加某种化合物与溶液中待分离物质生成难溶性的复合物，从而从溶液中沉淀析出的方法称为沉淀剂沉淀法。沉淀剂沉淀法所依据的原理是溶度积规则，常用的主要有金属离子沉淀法（如铅盐沉淀法）、非离子聚合物沉淀法和均相沉淀法等。

（一）铅盐沉淀法

铅盐沉淀法是分离植物成分的经典方法之一，可以用于除去杂质，也可以用于沉淀有效成分。铅盐沉淀法的原理，是利用中性醋酸铅或碱式醋酸铅在水或稀醇溶液中能与许多物质生成难溶的铅盐或络盐而用于分离植物成分。中性醋酸铅可以与酸性或酚性的物质结合成不溶性铅盐，因此可以沉淀有机酸、蛋白质、氨基酸、黏液质、鞣质、酸性皂苷、树脂、部分黄酮苷和花青苷等。碱式醋酸铅沉淀范围更广，除了上述能被中性醋酸铅沉淀的物质外，还可沉淀某些皂苷、糖类及一些生物碱等碱性物质。

通常，在中草药的水或醇提取液中先加入醋酸铅浓溶液，静置后滤除沉淀，并将沉淀洗液并入滤液，再向滤液中加入碱式醋酸铅浓溶液，静置后滤除沉淀，并将沉淀洗液并入滤液，再向滤液中加入碱式醋酸铅饱和溶液至不发生沉淀为止，这样就可以把混合物分成醋酸铅沉淀、碱式醋酸铅沉淀和母液三个部分，达到部位分离的效果。

将所试水或乙醇浸出液加过量的饱和醋酸铅溶液至沉淀完全，为保证沉淀完全，常常加5%醋酸铅，过滤，沉淀用水洗，洗液与滤液合并加碱式醋酸铅溶液至沉淀完全，过滤，沉淀用水洗，这样就分三部分：对于沉淀（Ⅰ）、（Ⅱ）还可以用乙醇和 10% 醋酸进一步划分。将沉淀（Ⅰ）或（Ⅱ）用 90% 乙醇加热回流次数，不溶物用 10% 醋酸处理，这样就可以分成乙醇溶液、稀醋酸溶液和稀醋酸不溶解三个部分。

将沉淀（Ⅰ）、（Ⅱ）分别悬浮于水或稀醇中，进行脱铅，即可回收原物。滤液（Ⅲ）也按下法除去过量铅离子，这样三部分可供药理实验或进一步分离。

1. 脱铅方法

（1）第一法：通硫化氢气体，使铅变黑色硫化铅沉淀出来，至滤液再通硫化氢不产生沉淀为止。过滤，沉淀用水洗，洗滤液合并，置蒸发皿内，水浴上加热，除去过量的硫化氢。或者用吸滤瓶抽取硫化氢。

（2）第二法：加硫酸钠或磷酸钠饱和水溶液（这时铅成为硫酸铅或磷酸铅沉淀出来），至沉淀完全，过滤即可。

（3）第三法：加磷酸或稀硫酸，调节 pH 值到 3 左右，滤去沉淀即可。

（4）第四法：加强酸型阳离子交换树脂（如 732 树脂），在烧杯中搅拌，即可除去铅离子。

第一、二、四法脱铅后滤液为酸性，对酸敏感的化合物不能采用，可直接用新鲜制备的氢氧化铅或改用第二法，但第二法的产物中有无机盐。由于硫酸铅和磷酸铅在水中有一定的溶解度，因此除铅不彻底，第一、四法脱铅最完全。但第一法脱铅时，生成硫化氢时，常伴有极细的硫黄析出，难于过滤，此时可用二硫化碳溶解除去。在采用第四法时，要注意溶液中某些物质可能会同时被交换上去。用第一法脱铅时，生成的硫化铅有吸附性应引起注意。

2. 其他金属离子沉淀法 除铅盐以外，还有其他物质，如苦味酸、醋酸钾、氢氧化钡、氢氧化铜、氯化钙和石灰等，也能和有机酸、苷类及氨基酸等生成不溶于水的重金属盐沉淀，借以与其他化合物分离。

石灰沉淀法是其中常用的一种方法。通常是在药材的水提取浓缩液中加入 20% 的石灰乳，调 pH 值至 12 以上，放置，使其充分反应。鞣质可形成不溶性钙盐被除去，同时药材中的有机酸、多元酚、蛋白质、大部分糖类、水溶性色素、酸性树脂、酸性皂苷、一些黄酮苷和蒽醌苷均可被沉淀析出。然后再用 50% 的硫酸调溶液的 pH 值至 5~6，充分搅拌，放置，过滤。黄酮类及其苷类形成的螯合物被破坏而重新溶解，一些酚性化合物及生物碱也被解离而重新溶解，而溶液中过量的钙可生成硫酸钙被除去。用该法从槐米中提取芦丁，可以得到满意的结果。

【例】纯化番泻叶中的番泻苷。

将番泻叶粉末先用乙醇和氯仿混合溶液搅拌后，再加甲醇草酸溶液提取液。所得甲醇草酸提取液在低温减压浓缩后，先析出番泻苷甲，于分出番泻苷甲的母液中加入 10% 氯化钙甲醇溶液，则番泻苷乙成钙盐沉淀析出。将此钙盐在水溶液中加入 10% 草酸甲醇溶液，至刚果试纸变蓝为止。此时草酸钙即沉淀分出，而番泻苷乙仍溜在母液中。滤去草酸钙，低温减压浓缩，静放 1~2 天，番泻苷乙即结晶析出。最后将析出的结晶物在乙醇中重结晶，便成为纯品。这两种番泻苷为立体异构体，可以代表番泻叶的致泻作用。

（二）非离子型聚合物沉淀法

一些非离子型多聚物（如聚乙二醇、葡萄糖等）作为沉淀剂，能将溶液的一些有机物质沉淀分离出来，如蛋白质、酶、核酸、细菌、病毒等。非离子型聚合物沉淀法操作条件温和，不易引起生物分子的变性，少量的沉淀剂就能沉淀大量的生物大分子物质，并且沉淀后的多聚物容易除去。

聚乙二醇是应用较多的水溶性的非离子型多聚物，多用于沉淀蛋白质，其沉淀效果除与溶液的离子强度、pH 值、温度及蛋白质浓度等因素有关之外，还与沉淀剂本身的分子量及浓度有关。一般而言，聚乙二醇浓度也越低。同时在一定范围内，聚乙二醇的分子量越大沉淀效果越好。

少量聚乙二醇的除去，可将沉淀物溶于磷酸缓冲液中，然后用 DE-AE-纤维离子交换剂吸附蛋白质。聚乙二醇不被吸附而除去，蛋白质再用 0.1mol/L 氯化钾溶液洗脱，最后经透析脱盐制得成品。

（三）均相沉淀法

均相沉淀法是通过在溶液中加入能产生沉淀剂的化学试剂，使得通过化学反应均匀产生出沉淀剂，进而均匀地产生沉淀的方法。直接将沉淀剂加入到溶液中，容易出现局部浓度过高，产生的沉淀物过于细小或结构疏松，易吸附杂质从而影响纯度，而借助于化学反应使溶液中缓慢而均匀地产生沉淀剂，易获得较纯净的沉淀。

第三节 结晶与重结晶

结晶通常是指从不是结晶状的物质处理到结晶状物质的方法。重结晶则是指从不太纯的混合状态用结晶方法精制到纯的状态的过程。在结晶的过程中，由于最初析出的结晶多少总会带一些杂质，因此需要通过反复结晶才能得到纯粹单一的结晶。

结晶的目的是进一步分离纯化固体化合物，它适用于产品与杂质性质差别较大，产品中杂质含量小于5%的体系。一般来讲，一个固体结晶成分达到了一定的纯度，在一定条件下，就呈现结晶状态，这样就可以使其和母液分离，达到进一步分离纯化的目的。能结晶的化合物一般都是比较纯的化合物，但不一定是单体化合物，有时混合物也可能成为结晶状态。此外，有一些物质即使达到了很纯粹的程度，仍不能结晶，只呈无定形粉末，例如植物中有些游离生物碱、皂苷、多糖、蛋白质经常不能结晶或不容易结晶。

在从植物中提取分离化合物时，有时用合适的溶剂进行提取，提取液稍微浓缩就会有结晶析出。例如使用乙醇从橘络中回流提取橙皮苷，提取得到的产品是糖浆样半固体状物，因此需要进一步分离纯化。分离纯化的过程常常就是结晶的过程。可利用要纯化的化合物与其他化合物在有机溶剂中的溶解度差异以及与温度的相互依赖关系的不同，将要分离纯化的化合物从粗品混合物中分离出来。结晶成败的关键在于结晶条件的选择以及结晶溶剂的选择。

一、结晶的条件

一般而言，含量越高越容易结晶。有的化合物要达到一定纯度时才能得到结晶；有的含量不高，但条件选择得当，也可以得到结晶。如长春碱量比较低，可以在乙醇中通过制备硫酸盐的方法来析出结晶。

1. 合适的溶剂条件 有时即使有效成分在相关部位中含量很高，但如果溶剂选择不当，还是不能得到结晶；反之，有时有效成分虽然含量不高，但因选择了合适的溶剂，常常能够得到结晶。所以，选择合适的溶剂对于化合物的结晶是至关重要的。

2. 溶剂中的浓度影响 一般来讲，浓度高些容易结晶；但浓度过高时，相应杂质的浓度或溶解的黏度也同样增大，这反而影响了结晶的析出。在实际工作中，有时将要析晶的溶液配成较稀的溶液放置，当溶剂自然挥发到适当的浓度和黏度时，就能析出结晶。

3. 温度和时间的影响 一般温度低些较好，有时在室温下不能结晶，可以放置在冰箱或阴凉处。而且结晶的形成常需要较长的时间，因此经常需要较长时间的放置，甚至有时需要放置3～5天才能从溶剂中析出结晶。

4. 制备盐类和衍生物 某些化合物即使很纯也不容易结晶，而其盐或乙酰衍生物等却易于结晶。如生物碱可制成各种有机酸或无机酸的盐，有机酸可制成钾盐、钠盐、钙盐、铵盐等，以便得到相应的结晶化合物。应当注意的是，由于制备衍生物主要利用有效成分的活性基团，例如羟基化合物可以制成乙酰衍生物或苯甲酰衍生物；内酯可开环并制成盐。因此，制备何种衍生物主要考虑它是否能够比较容易的恢复成原来的化合物。

二、结晶溶剂的选择

结晶用溶剂虽不同于植物提取时的用量那么大，但在以后推广生产时，用量还是可观的。所以要考虑所用溶剂对人体的毒害程度、是否易燃、沸点高低、成本大小等问题，尽量不用或少用混合溶剂。理想的溶剂应具备以下条件：

1. 溶剂不与被提纯物质发生化学反应。
2. 溶剂应具有良好的选择性。例如被提纯物在溶剂中的溶解度在温度较高的时候比较大，温度较低时则溶解度较小；而其他杂质则在溶剂中的溶解度对温度的依赖性小，溶剂对杂质的溶解度非常大或非常小，这样可以使杂质与欲提纯的物质很容易分离。
3. 溶剂要易于回收。通常用来结晶的溶剂沸点应相对较低，一般要求溶剂的沸点低于结晶的熔点。
4. 溶剂的黏度要小，以利于得到较好的结晶。

选择合适的溶剂对结晶是很关键的。合适的溶剂最好能在有效成分热时溶解度大，冷时溶解度小，而对杂质则冷热都不溶解或冷热全能溶解。事实上很少能找到如此理想的溶液。如何选择还是要通过试验摸索而定，或通过查阅有关资料，参考同类型化合物的一般溶解性和重结晶溶剂条件。预计有效成分极性大小对选择溶剂也很有用。一般游离生物碱可溶于苯、乙醚、氯仿、乙酸乙酯和丙酮等；而其盐类通常不溶于苯、乙醚、乙酸乙酯等。苷类可溶于各种醇（甲醇到戊醇）、丙酮、乙酸乙酯、氯仿等；难溶于醚、苯等；各类型的苷，由于苷元部分不一样，其溶解性能差别较大。氨基酸在水中溶解度很大，可考虑在甲醇或乙醇中结晶。其他大部分中性物质由于基本结构不同，溶解度没有规律，需要通过小量试验。将欲结晶的物质在上述各种常用有机溶剂中试验溶解度，包括冷时和热时的溶解度。一般首先试用乙醇，因为它是一个有脂溶性的水溶性基团的溶剂，比较经济安全。常选用在加热时能全溶，放冷时能析出的溶剂。如果常用溶剂不能结晶，可考虑其他不常用的有机溶剂，如二甲基亚砜、乙腈、甲酰胺、二甲基酰胺及其他酯类，或考虑试用混合溶剂。使用混合溶剂一般先溶于易溶的溶剂中，在加热的情况下滴加难溶的溶剂直至浑浊，再加热溶解或加入易溶解该物质的溶剂使全溶后放冷。例如野菊花黄酮苷用吡啶加水结晶。也有直接配好小量各种比例的混合溶剂，再小量试验，看何种比例最为适宜。在选择混合溶剂时，最好能选择在低沸点溶剂中较易溶解，而在高沸点溶剂中较难溶解，两者混合使用。这样在放置过程中自然挥发，低沸点的溶剂较易挥发而比例逐渐减少，慢慢析出结晶。

除选择有机溶剂外，有些植物成分也可用水或酸水结晶。如小檗碱可在水中结晶；石蒜碱可在5%盐酸溶液中成盐酸盐结晶。这是最经济方便的溶剂。

三、结晶的操作步骤

结晶从溶液中析出的过程，可分为晶核生成（成核）和晶体生长两个阶段，两个阶段的推动力都是溶液的过饱和度（结晶溶液中溶质的浓度超过其饱和溶解度之值）。晶核的生成有三种形式：即初级均相成核、初级非均相成核及二次成核。在高过饱和度下，溶液自发地生成晶核的过程，称为初级均相成核；溶液在外来物的诱导下生成晶核的过程，称为初级非均相成核；而在含有溶质晶体的溶液中的成核过程，称为二次成核。二次成核也属于非均相成核过程，它是在晶体之间或晶体与其他固体（器壁、搅拌器等）碰撞时所产生的微小晶粒的诱导下发生的。

对结晶操作的要求是制取纯净而又有一定粒度分布的晶体。晶体产品的粒度及其分布，主要取决于晶核生成速率（单位时间内单位体积溶液中产生的晶核数）、晶体生长速率（单位时间内晶体某线性尺寸的增加量）及晶体在结晶器中的平均停留时间。溶液的过饱和度，与晶核生成速率和晶体生长速率都有关系，因而对结晶产品的粒度及其分布有重要影响。在低过饱和度的溶液中，晶体生长速率与晶核生成速率之比值较大，因而所得晶体较大，晶形也较完整，但结晶速率很慢。在工业结晶器内，过饱和度通常控制在介稳区内，此时结晶器具有较高的生产能力，又可得到一定大小的晶体产品。

1. 配制结晶物的饱和溶液 配制饱和溶液是结晶操作过程中的关键步骤，目的是用溶剂充分分散要纯化的物质和杂质，以利于分离提纯。溶剂的用量应刚好使样品完全溶解，如果有少量固体不能溶解，可在水浴中加热，使其完全溶解。溶剂的用量不宜太多，否则会造成晶体析出太少或根本不析出。

2. 脱色 结晶得到的粗产品中常有一些有色杂质不能除去，因此常需要用脱色剂来脱色。其中最常用的是活性炭，它是一种多孔物质，可以吸附色素和树脂状杂质，但对样品也有一定的吸附，因此，活性炭在脱色过程中的用量不宜过大，一般为粗品用量的1%～5%。用活性炭脱色的具体步骤是：待配置好的饱和溶液稍冷却后，慢慢加入适量的活性炭，同时摇动容器，使活性炭均匀分布在溶液中，加热煮沸5～10分钟即可，然后热滤，收集滤液。

3. 热滤 热滤也称热过滤，目的是为了除去不溶性杂质。为尽量减少过滤过程中晶体的损失，操作时应做到：一起使用烘箱或是气流烘热待用，溶液要趁热过滤，操作的动作要快。热滤有两种方法：常压热滤（重力过滤）和加压过滤（抽滤）。常压过滤常用漏斗和折成菊花状的滤纸；加压热滤的装置则与减压过滤的装置相同，只是操作前需把布氏漏斗和抽滤瓶烘热，并用热熔剂将漏斗中的滤纸润湿。减压热滤的优点是过滤速度快，缺点是当用沸点过低的溶剂时，因减压会使热溶剂蒸发或沸腾，导致溶液浓度变大，晶体过早析出。要注意的是，如果晶体过早地在漏斗中析出，可用少量热溶剂洗涤。如果晶体在漏斗中析出太多，应重新加热溶解再进行热过滤。

4. 冷却结晶 冷却结晶是使含有杂质的结晶重新形成晶体的过程。其目的是进一步与溶解在溶剂中的杂质分离。将热的饱和溶液冷却后就可以析出结晶。当冷却条件不同时，晶体析出的情况也不同。为了得到晶型和纯度好的晶体，在结晶过程中要先在室温下将热饱和溶液慢慢冷却至有固体析出，然后再用冷水或放置于冰箱中继续进行冷却，如果冷却太快，晶体颗粒会较小，并且晶体表面会从液体中吸附更多的杂质，从而影响晶体纯度。但如果冷却太慢，晶体有时会比较大，这样，溶剂会比较容易夹带在晶体中，给干燥带来一定的麻烦。因此，控制好冷却速度是结晶的关键。

5. 抽滤 抽滤的目的是将留在母液中的可溶性杂质与晶体彻底分离。抽滤的优点是使过滤和洗涤速度加快，晶体和溶液分离比较完全，得到的结晶也容易干燥。抽滤装置为减压过滤装置，操作与减压热滤基本相同，不同的是抽滤用的仪器和液体都是冷的，所收集的是固体而不是液体。

6. 晶体的干燥　最终得到的样品要进行干燥,把其中的溶剂彻底除去。当使用的溶剂沸点比较低时,可在室温下使溶剂自然挥发达到干燥目的;当使用的溶剂沸点较高、而样品不易分解和升华时,可用红外灯进行烘干。如果样品易吸水或吸水后易发生分解,应用真空干燥器进行干燥。如果干燥后的样品纯度不符合要求,可进行重结晶操作。

7. 结晶的形状　结晶的形状很多,在植物成分中,最多见的是针状结晶,其他尚有柱状结晶、棱柱状结晶、板状结晶、片状结晶、方晶、粒状结晶等。结晶的形状往往随着结晶的条件不同而不同。

四、超临界重结晶过程

根据结晶理论,结晶过程由饱和溶液的形成,晶核的出现,晶体的生长和再结晶四个阶段组成。过饱和是结晶过程的推动力。超临界重结晶是有超临界流体参与的重结晶过程。

根据超临界流体在重结晶过程中的作用,超临界重结晶过程分为以下两种,用超临界流体作为稀释剂的重结晶过程,称为 GAS(GasAnti-Solvent)过程。在 GAS 过程中,选择一种既能溶解固体物质又能溶解超临界流体的溶剂,而固体不溶于超临界流体,且三者之间不发生化学反应。找到这种溶剂后,先把欲重结晶的固体物质溶解于其中,然后把超临界流体通入该溶液,使溶液膨胀,降低原溶剂对该溶质的溶解能力,使溶质结晶析出。

另外一种超临界重结晶过程是用超临界流体为溶剂,在超临界压力下直接溶解固体溶质,然后在适当的温度下快速膨胀,降低超临界流体对溶质的溶解能力,使溶质结晶析出,该过程称为 RESS(Rapid Expansion of Supercritical fluid Solution)过程。

1. GAS 过程的特点及应用　将超临界流体作为稀释剂的重结晶过程称为 GAS 过程。在这一过程中,首先要选择一种既能溶解固体物质又能溶解超临界流体的溶剂,并且固体物质不溶于超临界流体中,且此三者之间不发生化学反应。在找到这种溶剂后,先要把重结晶的固体溶解在溶剂中,然后将超临界流体通入溶液中,使溶液膨胀,这样降低了原溶液剂对该物质的溶解能力,使溶质结晶析出。其特点是操作条件比较温和,易于通过对操作条件的控制实现对不纯物质的重结晶分离。例如,在易被氧化的热敏性生化药物胆红素的重结晶纯化过程中,超临界流体为二氧化碳,溶剂为二甲基亚砜,结果可获得 90% 的结晶。

2. RESS 过程的特点及应用　用超临界流体为溶剂,在超临界压力下直接溶解待重结晶的物质,然后再在适当的温度下通过骤然减压造成溶剂快速膨胀,降低超临界流体对溶质的溶解能力,达到过饱和度重结晶条件而析出结晶的过程称为 RESS 过程。这一过程的特点是成核结晶比较容易。这是因为该过程中有一个节流膨胀的过程,为防止膨胀后溶剂温度降至临界点以下,膨胀前温度都会较高。但由于从超临界流体压力瞬间泄压至常压,故重结晶分离纯化混合物的效果不够理想,目前,这一方法仅用于重结晶制备超细固体微粒。适宜于此过程的物质可溶解于超临界流体的不耐高温的有机物或需要避免残留有机溶剂的药物。此类物质重结晶使用的超临界流体一般为二氧化碳。但由于减压膨胀,其膨胀前的温度多在 100℃ 以上,操作压力为 15~60MPa。得到的结晶一般为颗粒状,粒径较小。

第四节 分子蒸馏技术

随着各种分离技术的应用与发展,分子蒸馏技术越来越受青睐,尤其是对于高沸点和热敏性物质的分离。本节主要介绍分子蒸馏技术的发展现状、基本原理、分子蒸馏分离与传统分离的比较、几种典型分子蒸馏器的性能比较、及其应用实例、局限性和未来发展趋势等。

分子蒸馏技术作为一种对高沸点和热敏性物质进行有效分离的手段,自20世纪30年代出现以来,得到了世界各国的重视。至20世纪60年代,为适应浓缩鱼肝油中维生素A的需要,分子蒸馏技术得到了工业化应用,在日、英、美、德以及前苏联相继设计、制造了多套分子蒸馏装置,用于浓缩维生素A等的生产,但当时因于种种条件,应用面窄、发展速度慢。过去的几十年中,世界各国都在不断扩大和完善该项技术在工业化中的应用,特别是20世纪80年代以来,随着人们对天然物质的青睐,回归自然潮流的兴起,分子蒸馏技术得到了迅速的发展。

一、分子蒸馏含义及其发展现状

分子蒸馏(molecular distillation)又称短程蒸馏(short-dath distillation),是一种在高真空度条件下进行非平衡分离操作的连续蒸馏过程,它是以液相中逸出的气相分子依靠气体扩散为主体的分离过程。

分子蒸馏的设备目前应用较广的为离心薄膜式及转子刮膜式。这两种方式的分离装置,也是一直在不断地改进和完善,特别是针对不同产品,其装置结构与配套设备有不同的特点。因此,就分子蒸馏装置本身来说,其开发研究的内容就十分丰富了。在应用方面,国外已在近百种产品中进行了工业化生产,广泛应用于石油、化工、轻工、食品、医药、农药及日用化工等领域。

我国对分子蒸馏技术的研究起步较晚,20世纪80年代末期,国内曾引进了几套分子蒸馏生产线,用于硬脂酸单甘酯的生产。国内的研究人员正在进行细致的研究。

二、分子蒸馏的分离原理

分子蒸馏分离是依据液体分子受热会从液面逸出,而不同种类分子逸出后,在气相中,其运动的平均自由程(即一个分子在与相邻分子两次碰撞之间所经过的路程称为分子运动自由程,在某时间间隔内分子运动自由程的平均值称为平均自由程)的不同而实现的。

分子蒸馏技术的原理不同于常规蒸馏.它突破了常规蒸馏依靠沸点差分离物质的原理,而是依靠不同物质分子运动平均自由程的差别实现物质的分离,因此,它具有常规蒸馏不可比拟的优点,如蒸馏压力低、受热时间短、操作温度低和分离程度高等。该项技术很早就受到众多学者的关注,但由于该项技术密切依赖于相关技术的发展,且影响分子蒸馏过程的因素很多,迄今为止,尚缺乏可用于分子蒸馏技术计算的完善的参数模型,实际的工业应用多依赖于放大实验及工业实践经验。

根据分子运动理论,液体混合物受热后分子运动会加剧,当接受到足够能量时,就会从液面逸出成为气相分子。随着液面上方气相分子的增加,有一部分气相分子就会返回液相。在外界条件保持恒定的情况下,最终会达到分子运动的动态平衡,从宏观上看即达到了平衡。

分子蒸馏的分离作用就是依据液体分子受热会从液面逸出,而不同种类分子逸出后,在气相中其运动平均自由程不同这一性质来实现的。

三、分子蒸馏的分离过程

分子蒸馏的分离是利用了不同种类分子逸出液面后直线飞行的距离不同这一性质来实现物质分离的。液体混合物首先被加热,获得足够能量的分子逸出液面。轻分子的平均自由程大,重分子的平均自由程小,若在离液面小于轻分子自由程而大于重分子自由程的地方设置一冷凝面,使得轻分子落在冷凝面上被冷凝,而重分子则因达不到冷凝面,而返回原来的液面,这样就达到混合物分离的目的了。

根据分子蒸馏器设计原则,低沸点组分首先获得足够的能量从液膜表面蒸发,径直飞向中间冷凝器并被冷凝成液相,并在重力作用下沿冷凝器壁面向下流动,进入流出组分接收瓶,未能达到冷凝面的重组分沿加热面留下,进入残留组分接收瓶,即分子蒸馏过程主要分为五个步骤:

1. 分子从液相主体向蒸发面扩散 通常液相中的扩散速度是控制分子蒸馏速度的主要因素,在设备设计时,应尽量减薄液层厚度并强化液层的流动。

2. 分子从蒸发面上自由蒸发 分子在高真空远低于沸点的温度下进行蒸发,蒸发速度随着温度的升高而升高,但分离效率优势却随着温度的升高而降低,所以应以被加工物质的热稳定性为前提,选择经济合理的蒸馏温度。

3. 分子从蒸发面向冷凝面飞射 在飞射过程中,可能与残存的空气分子相互碰撞,也可能与其他从蒸发面飞射出来的相同分子相互碰撞。但只要有合适的真空度,使蒸发分子的平均自由程大于或等于蒸发面与冷凝面之间的距离即可。

4. 分子在冷凝面上冷凝 冷凝面形状合理且光滑,从而完成对该物质分子的顺利接受,即可达到分离之目的。

5. 流出物和残留物的收集 由于重力作用,流出物在冷凝器底部收集。没有蒸发的重组分和返回到加热面上的极少数轻组分残留物由于重力作用或离心力作用,滑落到加热器底部或转盘外缘。

四、分子蒸馏技术的特点

分子蒸馏技术的应用使得不能在常规蒸馏下分离的物质得以分离,特别是高沸点、热敏性物质的分离。因此,它为工业化生产的各个领域中高纯物质的提取、分离开辟了广阔的前景。它的特点在于:

1. 设备操作真空度高 由于分子蒸馏的冷热面间的间距小于轻分子的平均自由程,轻分子几乎没有压力就降到冷凝面,使蒸发面的实际操作真空度比传统真空蒸馏的操作真空度高出几个数量级。分子蒸馏的操作残压一般约为 0.1333Pa。

2. 操作温度低 分子蒸馏依靠分子运动平均自由程的差别实现分离,并不需要达到物料的沸点(远低于其沸点),加之分子蒸馏的操作真空度更高,这又进一步降低了操作温度。

3. 物料受热时间短 分子蒸馏在蒸发过程中,物料被强制形成很薄的液膜,并被定向推动,使得液体分子在分离器中停留时间很短。特别是轻分子,一经逸出就马上冷凝,受热时间更短,一般为几秒或十几秒。这样,使物料的热损伤很小,特别对热敏性物质的提纯过程提供了传统蒸馏无法比拟的优越条件。

4. 分离程度比常规蒸馏分离高 分子蒸馏技术能分离常规蒸馏不易分离的物质,特别适宜于高沸点、热敏性物质的分离。因此,它为工业化生产的各个领域中高纯物质的提取、分离开辟了广阔的前景。

五、分子蒸馏技术的应用

近年来分子蒸馏技术在工业化应用方面进展十分迅速,大量热敏物质的提取,特别是天然物质中有效成分的提取,已充分显示了分子蒸馏法在实际应用中的独特作用。根据分子蒸馏技术的特点。它的应用十分广泛。依不同产品的要求,归纳起来,分子蒸馏技术可用于产品的脱溶剂、脱臭、脱色、脱单体及纯化等各个方面。下面通过几个典型工业化应用实例,阐述分子蒸馏技术在工业化应用中的重要作用。

1. 天然维生素的提纯 天然维生素主要存在于一些植物组织中,如大豆油、花生油、小麦胚芽油以及油脂加的脱臭馏分和油渣。因维生素具有热敏性,沸点很高,用普通的真空精馏很容易使其分解。利用分子蒸馏技术提取维生素 E,只需要两次分子蒸馏,浓度即可达到 30% 以上。

2. 天然色素的提取 天然食用色素以其安全、无毒和有营养的特点,越来越受到人们的青睐。传统提取类胡萝卜素的方法有皂化萃取、吸附和酯基转移法,但剩余溶剂的存在等问题影响了产品质量。用分子蒸馏从脱蜡的甜橙油进一步提取得到类胡萝卜素。该产品具有很高的色价,而且不含外来的有机溶剂。

3. 不饱和脂肪酸的分离和除臭 二十碳五烯酸(eicosapentaenoic acid,EPA)和二十二碳六烯酸(docosahexaenoic acid,DHA)是具有很高的药用和营养价值。分离 EPA 和 DHA 的方法有高效液相层析法、尿素配位法、真空精馏法、超临界流体萃取法和分子蒸馏法。前两种方法要用大量的溶剂并产生副产品,且 EPA 和 DHA 有多个不饱和双键。而真空精馏法操作温度较高,会导致鱼油中不饱和脂肪酸分解、聚合或异构化。因此,分子蒸馏法是分离 EPA 和 DHA 可选用的方法。分子蒸馏技术用于不饱和脂肪酸的除臭,处理后的不饱和脂肪酸完全没有臭味。

4. 天然抗氧化剂的生产 天然抗氧化剂主要存在于一些植物,如辣椒、生姜、丁香中,广泛应用于食品、化妆品、制药等。天然抗氧化剂要求活性高、稳定性强、无色无害。传统的分离方法直接在原料中加入有机溶剂、植物油或动物油对原料进行萃取。在这些过程中包含对昂贵的危险性溶剂的处理。这些溶剂很难从抗氧化剂中清除干净,从而污染了得到的天然抗氧化剂。另外用有机溶剂或油萃取也会把植物中的叶绿素、芳香类化合物等有色物质萃取出来,这就需要增加脱色、除臭处理,从而降低了天然抗氧化剂的收率。导致了生产成本的增加。用分子蒸馏法可克服上述问题。

5. 高浓度甘油单酸酯的制备 甘油单酸酯是一种优质高效食用乳化剂和表面活性剂,在食品、化妆品、医药、精细化工行业有着广泛用途。甘油单酸酯是在碱催化下由甘油和脂肪酸直接酯化得到。酯化后的粗产品中含有甘油单酸酯、甘油二酸酯、甘油三酸酯、甘油、脂肪酸和金属皂化物。利用分子蒸馏技术可以从粗产品中分离出浓度高达90%以上的甘油单酸酯。

6. 辣椒红色素中微量溶剂的脱除　辣椒红色素是从辣椒果皮中提取出的一种优良的天然色素，因其具有良好的乳化分散性、耐光、耐碱、耐热和耐氧化性而广泛用于食品、医药及化妆品等产品的着色过程。由于在提取过程中加入了有机溶剂，普通的真空精馏对其进行脱溶剂处理后，辣椒红色素中仍残存1%~2%的溶剂，不能满足产品的卫生标准。用分子蒸馏技术对辣椒红色素进行处理后，产品中溶剂残留体积分数仅为2×10^{-5}，完全符合质量要求。

第四章 药物合成工艺路线的设计

药物生产工艺路线是药物生产的基础和依据。一个药物往往具有多种不同的合成途径，通常将具有工业生产价值的合成途径称为该药物的工艺路线。人们习惯上将化学合成药物的合成按起始原料的不同分为全合成和半合成两类：以结构简单的化工产品为起始原料，经一系列化学反应和物理处理过程制备的方法称为全合成（total synthesis）；由具有一定基本结构的天然产物经化学结构改造和物理处理过程制备的方法称为半合成（semi synthesis）。一个药物具体采用何种方法合成主要取决于经济的合理性。

药物生产工艺路线的技术先进性和经济合理性是衡量生产技术水平高低的尺度。在创新药物研究中，人们通过筛选发现先导化合物，进而合成一系列目标化合物，优选出最佳的有效化合物作为新药（new chemical，NCE）。在此过程中经济问题居于次要地位，需要主要考虑的是如何最为快捷地合成所需化合物以进行进一步研究；但是一旦研究中新药（investigational drug，IND）在临床实验中显示出优异性质，便要加紧进行生产工艺研究，寻求合成药物的最佳途径，并根据社会的潜在需求量确定生产规模——这时必须把药物工艺路线的工业化、最优化和降低生产成本放在首位，同时考虑清洁化生产等诸多问题。

进行药物生产工艺路线的设计必须首先对该药物或结构类似的化合物进行国内外文献资料的调查研究和论证，然后优化一条或多条技术先进、操作条件切实可行、设备条件容易解决和原辅料有可靠来源的技术路线，最后写出文献综述报告和生产研究方案，作为大规模工业化生产的基础。

第一节　合成方法学中的基本术语

多数药物为有机化合物，其生产工艺路线的设计实际上是有机合成中的一个重要内容，与一般的有机化合物的合成没有本质区别。有机合成是有机化学中的一个古老分支，也是一个十分活跃的领域，但其真正成为一门严谨的科学，却是在20世纪60年代后，在大量天然产物全合成的基础上，有机化学家们开始总结其中的内在规律，用逻辑推理的方法探讨合成计划中的策略和有机反应的控制问题。"有机合成设计""有机合成策略"等词汇不断见诸文献，逐步形成了一门新的学科——合成方法学。

药物生产工艺路线的设计应该遵循合成方法学的指导，具有内在的逻辑性，即总体思维体现化学反应的规律，具有可行性。下面简要介绍一下E. J. Corey提出的"反合成分析"（antithetic synthesis）方法论中的几个基本概念。

一、目标分子及其转化

在药物生产工艺路线的设计过程中,我们首先看到和确定的是药物的具体分子结构,也就是我们所说的目标分子,因此一步步倒推出起始原料是符合逻辑的。这个倒推的过程与真正的合成过程完全相反,被称之为"转化"(transformation),用双箭头"⇨"表示,以区别单箭头"→"表示的反应,如图 4-1 所示。

目标分子 ⇨ 中间体 Ⅰ ⇨ 中间体 Ⅱ ⇨ …… 原料

图 4-1 药物分子设计示意图

例如抗组胺药物溴苯那敏(brompheniramine,4-1)的合成设计:

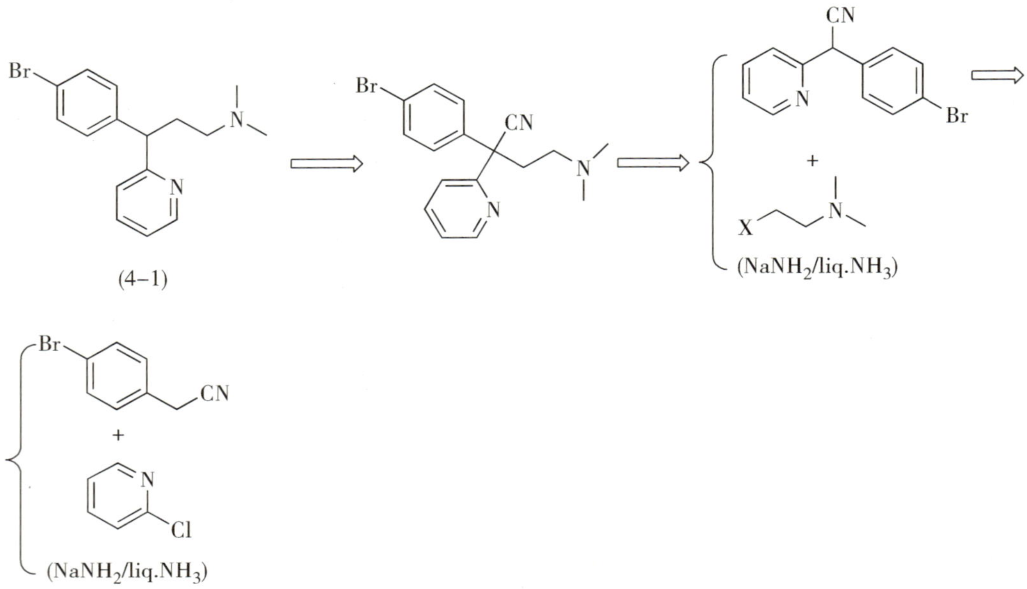

图 4-2 溴苯那敏合成分析

多数药物分子的合成都是一个多步反应的过程,即由原料开始,通过与一系列试剂作用(化学反应),经过一个个中间体,最终得到目标产物(目标分子)。但"原料""试剂""中间体"都是相对的概念,因为从构建目标分子的本质来看,它们最终都成为组成分子的一个个结构单元,没有根本差别,唯一的不同不过是"原料"和"试剂"多数情况下是市场上容易购买的商品,而"中间体"一般需要自行合成。

转化从形式上说可大致分为两部分:碳骨架的建立和官能团的转换,二者密切相关,又各具特点,其中碳骨架的建立是构建药物分子的主体结构,官能团的转换者主要是配置分子的特殊结构单元,最终体现在活性上。从形成的难易看,由于官能团一般为活性基团,因此转换比较容易,而碳骨架的建立主要是构建碳-碳键,形成后结构稳定,但建立的方法有限,难度较大。讨论建立碳骨架的建立问题,需要首先引入一个新概念——合成子。

二、合成子

由相应的已知或可靠的反应进行转化所得的结构单元称为"合成子"(synthon),由合成子继续推导（用虚线"---"表示）得到相应的试剂或中间体，有时合成子本身即是中间体。合成子是组成目标分子或中间体骨架的各个单元结构的活性形式，根据构建碳-碳键的需要，可以是离子形式，也可以是自由基形式或中性分子形式。前两者合成子是不稳定的，其实际存在的形式称其为"等价试剂"（equivalent reagent），而中性分子合成子和其等价试剂在形式上是完全相同的，主要指周环反应所需的合成子。见表4-1。

表4-1 碳骨架分拆举例

转化类型	目标分子	合成元	试剂、条件和中间体
异裂类型	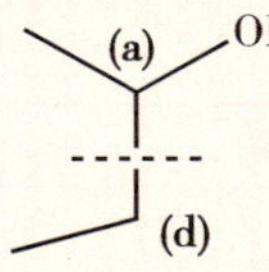 （图）	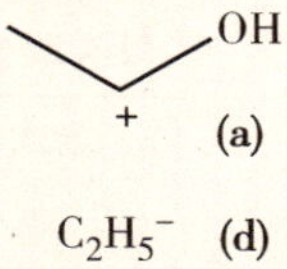 （图）	CH_3CHO + C_2H_5MgBr 1) 0℃/THF 2) NH_4Cl/H_2O
	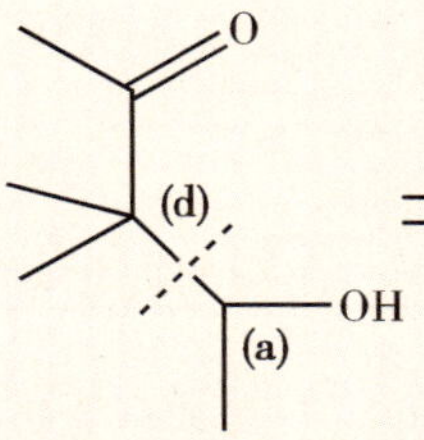 （图）	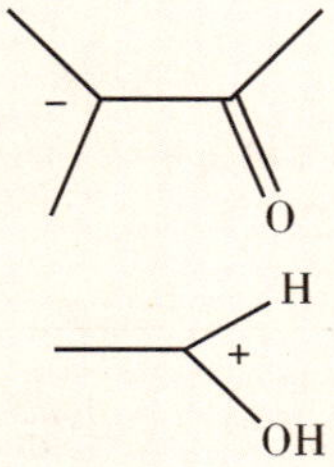 （图）	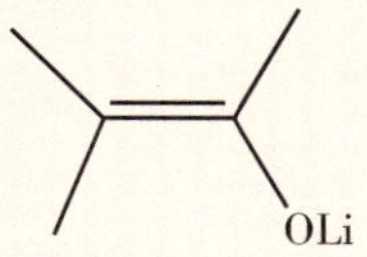 （图 OLi）+ CH_3CHO 1) -78℃ 到室温, THF 2) NH_4Cl, H_2O
均裂分拆	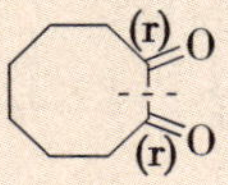 （图）	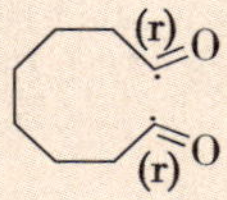 （图）	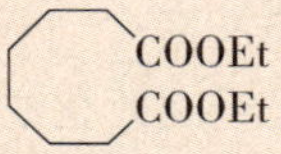 （图 COOEt/COOEt） 1) Na/TMSCl 甲苯, 回流 2) H_2O
电环化分拆	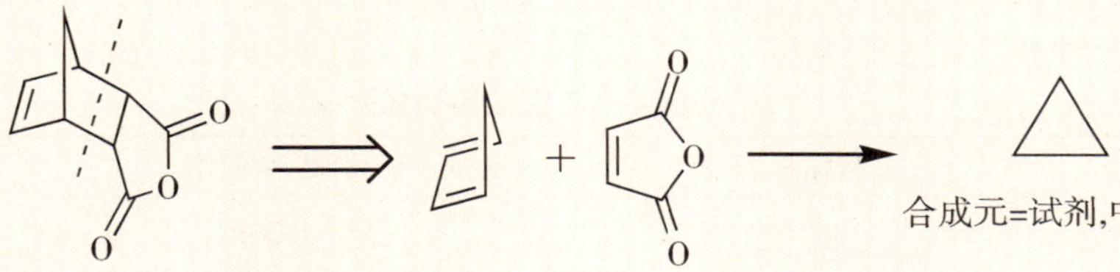 （图）	（图）+ （图） → 合成元=试剂,中间体	

1. 离子合成子 因大多数碳-碳键是通过离子型缩合反应形成，所以离子合成子是最常见的一种合成子形式。根据合成子的亲电或亲核性质，把合成子分为还原性或亲电性（接受电子的）和氧化性或亲核性（提供电子的）两种，前者称为"（a）合成子"，后者称为"（d）合成子"，并把（a）、（d）写在合成子的中心碳原子上，它们的等价试剂可分别成为亲电和亲核试剂。若同一种分子上存在不同性质的合成子，则就可以通过分子内缩合反应而形成新的碳-碳键。

2. 自由基合成子 自由基合成子是通过自由基反应而形成的碳-碳键所需的自由基活性形式，以（r）合成子表示。

3. 周环反应合成子 在周环反应中形成碳-碳键所需的合成子，是实际存在的中性分子，以"（e）合成子"表示，如在电环化反应中二烯和亲二烯试剂均为"（e）合成子"。

合成子的形式取决于转化所需要的反应类型。由于药物分子的合成是从简单的小分子到复杂的大分子过程，所以碳骨架分拆（disconnection）是转化的主要形式。碳骨架分拆根据不同情况得到的合成子包含了合成子的所有类型。我们试举一些实例来具体说明：

从表4-1可见，不稳定的（a）、（d）、（r）型合成子实际上是反应过程中所需要的具体结构单元，因此其所对应的试剂并不是唯一的，比如异裂第二个例子中的烯醇锂试剂完全可以替换成相应的烯醇硅烷醚，当然反应条件由于所用试剂的不同会相应地发生变化。

三、转化的类型

一般来说，有机药物分子由碳骨架和官能团两部分组成。目标分子碳骨架的转化除分拆外，还包括联接（connection）和重排（rearrangement）两种类型。

联接和重排两类转化通常在双箭头上加注，合成子即为试剂、中间体，无需进一步推导：

表 4-2 碳骨架联接和重排举例

转化类型	目标分子	合成子（试剂、中间体）	反应条件
联接	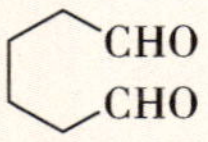 (环己烷二甲醛)	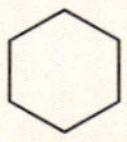 (环己烷)	O_3/Me_2S CH_2Cl_2, $-78°C$
重排	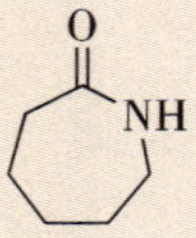 (己内酰胺)	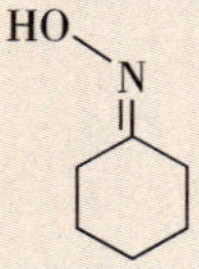 (环己酮肟)	H_2SO_4 △

联接和重排都包含着分子形式的改变，其中联接相对简单，只是原来直链的目标分子转化为环状分子，一般联接的两个碳原子距离适中，转化后的环较为稳定（5，6，7元环居多）；重排却是千变万化的，往往从表面看不出转化前后的内在逻辑，可实际上却存在着某种必然的联系，是一种极其重要的转化类型。见表4-2。

官能团的转化也存在与合成反应中相同的三种情况：变换（interconversion，FGI）、引入（addition，FGA）和消除（removal，FGR）。见表4-3。

表 4-3 官能团的转化举例

转化类型	目标分子	合成子（试剂、中间体）	反应条件
官能团变换（FGI）	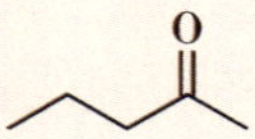 (戊酮)	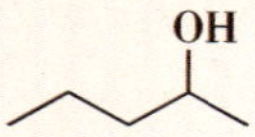 (醇)	CrO_3，H_2SO_4 acet.
		(二硫缩酮)	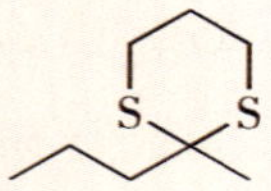 $HgCl_2$，MeCN
		(炔)	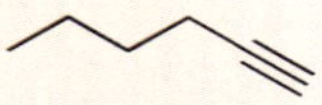 $HgCl_2$，H_2SO_4，aq.
官能团引入（FGA） 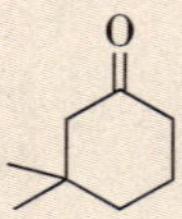 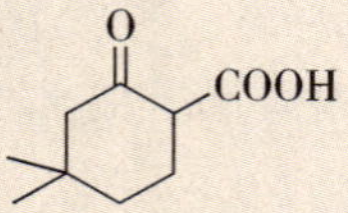	(二甲基环己酮)	(羧酸取代酮)	△
		(烯酮)	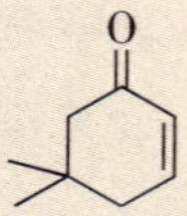 H_2, Pd-C, EtOH
官能团消除（FGR）	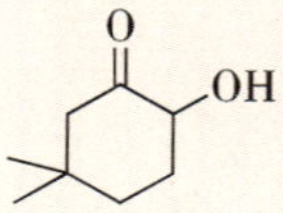 (α-羟基酮)	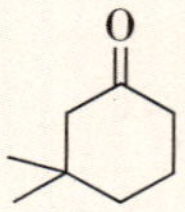 (酮)	1) LDA, THF, $-25°C$ 2) O_2, $-25°C$ 3) rt, H_2O

其中变换是最常见的方法，比如从氨基到硝基的变换，从羟基到羰基或卤素的变换，都是发生在现有官能团基础上；而引入和消除是一对儿相反的概念，其中引入是指目标分子中没有的官能团在其前体上是存在的，消除与其相反。这种官能团的增减从来不会凭空出现，一定与分子结构本身特性相关——仔细观察，其出现的位置旁边往往有一个活性官能团的存在（比如羰基）。

第二节 药物生产工艺路线设计的基本方法——逆合成分析

逆合成法是药物生产工艺路线设计的最基本的方法，也叫做反合成法（antithetic synthesis），其他一些更为复杂的设计方法都是建立在此方法基础上的，所以首先要掌握逆合成法。逆合成法的整个设计思路也被称为逆（反）合成分析，即从目标分子的结构出发，逐步考虑，层层分解，先考虑由哪些中间体合成目标物，再考虑由哪些原料合成中间体……最后的原料就是起始物（起始原料，starting material，SM）。

一、药物分子合成步骤

进行一个药物分子的合成设计工作往往需要三个步骤，即分子考察、逆合成分析和正向检查。这三个步骤各有侧重，后者以前者为依据，具有严密的逻辑关系。

1. 分子考察 考虑对一个特定药物进行合成，第一步是对这个药物分子的结构特征和理化性质进行收集和考察，由此可以简化合成中的问题或避免不必要的弯路。例如非甾体雌激素药物己烯雌酚（diethylstilbestrol，4-2）的分子带有明显的对称性，因此可以考虑只合成一部分结构单元，采用分子对接的方法合成目标药物分子，从而简化合成步骤（详见分子对称法）；而在考虑前列腺素 E_2（4-3）的合成时，由于已知分子中 β-羰基酮体系是不稳定的，因此可以安排在合成的最后几步形成这一结构单元，使其避免经历较多的化学反应。

分子考察是极为重要的阶段，通过分子考察可确定分子特有的骨架结构，从而得到基本的转换方式（见第四节"基于转换方式的合成策略"叙述）。

己烯雌酚（4-2）　　　　前列腺素 E_2（4-3）

2. 逆合成分析 进行药物分子合成的第二步是以上分析为基础，从药物本身出发，一步步倒推出合成此药物的各种合成路线和起始原料，也就是我们通常所说的逆合成法（retrosynthesis）。逆合成分析过程要求：

（1）每步都有合理又合适的反应机理和合成方法。
（2）整个合成要做到最大可能的简单化。
（3）有被认可的（即市场能供应的）原料。

重复和交替使用转化过程，就可以推导出合成目标药物分子所需的起始原料。具体做法就是一步一步地进行逆合成分析，最终推导出合成此目标化合物的可能路线和易得的起始原料。每一步逆合成可以得出若干合成子，由合成子再推导得到试剂或反应底物，如果此试剂或反应底物仍然难得，则再进行进一步的逆合成。

例如局麻药物普鲁卡因（procaine，4-4）的转化分别经历了两次官能团的转化和一次分子骨架的转化，最终得到起始原料对硝基甲苯（4-8）。

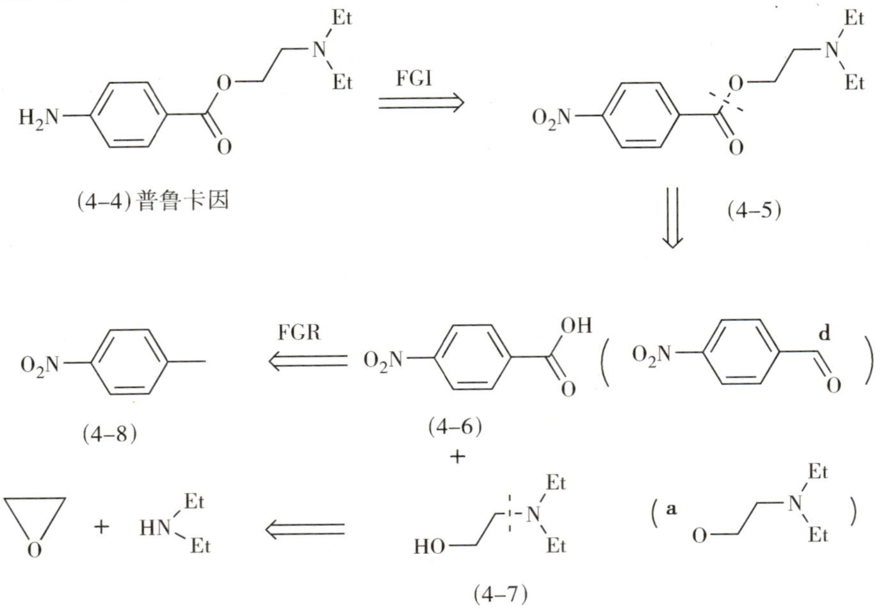

图 4-3 普鲁卡因的逆合成分析

在合成普鲁卡因（4-4）的过程中，以重铬酸钠氧化对硝基甲苯（4-8），生成对硝基苯甲酸（4-6），再与二乙胺基乙醇（4-7）进行酯化反应，经二甲苯共沸脱水得硝基卡因（4-5），（4-5）再于稀盐酸中用铁粉还原即得产物。

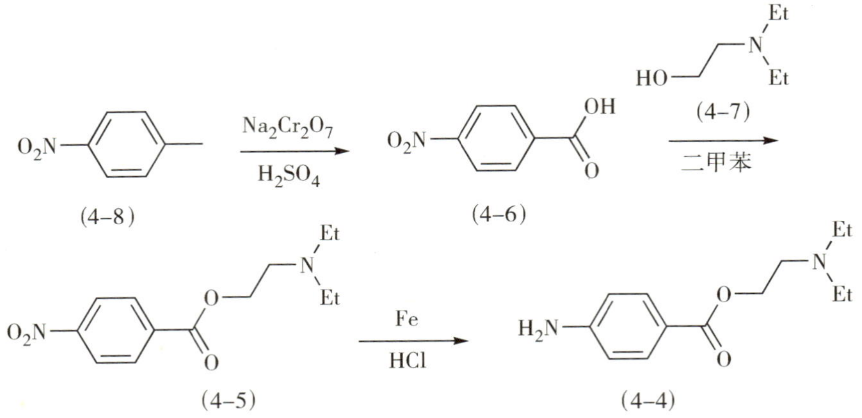

图 4-4 普鲁卡因的合成

推导合成子的目的是为合成设计服务，由于推导出的有些合成子所依据的转化、分拆还不存在相应的反应，因此一般没必要推导出所有可能的合成子。我们使用 E. J. Corey 本人使用过的例子来说明这个问题：

图 4-5 给出了目标分子的几种可能的分拆方式，由此得到一系列合成子：

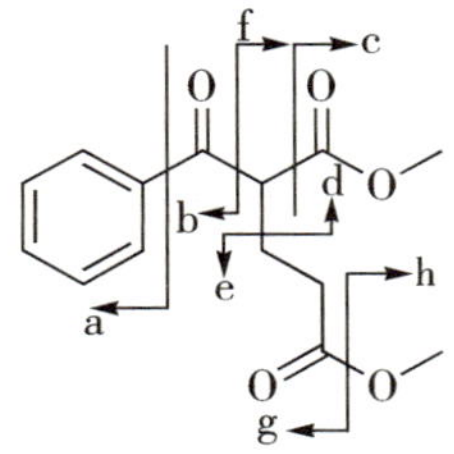

图 4-5　目标分子（4-9）分拆的可能性

$$a: C_6H_5 \qquad b: C_6H_5CO$$
$$c: COOCH_3 \qquad d: C_6H_5COCHCOOCH_3$$
$$e: CH_2CH_2COOCH_3 \qquad f: \begin{array}{c} CHCOOCH_3 \\ | \\ CH_2CH_2COOCH_3 \end{array}$$
$$g: CH_3CH_2CO \qquad h: OCH_3$$

但这些推导出的合成子，仅有 d 和 e 具有实际应用价值，由两种合成子推导出的相应易得试剂经 Michael 加成，即得目标产物。

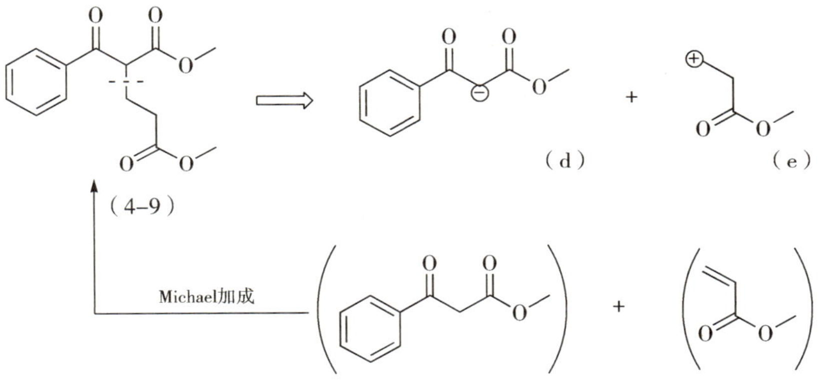

图 4-6　目标分子（4-9）合成途径

从逆合成分析过程中得到实用的合成子和易得的中间体或原料，需要大量的实际工作经验，所幸的是有机合成化学家已从已知合成工作实践中总结了许多规律，可以作为我们药物合成设计的有益借鉴（见后"基于转换方式的合成策略"叙述）。

设计药物分子的合成路线是比较困难的问题，即使结构不太复杂的药物分子，在它们的合成过程中也总包含有骨架与官能团的变化，这样就产生了一个问题：在解决骨架与官能团都有变化的合成问题时应该首先考虑什么呢。化合物的性质主要是由分子的官能团决定的，但是在解决骨架与官能团都有变化的合成问题时，要优先考虑骨架的形成，这是因为官能团是附着于骨架上的，骨架建立不起来，官能团就没有根基。

考虑骨架的形成时，首先研究目标分子的骨架是由哪些较小单元的骨架，通过哪些成键反应结合而成的，较小单元的骨架又是由哪些更小的碎片骨架通过何种成键反应结合而成的……依此顺序推断下去，直到得出最小碎片的骨架，也就是应该使用的原料的骨架。

但是考虑骨架形成的过程中又不能脱离官能团。碳骨架的形成和官能团的运用是两个不同的方面，二者相对独立但又相互联系：碳骨架只有通过官能团的运用才能装配——反应是在官能团上发生的，或是在由于官能团的影响而产生的活跃部位（例如羰基或双键）上发生的，因此应时刻考虑官能团对整个分子结构的影响，特别是在建立碳-碳键之前应首先建立碳-杂键（碳-杂键基本是由于官能团反应形成的）。

3. 正向检查 路线设计是药物合成工作的起始工作，也是最重要的一环。在对分子结构特征和理化性质收集、考察及进行逆合成分析，设计出初步的合成路线之后，路线设计的第三步工作就是在此逆合成分析设计的基础上进行正向检查，确定合成路线的切实可行性，这时主要是对合成所涉及的化学反应进行进一步的考查，保证合成路线的顺利完成。

二、逆合成分析的一般顺序

逆合成分析过程如同数学运算，数学运算是从已知条件开始，最终获得正确答案，虽然解题的过程只要逻辑正确可以因人而异，却有繁简之分；而任何一条合成路线的设计，只要能合成出所需要的化合物，应该说都是合理的，但是合成的技巧、路线设计水平的高低却体现在路线的简洁、产率的高低、原料的来源方便与否、操作的难易等诸多方面。为了设计一条高水平的合成路线，应该科学、合理地做好逆合成分析工作。一般来说，逆合成分析工作应遵循以下顺序。

1. 由目标分子结构和反应性决定逆合成顺序 在进行药物分子合成过程中，首先需要对目标分子有充分认识，并对其反应深入了解，通过对目标分子的结构考察，分析其结构特征及化学反应性质，从而设计出有针对性的合成路线。在目标分子的分拆过程中，应首先分拆对称部分（见分子对称法）；然后分拆分子中不稳定部分或影响分子反应性及选择性的部分。

目标分子中 C—N、C—S、C—O 等碳-杂键通常是该分子的拆键部位，即分子的连接部位。例如抗真菌药益康唑（econazole，4-10）分子中有 C—O 和 C—N 两个拆键部位，可从这两处追溯其合成的前一步中间体：

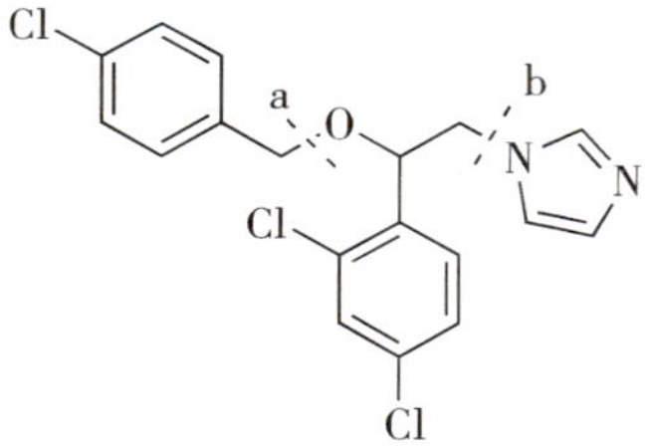

如图 4-7 所示，从虚线 a 处断开 C—O 键，益康唑的前体为对氯甲基氯苯（4-13）和 1-(2,4-二氯苯基)-2-(1-咪唑基)乙醇（4-11）；4-11 继续分拆，得到 1-(2,4-二氯苯基)-2-氯代乙醇（4-15）和咪唑（4-14）。

从虚线 b 处断开 C—N，前体为咪唑（4-14）和 2-(4-氯苯甲氧基)-2-(2,4-二氯苯基)氯乙烷（4-12）。4-12 进一步分拆，前体为对氯甲基氯苯（4-13）和 1-(2,4-二氯苯基)-2-氯代乙醇（4-15）。

综上所述，无论按照 a 途径或 b 途径分拆，得到的合成益康唑的基本原料都为对氯甲基氯苯（4-13）、咪唑（4-14）和 1-(2,4-二氯苯基)-2-氯代乙醇（4-15），问题是先合成 C—O 键还是先合成 C—N 键有利呢？（注意：合成与分拆的顺序相反！）

按照 b 途径分拆，1-(2,4-二氯苯基)-2-氯代乙醇（4-15）与对氯甲基氯苯（4-13）在碱性条件下制备中间体 4-12 时，理论基础是 Williamson 醚合成，但是由于 4-15 自身也存在活性的伯氯基团，所以不可避免地将发生 4-15 自身分子的烷基化反应，从而使反应复杂化，降低 4-12 的收率。因此，先形成 C—N 键，再形成 C—O 键的 a 途径对合成益康唑分子更为有利。

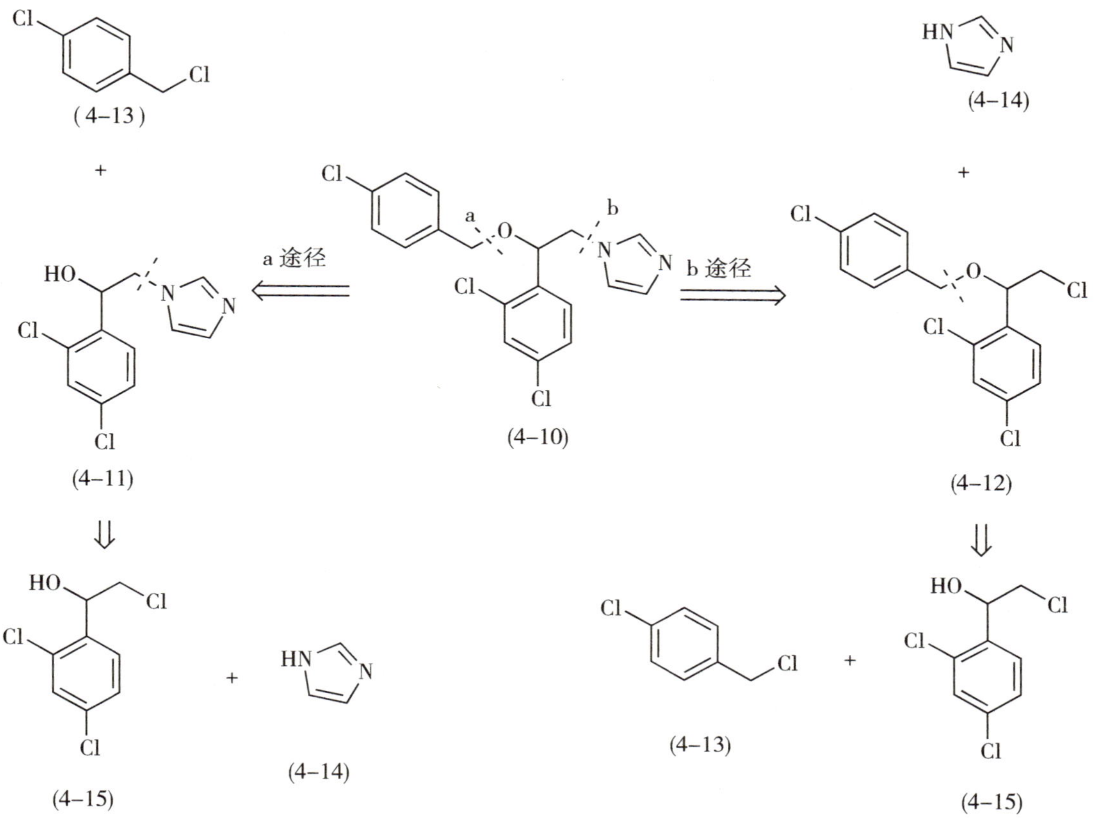

图 4-7　益康唑的逆合成分析

如图 4-8 所示，1-(2,4-二氯苯基)-2-氯代乙醇（4-15）是一个仲醇，可由相应的酮还原制得，而其前体 α-氯代-2,4-二氯苯乙酮（4-16）可由 2,4-二氯苯（4-17）与氯乙酰氯（4-18）经 Friedel-Crafts 反应制备。

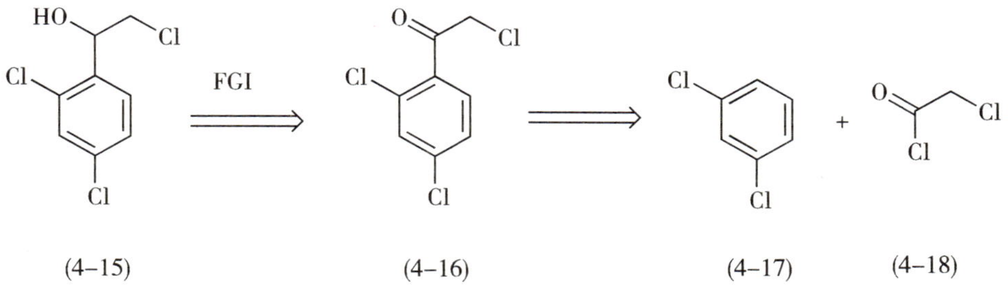

图 4-8　1-(2,4-二氯苯基)-2-氯代乙醇（4-15）的逆合成分析

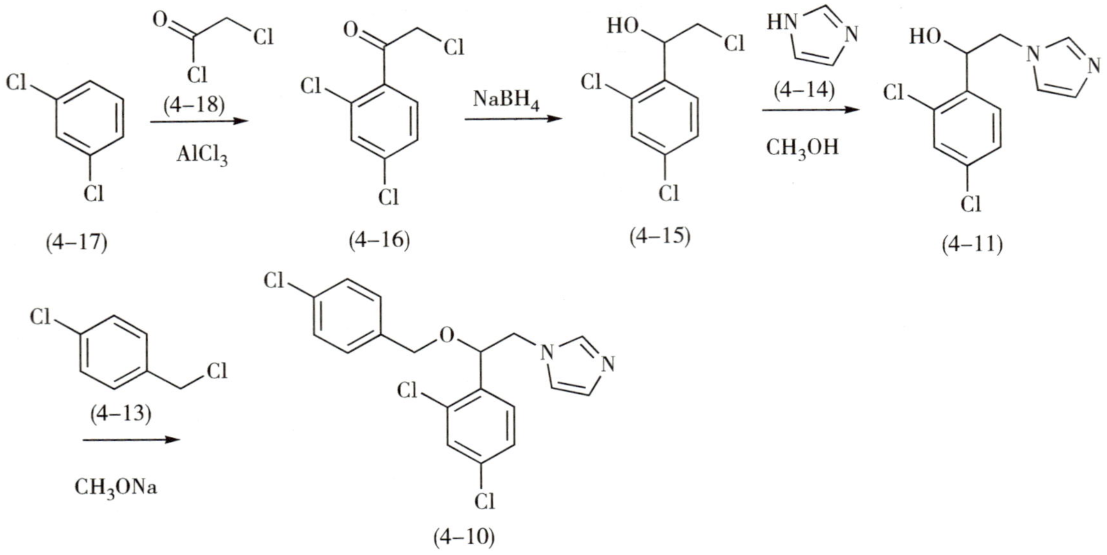

图 4-9 益康唑的合成

2. 从分子中间分拆 一般来说，碳-杂键易于合成，在分拆过程中处于优先考虑的地位。但是有时候首先分拆碳-碳键可简化合成过程，提高目标药物分子的合成收率。例如中枢神经镇痛药哌替啶（pethidine, 4-19）是含叔胺的脂环药物，在其分子分拆中，首先经过两次官能团的转化，然后从分子环键结合处分拆 C—C 键，再经过一次官能团转化和分拆 C—N 键，即可得到起始原料环氧乙烷和甲胺。

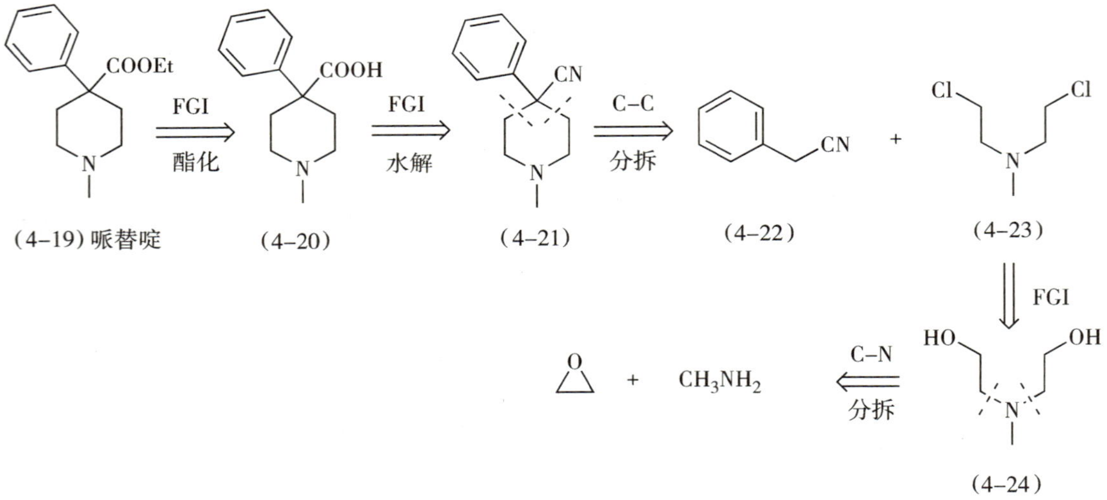

图 4-10 哌替啶的逆合成分析

在本品的合成过程中，首先是使用环氧乙烷和甲胺发生氮烷基化反应，生成二（β-羟乙基）甲胺（4-24），然后使用氯化亚砜氯化 4-24，生成二（β-氯乙基）甲胺（4-23），4-23 与活性亚甲基化合物苯乙腈（4-22）在碱性条件（胺基钠）下缩合关脂肪环得到 4-苯基-4-氰基哌啶（4-21），4-21 在酸性条件下水解、酯化生成哌替啶（4-19）。

从这个例子中可以看到，中间体 4-23 和 4-24 均有对称性，因此需要考虑一步合成，从而简化合成步骤（可见，分子考察并不止于最终的目标化合物，而是包含在逆合成分析的全过程中）。

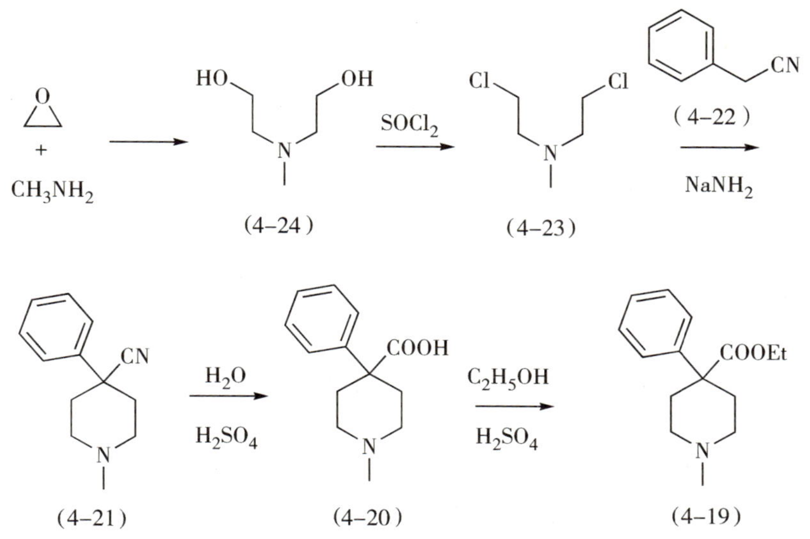

图 4-11 哌替啶的合成

不论碳-碳键或碳-杂键，从合成角度考虑逆合成转化顺序，特别是对一些比较复杂的药物分子，应着重强调从分子的中部分拆以获得汇聚法的合成；从分子中环键结合处或从分子的交叉点进行分拆。

例如 1998 年上市的非甾体抗炎药环氧化酶-2 选择性抑制剂西来曲葆（celebrex，4-25）的逆合成路线，首先选择在位于分子中部的吡唑处分拆分子，形成二酮（4-26）与 4-磺酸氨基苯肼盐酸盐（4-27），二酮（4-26）可由 4-甲基苯乙酮（4-28）和三氟乙酸乙酯（4-29）通过 Claisen 缩合反应制得。

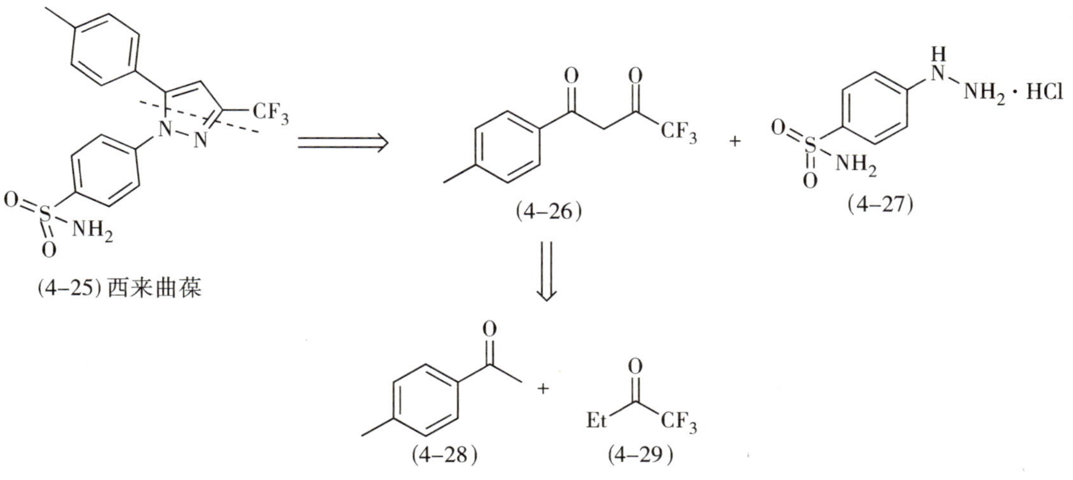

图 4-12 西来曲葆的逆合成分析

将 4-甲基苯乙酮（4-28）和三氟乙酸乙酯（4-29）在甲醇钠存在下，甲醇中回流，分子间缩合制备二酮 4-26，4-26 与 4-磺酸氨基苯肼盐酸盐（4-27）在乙醇中回流缩合即得目标分子西来曲葆（4-25）。

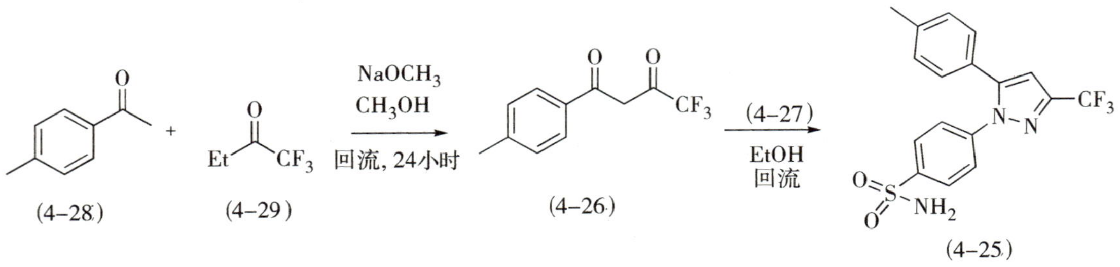

图 4-13 西来曲葆的合成

从合成角度考虑逆合成转化顺序，还应注意首先安排相应反应产率高的转化，或相应反应成功把握大的转化，这是因为越到合成工作的最后环节，原料越为珍贵，失败的代价越为高昂，因此要尽一切可能增加成功率。要做到这一点需要对有机反应有切实深入的理解。

3. 多键分拆 一个目标药物分子往往有多种分拆方法，分拆方法不同导致所应用的合成反应不同、合成路线的长短不同、反应条件不同，原辅料和产率也有所差别。因此可以尝试从合成反应优化合成转化顺序。

从合成反应优化合成转化顺序首先可以寻求多键分拆的策略：通过一步合成反应同时建立多个化学键是简化合成步骤的有效方法。上文谈到的哌替啶和西来曲葆的合成实际上都应用了这个策略。在设计降血脂他汀类药物美伐他汀（mevastatin，4-30）的逆合成路线时也应用了基于协同反应的多键分拆策略。

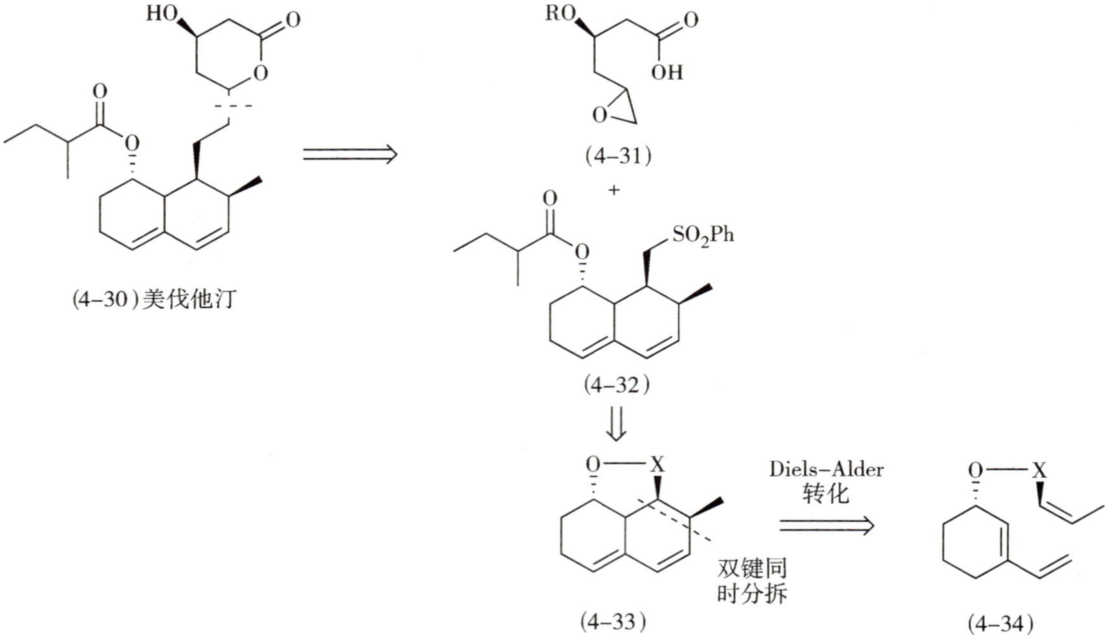

图 4-14 美伐他汀的逆合成路线

Johnson 甾体合成法利用了含氧基团电性效应引发的仿生-烯烃多重环合反应，可在此反应中同时建立三个碳-碳键和三个脂环，是合成甾体药物的理想方法。

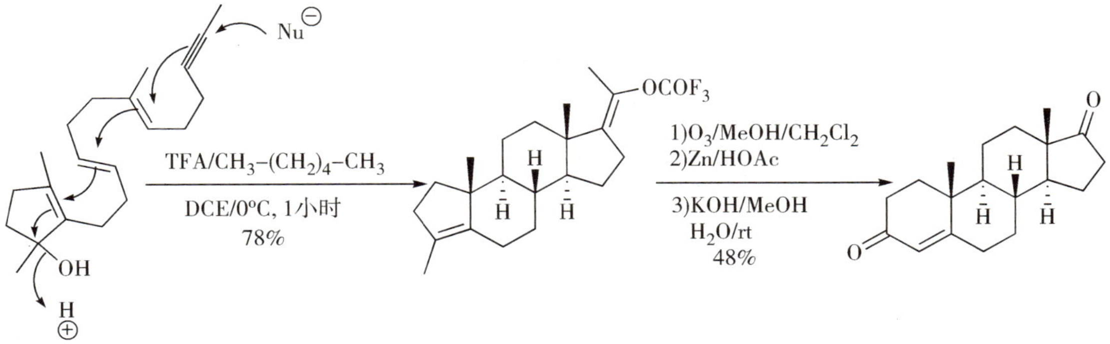

图 4-15 Johnson 甾体合成法

4. 尝试联接与重排 可以尝试使用重排法和联接法。尽管分拆策略是逆合成分析的主要方法，但是利用联接与重排的方法往往可以简化合成路线。例如苯并二氮䓬类镇静催眠药氯氮䓬（chlordiazepoxide，4-38）的合成就是利用了 2-氯甲基-4-苯基-6-氯-喹唑啉-3-氧化物（4-35）的扩环重排获得的。

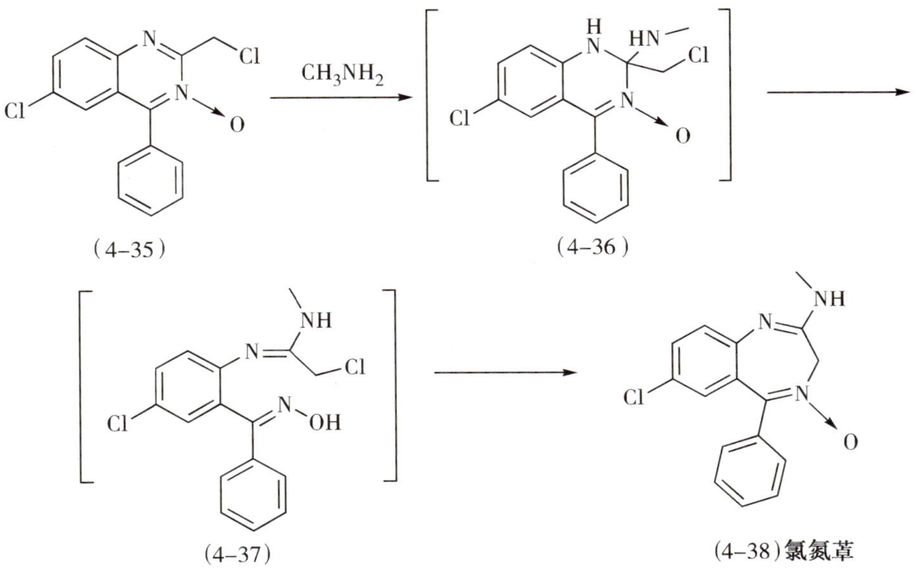

图 4-16 氯氮䓬的合成

联接法也是十分有用的逆合成分析方法，如经典的甾体全合成中 D 环（4-39）的形成——将带有甲基酮侧链的 D 环推导得醛酮的中间体（4-40），而此中间体可用连接法推导得到其前体甲基环己烯（4-41），这里依据的是臭氧氧化反应。

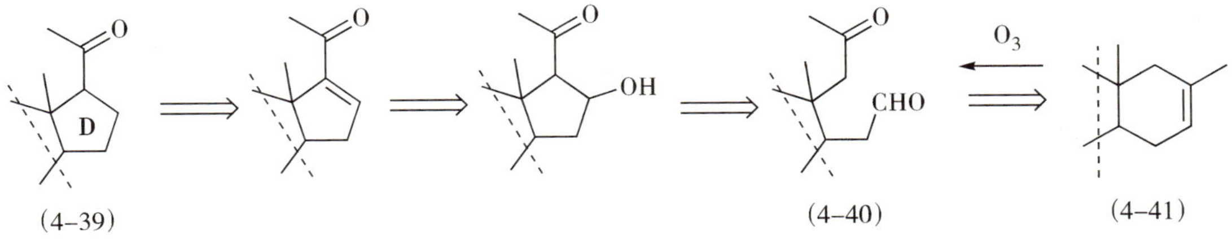

图 4-17 甾体环 D 环的逆合成分析

由于各种原因，按照有机合成基本原理设计的合成路线在实际执行过程中常常会遇到一些始料未及的困难，因此在合成设计时一定要留有机动灵活的余地，最理想的情况是为每一个中间体的合成都准备两到三套方案。

三、逆合成分析原则

总结以上论述，在逆合成分析中应考虑以下几条原则：

1. 合成步骤尽量简短，这是评价一条合成路线好坏的关键考量之一。
2. 切断化学键时只能使用已知并成熟的化学反应，就是说每一步反应都有切实可行的理论根据。
3. 首先考虑切断碳-杂键，根据分子中的官能团，必须切断碳-碳键时如有可能，应力求最大简化，在分子中央切断、或在支化点上切断、或将环从链上切下来，如分子有对称性应予以利用。
4. 所选择的切断或转化应该是相当于产率最高的反应，而且要尽量避免生成数种异构体的反应，除非已知这些异构体容易分离，其副产物有用途，能找到销路。
5. 通过切断与转化，一直进行到可被接受的起始原料或易于制备的化合物为止。
6. 重视联接与重排方法的合理利用。

在进行更有效率的逆合成分析时，还必须考虑目标化合物结构特点对选择分析步骤的影响，比如目标分子及中间体中官能团的排列与官能团互换的影响；与工业原料关系密切的特殊结构片段的存在（如苯环上羧基邻位有羟基时就要考虑原料选用水杨酸的可能性等）；立体化学构型的影响；在目标分子或中间体中对称性的影响；在多环结构中"关键"键的存在……以上这些都是要使合成步骤尽量简短，因为每多一步反应就意味着产率的进一步降低，如果每一步的产率相近，自然是步骤越少总收率越高（详见第六章），但限于篇幅，这里不再一一说明。

逆合成分析工作结束后，将以上分析得到的起始原料与目标分子及中间经过的各个中间体按相反顺序用箭头连接起来，加入每一步反应条件就成为该药物合成的初步设计方案。然后进行实验以完善每一步操作，必要时进行部分修改，就成为一个完整的合成工艺设计；再经过中试放大，就可投入批量生产。整个研制过程至此才算真正结束。

第三节　药物生产工艺路线设计常用方法

逆合成分析方法是合成药物的最基本方法，但是通过对药物分子结构和性质的考察，我们能够发现许多更为便捷有效的合成途径，而没有必要对每一个药物都进行繁琐的逆合成分析。下面介绍几种常用的合成药物方法。

一、分子对称法

对某些药物或中间体进行结构剖析时，常可发现其中存在分子对称性（molecular symmetry），这对于合成路线的设计工作是非常有益处的。具有分子对称性的化合物往往可由两个相同的分子经化学合成反应制得，或在同一步反应中将分子的相同部分同时构建起来，这就是分子对称法。

1. 利用对称性合成己烯雌酚　例如己烯雌酚（4-2）可以通过两分子的对硝基苯丙烷（4-42）在氢氧化钾存在的情况下与水合肼作用，缩合与还原同时发生，生成3,4-双对氨基苯基己烷（4-43），再经重氮化、水解反应，转变官能团制得。

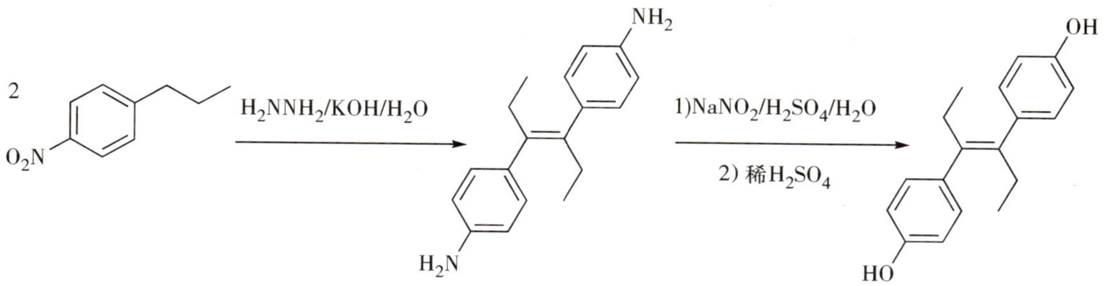

（4-42）　（4-43）　（4-2）

图 4-18　己烯雌酚的合成

2. 潜在对称性　目标药物分子的对称性，包括轴对称和面对称，都可用于简化合成设计，对于简单分子而言这一点是明显的。但有些药物分子本身并没有对称因素，只有经过一定的逆合成转化，才能得到一个对称的分子或一条对称的合成路线，从而简化合成设计，这叫做分子的潜在对称性（potential molecular symmetry）。例如抗麻风药物氯法齐明（clofazimine，4-44）可看作吩嗪亚胺类化合物，即是2-对氯苯氨基-5-对氯苯基-3,5-二氢-3-亚胺基吩嗪（4-45）的衍生物，4-45 从虚线处可看成两个对称分子。

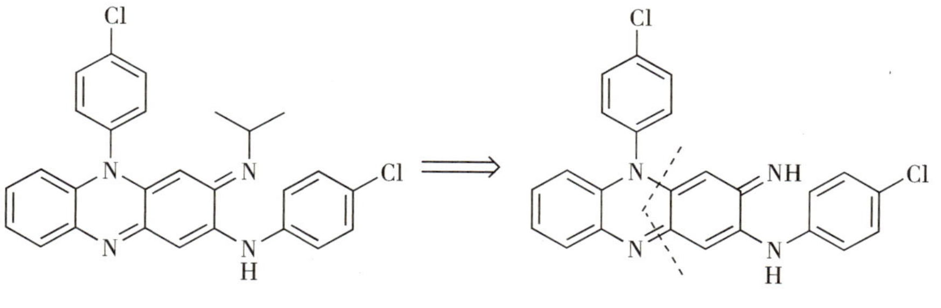

（4-44）氯法齐明　（4-45）

图 4-19　氯法齐明逆合成分析

因此，可使用两分子的 *N*-对氯苯基邻苯二胺（4-46）在三氯化铁存在下进行缩合反应，然后与异丙胺进行加压反应，即可制得氯法齐明（4-44）。

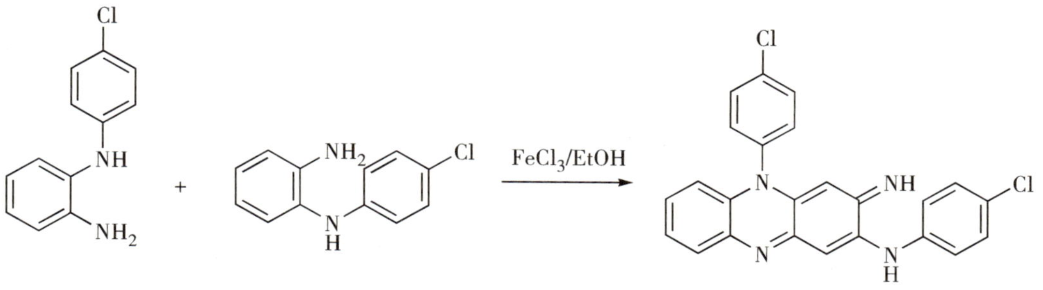

（4-46）　（4-46）　（4-45）98%

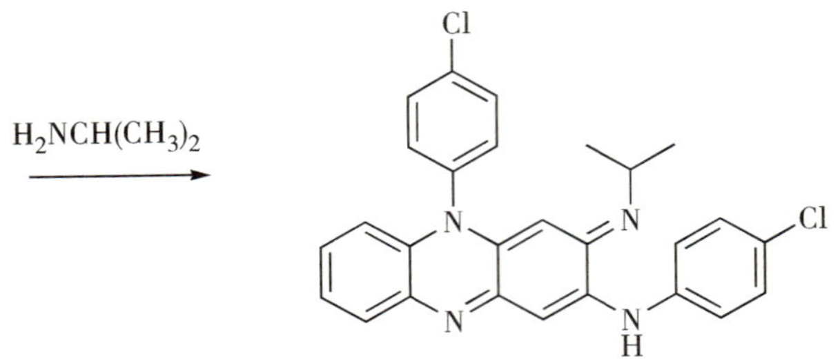

$$\xrightarrow{H_2NCH(CH_3)_2}$$

（4-44）

图 4-20　氯法齐明的合成

除草剂地衣酸（usnic acid，4-47）本身也无对称性，但可分拆为相同的两部分，即可由相同两片段（4-48）汇聚合成，这时的合成是左右对称的（这种情况被称为自反性），下面的工作就是 4-48 的合成了。

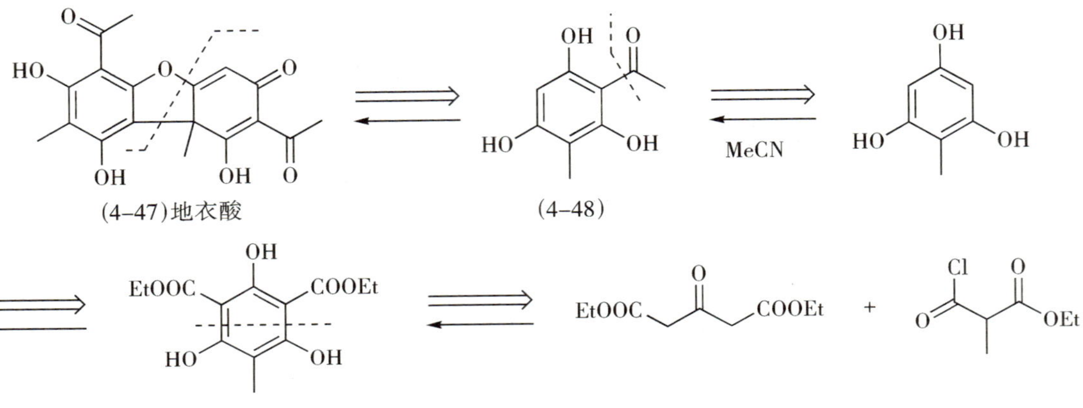

（4-47）地衣酸　　　　（4-48）

图 4-21　地衣酸逆合成分析

二、类型反应法

对于一些药物或关键中间体，可根据它们的化学结构类型和官能团性质采用类型反应法进行药物工艺路线的设计。类型反应法就是指利用常见的、典型合成反应和合成方法进行路线设计的方法。类型反应法在逆合成分析方法出现之前曾在有机合成领域发挥重要作用，既包括各类化学结构的有机合成通法，又包括官能团的形成、转换或保护等合成反应。对于有明显化学结构特征和官能团的化合物，可考虑采用这种方法进行合成路线设计。

抗真菌药物克霉唑（clotrimazole，4-49）的关键中间体邻氯苯基二苯基氯甲烷（4-50）具有多种合成方法：首先可参考叔醇的合成方法，采用邻氯苯甲酸乙酯（4-51）与溴苯进行 Grignard 反应，先合成叔醇（4-52），再氯化得到：

此种合成方法得到的邻氯苯基二苯基氯甲烷（4-50）质量较好，但由于应用了 Grignard 试剂，因此需要严格的无水条件，对原辅料质量要求比较严格；同时由于使用的溶剂乙醚易燃、易爆，故要求使用的反应设备要有严格的安全措施，使大规模生产受到一定限制。

鉴于此，参考四氯化碳与苯通过 Friedel-Crafts 反应可生成三苯基氯甲烷（4-53）的类型反应，人们又设计了以邻氯苯基三氯甲烷（4-56）为关键中间体的合成路线：

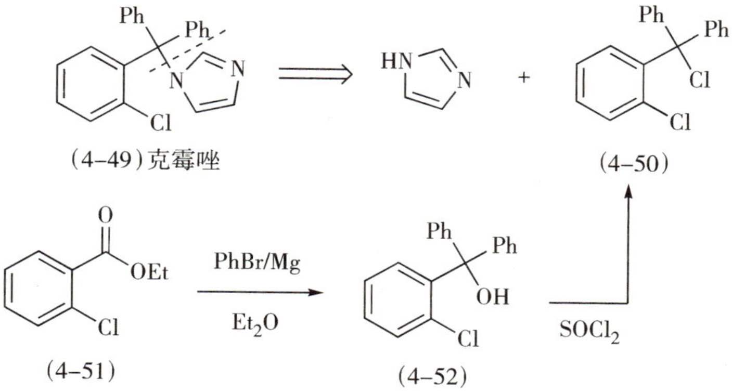

图 4-22 应用 Grignard 反应合成克霉唑关键中间体邻氯苯基二苯基氯甲烷

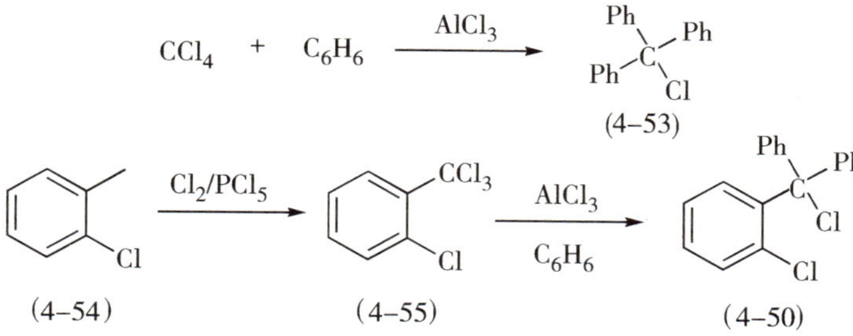

图 4-23 应用 Friedel-Crafts 反应合成克霉唑关键中间体邻氯苯基二苯基氯甲烷

这种方法合成路线简短，原辅料来源方便，曾为工业化生产所采用。但在邻氯甲苯（4-54）经氯化反应制得邻氯苯基三氯甲烷（4-55）的过程中，一步反应需要引入三个氯原子，反应温度较高，反应时间较长，未反应的氯气易逸出，不易吸收完全，存在环境污染和设备腐蚀等严重问题。

第三种合成邻氯苯基二苯基氯甲烷（4-50）的方法是以邻氯苯甲酸（4-56）为原料，经两步氯化、两步 Friedel-Crafts 反应完成。这种方法虽然工艺路线较长，但原辅料来源方便，反应条件温和，各步反应产率较高，成本也较低，而且没有上述氯化反应的缺点，因此为工业化生产所广泛采用。

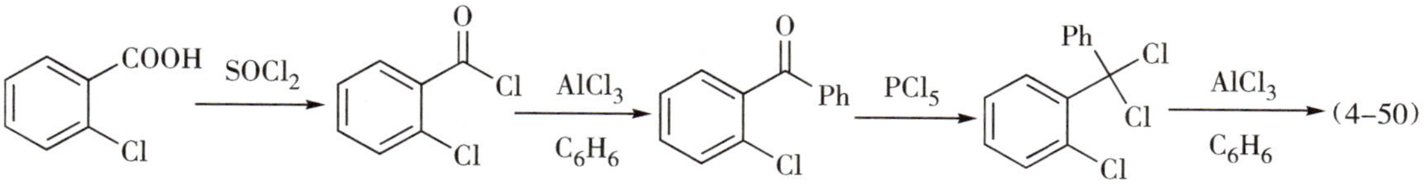

图 4-24 联合应用氯化与 Friedel-Crafts 反应合成克霉唑关键中间体邻氯苯基二苯基氯甲烷

应用类型反应法进行药物或中间体的工艺路线的设计过程中，如果官能团的形成与转化等单元反应的排列方式可能出现两种或两种以上的不同方式时，不仅要从理论上考虑排列顺序的合理性，而且要从实际情况出发，着眼于原辅料、设备条件等因素，通过实验反复比较确定。化学反应类型相同，但进行顺序不同，则所应用的原辅料不同；原辅料不同，即反应物料的化学组成与理化性质不同，将导致反应的难易程度和反应条件不同，因此往往带来完全不同的结果：药物质量、收率、“三废”治理、反应设备和生产周期等方面都会有较大差异。

例如β-受体阻断剂塞利洛尔（celiprolol，4-57）的合成，对氨基苯乙醚（4-58）与*N*,*N*-二乙胺基甲酰氯（4-59）作用，生成*N*-酰化物（4-60），降低了的氨基的邻、对位定位作用，同时增大了氨基邻位空间位阻，使后面进行的Friedel-Crafts酰化反应发生在酚羟基的邻位，得到4-61；若先进行Friedel-Crafts反应，*N*-酰化反应居后，则乙酰化反应可同时发生在酚羟基和氨基的邻位，产物复杂。

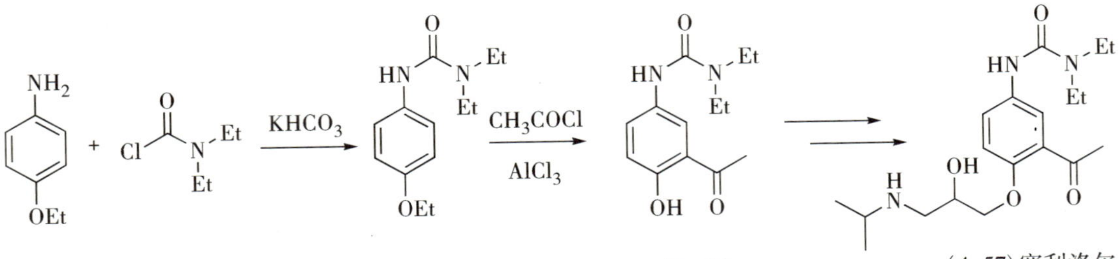

(4-58)　(4-59)　(4-60)　(4-61)　(4-57)塞利洛尔

图4-25　塞利洛尔的合成

三、模拟类推法

对于化学结构复杂、合成路线设计困难的药物，可模拟类似化合物的合成方法进行合成设计——实际上从初步的合成设想开始，通过文献调研，改进他人尚不完善的概念和方法来进行药物工艺路线设计，是药物合成设计中最为广泛使用和实用的方法。

1. 小檗碱的合成　中药黄连中的抗菌有效成分小檗碱（黄连素，berberine，4-62）与镇痛药帕马丁（palmatine，4-63）都是具有母核二苯并［a,g］喹嗪，含有稠合的异喹啉环结构的化合物。

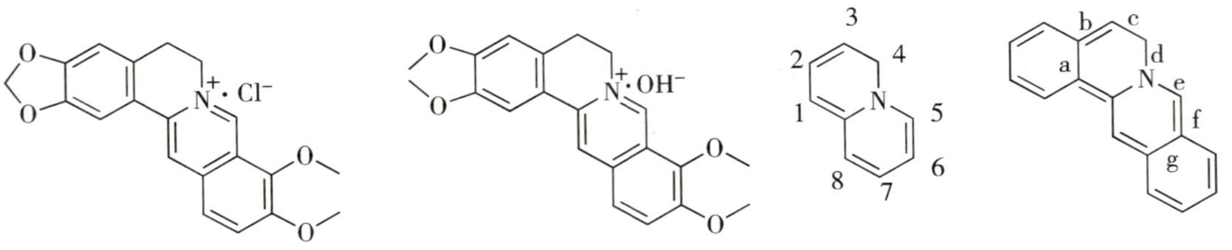

(4-62)小檗碱　(4-63)帕马丁　4H-喹啉　二苯并[*a, g*]喹嗪

（1）小檗碱的全合成　小檗碱（4-62）可以3,4-二甲氧基苯乙酸（4-64）为起始原料，采用合成异喹啉环的方法，经Bischler-Napieralski反应及Pictet-Spengler反应先后两次环合全合成。

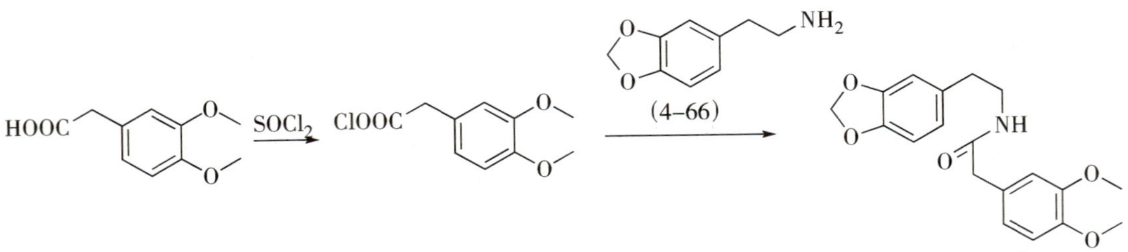

(4-64)　(4-65)　(4-67)

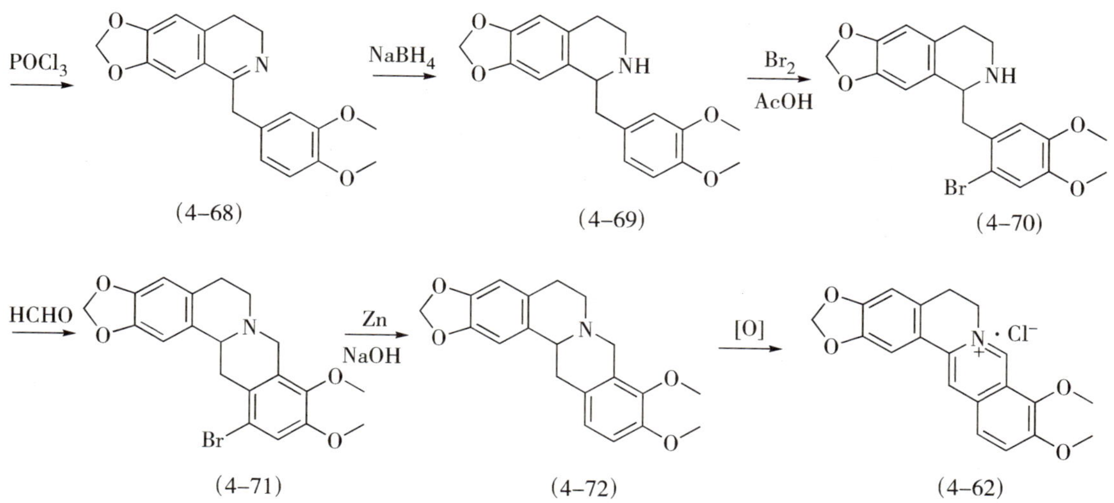

图 4-26 小檗碱的全合成方法

在 Pictet-Spengler 环合反应前进行溴化，是为了提高环合位置的选择性，最后一步氧化反应可采用电解氧化或 HgI 做氧化剂。从合成化学的观点考察，这条路线合理可行，但由于路线较长，收率不高，且使用试剂昂贵，因而不适于工业化生产。

（2）模拟帕马丁的合成方法　1969 年 Muller 等人发表了帕马丁（4-63）的合成方法：使用3,4-二甲氧基苯乙胺（4-73）与 2,3-二甲氧基苯甲醛（4-74）进行脱水缩合生成 Schiff 碱（4-75），并立即将其双键还原转变成苯乙基苯甲基亚胺的骨架（4-76）；然后与乙二醛反应，一次引进两个碳原子而合成二苯并[a,g]喹嗪环，按此合成途径得到二氢帕马丁高氯酸盐（4-77）与帕马丁高氯酸盐（4-63）混合物。

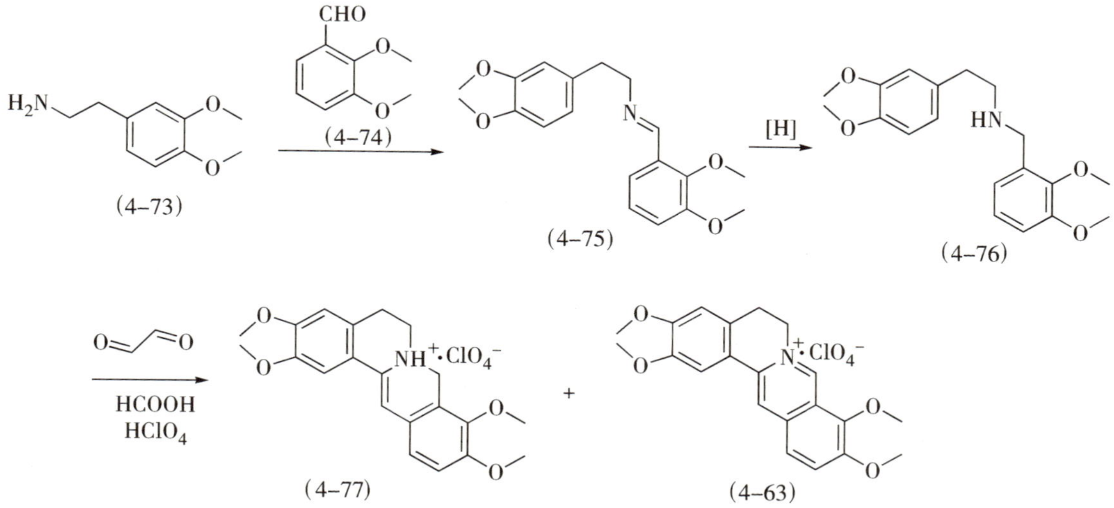

图 4-27 帕马丁的合成方法

参照上述帕马丁的合成方法，从胡椒乙胺（4-66）与 2,3-二甲氧基苯甲醛（4-74）出发，可快速合成小檗碱（4-62）。

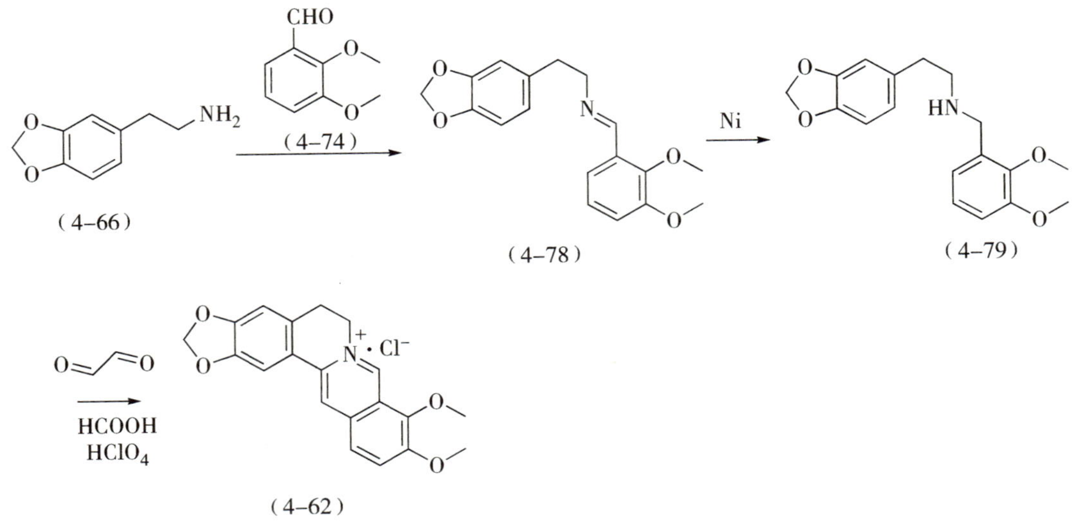

图 4-28 模仿帕马丁的小檗碱合成方法

按此工艺路线制得的小檗碱（4-62）不含二氢化衍生物，产物的理化性质与抑菌能力同天然提取的黄连素完全一致，符合药典要求，并较前述路线更为简捷，所用原料 2,3-二甲氧基苯甲醛（4-74）是工业生产香兰素的副产物，因此较适于大规模生产。

应用模拟类推法的要点在于适当的类比和对有关化学反应的了解，使用时应注意比较已有合成方法、类似化学结构及化学活性的差异。

2. 喹诺酮类抗菌药物的合成方法 喹诺酮类抗菌药物（4-80～4-86）具有相似的基本骨架，合成多以多取代苯胺为起始原料构建吡酮酸环。构建方法是在诺氟沙星（norfloxacin，4-80）和环氧沙星（ciprofloxacin，4-81）等早期品种的合成基础上发展而来的，主要有取代苯胺与乙氧基亚甲基丙二酸二乙酯（EMME，4-87）缩合成环和经取代芳胺环上的亲核取代反应成环两种。

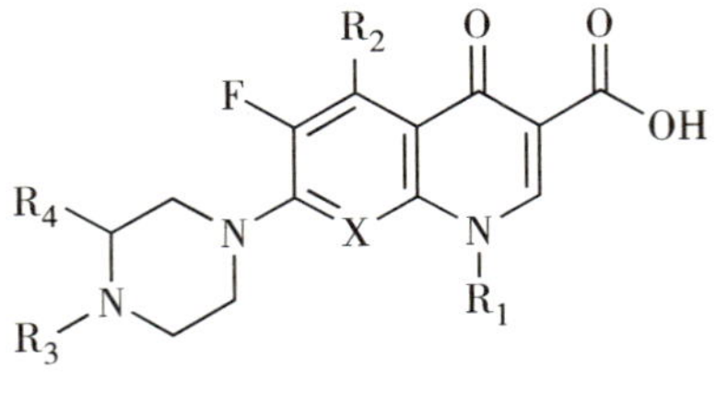

	R_1	R_2	R_3	R_4	X
诺氟沙星 (4-80)	Et	H	H	H	CH
环丙沙星 (4-81)	cyclo-C_3H_5	H	H	H	CH
洛美沙星 (4-82)	Et	H	H	Me	CF
依诺沙星 (4-83)	Et	H	H	H	N
氟罗沙星 (4-84)	CH_2CH_2F	H	Me	H	CF
加替沙星 (4-85)	cyclo-C_3H_5	H	H	H	C-OCH_3
格雷沙星 (4-86)	cyclo-C_3H_5	Me	H	Me	CH

（1）取代苯胺与 EMME 缩合成环。

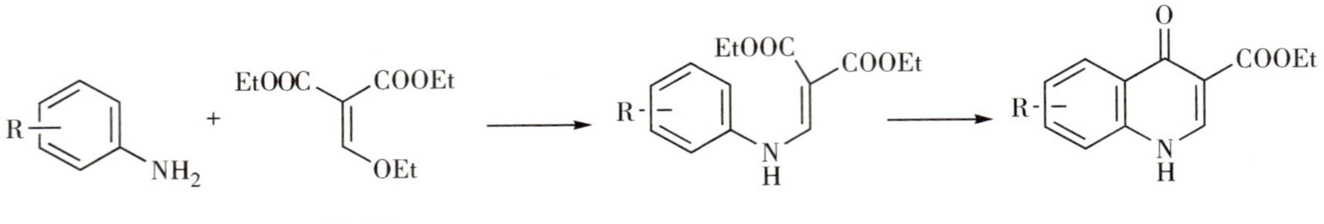

图 4-29 取代苯胺与 EMME 缩合成吡酮酸环

诺氟沙星的合成以 3-氯-4-氟苯胺（4-88）为原料，先与 EMME 脱乙醇缩合，然后在 250～260℃加热环合形成吡酮酸结构的 4-89，溴乙烷为烃化试剂完成 N 原子上的乙基化，然后水解，引入哌嗪基，得到诺氟沙星（4-80）。

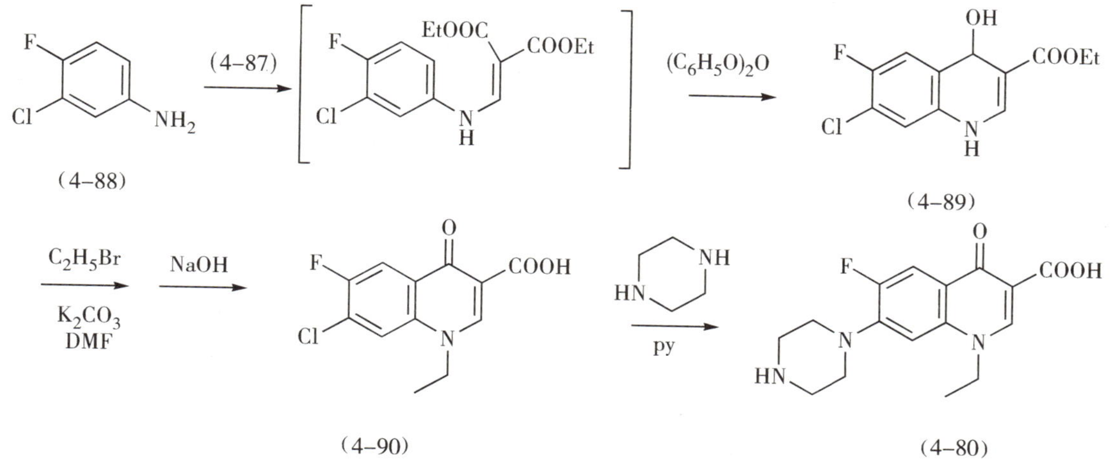

图 4-30　诺氟沙星的合成

与氟诺沙星的合成类似，氟罗沙星（fleroxacin，4-84）可以 2,3,4-三氟硝基苯（4-91）为起始原料，经还原、与 EMME 缩合、高温环合、氟乙基化、引入 N-甲基哌嗪、酸水解等 6 步反应得到。

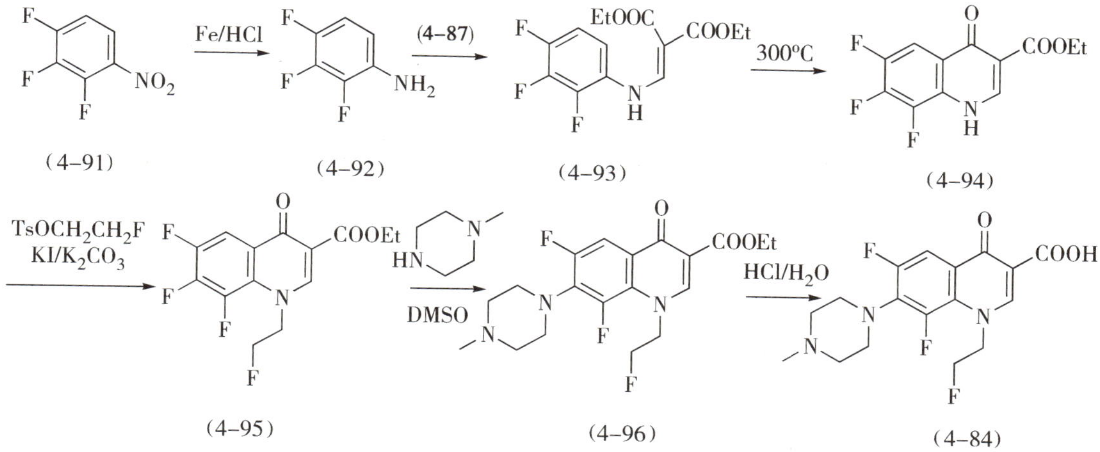

图 4-31　氟罗沙星的合成

（2）经取代芳胺环上的亲核取代反应成环，离去基团为卤素或硝基。

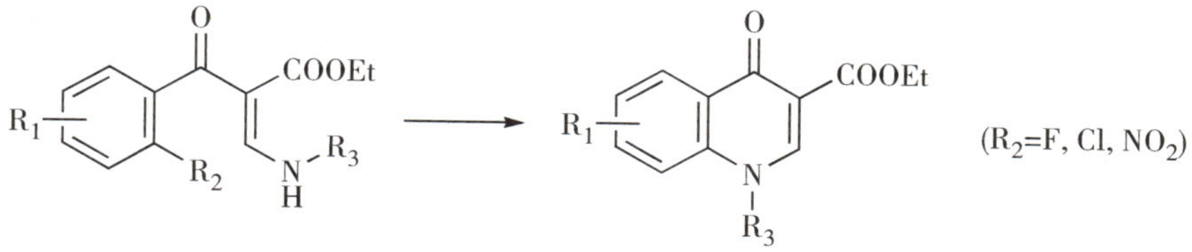

(R_2=F, Cl, NO_2)

图 4-32　经亲核取代反应合成吡酮酸环

环丙沙星（4-81）与诺氟沙星（4-80）的结构差异在于1位取代基分别为环丙基和乙基，但两者的合成路线却有很大不同。环丙沙星的合成从2,4-二氯-5-氟苯甲酸（4-97）开始，成酰氯后与β-环丙胺丙烯酸甲酯（4-99）缩合，环合、水解，再引入哌嗪基。

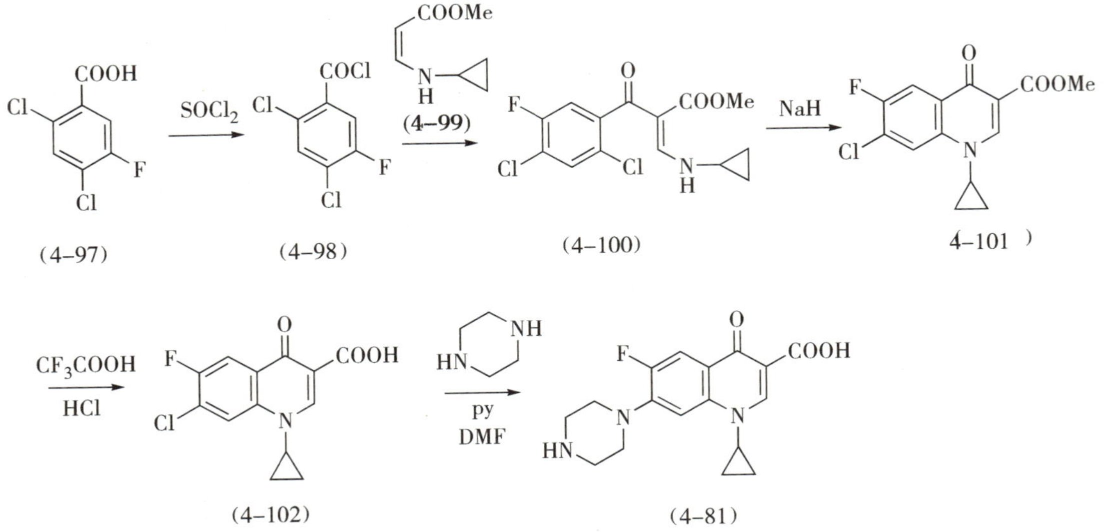

图4-33 环丙沙星的合成

参照上述环丙沙星的合成方法，加替沙星（4-85）可以2,4,5-三氟-3-甲氧基苯甲酸（4-103）为起始原料，成酰氯后与3-二甲氨基丙烯酸乙酯（4-105）反应后，再用环丙胺（4-106）置换，取代关环后得到关键中间体（4-108）。这时若将4-108水解直接与2-甲基哌嗪缩合，由于8位甲氧基的强推电子作用，使得7位氟作为亲核取代反应的离去基团活性大大降低，故缩合收率仅为19.4%；因此将4-108先与硼化物反应生成络合物（4-109），由于4位羰基上氧原子的p电子向硼原子的空轨道发生转移，使得4位羰基的吸电子效应进一步增强，从而提高了7位氟对亲核试剂的反应活性，与2-甲基哌嗪缩合，然后水解得到加替沙星，按此路线改进后缩合与水解两步产率可提高到75.5%。

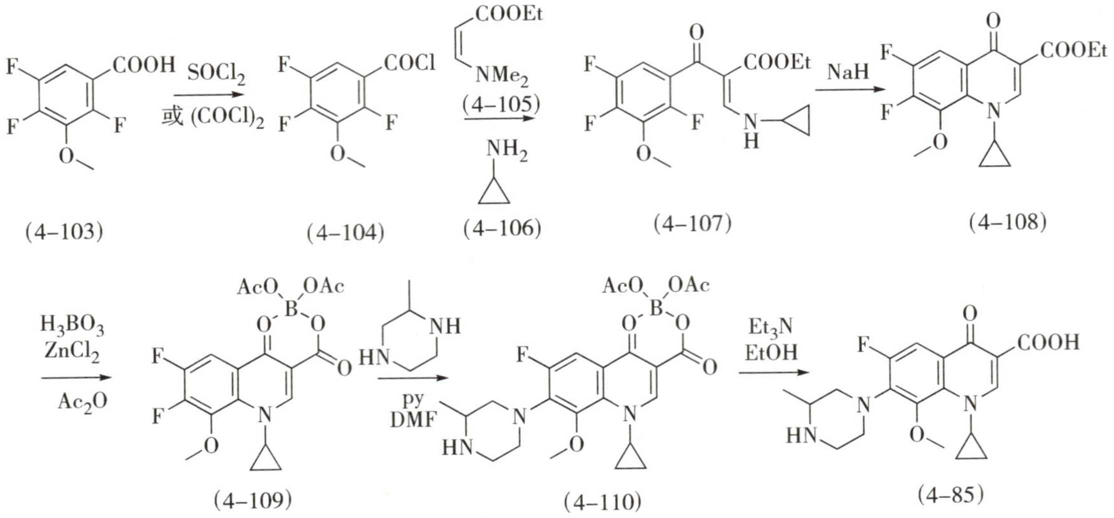

图4-34 加替沙星的合成

（3）喹诺酮类抗菌药物合成方法的改进：上述合成喹诺酮类抗菌药物的两条工艺路线都比较成熟，但工艺步骤相对较多，特别是都将 7 位引入哌嗪基的反应放在路线的最后，且收率较低，技术难度较大。近年来人们对喹诺酮类抗菌药物的合成又有新的改进，尤其是对成环工艺改进很大：以 2-氯-4-氨基-5-氟苯甲酸乙酯（4-111）为起始原料，后 4 步总收率可达 94.5%。

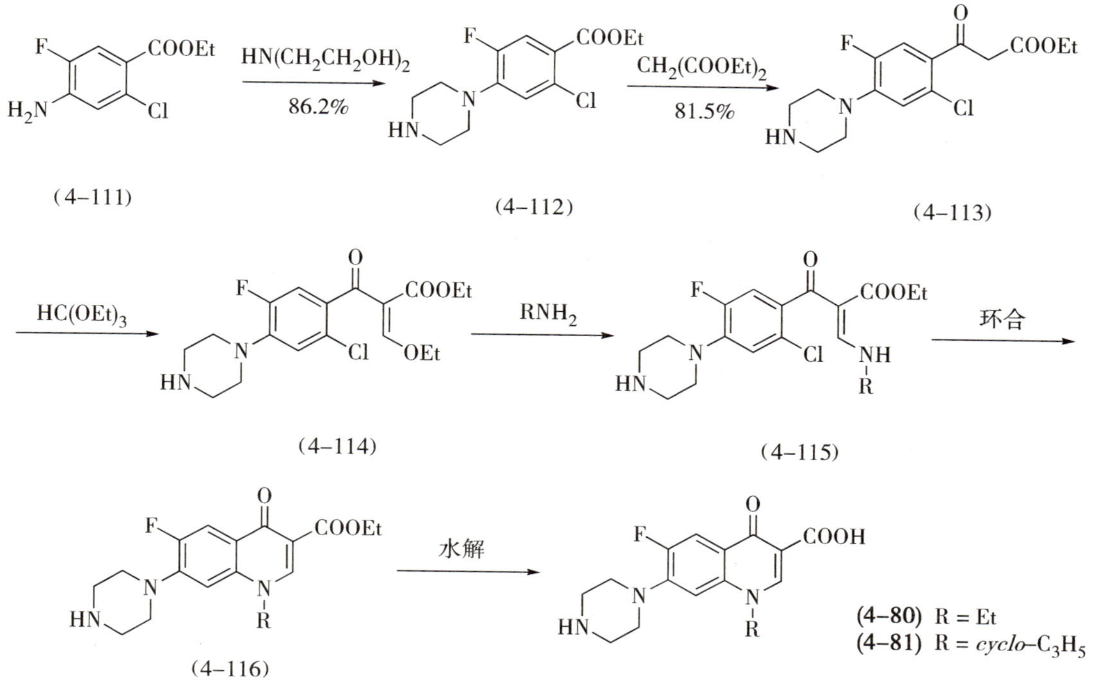

图 4-35　喹诺酮类抗菌药物的工艺改进

第四节　基于转化方式的合成策略

前面简略介绍了药物工艺路线设计的主要方法，但药物工艺路线的设计工作既是一门科学，又是一门艺术，没有一种方法，像辞典一样，让人可以按图索骥，从而得到心仪的目标化合物（药物）合成工艺，只有认真的研究实践才能获得成功。

1989 年诺贝尔化学奖获得者（1990）E. J. Corey 根据其多年的有机合成工作实践，出版了《化学合成的逻辑学》一书，将有机合成路线工作总结为基于转换方式（transform-bases strategies）、目标物结构（structure-bases strategies）、拓扑学（topological strategies）、立体化学（stereochemical strategies）和官能团（functional group-based strategies）的五大策略，可以部分起到辞典的作用。篇幅所限，这里只简要介绍第一部分。

一、反合成子

反合成子（retron）为进行某一转化所必须考虑的结构亚单位，即结构片段，由氢原子、官能团、分子链、分子骨架和立体中心等结构单元或单独或联合组成。如下列结构片段 A、B、

C、D 分别为 Diels-Alder 反应、Claisen 重排、Robinson 关环和 Mannich 反应的反合成子。

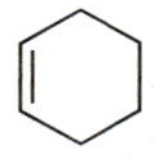

    A 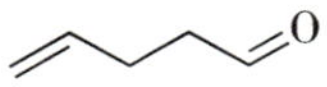   B 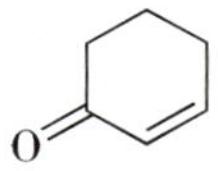   C 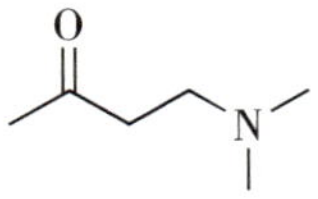   D

反合成子是针对合成子与反应中间体的混淆与乱用而提出的，与合成子考虑的内容不同：合成子是通过转化得到的，目标分子本身并不一定具有该结构（例如重排或联接得到的合成子），而反合成子则是指结构本身所具有的结构，通过该结构可相应地找到所需的转化类型，如表 4-4 和 4-5 所示，二者的因果关系不同，或者说互为因果。

表 4-4　常见的分子切断转换方式及相关的反合成子和前体化合物

序号	目标分子结构	反合成子	转换方式	前体化合物
1	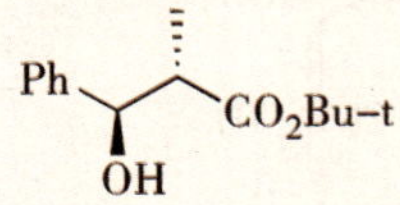	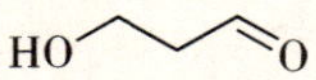	(E)-enolate aldol	PhCHO 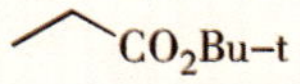 + $CO_2Bu\text{-}t$
2	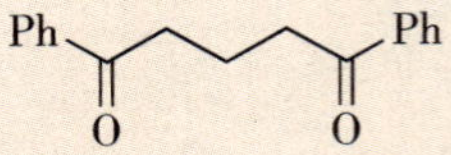	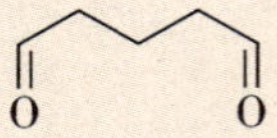	Michael	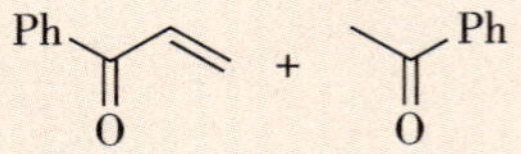
3	Et_3COH	EtCOH	Orgmet. Addn. to Ketons	$Et_2CO+EtMet$
4	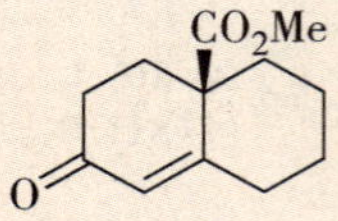	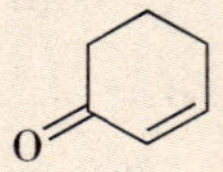	Rebinson Annulation (Aldol+Michael)	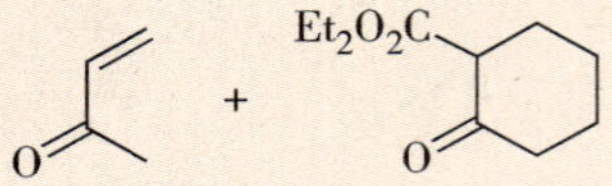
5	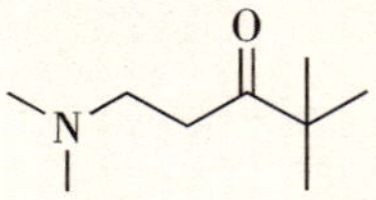	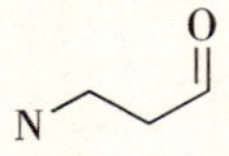	Mannich	$Me_2NH+HCHO+$ 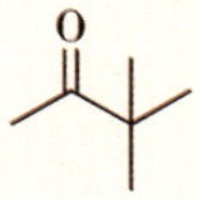
6	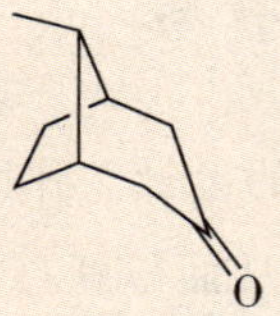	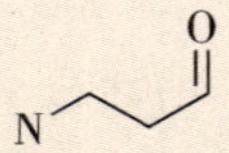	Double Mannich	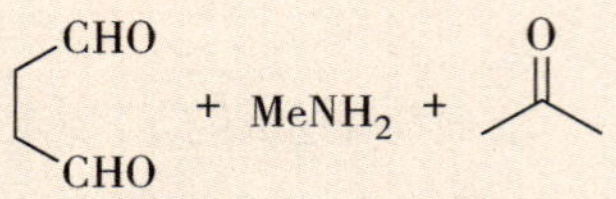 $+ MeNH_2 +$
7	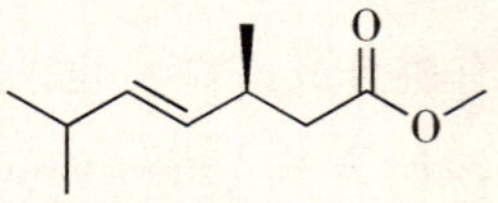	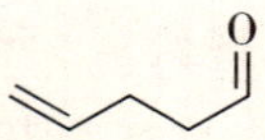	Claisen rearrangement	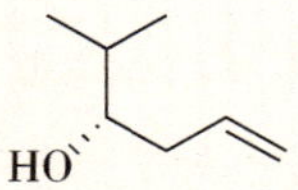 $+ MeCOX$
8	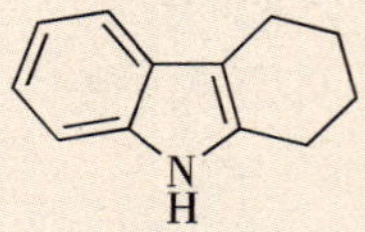	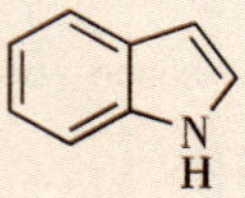	Fischer indole	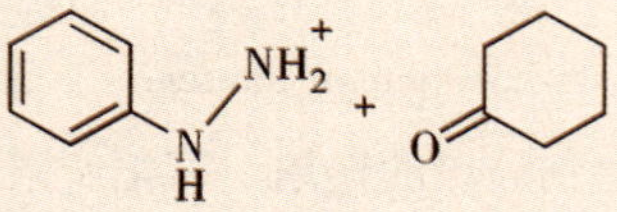
9	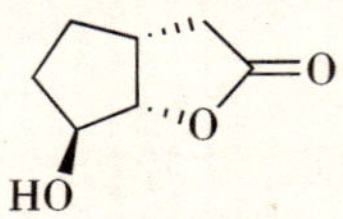	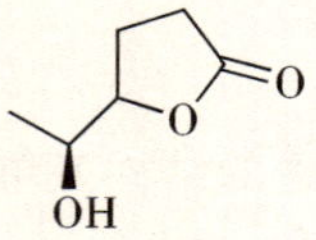	Oxy-lactonization of Olefin	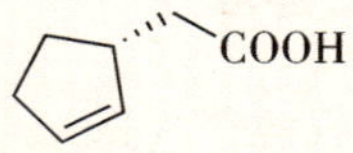

二、根据反合成子类型进行分子骨架转换

表4-4给出了部分常见的分子切断转换方式及相关的反合成子和前体化合物。在进行分子设计中最重要的是首先找到目标分子中的反合成子,然后根据反合成子找到对应的转换方式,从而确定前体化合物。

举例来说,4-(4-甲氧苯基)-2,6庚二酮(4-117)具有明显的1,5-二酮的结构特征(反合成子),从表4-4中可通过Michael加成方法,完成转化,因此,尽管该分子具有明显的结构对称性,仍可以不作重要考虑,而通过α,β-不饱和酮(4-118)与丙酮(4-119)的Michael加成反应获得。

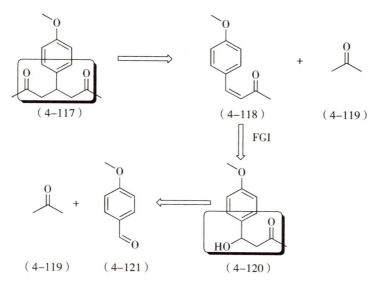

图4-36　4-(4-甲氧苯基)-2,6-庚二酮(4-117)逆合成分析

4-117转化后的中间体4-118尽管粗看在表4-4中没有相应的反合成子,但只要进行简单的官能团转换,即可成为β-羟基酮的结构(4-120),在表4-4中可见,该结构可通过aldol缩合的方式,从相应的醛、酮得到。

当然,涉及具体的有机化学问题,上述方案还有许多值得商榷的地方,例如4-118本身即是4-120的脱水产物,因此根本不必进行无谓的官能团转换;4-117的合成过程中使用丙酮(4-119)的等价物乙酰乙酸乙酯负离子更可行等。表4-5给出了部分常见官能团转换方式,具体使用方法参照表4-4。

表4-5　常见官能团转换方式

序号	目标分子结构	反合成子	转换方式	前体化合物
1	4-溴苯甲醚	溴苯	aromatic bromination	苯甲醚
2	十氢萘酮(烯酮)	丙烯酮	allylic oxidation of CH_2 to $C=O$	十氢萘烯

续表

序号	目标分子结构	反合成子	转换方式	前体化合物
3	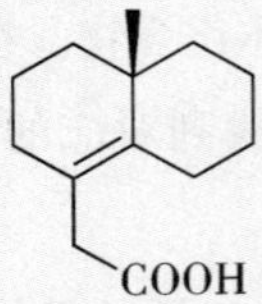 (十氢萘衍生物，含 COOH)	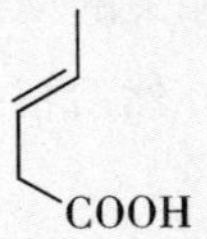 CH₃CH=CHCH₂COOH	allylic oxidation with C=C transposition	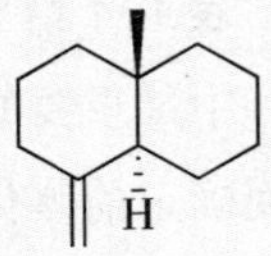 (十氢萘亚甲基前体)
4	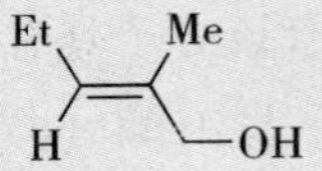 Et、Me 取代烯丙醇 (Z)	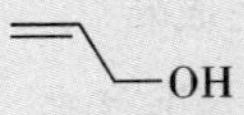 烯丙醇 CH₂=CHCH₂OH	allylic oxidation by SeO₂	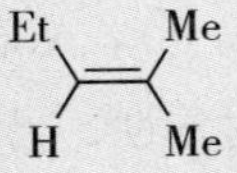 Et、Me 取代烯烃
5	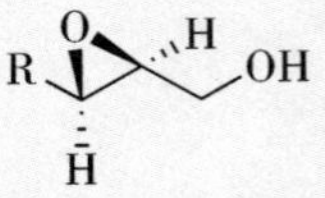 环氧醇 R-(环氧)-CH₂OH	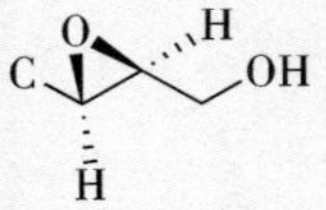 环氧醇 C-(环氧)-CH₂OH	sharpless epoxidation with (R,R)-(+)-DET	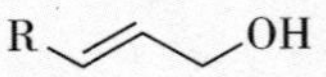 R-CH=CH-CH₂OH
6	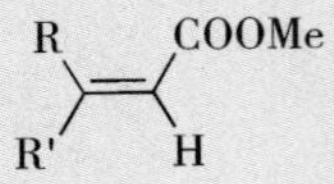 R、R′ 取代烯酸甲酯 (cis)	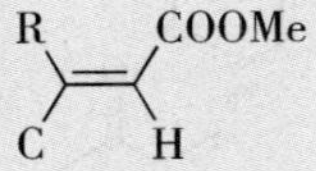 取代烯酸甲酯	cis-addition of R′₂CuMet to C≡C	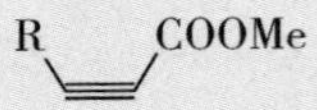 R-C≡C-COOMe
7	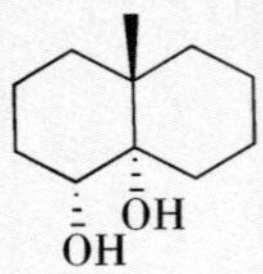 十氢萘二醇 (顺式)	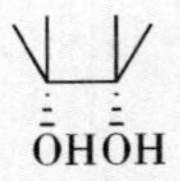 HOCH₂CH₂OH 型片段	cis-hydroxylation of C=C	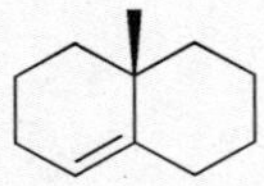 十氢萘烯烃
8	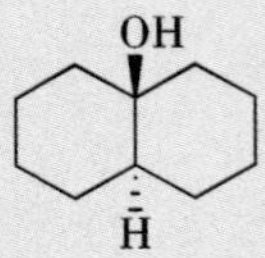 十氢萘醇	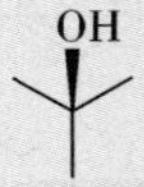 (CH₃)₃C-OH	"O" insertion into C–H (O₃ or RuO₄)	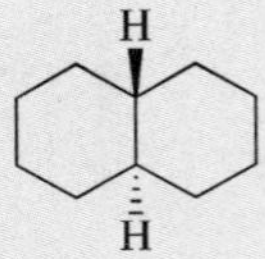 十氢萘
9	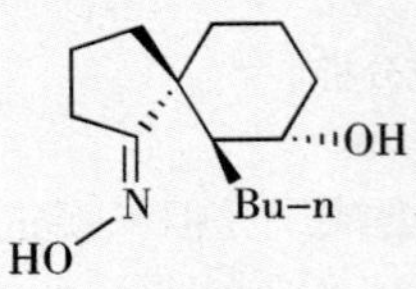 螺环肟醇 (Bu-n, OH)	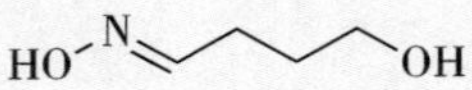 HON=CH(CH₂)₃OH	Barton functionalization	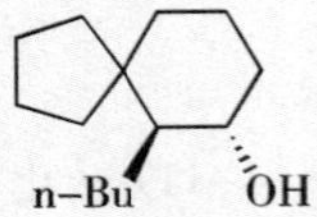 螺环 (n-Bu, OH)
10	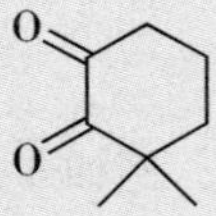 1,2-二酮环己烷衍生物	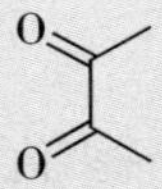 CH₃COCOCH₃	oxidation of ketons by SeO₂	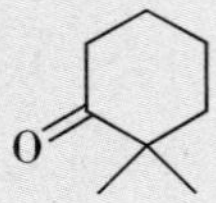 单酮环己烷衍生物
11	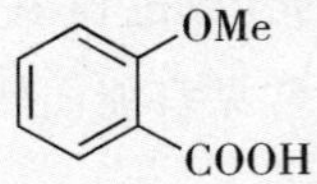 邻甲氧基苯甲酸 (OMe, COOH)	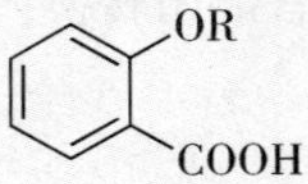 OR、COOH 邻位取代苯	o-metallation (RLi) and carboxylation	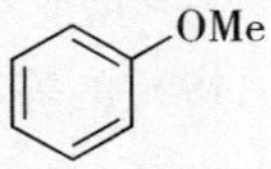 苯甲醚 (OMe)

三、转换方式的选择及应用

在目标分子的合成中，常常会涉及许多不同类型的反应。其中一些反应用于构建分子骨架、立体中心或生成主要官能团。在目标分子的逆合成分析中，能够对目标分子起到简化作用的转换方式叫做"导向转换方式的反（逆）合成研究"（transform-guided retrosynthesis search）。对于特定目标分子，其逆合成分析可以是多步的，但每一步都需要有一个简化方式，这种简化方式称为"目标转换"（T-goal）。因此，研究转换方式策略的任务就是通过研究、比较、筛选，最终选择和确定 T-goal，从而实现对目标分子的简化。表 4-6 列出了一些典型转换反应及其构建的结构单元。

表4-6 一些转换方式及应用

T-goal	应用
Diels-Alder 反应	六元碳环合成
杂 Diels-Alder 反应	氮,氧六元碳杂环合成
环化反应	大、小环的合成
羟醛/酮缩合反应	β-羟基羰基化合物的合成
羟醛/酮缩合反应	α,β-不饱和羰基化合物的合成
Michael 加成	1,5-二羰基化合物的合成
Wittig 等形成双键反应	烯烃类化合物的合成
芳环的选择性还原反应	取代环己烯/环己二烯的合成

例如目标分子中含有六元环结构，通常的目标转换方式为 Diels-Alder 反应和 [2+4] 加成反应：

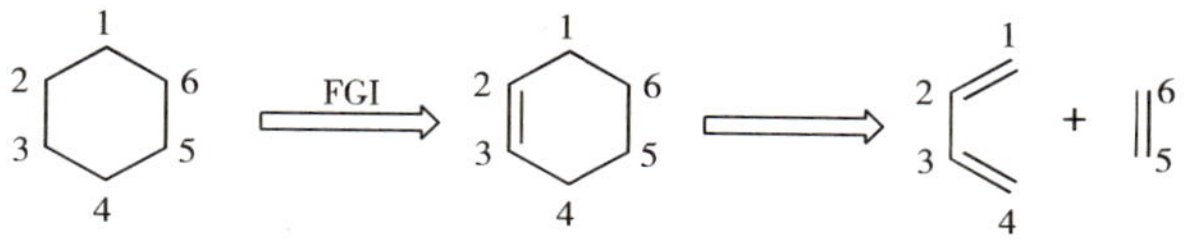

这里要考虑的是 2,3-双键建立的难易程度；二烯体的 C_2-C_3 键和亲二烯体 C_5-C_6 的对称性或潜在对称性；适当的 Diels-Alder 反应转换类型；二烯体和亲二烯体中有利的或不利的不对称取代、电子活性；取代基的立体效应；1,4-、1,6-、4,5-、5,6-位的立体关系、环的连接和过渡单元及其不利的不饱和度、杂原子等的不同影响……以确定恰当的 Diels-Alder 反应转换类型，确保反应的顺利进行。

反合成子概念的提出及相关策略的应用，极大地降低了有机合成设计的难度。随着有机合成学科和技术的不断发展，将会有越来越多的反合成子被提出和确定，这将极大地完善相应的数据库，并使计算机辅助路线设计越来越具有实用性。

第五章 制药工艺条件的筛选

在确定药物制备工艺路线之前，通常要对制备工艺路线的各个实验条件及参数进行选择，以期达到工艺条件的优化，即制备药物工艺路线最短、所用原料廉价易得、操作简便安全、反应时间短、产品收率高、纯度好、污染少。研究药物制备工艺的主要目的是使每一步反应的收率及纯度达到最佳，但往往两者不能兼顾，有时为了获得纯度较高的产物而采用低产率的反应条件。制药工艺的研究就是研究有关反应条件对反应速率和收率的影响及反应终点的控制和产物的后处理。因而，制药工艺路线研究需要探索化学反应条件对反应物所起作用的规律性。

药物的制备过程是各种化学单元反应与化工单元操作的有机组合及综合应用。只有对化学反应的内因和外因，以及它们之间的相互关系深入了解后，才能正确地将两者统一起来考虑，才有可能获得最佳的工艺条件，从而正确地指导生产。化学反应的内因，主要是指参与反应的物质的本身性质，即分子中原子的结合状态、键的性质、立体构型和构象、功能基的活性、各原子和功能基之间的相互影响及物理化学性质等，它们都是设计、选择及优化药物合成工艺路线的理论依据。化学反应的外因，即反应条件，主要包括反应物的浓度、反应温度、加料方式及配料比、搅拌速度、反应时间及终点确定、反应温度与压力、催化剂、pH值、溶剂、后处理、中间体及产物的质量监控及设备状况等。有机反应大多进行较慢、副反应很多，上述因素在一个化学反应中往往是相辅相成又相互制约的关系。

第一节 反应物的浓度及投料比

反应物浓度的改变对反应影响比较大。高浓度即溶剂量少时，反应物之间碰撞接触并发生化学反应的几率相应地增加，反应速率也可能随之加快。然而，高浓度的条件下很容易发生副反应，低浓度即溶剂量较大时，反应速率可能随之减慢，但溶剂可吸收热量，有利于控制快速放热反应的温度。因此，反应物的配料比与浓度的改变值是值得深入研究的。

反应物的配料比是指参加反应的各物质间量的比例关系，即反应物的浓度问题。利用质量作用定律可以计算出浓度对反应速率影响的程度，这种影响又因反应类型的不同而异。按化学反应进行的过程，反应类型可分为简单反应和复杂反应两大类。

一、简单反应

反应物分子经碰撞一步转化为生成物分子的反应称为基元反应。只包含一个基元反应的化学反应称为简单反应。基元反应是机理最简单的反应，它是以反应分子数或反应级数来分类的，如单分子反应、双分子反应、三分子反应等。

1. 单分子反应　只有一个分子参与的基元反应称为单分子反应,其反应速率与反应物浓度的一次方成正比,故又称一级反应。多数一级反应为单分子反应,它的反应速率与反应物浓度成正比,速率方程式为:

$$v = -\frac{dC}{dt} = kC \qquad 式（5-1）$$

式中: t 为反应时间; k 为速率常数; C 为浓度。

属于单分子反应类型的反应有:①热分解反应,如烷烃的裂解;②某些水解反应,如叔卤代烷碱液的水解;③异构化反应,如顺反异构化;④某些重排反应,如 Beckmann 重排、克莱森重排、联苯胺重排;⑤酮式-烯醇式互变异构等。

例如,叔卤代烷的单分子 E1 消除反应,反应速率只与卤代烷的浓度有关,属于一级反应,其反应方程式及速率方程式如下:

$$v = -\frac{d[(CH_3)_3CBr]}{dt} = k[(CH_3)_3CBr] \qquad 式（5-2）$$

2. 双分子反应　当两个分子相互碰撞而发生的反应称为双分子反应,即二级反应,它的反应速率与反应物浓度的乘积成正比。在溶液中进行的多数有机化学反应都属于这种类型,如取代反应(亲电取代、亲核取代)、加成反应及 E2 消除反应等,其反应速率方程为:

$$v = -\frac{dC}{dt} = kC_A C_B \qquad 式（5-3）$$

式中: t 为反应时间; k 为速率常数; C_A 为反应物 A 的浓度; C_B 为反应物 B 的浓度。

例如,伯卤代烃在碱性溶液中的水解属于二级反应。

$$CH_3CH_2Cl + NaOH \longrightarrow H_2C=CH_2 + NaCl + H_2O$$

3. 零级反应　反应速率与反应物浓度无关的,仅受如光强度、催化剂表面状态及酶活性等因素的影响的反应为零级反应,如某些生物降解反应、聚合反应、表面催化反应及电解反应等,其速率方程为:

$$v = -\frac{dC}{dt} = k \qquad 式（5-4）$$

式中: t 为反应时间; k 为速率常数; C 为浓度。

二、复杂反应

由两个或两个以上基元反应构成的化学反应称为复杂反应,主要包括可逆反应、平行反应及相连续反应等。

1. 可逆反应　可逆反应是一种常见的复杂反应,即正方向的反应和逆方向的反应是同时进行的,质量作用定律同样适用。该类反应的特点是正反应进行的速率随时间延长而逐渐减小,逆反应速率随时间延长而逐渐增大,直至正逆反应速率相等,此时,反应物和生成物的浓度不再随时间变化而变化。为提高收率,可通过增加某一个反应物的浓度,以利于平衡向正方向移动,使产物量增加。此处,过量的反应物一般是廉价易得,并易于从反应混合物中分离除去。例如，醋酸和乙醇的酯化反应：

$$CH_3COOH + CH_3CH_2OH \underset{k_2}{\overset{k_1}{\rightleftharpoons}} CH_3COOC_2H_5 + H_2O$$

若醋酸和乙醇的起始浓度各为 C_A 及 C_B，经过 t 时间后，产物乙酸乙酯及水的浓度为 x，则时刻醋酸的浓度为 C_A-x，乙醇的浓度为 C_B-x，依据质量作用定律，可知：

正反应速率 $\quad\quad\quad\quad v_1 = k_1(C_A-x)(C_B-x)$ 式（5-5）

逆反应速率 $\quad\quad\quad\quad v_2 = k_2 x^2$ 式（5-6）

那么，总反应速率为：

$$\frac{dx}{dt} = k_1(C_A-x)(C_B-x) - k^2 x^2 \quad\quad 式（5-7）$$

该可逆反应中，为提高正反应产物乙酸乙酯的收率，可采用移动化学平衡的方法，如除去生成物之一或增加反应物之一（通常为乙醇）的浓度，以利于正反应的进行。

在局麻药丁卡因（tetracaine，5-3）的合成过程中（图5-1），为提高其收率而增大反应物β-二甲基氨基乙醇（5-2）的用量，同时蒸出反应生成的乙醇。

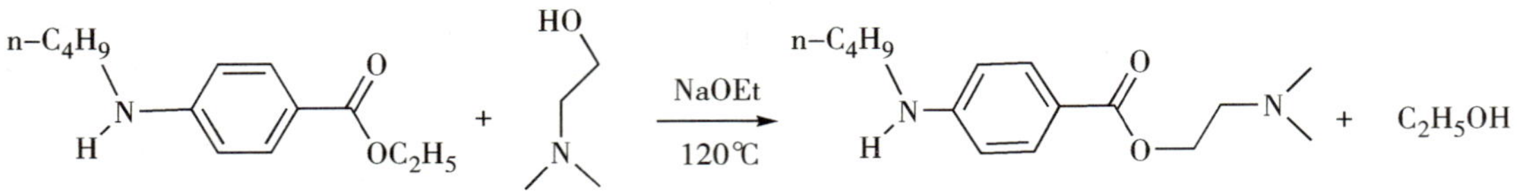

图5-1　局麻药丁卡因的合成

2. 平行反应　平行反应又称竞争性反应，也是一种复杂反应，即在同一个反应物系统中同时进行着几种不同的化学反应，生成不同的产物。在生产上将目标反应称为主反应，其余的称为副反应，该类反应在有机反应中经常遇到，如氯苯（5-4）的硝化（图5-2）：

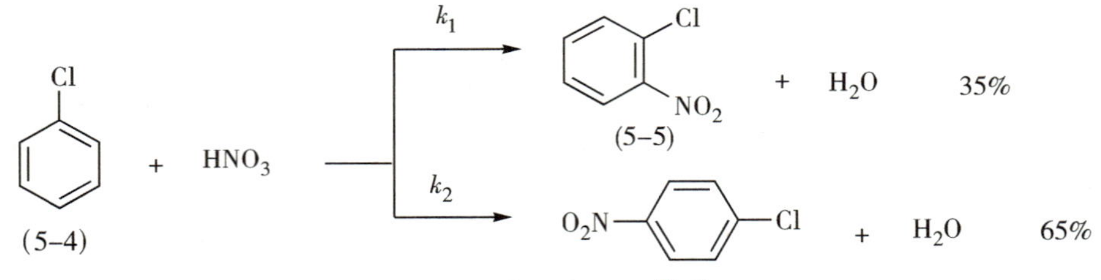

图5-2　氯苯的硝化

若反应物氯苯的初始浓度为 a，硝酸的初始浓度为 b，经过 t 时间后，生成邻硝基氯苯（5-5）和对硝基氯苯（5-6）的浓度分别为 x、y，则其速率分别为：

$$\frac{dx}{dt} = k_1(a-x-y)(b-x-y) \quad\quad 式（5-8）$$

$$\frac{dy}{dt} = k_2(a-x-y)(b-x-y) \quad\quad 式（5-9）$$

反应总速率为：

$$-\frac{dC}{dt} = \frac{dx}{dt} + \frac{dy}{dt} = (k_1+k_2)(a-x-y)(b-x-y) \quad\quad 式（5-10）$$

式中 $-\dfrac{dC}{dt}$ 为反应物氯苯或硝酸的消耗速率。

将两式相除得：

$$\frac{(dx/dt)}{dy/dt}=k_1/k_2 \qquad 式（5-11）$$

将上式积分得：

$$\frac{x}{y}=\frac{k_1}{k_2} \qquad 式（5-12）$$

由式 5-12 可知，级数相同的平行反应，其反应速率之比为一常数，与反应物的浓度和反应时间无关。不论反应时间的长短，各生成物之间的比例是不变的。换言之，对于此类反应，不能采用改变反应物的摩尔比或反应时间的方法来改变各生成物间的比例。但是，我们可以通过改变温度、溶剂或催化剂等条件来调节生成物的比例。

三、反应物的配料比

通常情况下，增加反应物的浓度，对加快反应速率、提高设备使用能力及减少溶剂使用量等都是有利的。但是，绝大多数有机反应都是主、副反应共存的。因此，采用增加反应物浓度来加快反应速率的方法，也会使副反应速率提高。所以，应选择最适宜的浓度，以兼顾化学反应的整体因素。当遇到此类问题时，通常可从以下几方面考虑：

1. 当反应为可逆反应时，增加一种反应物的浓度或从反应体系中不断移走生成物之一，可以提高正反应速率并增加产物的收率。

例如，制备用于合成甲磺酸艾瑞布林（eribulin mesylate）的中间体 5-8 的过程中，采用缩酮的结构对醇羟基进行保护（图 5-3）。此反应中，采用甲苯为溶剂（沸点为 110℃），将该反应中生成的水从反应体系中移走，促使平衡向右移动。

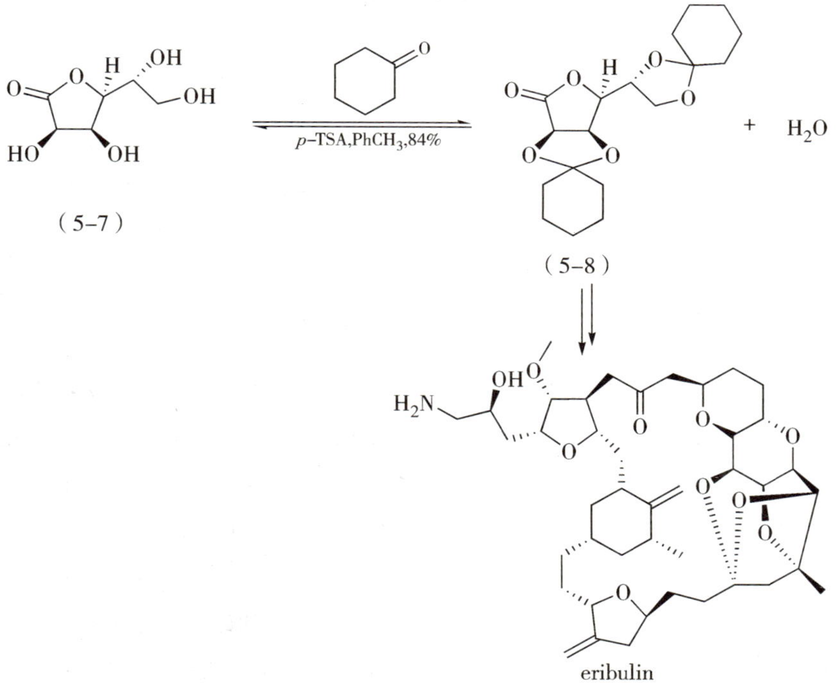

图 5-3　甲磺酸艾瑞布林合成中间体的制备

2. 当产物的生成量取决于反应液中某一反应物的浓度时，则应增加其配比。此时，应考虑到经济效益等因素，最佳配料比是在使主产物收率较高的同时，又能节约原料（即降低单耗）的配比。

在某些反应中，使某一试剂或原料过量来获得更多的目标产物的方法是非常必要的。例如，阿立哌唑（aripiprazole）是一个第三代抗精神病药，单醚产物（5-10）是其合成工艺中的一个中间体（图5-4），它是由7-羟基-3,4-二氢-2（1H）-喹啉酮（5-9）与1,4-二溴丁烷反应制得的。除5-10外，还可得到二醚产物（5-11），单独考虑减少二醚产物的生成量，应使用等量的反应物。但是，由于单醚产物（5-10）与1,4-二溴丁烷竞争喹啉酮（5-9），结果得到的产物应是混合物。因此，为了提高单醚产物的比例，应使用过量的1,4-二溴丁烷。

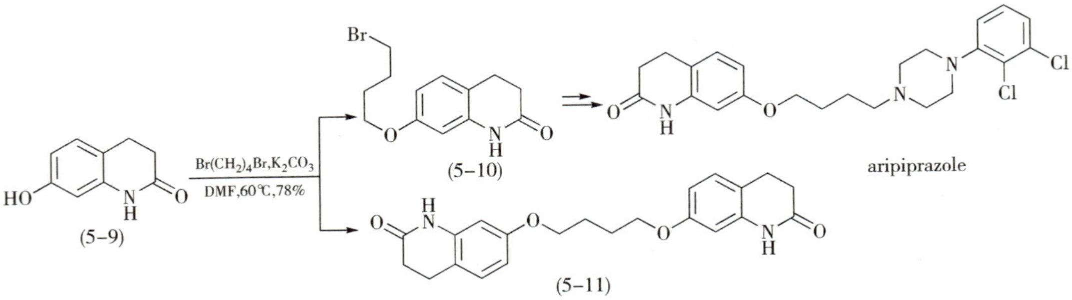

图5-4 阿立哌唑合成中间体的制备

又如磺胺的合成过程中，乙酰苯胺的氯磺化反应产物对乙酰氨基苯磺酰氯（5-12，简称ASC）的收率取决于反应液中氯磺酸与硫酸两者的浓度关系：

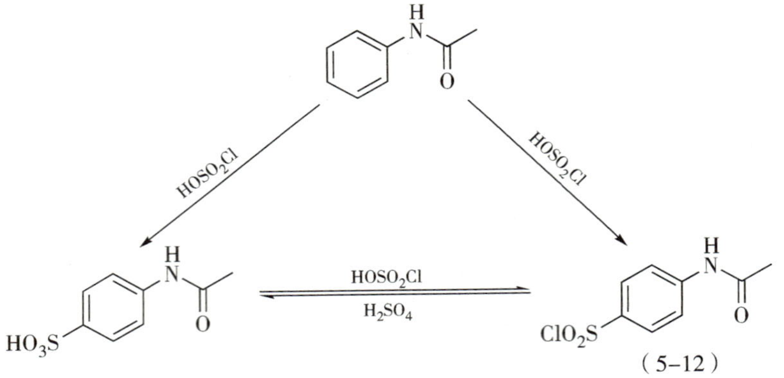

图5-5 乙酰苯胺的氯磺酰化反应

当乙酰苯胺与氯磺酸的投料量为理论量（1∶2）时，ASC的收率为7%；当摩尔比为1∶4.8时，ASC的收率为84%；当摩尔比增加至1∶7时，收率可达87%。氯磺酸的用量越多，与硫酸的浓度比越大，对ASC的生成越有利。在生产实际中，考虑到氯磺酸的有效利用率、生产安全及经济核算等因素，采用了较为经济合理的配比，即1∶4.5~1∶5。

3. 当反应中有一种反应物不稳定时，则需增加其用量，以保证其有足够的量参与反应。如合成巴比妥类药物（5-14），其最后一步环合反应通常是用取代的丙二酸二乙酯（5-13）与尿素环合（图5-6）。在碱性条件下，尿素受热易分解，所以必须要用过量的尿素（生产上一般过量60%左右）。

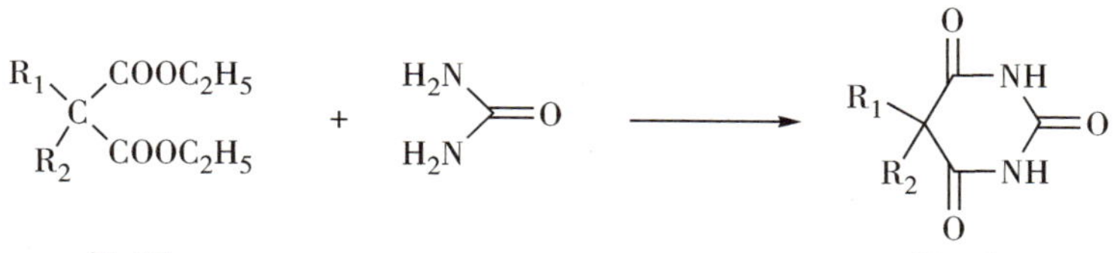

$$\text{(5-13)} \quad + \quad \text{H}_2\text{N-CO-NH}_2 \quad \longrightarrow \quad \text{(5-14)}$$

图5-6　巴比妥类药物的合成

4. 当参与主、副反应的反应物不尽相同时，应利用这一差异，增加某一反应物的用量，以增强主反应的竞争力。例如，制备氟哌啶醇过程中的中间体4-对氯苯基-1,2,3,6-四氢吡啶（5-16）可由对氯 α-甲基苯乙烯（5-15）与甲醛、氯化铵作用，再经酸性重排而得（图5-7）。

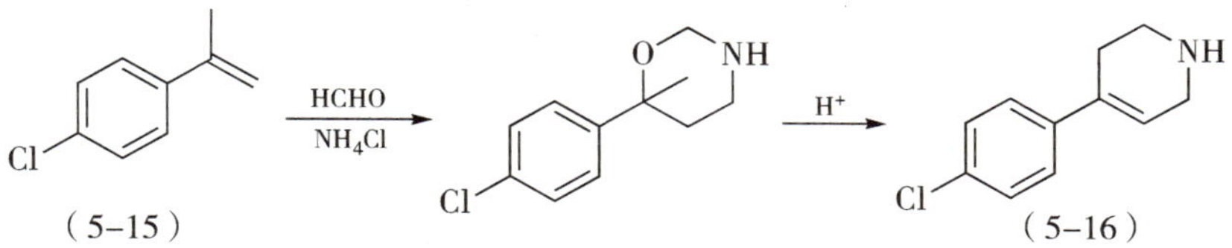

图5-7　氟哌啶醇的中间体的合成

然而，对氯 α-甲基苯乙烯（5-15）与甲醛会发生副反应（图5-8），生成1,3-二氧六环衍生物（5-17）。这个反应可以看作是正反应的一个平行反应，为了抑制此副反应，投料时可适当增加氯化铵的用量，生产上氯化铵的用量超过理论量的100%。

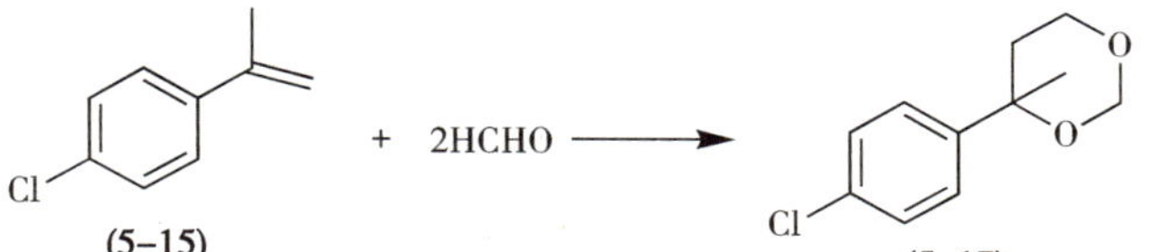

图5-8　氟哌啶醇的中间体合成过程中的副反应

5. 为了防止连续反应（副反应）的发生，有些反应物的配料比宜小于理论量，使反应进行到一定程度后就终止了。例如，在无水 $AlCl_3$ 催化下，将乙烯通入苯（5-18）中制得乙苯（5-19）。由于乙基的给电子效应，使苯环活化，更容易发生亲电取代反应而引入第二个乙基，如有足够量的乙烯，最终将得到多取代的苯。所以，生产上一般控制乙烯与苯的摩尔比为0.4∶1左右，这样乙苯的收率高。

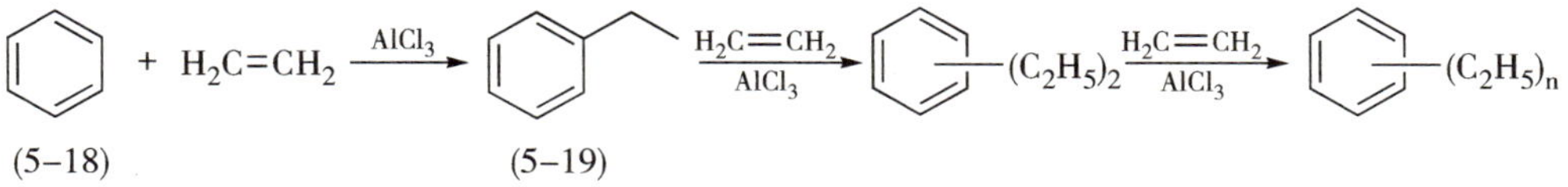

图5-9　苯的乙基化

此外，如果反应物兼作溶剂时，其配量要相应增加。

6. 当开始一个新反应时，主辅料的摩尔比一般为1∶1.2，反应物浓度10%开始进行反应条件的探索，再根据实验的实际情况加以调整。

第二节 溶 剂

制备药物的反应大多数都是在溶剂中进行的。溶剂可以帮助反应体系散热或传热，使反应分子均匀分布，增加分子间碰撞、接触的机会，进而加速反应进程。溶剂可直接影响反应速率、方向、浓度及产物晶型、构型等。此外，采用重结晶法精制反应产物时，也需要溶剂。因此，在药物合成中，对溶剂的选择和使用是十分重要的内容，也是在药物工艺路线反应条件研究内容中较为重要的部分。本节主要对反应溶剂、重结晶溶剂及 pH 值这几方面进行分析研究。

一、溶剂的极性

溶剂的极性主要用偶极矩和介电常数两个物理常数来表示。溶剂主要分为有机溶剂和无机溶剂，有机溶剂经常用于药物合成工艺中，其永久偶极矩值在 $0 \sim 18.5 \times 10^{-30}$ cm（$0 \sim 5.5$D）之间。

介电常数是衡量溶剂极性的重要参数之一。它是分子的永久偶极矩和可极化性的函数，它随分子的偶极矩和可极化性增大而增大。有机溶剂的介电常数值为 2~190；介电常数大的溶剂可以解离，被称为极性溶剂；介电常数小的溶剂被称为非极性溶剂。研究溶剂的极性，目的在于了解其总的溶剂化能力，得到最适合药物合成工艺的溶剂。

偶极矩和介电常数小的溶剂，其溶剂化作用也很小，一般将介电常数在 15 以上的溶剂称为极性溶剂，小于 15 的溶剂称为非极性溶剂或惰性溶剂。

二、溶剂的分类

溶剂的分类方法有很多种，可按照溶剂的化学结构、物理常数、酸碱性和极性等依据进行分类。其中，按溶剂发挥氢键给体作用的能力，可将溶剂分为质子性溶剂（protic solvent）和非质子性溶剂（aprotic solvent）两大类。

质子性溶剂是指分子中含有可形成氢键的氢原子的溶剂，如水、醇类、质子酸（硫酸、磷酸、乙酸等）及胺类衍生物等。该类溶剂既可以与含负离子的反应物发生氢键结合，产生溶剂化作用，也可与负离子的孤对电子进行配位，或与中性分子中氧原子（或氮原子、氟原子等）形成氢键，亦或由于偶极矩的相互作用而产生溶剂化作用。

非质子溶剂不含有易取代的氢原子，主要靠偶极矩或范德华力的相互作用而产生溶剂化作用。非质子性溶剂可以分为以下几类：①醚类，如乙醚、四氢呋喃、二氧六环等；②卤代烃，如氯仿、四氯化碳等；③芳香烃，如甲苯、氯苯、硝基苯等；④酰胺类，如 N,N-二甲基甲酰胺（DMF）、N-甲基吡咯烷酮（NMP）、六甲基磷酰胺（HMPA）等；⑤酮类，如丙酮、丁酮等；⑥硝基烷类，如硝基甲烷；⑦其他类，如吡啶、二甲基亚砜（DMSO）、乙腈等。

三、溶剂的作用

通常情况下，有机化学反应需在溶液状态下进行。那么，为什么该类反应要在溶剂中进行呢？一个重要的原因就是溶液中分子间作用力比在气相或固相条件下更强些，更容易变化，并可以多种方式影响反应物的性质。溶剂不仅为化学反应提供了进行的场所，还可影响化学反应的反应速率、反应方向、平衡状态及产物构型等。

1. 溶剂对化学反应速率的影响 有机反应按其机理可分为两大类：一类是游离基型反应，游离基型反应一般在气相或非极性溶剂中进行；另一类是离子型反应，该类反应中溶剂的极性对反应的影响很大。离子或极性分子处于极性溶剂中时，溶质和溶剂之间能通过静电引力而发生溶剂化作用，在此过程中，物质放出热量而降低位能。溶剂化作用系指每一个被溶解的分子或离子被一层或松或紧地受束缚的溶剂分子所包围的现象。在电解质溶液中，溶剂分子和离子之间的分子间相互作用尤为重要，这是由于离子对溶剂分子的作用力特别强的缘故。静电相互作用的粗略计算表明，被溶解的离子最邻近的溶剂分子，其所受到的电场强度为 $10^3 \sim 10^7$ V/cm。

溶剂化自由能是溶剂化能力的量度。物质的溶解不仅需要克服溶质分子间的相互作用能，还需要克服溶剂分子本身的相互作用能。这些所需的能量可通过溶剂化自由能 ΔE_{solv} 而得到补偿。化合物的溶解热可以看作是溶剂化自由能和晶格能之间的差值，如图 5-10 所示。如果是释放出的溶剂化自由能高于晶格能，那么溶解的全过程是放热的；反之，如果需要向体系提供能量，溶解的过程便是吸热的。

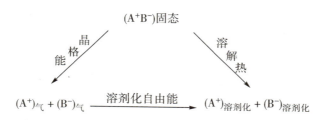

图 5-10 晶格能、溶剂化自由能和溶解热之间的关系

化学反应速率由反应物和过渡态之间的能量差（活化能 E）决定。化学反应中，如果反应物比过渡态更容易发生溶剂化，反应物位能降低 ΔH。相应地，活化自由焓增加 ΔH，降低了反应速率（图 5-11a）；当过渡态更容易发生溶剂化时，过渡态位能降低 ΔH，反应速率加快，溶剂极性加大对反应有利（图 5-11b）。

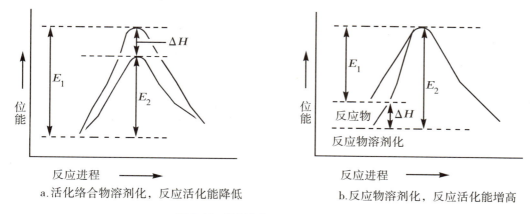

图 5-11 溶剂化与活化能关系示意图

极性溶剂可以促进离子反应，溶剂的改变会显著地改变均相化学反应的速率和级数，溶剂的合理选择可以使化学反应速率显著地增加或减小。如碘甲烷和三丙胺反应生成季铵盐的反应，活化过程中产生电荷分离，因此溶剂极性增强，使电荷分散、体系稳定，反应速率明显加快。研究结果表明，其反应速率随着溶剂的极性变化而显著改变。

$$(C_3H_7)_3N + CH_3I \rightleftharpoons \left[(C_3H_7)_3\overset{\delta+}{N}H\text{-}\text{-}CH_3\text{-}\text{-}\overset{\delta-}{I} \right] \longrightarrow (C_3H_7)_3\overset{+}{N}CH_3 + I^-$$

图 5-12 碘甲烷与三丙胺生成季铵盐的反应

若以应用正己烷为溶剂时的反应速率为 1，则应用其他溶剂时的相对反应速率如表 5-1 所示。可以看出，溶剂的极性增大，反应速率也加快。

表 5-1 溶剂与相对速率的关系

溶剂名称	相对速率	溶剂名称	相对速率
N,N-二甲基甲酰胺	900	乙酸乙酯	125
硝基甲烷	500	氯仿	100
丙酮	340	正丁醇	70
甲醇	285	苯	38
乙醇	200	乙醚	4
丁酮	150	正己烷	1

在合成药物工艺研究中，选择适当的溶剂可以加快或减缓化学反应速率。然而，溶剂对反应影响的原因非常复杂，目前还不能从理论上十分可靠地找出某反应的最适宜溶剂，通常只能根据实验结果来确定。

如果比较反应物分子和活化络合物分子内部的电荷分布情况，那么就可根据分子内电荷分布的改变，大体上推测极性溶剂对化学反应速率的影响。在反应物转变为活性络合物的过程中，如果分子内电荷分布改变结果是使电荷增加，则极性溶剂将大大增加反应速率；反之，若电荷分布改变结果是使电荷分散，则极性溶剂将使反应速率减慢；若电荷分布改变结果是使部分电荷中和，则极性溶剂会大大降低反应速率。

2. 溶剂对化学反应方向的影响 溶剂除可影响化学反应速率外，还可影响化学反应的方向。例如，甲苯（5-20）与溴素进行溴代反应时，不同极性的溶剂决定了反应进行的方向，得到完全不同的取代反应产物。当以二硫化碳为溶剂时，取代反应发生在侧链上；当以硝基苯为溶剂时，取代反应发生在苯环上，如图 5-13 所示。

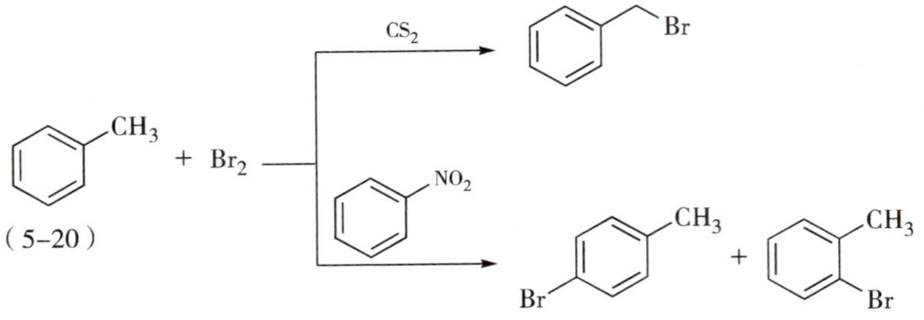

图 5-13 甲苯与溴素进行取代反应

重氮基的取代反应是按照自由基的反应机理进行的，但该反应过程中可能有两个副反应发生。如图 5-14 所示，氯化重氮苯（5-21）发生取代反应时，在氯化亚铜的催化下可得到取代产物氯化苯（5-22），两个副产物分别为：按 SN1 机理反应机理进行得到水解副产物——苯酚，以及按芳烃的亲电取代反应得到的偶合副产物——2-（苯基二氮烯基）苯酚（5-23）。其中，取代反应和水解反应都是在水中进行的，与有机溶剂的加入与否无关；但对于氯代反应和偶合反应的竞争，有机溶剂的加入有利于酚离开水相向有机相转移，相当于降低了酚的浓度，有利于氯代反应而不利于偶合反应，即在该类反应中，有机溶剂的加入会使反应更多地向着取代反应方向进行。

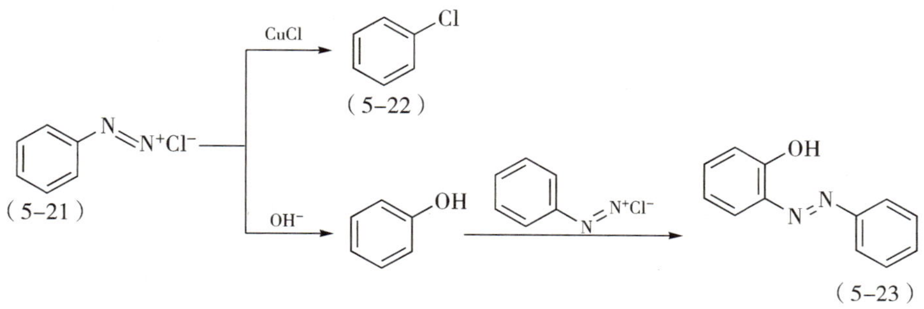

图 5-14　氯化重氮苯的取代反应及水解与偶合副反应

3. 溶剂对产物构型的影响　溶剂对产品的构型也有影响。由于溶剂极性的不同，某些反应产物中顺、反异构体的比例也不同。例如，在 C_2H_5ONa 作用下的 Witting 反应中，顺式产物（5-24）的含量随溶剂的极性增大而增加，按溶剂的极性次序（$Et_2O<THF<EtOH<DMF$）顺式产物的含量由 31% 增加到 65%。

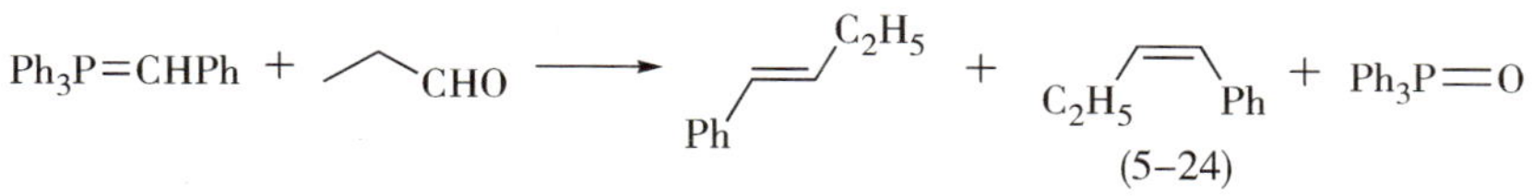

图 5-15　Witting 反应

光学活性的 2-正辛醇用氯化亚砜在不同溶剂中进行反应，得到不同构型的相应氯化物，若添加氯化锌为催化剂，反应速率明显加快，SN_2 机理转化为 SN_1 机理，得到外消旋产物。

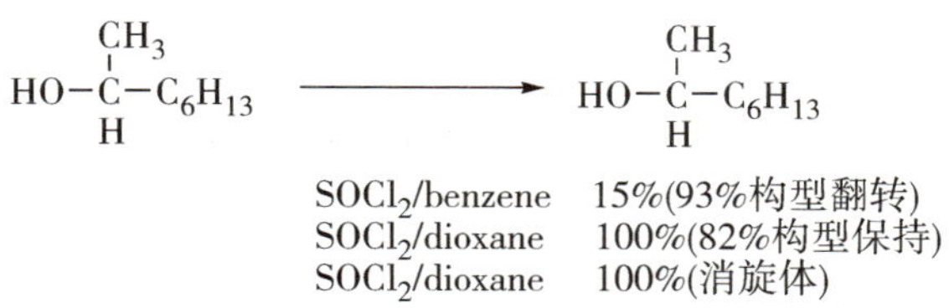

$SOCl_2$/benzene　　15%(93%构型翻转)
$SOCl_2$/dioxane　　100%(82%构型保持)
$SOCl_2$/dioxane　　100%(消旋体)

图 5-16　2-正辛醇与氯化亚砜在不同溶剂中的反应

除上述几种溶剂效应可影响的因素外，溶剂效应对酸碱平衡、互变异构平衡、价键异构化及电离平衡等也有着一定的影响。

四、反应溶剂的选择

如前所述,溶剂对反应的结果起着决定性作用。因而,合适的溶剂对药物合成工艺的优化有着举足轻重的地位。首先,所选用的溶剂需能够溶解所用的反应物或试剂,并确保反应能够进行。例如,需用极性溶剂来溶解氰化钾等离子型的试剂。有时候,尽管对反应物仅是微溶的溶剂也会被选用,因为已溶解的反应物将会转化为产物,并将打破在溶解和不溶解状态之间的平衡。结果,更多的反应物被不断溶解并最终转化为产物。

产物的溶解度是一个棘手的问题。假如产物是不可溶的,并从溶液中沉淀出来,那么,它会有助于平衡向右移动并增加收率。另一方面,沉淀也会带来一些问题,如沉淀黏附在催化剂上会使反应停止。然而,溶解度并不是选择溶剂时唯一要考虑的因素。对于不同的反应类型,需根据其作用机理选择合适的反应溶剂。

对于 SN_1 亲核取代反应,与非质子性溶剂相比,质子性溶剂有较高的反应速率,这是因为质子性溶剂在速率决定步骤中有利于阴离子基团的离去;但在 SN_2 亲核取代反应中,质子性溶剂不利于反应的进行,这是由于阴离子在速率决定步骤中充当了亲核试剂,如果阴离子被溶剂化,它的活性降低。偶极的非质子性极性溶剂如二甲基亚砜有利于 SN_2 亲核取代反应,由于它使阳离子强烈溶剂化,而剩下的相对没有被溶剂化的阴离子会有更大的活性。例如,以二甲基亚砜为溶剂时,氰化钠与伯卤代烷发生 SN_2 亲核取代反应时,0.5~2 小时后就可得到腈;而在乙醇水溶液中,反应需进行 1~4 天。

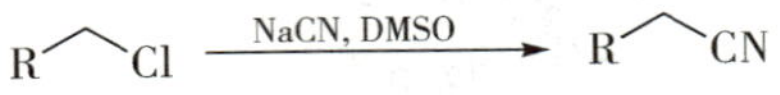

$$R-Cl \xrightarrow{NaCN, DMSO} R-CN$$

图 5-17 伯卤代烷发生亲核取代反应

氯霉素在生产中的成盐反应可以看作是负离子转移重排的反应,反应过程表示如下:

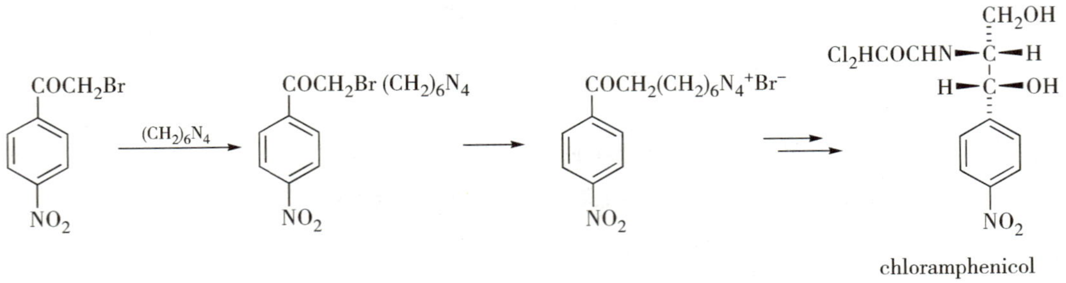

图 5-18 氯霉素生产中的成盐反应

该反应中,反应物是不能解离的中性分子,而产物则可解离成 $NO_2C_6H_4COCH_2(CH_2)_6N_4^+$ 和 Br^- 两个离子,使用极性溶剂(如甲醇、乙醇等)时,反应速率加快。

药物合成工艺的研究最终是为药物的工业化生产而服务的,因而,选择合适的溶剂对该研究是十分重要的,需考虑的除了前面述及的溶剂的性质及用量,还应考虑溶剂的安全性等。溶剂的燃点、闪点、蒸气压、蒸气密度及溶剂与空气混合可燃的比例范围等物理性质都决定着溶剂的安全性。因此,许多用于实验室小试阶段的溶剂在大规模生产时都会更换。如乙醚可用乙二醇二甲醚替换,后者的沸点及热容量都较高,且不易燃烧。

五、重结晶溶剂的选择

药品必须符合《中国药典》及相关的质量标准的规定，对其外观、物理常数、相关物质、含量都有严格要求。成品一般都需经过精制，目的是要除去由原辅料或副反应所引入的杂质。精制除杂的方法有很多，如蒸馏、精馏、萃取和柱层析等。对于固体产品来说，重结晶是最为常用的方法。溶剂的合适与否是重结晶成败的关键所在，理想的重结晶溶剂应是室温下产品仅微溶，而在该溶剂的沸点却相当易溶，且该溶剂应对杂质具有良好的溶解性。然而，在实际生产中很难找到我们希望的理想溶剂，通常应从以下几方面考虑重结晶溶剂的选取与应用：

1. 相似相溶　重结晶溶剂选择的经验规则是"相似相溶"，即极性大的溶质就选用极性大的溶剂，极性小的溶质就选用极性小的溶剂。结构中含有易形成氢键的基团（如羟基、氨基、羧基等）的化合物在水或醇等溶剂中比在苯或烷烃等溶剂中的溶解度要好。如果功能基团并非分子的主要部分，那么其溶解度可能有很大变化。如正十二醇几乎不溶于水，它所具有的十二碳链使其性质更类似于烷烃。在生产实践中，经常应用两种或两种以上混合溶剂作为重结晶溶剂。

2. 晶体状态　在选取重结晶溶剂时还应考虑所析出晶体的形状、大小等性质，因为它们对药物的溶解、给药剂量、疗效、体内吸收和代谢等诸多方面有着重要的影响。如利尿药螺内酯微晶化处理后得到较小的晶体，可使其服用剂量减少80%。又如泌尿系统药物呋喃妥因微晶化后会引起一些胃肠道的副反应，故要用较大结晶制成的剂型以降低药物的溶解速率，提高胃肠道的耐受性。

3. 溶剂化　选择重结晶溶剂时还应考虑结晶产物与溶剂间的溶剂化问题。如果溶剂为水，药物就可能与水结合，形成结晶水合物，含有不同量的结晶水。如氨苄西林及阿莫西林既有三水合物、又有无水物，其中，前者的稳定性较好。同样，药物与有机溶剂形成溶剂化物，在水中的溶解度和溶解速率与非溶剂化物不同，其剂量和疗效就可能产生差别。

此外，药物是一类特殊的化学品，《中国药典》2015年版按ICH的规定，在药物的制备及纯化过程中一般避免使用第一类溶剂（表5-2），控制使用第二类溶剂（表5-3）。有毒的第一类溶剂对环境有害，并且有不可接受的毒性，应使用第三类溶剂代替，即低毒溶剂，限度为5000ppm，如我们常用的乙醇、丙酮、庚烷和异丙醇等。替代溶剂可能会对反应速率和结果产生影响，因此，优化过程中需用不同的溶剂做实验，测试它们对反应的影响。

表5-2　生产中避免使用的第一类溶剂

溶剂名称	现制浓度（ppm）	影响
1,1-二氯乙烯	8	毒性
1,2-二氯乙烯	5	毒性
四氯化碳	4	毒性，对环境有害
1,1,1-三氯乙烷	1500	对环境有害
苯	2	致癌

表 5-3 生产中限制使用的第二类溶剂

溶剂名称	限制浓度(ppm)	溶剂名称	限制浓度(ppm)	溶剂名称	限制浓度(ppm)
甲醇	3000	甲基丁基酮	50	2-乙氧基乙醇	160
乙腈	410	甲基环己烷	1180	乙二醇	620
氯苯	360	吡啶	200	N-甲基吡咯烷酮	4840
氯仿	60	1,1,2-三氯乙烷	80	硝基甲烷	50
环己烷	3880	2-甲氧基乙醇	50	四氢化萘	100
1,2-二氯乙烯	1870	1,2-二甲氧基乙烷	100	四氢呋喃	720
二氯甲烷	600	N,N-二甲基乙酰胺	1090	四氢噻吩	160
甲酰胺	220	N,N-二甲基甲酰胺	880	甲苯	890
正己烷	290	二氧六环	380	二甲苯	2170

对于仿制的原料药,如果工艺中使用了第一类溶剂,需要提供充分的研究资料或文献资料予以说明第一类溶剂在工艺中使用的不可替代性。总之,要根据 GMP 相关规定,在工艺开发阶段应优先选择使用第三类溶剂,控制使用第二类溶剂,尽量避免使用第一类溶剂。

六、反应液 pH 值对反应的影响

反应液的 pH 值对化学反应的结果有着较为重要的影响,也是药物合成工艺研究中不可缺少的内容。首先,某些反应物或生成的产物在强酸或强碱的条件下不稳定或产物不容易从反应体系中分离纯化,如制备红霉素二级降解产物红霉素 A 6,9,12-螺缩酮的过程中,使用盐酸可以成功制得降解产物,而使用酸性较弱的醋酸时就得不到相应的降解产物。其次,某些化学反应需要在特定的 pH 值下才能发生,如当溶液 pH≤5 时,任何浓度的甲酸溶液都难以发生银镜反应;而当 9≤pH≤12 时,可产生较好的银白色致密银镜。

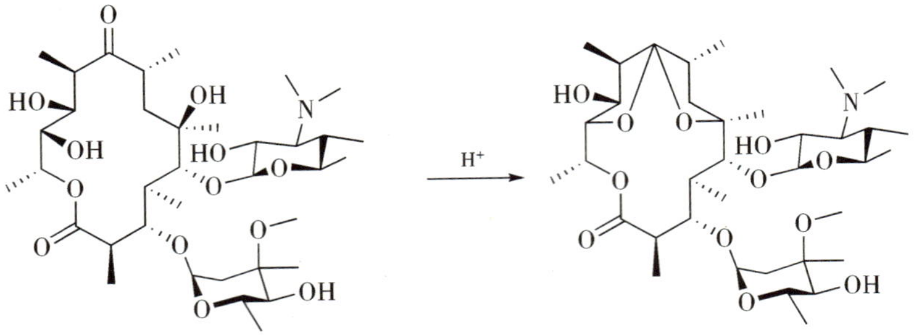

图 5-19 红霉素酸性条件下的降解

第三节 反应物加料方式

某些情况下,将反应物加入到反应容器的方式、顺序及时间等会对反应结果有一定的影

响。此时，就需要从反应操作控制的难易、副反应的多少、收率的高低等方面综合考察，最终确定合适的加料方式及次序等因素。

一、反应物的加入顺序

对于多数化学反应来说，参与反应的物料在加料时可一次性加入，而有些则需要分批加入。某些化学反应要求物料按一定的先后顺序加入，否则会加剧副反应，使收率降低。

在 Horner-Emmons 反应中，将正丁基锂加入磷酸酯（5-24）中生成了磷酸负离子，再与醛作用生成烯（5-25）。此过程中会产生一种甲基化的杂质（5-26），这是由磷酸负离子与未反应完全的磷酸甲酯反应得到的，若采用反加法，将磷酸酯加入到正丁基锂中就可避免该副反应的发生。

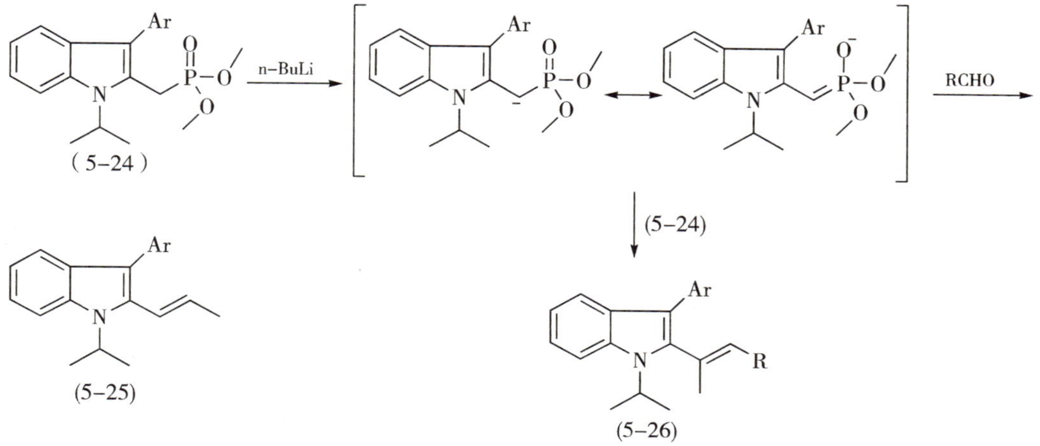

图 5-20　Horner-Emmons 反应

在合成甲氧苄氨嘧啶（trimethoprim）时，需制备 3-甲氧基丙腈（5-27），它是由甲醇和丙烯腈在甲醇钠的作用下制得的，如图 5-21 所示。该反应的正确加料顺序为：10℃下，将甲醇和丙烯腈的混合液滴加至甲醇钠溶液中。这是由于丙烯腈相对不稳定，遇碱易聚合成胶状物。

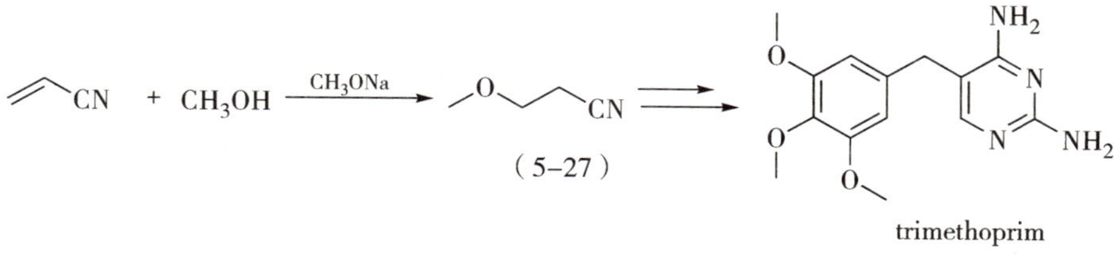

图 5-21　甲氧苄氨嘧啶中间体的合成

化合物 5-28 是治疗精神分裂症药物伊潘立酮（iloperidone，fanapt）制备过程中的一个中间体，它是由 6-氟-3-(4-哌啶基)-1,2-苯并异噁唑（5-29）与 1,3-溴氯丙烷发生亲核取代反应制得的。该反应是一个放热反应，为避免反应温度升高，将 1,3-溴氯丙烷分批加入至 5-29 的 DMF 溶液中，或在加料过程中冷却反应液，防止副产物 5-30 的生成。

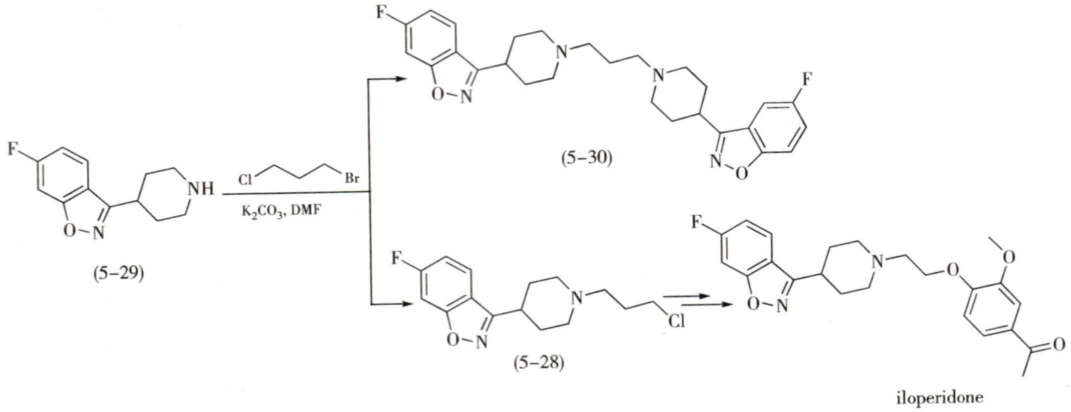

图 5-22 伊潘立酮合成中间体的合成

化合物 5-32 是合成治疗艾滋病药物奈非那韦的中间体，当使用常规的甲磺酸酯合成的加料顺序，即将甲磺酰氯加入至 5-31 和三乙胺的组成的混合物中，此时目标产物 5-32 与副产物 5-33 的生成比例为 95∶5；若采用半连续生产工艺，平行地加入原料 5-31 和三乙胺可得到高收率的、唯一的产物 5-32，如图 5-23 所示。

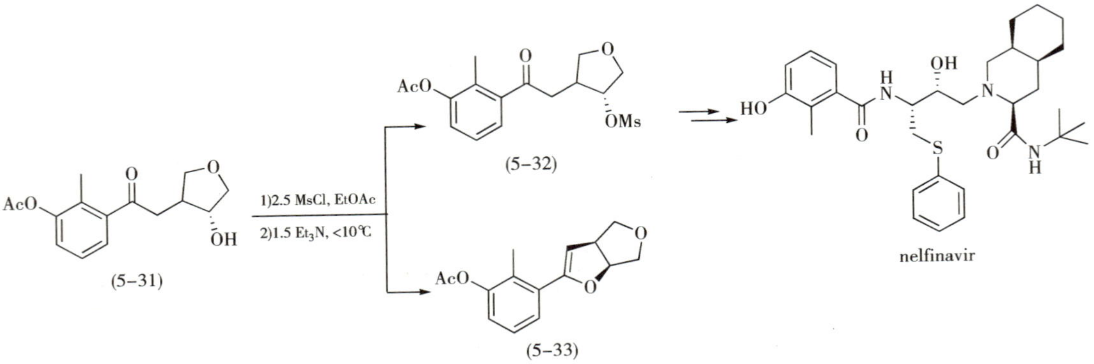

图 5-23 奈非那韦合成中间体 5-32 的合成

二、加料时间

除上述的加料顺序会影响反应的结果外，恰当的加料时间也会提高反应的收率及产物的纯度等。

Swern 氧化反应中，实验室小试在 -15℃ 以下很容易进行，工业化生产时采用同样的温度条件，收率却从 51% 降至 15%。收率下降的原因是加料时间过长以致反应时间的延长，使得活性中间体 5-34 分解，如图 5-24 所示。将温度降至 -40℃ 并缩短加料时间，收率可与小试阶段相同，改用半自动工艺可成功放大并有相同的收率。

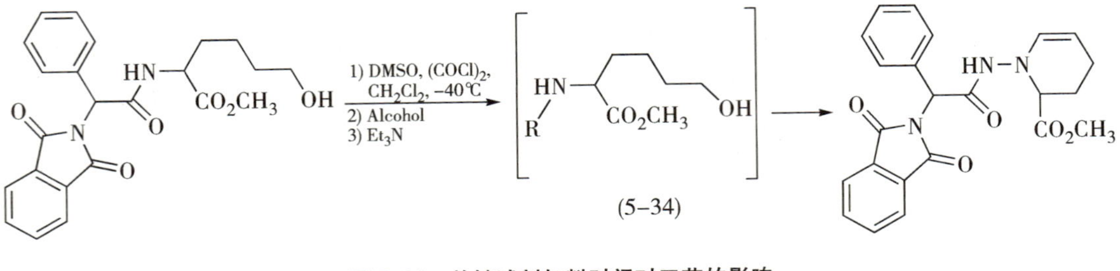

图 5-24 关键试剂加料时间对工艺的影响

在羟基嘧啶（5-35）氯代的工艺中，氧氯化磷被当成限制性试剂加入。加料时间在 2~3 分钟内完成时，产生约 3% 的二聚体杂质（5-36），如图 5-25 所示；当加料时间增加到适合工艺生产的 30 分钟后，会产生 13% 的二聚体。通过优化，相同加料时间内改变了加料方式后使二聚体的量降到 4%，目标产物氯化嘧啶的收率为 85%~87%。

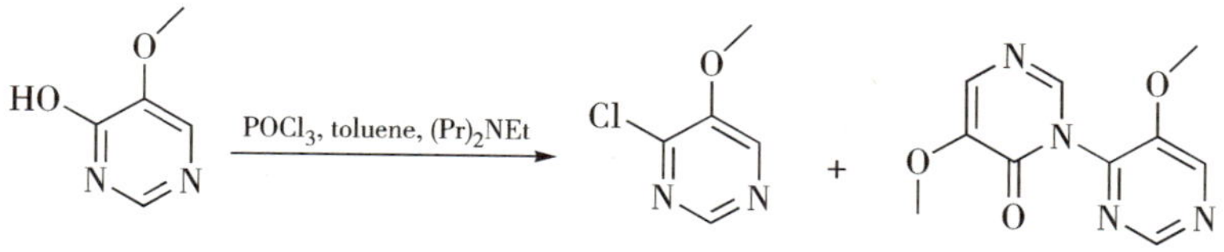

图 5-25　氧氯化磷的加料时间对工艺的影响

以上实例说明，对于某些药物合成反应，不仅要求物料的加入需按一定的先后次序，加入时间也要根据具体反应情况来确定，否则会影响反应的结果。当然，影响反应的条件是多方面的，绝不能把各个因素分开来看，要把它们统一起来。

第四节　催化剂

催化剂是指在化学反应体系里能改变化学反应速率，而本身的质量和化学性质在化学反应前后都没有发生改变的物质，工业上也被称为触媒。有催化剂参与的反应称为催化反应。催化剂对反应施加作用，是通过催化剂的活性中心对反应分子的激发和活化，使反应分子以很高的反应性能进行反应。催化剂的作用又分为正催化作用和负催化作用，前者是加快反应速率的催化剂；后者是减慢反应速率的催化剂，其应用较少。

在某些反应中，反应物本身即具有加速反应的作用，称为自动催化作用。如游离基反应或反应中产生过氧化物中间体的反应都属于该种类型。

一、催化剂的分类及基本特征

目前，化学工业中使用的催化剂种类很多，依照不同的分类依据，这些催化剂主要可分为：①按催化剂的状态不同，可分为固相催化剂和液相催化剂；②按反应体系的相态不同，可分为均相催化剂和多相催化剂，前者又包括过氧化物催化剂等，后者包括固体酸催化剂、金属催化剂及分子筛催化剂等；③按反应类型的不同，可分为聚合催化剂、加氢催化剂和氧化催化剂等；④按作用大小，可分为主催化剂和助催化剂。

作为一种特殊的化学品，催化剂主要有以下两个特征：

1. 可以降低反应活化能，加快反应速率　如烯烃或炔烃的氢化反应，在无催化剂的条件下很难进行，而在催化剂的作用下，反应速率明显加快。需要强调的是，催化剂是通过缩短反应到达平衡的时间而改变反应速率的，并不能改变化学平衡。就整个反应而言，无论有无催化剂的参加，开始状态和结束状态都是一样的。

2. 催化剂具有一定的选择性　该选择性主要体现在两个方面：第一，不同类型的化学反应有不同种类的催化剂。如铂、钯、镍等催化剂适用于催化加氢反应；五氧化二钒、二氧化锰、三氧化钼等适用于氧化反应。第二，对于同样的反应系统，应用不同的催化剂，可以获得不同的产物。例如，以乙醇为原料，在不同的催化剂和温度下，可以得到多种不同的产物。

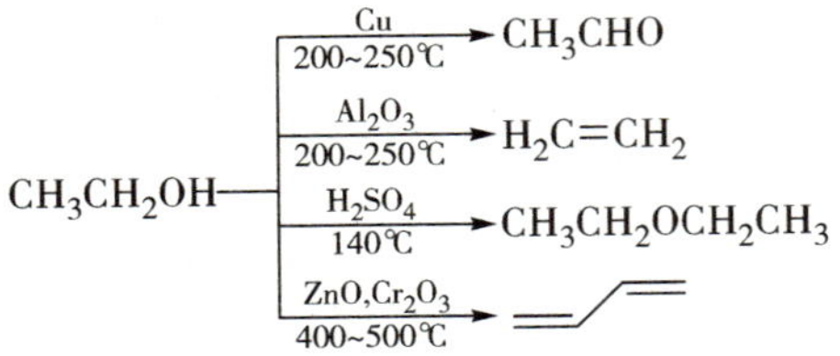

$$CH_3CH_2OH \begin{cases} \xrightarrow[200\sim250℃]{Cu} CH_3CHO \\ \xrightarrow[200\sim250℃]{Al_2O_3} H_2C=CH_2 \\ \xrightarrow[140℃]{H_2SO_4} CH_3CH_2OCH_2CH_3 \\ \xrightarrow[400\sim500℃]{ZnO,Cr_2O_3} \end{cases}$$

需指出的是，上述反应都是热力学上可行的，各个催化剂在其特定的条件下只是加速了某一反应，使之成为主要的反应途径。

二、催化剂的活性及其影响因素

工业上对催化剂的要求主要有催化剂的活性、选择性和稳定性。催化剂的活性就是指催化剂的催化能力，它是评价催化剂优劣的重要指标。常用单位时间内单位重量（或单位表面积）的催化剂在指定条件下所得的产品量来表示。影响催化剂活性的影响因素主要有以下几方面：

1. 温度 温度对催化剂活性影响较大，绝大多数催化剂都有活性温度范围。温度过低时，反应速率较慢；随温度的升高，反应速率逐渐加快，达到最大速度后，又逐渐下降。

2. 助催化剂 在制备催化剂时，往往加入少量的某种物质，这种物质被称为助催化剂（promoter），可以理解为催化剂的催化剂。它本身不具有或具有很小的活性，但能改变催化剂的部分性质，如化学组成、表面结构或晶粒大小等，从而使催化剂的活性、选择性、稳定性的性质得以改善。如用 Ranney Ni 催化氢化时，可加入三乙胺、氢氧化钠等碱性物质作为助催化剂。助催化剂的用量一般小于催化剂用量的 10%。

值得注意的是，共催化剂（cocatalyst）是一个易与助催化剂混淆的概念，它一般指有一个以上不同活性中心的催化剂，缺少任何一个中心都不能显示出好的活性。

3. 载体 多数情况下，常常把催化剂负载于某种惰性物质上，这种惰性物质就成为载体，常用的载体有石棉、活性炭及氧化铝等。载体的使用可以使催化剂分散、增大有效面积，既可提高催化剂的活性，又可减少催化剂的用量。此外，载体还可增加催化剂的机械强度，防止其活性成分在高温下发生熔结而影响使用寿命。

4. 催化毒物 催化毒物可分为暂时性毒物和永久性毒物，它是一类能抑制催化剂活性的物质，也可称为"催化抑制剂"，这种现象叫做催化剂中毒。某些催化剂对于毒物非常敏感，微量的催化毒物就可使其活性减小或丧失。毒物的主要来源是反应中含有的杂质或反应中生成物或分解物造成的。

催化毒物有时可使催化剂部分活性消失，从而呈现出选择性催化作用。如在维生素 A 的合成过程中，用喹啉及乙酸铅和硝酸铋处理的 $Pd-CaCO_3$ 催化剂仅能使分子中的炔键半还原成烯键，原有的烯键保留不变。

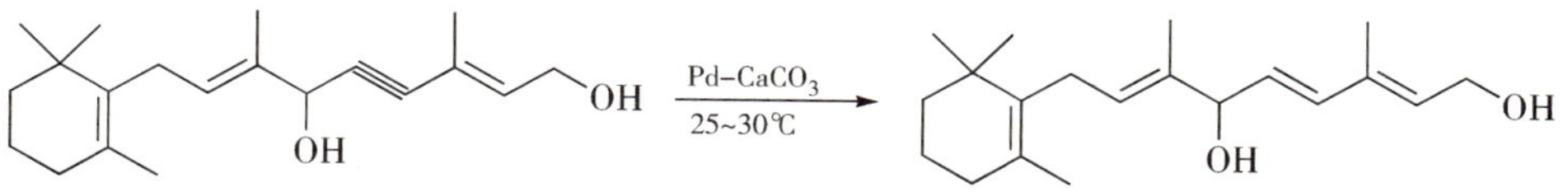

三、酸碱催化剂

溶液中的均相酸碱催化反应在制药工业中广泛应用，如酯化、烯醇化、缩合等反应多用到酸或碱催化剂。酸碱的概念是随着科学的发展而逐步深化的。目前，对有机溶剂的酸碱度，常用布朗斯台德（Brönsted）共轭酸碱理论和路易斯（Lewis）酸碱理论等广义的酸碱理论来解释和说明。其中，布朗斯台德共轭酸碱理论认为：凡是能给出质子的分子或离子都是酸，凡能与质子结合的分子或离子都是碱；路易斯酸碱理论认为：凡能接受电子对的任何分子、离子或原子都是酸，凡是含有可供电子对的分子、离子或原子团都是碱。

1. 常用的酸碱催化剂　工业上常用的酸性催化剂主要有以下几种：①无机酸：氢溴酸、氢碘酸、硫酸、盐酸及磷酸等；②有机酸：氯磺酸、对甲苯磺酸、乙二酸；③强酸弱碱盐：氯化铵、硫酸铜等。此外，生产上应用较多的路易斯酸催化剂主要有 $AlCl_3$、$ZnCl_2$、BF_3、$SnCl_4$ 等。

常用的碱性催化剂主要有：①金属氢氧化物：NaOH、KOH 等；②强碱弱酸盐：Na_2CO_3、K_2CO_3、CH_3COONa 等；③有机碱：三乙胺、吡啶、DBU 等；④醇盐：甲醇钠、乙醇钠、叔丁醇钠（钾）等；⑤有机金属化合物：丁基锂、苯基钠等。

2. 酸碱催化反应机理　有机化学反应一般都涉及旧化学键的断裂和新化学键的形成。当共价键的断裂方式为异裂（离子型反应）时，反应过程中往往伴随着电子的得失。按照路易斯电子论的观点，此类型的反应可看作是酸与碱之间的反应。

前已述及，共价键的断裂都需要较高的能量，离子型反应一般是在酸、碱或极性物质催化下进行的。酸或碱与一个反应物反应所形成的活泼中间体与另一反应物间的反应比原来两反应物间的反应要容易进行，也即酸或碱作为催化剂改变了原来两反应物间的反应途径，降低了活化能，从而催化了反应。由此，可以认为酸碱催化反应实质上就是酸碱催化剂作为反应物参加了其中的某步反应，生成了活泼的中间体，该中间体的存在时间往往较短，但对反应的进行却十分重要。

如将甲醇与溴化钠放在一起，它们之间不会顺利地发生亲核取代反应，当加入适量的硫酸后，溴离子就能取代醇中的羟基，生成溴甲烷。这是因为甲醇中的碳氧键结合得很牢固，要断裂它需要很高的能量。加入硫酸后，醇中的氧原子上的孤对电子与质子结合，电子发生转移，使氧原子上的电荷密度降低，增强了氧原子对碳原子上电子的吸引，使碳原子的电荷密度降低，有利于 Br^- 的进攻，降低了活化能，催化了反应的进行。

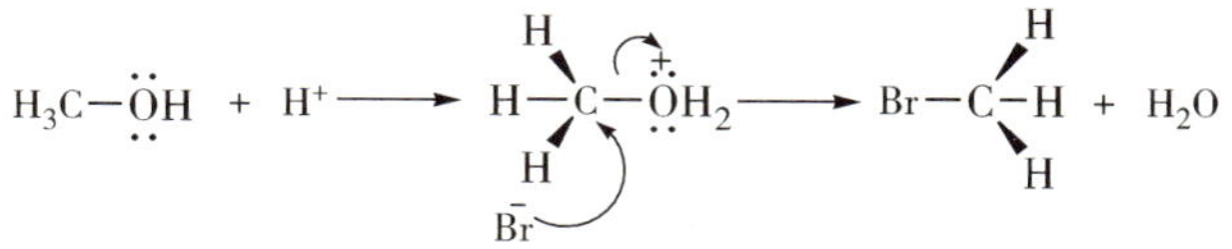

在有氯化亚砜参与的氯代反应中,若加入有机碱(吡啶、三乙胺等)作为催化剂,有利于提高卤代反应速率,主要是由于有机碱能与反应中生成的氯化氢结合。此外,该方法也适用于一些对酸敏感的氯代反应。例如,2-羟甲基四氢呋喃用氯化亚砜和吡啶在室温下反应,可得预期的 2-氯甲基四氢呋喃,并不影响环醚的结构,如图 5-26 所示。

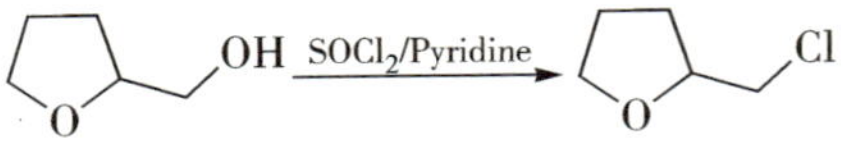

图 5-26　2-羟甲基四氢呋喃

随着催化剂及化学学科的迅猛发展,除上述催化剂类型外,近来还出现了一些新型催化剂,如贵金属催化剂、稀土催化剂、纳米稀土催化剂等,它们已广泛应用于现代化学合成中。如 2008 年 11 月上市的治疗血小板减少性紫癜的新药艾曲波帕(eltrombopag olamine)的合成工艺中中间体 5-37 的合成就是使用贵金属催化剂四(三苯基膦)钯通过 Suziki 偶联制得的,如图 5-27 所示。

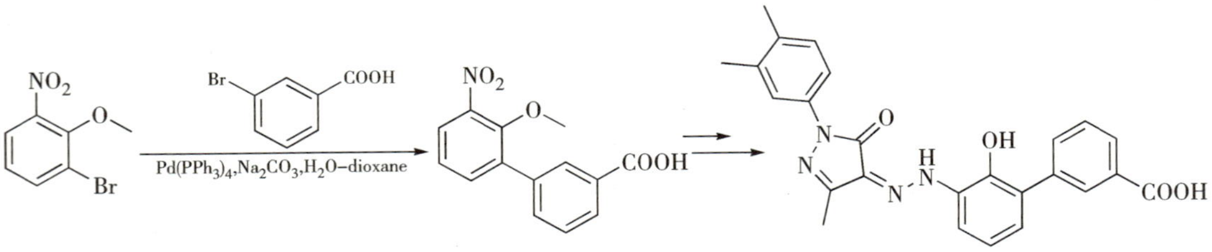

图 5-27　艾曲波帕及其中间体 5-37 的合成

四、相转移催化剂

多数有机合成反应在均相条件下较容易进行,但在非均相条件下不容易进行,特别是在水和有机溶剂两相中,反应不完全或不发生反应。即使搅拌能增加相互接触的机会,但有些反应仍不能进行。为了促使其反应,往往采用极性溶剂,使其成为均相反应,但用质子性溶剂能使反应物产生溶剂化作用,影响其反应速率,这时要向反应体系中加入一种特殊催化剂,即相转移催化剂(phase transfer catalyzed reaction,PTC)。它是使一种反应物由一相转移到另一相中参加反应的物质,它促使一个可溶于有机溶剂的底物和另一个不溶于此溶剂的离子型试剂之间发生反应。此类反应统称为相转移催化反应(phase transfer catalyzed reaction,PTCR)。

(一) 相转移催化剂的种类

根据相转移催化剂结构的不同,可分为:

1. 钅翁盐类　此类催化剂主要由周期表中第五族元素组成,常用的有季铵盐、季鏻盐,还有季砷盐、季锑盐、季锡盐等,如表 5-4 所示。其结构特点是有中心原子、中心原子上的取代基和负离子三部分组成,中心原子一般为 P、N、As、S 等。

表 5-4 部分常用的鎓盐类相转移催化剂

中文名称	英文缩写	结构式
苄基三乙基溴化铵	BTEAB	$C_6H_5CH_2\overset{\oplus}{N}Et_3\cdot\overset{\ominus}{Br}$
丁基吡啶溴化物	BPB	吡啶-$\overset{\oplus}{N}$-$C_4H_9\cdot\overset{\ominus}{Br}$
十六烷基三乙基溴化铵	CTEAB	$C_{16}H_{33}\overset{\oplus}{N}Et_3\cdot\overset{\ominus}{Br}$
四丁基溴化铵	TBAB	$Bu_4\overset{\oplus}{N}\cdot\overset{\ominus}{Br}$
四丁基硫酸氢铵	TBSB	$Bu_4\overset{\oplus}{N}\cdot\overset{\ominus}{HSO_4}$
三辛基乙基溴化磷	TOEPB	$(C_8H_{17})_3\overset{\oplus}{P}Et\cdot\overset{\ominus}{Br}$
三苯基溴化锡	TPSnB	$Ph_3\overset{\oplus}{Sn}\cdot\overset{\ominus}{Br}$

鎓盐类相转移催化剂有如下特点：①分子量较大的鎓盐比分子量小的鎓盐催化效果好②具有一个长碳链的季铵盐，其碳链越长，效果越好；③对称的季铵离子比具有一个长碳链的季铵离子的催化活性好；④含有芳基的铵盐不如烷基铵盐的催化效果好。该类相转移催化剂在化学合成中应用较多，如抗炎药环氧化酶-2 选择性抑制剂诺菲呋酮（rofecoxib）的合成工艺中，最后的氧化反应使用了四丁基溴化铵这一相转移催化剂使反应得以顺利进行，如图 5-28 所示。

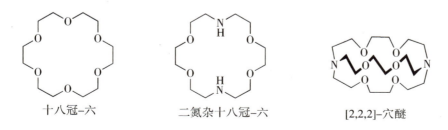

图 5-28 诺菲呋酮的合成

2. 冠醚类 冠醚是一种大环多醚化合物，亦称环聚醚，其形状似王冠故称冠醚。它能与碱金属形成络合物，使无机化合物如氢氧化钾、高锰酸钾等溶解在有机溶剂中，提高了非极性溶剂的溶解能力。该类催化剂特别适用于固-液相转移催化，可用于氧化、还原、取代反应等。但由于价格昂贵、具有毒性，工业生产中不常使用。

十八冠-六　　二氮杂十八冠-六　　[2,2,2]-穴醚

3. 多环穴醚类 多环穴醚和冠醚相似，它的空穴能络合和包裹金属离子等，可用作相转移催化剂。多环穴醚的空间结构性强，比冠醚活性高，但制备困难、价格较贵。

4. 叔胺类 叔胺类是不带电荷的催化剂，它作为相转移催化剂时，首先转变为季铵盐，常用于烷基化反应、卡宾的形成、氰基化和硫氰化等反应，如苯甲酸苄酯（5-38）合成的过程中就应用了三乙胺作为相转移催化剂。

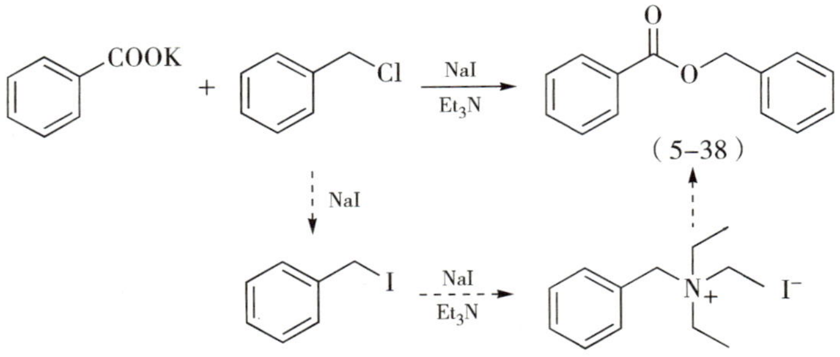

$$\text{PhCOOK} + \text{PhCH}_2\text{Cl} \xrightarrow[\text{Et}_3\text{N}]{\text{NaI}} \text{PhCOOCH}_2\text{Ph} \quad (5\text{-}38)$$

$$\downarrow \text{NaI}$$

$$\text{PhCH}_2\text{I} \xrightarrow[\text{Et}_3\text{N}]{\text{NaI}} \text{PhCH}_2\text{N}^+(\text{Et})_3\text{I}^-$$

（二）相转移催化反应历程

从相转移催化原理看，整个反应可视为络合物动力学反应。整个反应历程可分为两个阶段：一是有机相中的反应，二是继续转移负离子到有机相。从相转移速度看，如果第一阶段快，过程被负离子转移所控制，则称之为"界面型"或"相界型"相转移催化；如果第二阶段比第一阶段快，则被称"萃取型"相转移催化。相转移催化剂的结构和性能对"萃取型"和"界面型"相转移催化有很大的影响。它们的反应历程可用下图表示：

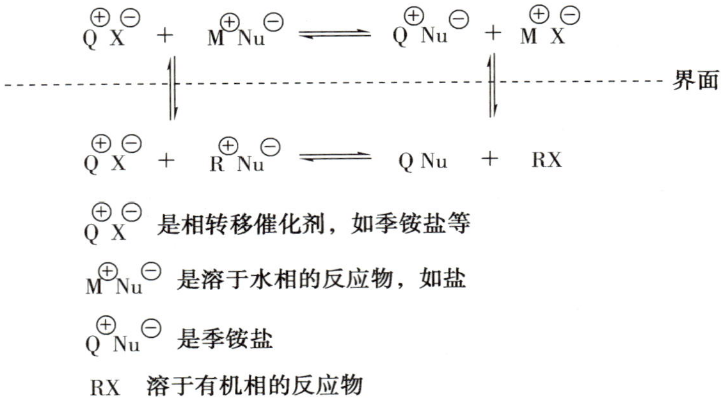

$$\overset{\oplus}{Q}\overset{\ominus}{X} + \overset{\oplus}{M}\overset{\ominus}{Nu} \rightleftharpoons \overset{\oplus}{Q}\overset{\ominus}{Nu} + \overset{\oplus}{M}\overset{\ominus}{X} \quad \text{------- 界面}$$

$$\overset{\oplus}{Q}\overset{\ominus}{X} + \overset{\oplus}{R}\overset{\ominus}{Nu} \rightleftharpoons Q Nu + RX$$

$\overset{\oplus}{Q}\overset{\ominus}{X}$ 是相转移催化剂，如季铵盐等

$\overset{\oplus}{M}\overset{\ominus}{Nu}$ 是溶于水相的反应物，如盐

$\overset{\oplus}{Q}\overset{\ominus}{Nu}$ 是季铵盐

RX 溶于有机相的反应物

图 5-29 相转移催化剂的反应历程

（三）影响相转移催化反应的主要因素

尽管相转移催化剂的结构特点和物理特性是影响反应速率的决定性因素；但催化剂的用量对反应结果的影响也较大，对不同反应体系其影响不同，催化剂的最佳用量在 0.5%~10% 之间，当反应放热剧烈或催化剂较昂贵时，催化剂用量较少（1%~3%）。此外，相转移催化剂的稳定性、对反应体系的搅拌及溶剂均是重要的影响因素。

例如，对氯苯氧异丁酸（5-39）是在无水条件下，以固体氢氧化钠为催化剂，将对氯苯酚与丙酮、氯仿缩合而制得的，收率50%~75%。因固体氢氧化钠在丙酮中的溶解度小，需长时间搅拌才能溶解。用50%氢氧化钠溶液替代，则因催化能力降低，还会使氯仿水解。改变反应条件，以氯化三乙基苄基铵（TEBA）和PEG400为相转移催化剂，采用相转移催化法合成，使对氯苯酚与丙酮和氯仿之间的反应在50%氢氧化钠溶液中进行，由于两种相转移催化剂起双重催化作用，其中 TEBA 催化二氯卡宾的生成，PEG-400 用于催化醚化反应，可以得到高收率、高质量的产品。

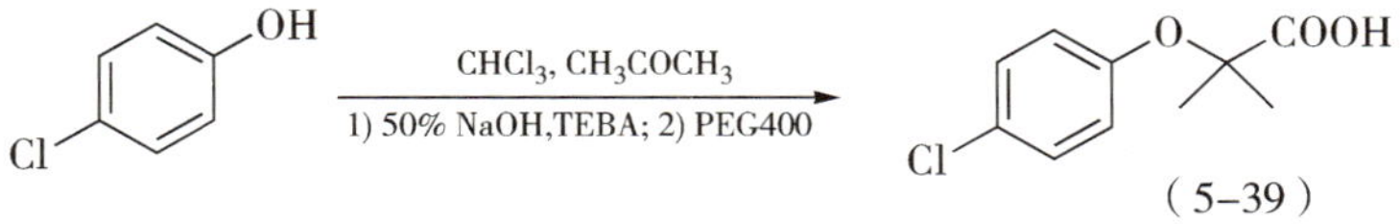

$$\text{4-ClC}_6\text{H}_4\text{OH} \xrightarrow[\text{1) 50\% NaOH,TEBA; 2) PEG400}]{\text{CHCl}_3,\text{CH}_3\text{COCH}_3} \text{4-ClC}_6\text{H}_4\text{OC(CH}_3)_2\text{COOH} \quad (5-39)$$

图 5-30 对氯苯氧异丁酸的合成

第五节 反应温度与压力

反应温度和压力是影响反应进行及其结果的重要因素，理想的合成工艺对高压低温等苛刻的条件是要回避的。因此，反应的温度和压力是药物合成工艺研究中重要的内容。

一、反应温度

温度对反应速率有很大的影响，如果温度太低，反应将会很缓慢；反之，发生副反应的机会增加，导致收率降低。此外，如果温度太高，某些试剂或反应物则可能不稳定，引入更多的杂质。

例如，3,4,5-三甲氧基苯甲醛的合成是以 3,4,5-三甲氧基苯甲酰肼为原料用铁氰化钾氧化制得。氧化反应的较适宜温度为 20~25℃。如果温度过低，不能完全反应；温度过高，副产物腙的产量会增加。如反应温度由 17℃ 上升到 60℃ 时，腙的生成量会由 10% 上升到 36%。

主反应：

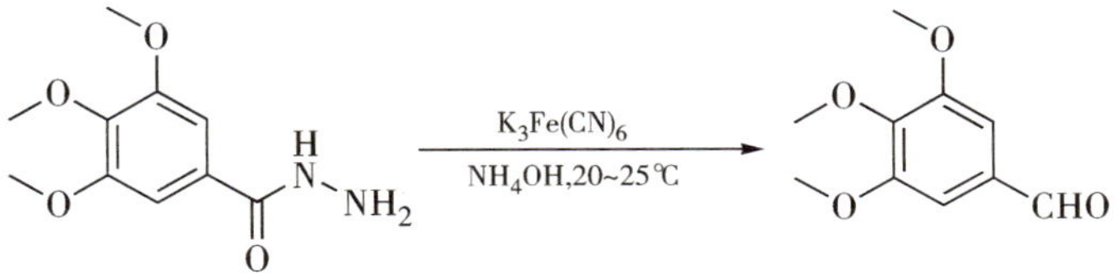

$$\text{(3,4,5-(MeO)}_3\text{C}_6\text{H}_2\text{)CONHNH}_2 \xrightarrow[\text{NH}_4\text{OH, 20~25℃}]{\text{K}_3\text{Fe(CN)}_6} \text{(3,4,5-(MeO)}_3\text{C}_6\text{H}_2\text{)CHO}$$

副反应：

$$2\,\text{(3,4,5-(MeO)}_3\text{C}_6\text{H}_2\text{)CONHNH}_2 \longrightarrow \text{(3,4,5-(MeO)}_3\text{C}_6\text{H}_2\text{)CONHN=CH(3,4,5-(MeO)}_3\text{C}_6\text{H}_2\text{)}$$

$$\text{(3,4,5-(MeO)}_3\text{C}_6\text{H}_2\text{)CONHNH}_2 + \text{(3,4,5-(MeO)}_3\text{C}_6\text{H}_2\text{)CHO} \longrightarrow$$

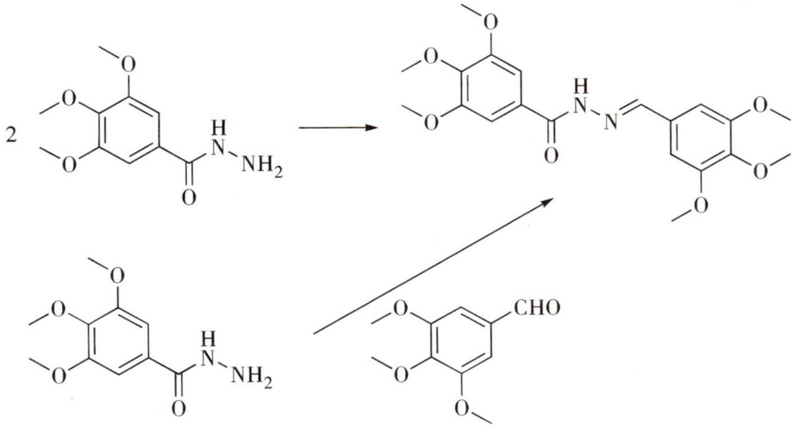

又如，水杨酸用醋酐酰化制备阿司匹林时会发生如下反应：

主反应

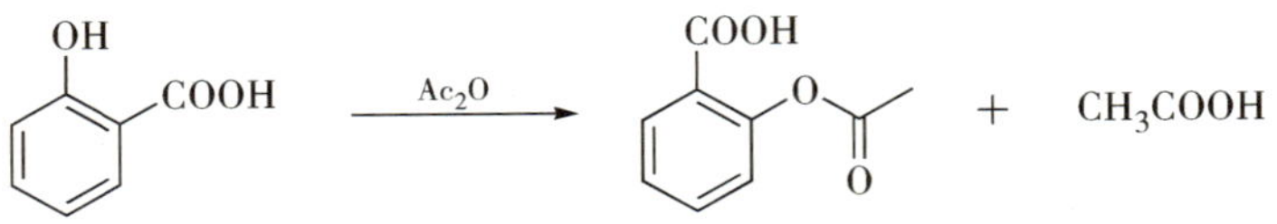

[水杨酸] + Ac₂O → [乙酰水杨酸] + CH₃COOH

副反应

2 [水杨酸] —−H₂O→ [水杨酰水杨酸]

2 [乙酰水杨酸] —−H₂O→ [乙酰水杨酸酐]

[水杨酸] + [乙酰水杨酸] —−H₂O→ [乙酰水杨酰水杨酸]

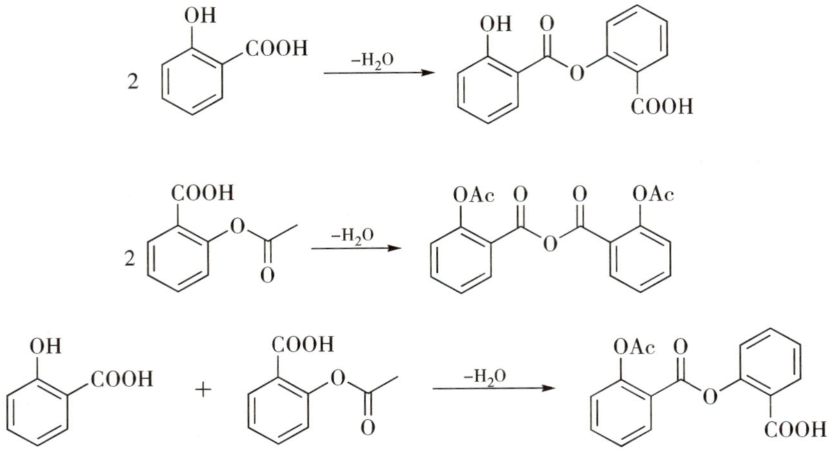

在乙酰化反应过程中，温度升高，可使主反应乙酰化的反应速率加快，而副反应脱水的速率也相应地加快。要使乙酰化反应完全，也要同时考虑到副反应的发生。因此，在工业生产中必须要严格控制反应温度，可先将温度缓慢升至73℃，然后在 73~75℃ 间反应数小时，反应完毕后再缓慢降温。只有这样，产品中的游离水杨酸和脱水副产物才能同时达到限量要求。

反应温度的控制对于实验室规模来说比较容易达到，低温可以选用冰/水（0℃）、冰盐（−20~−4℃）、干冰/丙酮（−60~−50℃）、液氮（−196~−190℃）；加热可以选用加热套、导热油、水浴等。在工业化生产中对反应温度的控制则有一定的难度。因此，对于一个特定反应，优化反应温度十分重要。任何参与化学反应的分子都需要活化后才能转化。Arrehenius 反应速率方程式为

$$k = Ze^{-E/RT} \qquad 式（5-13）$$

由上式可知，化学反应的速率常数 R 与频率因子 Z 和指数因子 $e^{-E/RT}$ 有关。其中，指数因子一般是控制反应速率的主要因素，活化能 E 起决定性作用，而温度 T 的变化，也使指数因子变化，从而导致 k 值的变化。E 值对速率常数 k 的影响，E 值很大时，温度升高，k 值增大显著；若 E 值较小时，温度升高，k 值增大并不明显。温度升高，一般会使反应速率加快。例如，对硝基氯苯与乙醇钠在无水乙醇中生成对硝基苯甲醚的反应，温度升高，k 值增加，如表 5-5 所示。

表 5-5 温度对对硝基氯苯与乙醇钠反应的反应常数的影响

温度 t（℃）	60	70	80	90	100
反应速率 k [L/(mol·h)]	0.120	0.303	0.760	1.82	5.20

根据大量实验归纳总结出一个近似规则，即反应温度每升高10℃，反应速率增加 1~2 倍，它也成为范特霍夫（Van't Hoff）规则。这种温度对反应速率影响可粗略计算：

$$k_{t+10}/k_t = \gamma \qquad \text{式 (5-14)}$$

式中：k_t 表示 t℃时的速率常数；k_{t+10} 表示 $(t+10)$℃时的速率常数；γ 表示反应速率的温度系数，其值为 $1\sim 2$。

大多数化学反应符合上述规则，但并不是所有的反应都符合。温度对反应速率的影响是复杂的，归纳起来有 4 种类型如图 5-31 所示：

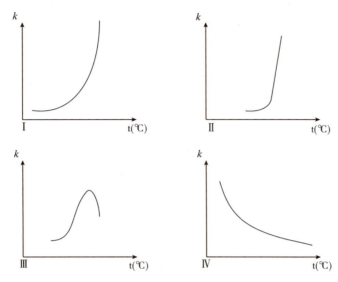

图 5-31　不同反应中温度 t 对速率常数 k 的影响

第Ⅰ种类型的反应速率与温度之间是指数关系，其反应速率随温度的升高而逐渐加快，该类反应是最常见的，可以应用 Arrehenius 公式 $\lg k = -E/RT + \ln A$，求出反应速率的温度系数与活化能之间的关系。

第Ⅱ种类型属于有爆炸极限的化学反应，这时 Arrehenius 公式就不适用了。因为这类反应开始时温度影响很小，当达到一定温度极限时，反应即以爆炸速率进行。

第Ⅲ类是酶反应和催化加氢反应。即在温度不高的条件下，反应速率随温度增高而加速，但达到某一温度后，温度若继续上升，反应速率反而会下降。这主要是由于高温对催化剂的性能有着不利的影响。

第Ⅳ类是反常的反应，Arrehenius 反应公式也不适用。随着温度升高反应速率反而下降，如硝酸生产中一氧化氮的氧化反应就属于Ⅳ类反应。

温度对化学平衡的关系式为：

$$\lg k = -\Delta H/2.303RT + C \qquad \text{式 (5-15)}$$

式中：k 为平衡常数；R 为气体常数；T 为绝对温度；ΔH 表示热效应，C 为常数。

从上式可以看出，若 ΔH 为负值时，为放热反应，温度升高，k 值减小。一般来说，对于这类反应，降低反应温度有利于反应的进行。放热反应需要结合化学反应的热效应考虑，找出最合适的温度。反应需要一定的活化能，即需加热到一定温度后才能开始反应。反之，若 ΔH 为正值时，即吸热反应，温度升高，k 值增大，也就是升高温度对反应有利。因此，要把反应热、稀释热、溶解热和反应速率常数等加以综合考虑。

总之，温度对反应速率等有很大的影响，在工业生产上，升高温度常常是增加反应速率的有效措施。然而，随温度的升高，往往会引起或加剧副反应、对设备的要求也会提高、维护成本及能源消耗都会增加，也不利于安全生产。因此，工业生产中对反应温度的控制要综合考虑各方面的影响因素。

二、反应压力

多数化学反应都是在常压下进行的，但有些化学反应需要加压，反应才会发生或在高压的条件下收率会有所提高。压力的变化对液相反应的影响不大，而对气相或气液相反应的平衡影响较为显著。压力对收率的影响，依赖于反应前后体积或分子数的变化，如果一个反应的结果是体积增加，则加压对产物的生成是不利的；反之，如果一个反应的结果为体积缩小，则加压对产物的生成是有利的。

$$K_p = K_x \times P^{\Delta V} \qquad 式（5-16）$$

式中：K_p 为用压强表示的平衡常数；K_x 为用摩尔分数表示的平衡常数；ΔV 是反应过程中摩尔数的变化（或体积的变化）。

由上式可知，收率取决于 K_p，它随 K_x 的增加而增大。当反应体系的平衡压强 P 增大时，$P^{\Delta V}$ 的值视 ΔV 的值而定。具体由以下几种情况：

（1）如果 $\Delta V<0$，P 增大后，$P^{\Delta V}$ 减小。由于 K_p 不变，K_x 必须增加，因此加压有利于反应的进行。换言之，就是加压使平衡向体积减少或摩尔数减少的方向移动。

（2）如果 $\Delta V>0$，情况恰好相反，P 增大后，$P^{\Delta V}$ 增加。由于 K_p 不变，K_x 必须减小，加压将使平衡向反应物方向移动。因此，加压对反应不利，该类反应在常压或减压条件下进行。

（3）如果 $\Delta V=0$，反应前后体积或摩尔数不变，则压力的变化对收率无影响。

压力除了对化学平衡有影响外，还有其他的影响因素。如催化氢化反应中，加压能增加氢气在溶液中的溶解度和催化剂表面氢的浓度，从而促进反应的进行；另外，液相反应中，当温度已超过反应物或溶剂的沸点时，也可以加压以提高反应温度，缩短反应时间。

血管紧张素转化酶抑制剂贝那普利（benazepril）合成中的氢化反应在常压下收率很低，当加压至 303.9kPa 时，收率可达 96%。

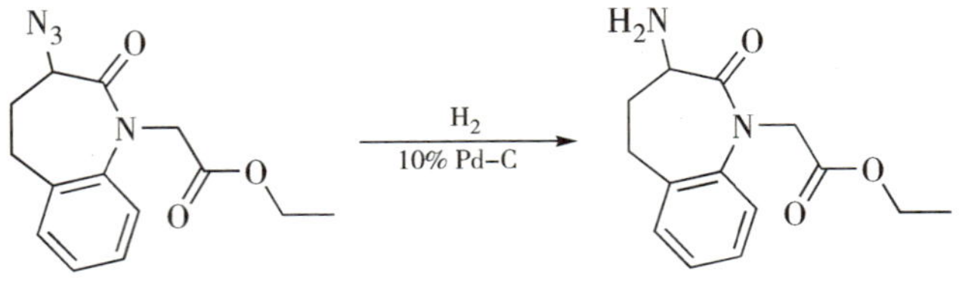

二芳基呋喃酮是诺菲呋酮合成工艺中重要的中间体，它的合成方法较多，其中以二芳基炔为原料，在金属催化剂及高压条件下即可选择性地一步制得，且收率较高。

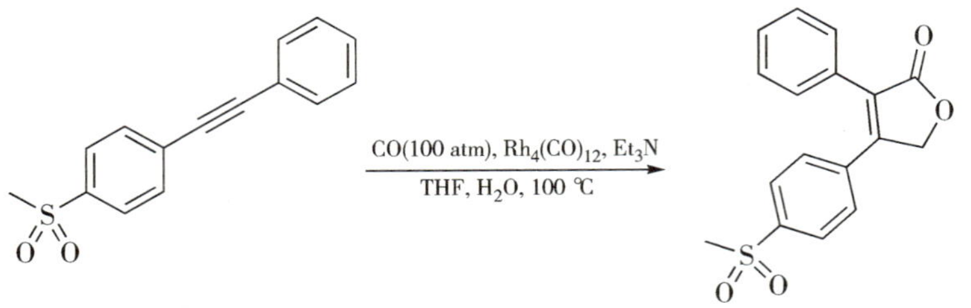

第六节　工艺研究中的特殊试验

在合成工艺的研究中，不但要对上述常规的反应条件和后处理方法等进行考察优化，对某些有特定要求的反应还要进行一些特殊的试验，以确定原辅料、设备条件和材质的最低质量标准等，从而保证能得到较好的反应效果。这些特殊试验主要包括以下几个：

1. 原辅材料规格的过度试验　药物合成工艺研究中，首先要在实验室进行小试，该过程为了排除原辅料中所含杂质对反应结果的影响，确保实验的准确性，通常所采用的原辅料规格较高。而进入大规模生产时，就会将高规格的原辅料改为容易获得的原辅料。因而，在合成药物工艺研究中，必须进行必要的控制试验，以确定原辅料以及设备条件、材质的最低标准，这就是所谓的过度试验。

2. 反应条件极限试验　经过前面一系列工艺条件优化后，就可以找到最适宜的工艺条件。这些条件（温度、压力、pH 等）往往不是单一的点，而是一个合理的范围。某些化学反应对工艺条件要求较为严格，超过某一极限后，就会造成重大损失，甚至造成安全事故。这种情况下，就应该进行工艺条件的极限试验，有意识地安排一些破坏性试验来全面掌握反应规律，为安全生产提供必要的依据。

3. 设备因素和腐蚀试验　实验室小试阶段，多数实验都是在小型的玻璃仪器中进行的，整个反应过程的传质和传热都比较简单。与小试阶段不同，在工业化生产上的影响因素较多，其中，设备条件是化学原料药生产中的重要因素。各种化学反应对设备的要求不尽相同，对同一个化学反应来说，不同的反应设备对反应结果、生产成本等诸多方面都有着重要的影响。如苯胺经重氮化还原制备苯肼的工艺中，若用一般的间歇式反应釜，反应温度需控制在 0~5℃。若温度过高，生成的重氮盐将分解；若改用管道化连续反应器，使生成的重氮盐迅速转入下一步反应，反应就可在常温下进行，还能保持较高的收率。

参与反应的物料要接触到各种设备材质，对于不同的化学物质，要选取合适材质的反应设备，否则将会对反应结果产生严重的影响。例如，由二甲苯制备取代苯甲酸的空气氧化反应是以冰醋酸为溶剂、以溴化钴为催化剂，在玻璃或钛质的反应容器中进行。如使用不锈钢容器时，反应就不能正常进行。因此，对于一些具有腐蚀性的原辅材料，需进行对设备材质的腐蚀性试验，为中试放大和选择设备材质提供必要的数据支持。

第六章 质量控制及工艺路线的评价和选择

药物合成工艺的研究,不仅包括了对工艺路线进行的评价和选择、对溶剂的选用、物料比、反应温度、催化剂及反应时间等条件的选择优化,还要按照《中国药典》的相关规定,对反应中所涉及的相关物质(原料、中间体和目标产物等)进行质量标准的制订和监控,以确保其安全性。这都是由于药品这种特殊化学品的用途所决定的,它的质量优劣直接影响了人类的健康或生命。因此,在制药工艺研究中,对工艺路线的评价和选择、反应终点控制的研究和生产过程中相关物质的质量监控是药品生产中紧密相关且不可或缺的几个方面。

第一节 药物工艺路线的评价

理想的药物合成工艺路线应该具备以下条件:①合成路线简单,即原辅料经过较短的合成路线就可转化为目标产物;②原辅料的种类较少、廉价易得、供应充足稳定;③中间体容易分离提纯,质量合格,最好是多步反应连续操作,即不需分离中间体而直接在原位进行下步反应;④反应可控,安全、无毒;⑤设备条件要求不高;⑥"三废"较少且易于治理或无"三废"生成;⑦收率最佳、成本最低、经分离纯化后易达到药用标准、经济效益最好。以上这些评价药物合成工艺路线优劣的标准并不是每一条实际使用的生产路线都能具备的,但却是我们在设计工艺路线时应重点考虑的。当不能全部满足所有要求时,最重要的是满足第七条,即收率最佳、成本最低、经济效益最好。当然,当未能找到现有路线或现有路线不能满足需要时,可参照所学原则和方法进行重新设计。我们以甲氧苄啶中间体 3,4,5-三甲氧基苯甲醛的合成途径评价简要说明这个问题。

抗菌增效剂甲氧苄啶(trimethoprim,TMP,6-1)能够抑制细菌二氢叶酸还原酶,阻止细菌核酸合成,主要用作磺胺类抗菌药物的增效剂。它与磺胺甲噁唑(sulfamethoxazole,SMZ)组成的复方片剂(1∶5)称为复方新诺明,与磺胺嘧啶(sulfadiazine,SD)合用(1∶10)组成的双嘧啶片都是国内目前应用很广的抗菌制剂,但在欧美一些经济发达国家,甲氧苄啶作为牲畜用药远远大于人用临床。

甲氧苄啶最早由 Hitchings 等人于 1959 年合成成功,1962 年 Stenbuck 等人应用于工业生产,目前全世界有几十个国家生产。在我国,甲氧苄啶生产企业最多时达到 40 多家,1997 年年产量曾达 1737 吨。

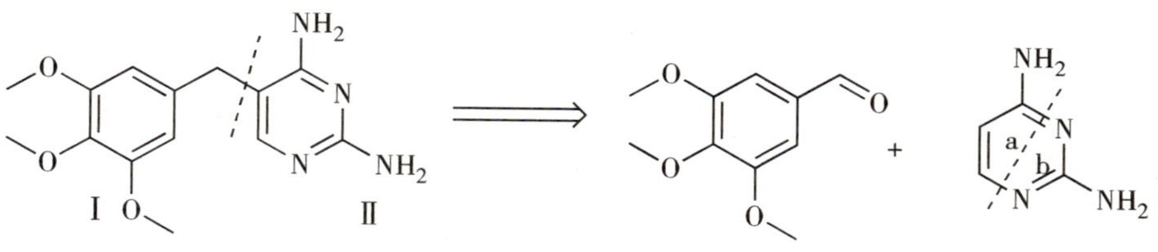

(6-1) 甲氧苄啶　　　　　　　(6-2)　　　　(6-3)

图 6-1　甲氧苄啶的合成剖析思路

从甲氧苄啶化学结构考察，可将其分为Ⅰ和Ⅱ两部分。Ⅰ部分是合成甲氧苄啶的重要中间体，它的化学结构应具有形成 C—C 的活性功能基，目前应用最多的是 3,4,5-三甲氧基苯甲醛 (6-2)；Ⅱ部分为 2,4-二氨基嘧啶衍生物，若先合成 2,4-二氨基嘧啶 (6-3) 再与Ⅰ部分缩合，则由于嘧啶环上的氨基须先加以保护和在 5 位引入基团的困难，使工艺路线冗长。所以在生产过程中采用逐步形成嘧啶环的途径：即将嘧啶开剖析成 a 和 b 两部分，将Ⅰ部分与 a 部分首先缩合，最后与 b 部分环合：

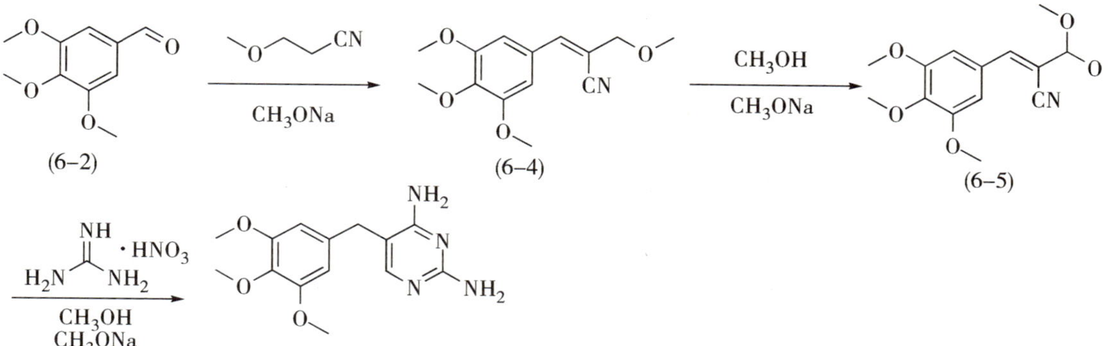

图 6-2　甲氧苄啶的合成反应

关键中间体 3,4,5-三甲氧基苯甲醛 (6-2) 的合成按原料来源与化学反应中功能基的转化又可分为以下几条途径。

一、以没食子酸为原料

20 世纪 80 年代，我国的甲氧苄啶生产主要以没食子酸 (6-6) 为原料。

在以没食子酸为原料的几条路线中，第（2）、（3）、（4）三条路线需用价格较为昂贵的硼烷或贵金属催化剂，有的还需使用三氯氧磷，存在劳动保护和腐蚀设备的问题，因此虽然收率较高，但在生产过程中并未大规模应用。相比之下，第（1）条路线工艺条件简易，收率较高，试剂价格便宜，因此得到大规模应用。

没食子酸系由五倍子中的鞣酸水解制取。五倍子本身是一种重要的中药材，大部分供直接出口，因此用它来制取没食子酸的数量有限。这样不仅使甲氧苄啶的价格昂贵，也使各生产企业为原料来源大伤脑筋，生产能力受限，规模偏小。于是到 20 世纪 80 年代中后期，国内外的甲氧苄啶生产企业纷纷投入人力物力研究开发甲氧苄啶的新的合成路线。到了 20 世纪 90 年

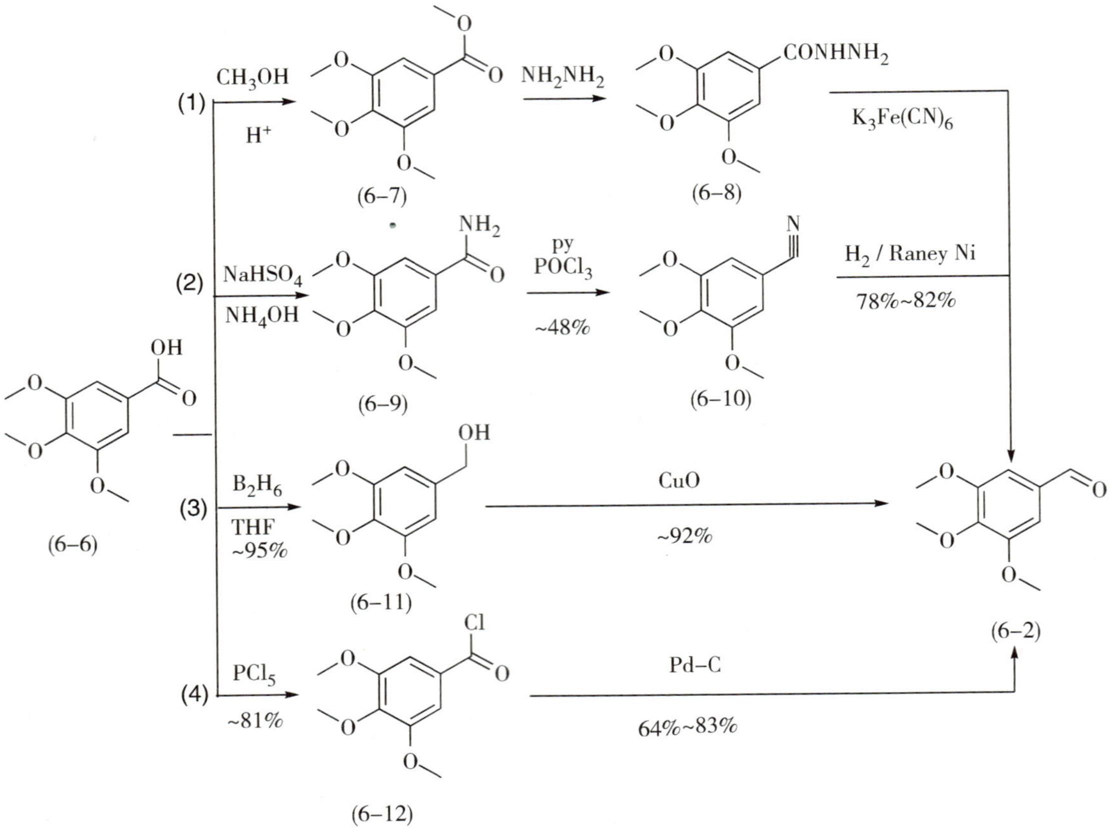

图 6-3 以没食子酸为原料合成 3,4,5-三甲氧基苯甲醛示意图

代,由于 3,4,5-三甲氧基苯甲醛的生产工艺日臻成熟及化工原料价格的不断下调,使 3,4,5-三甲氧基苯甲醛的价格已低于五倍子。

二、以香兰醛为原料

香兰醛(6-13)的来源有天然和人工合成两种途径。天然来源是从木材造纸废液中回收得木质磺酸钠,再经氧化得香兰素醛。香兰醛在木质磺酸钠中含量约占15%,因此资源丰富,价格便宜,值得在化学制药工业上广为利用;另一条来源是以邻氨基苯甲醚(6-14)为原料,经愈创木酚(6-15)和引入醛基而得到香兰醛(6-13)。

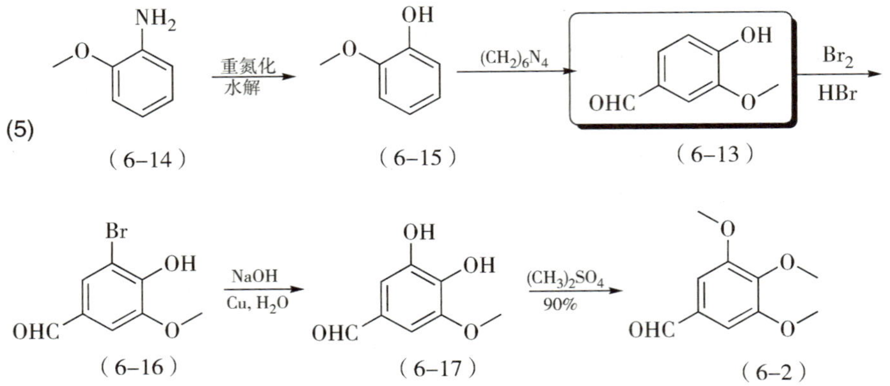

图 6-4 以香兰醛为原料合成 3,4,5-三甲氧基苯甲醛示意图

香兰醛再经溴化、水解得5-羟基香兰醛（6-17），再甲基化可得3,4,5-三甲氧基苯甲醛（6-2），三步总产率74.5%。这是目前制备3,4,5-三甲氧基苯甲醛的方法中反应步骤最短、收率较高的路线，已应用于生产。

三、以对硝基甲苯为原料

对硝基甲苯（6-18）在多硫化钠醇碱溶液作用下，经氧化、还原反应制得对氨基苯甲醛（6-20），对氨基苯甲醛经重氮化、水解制得对羟基苯甲醛（6-21），再经溴化、甲氧基化、甲基化得到3,4,5-三甲氧基苯甲醛（6-2），总收率20%左右。

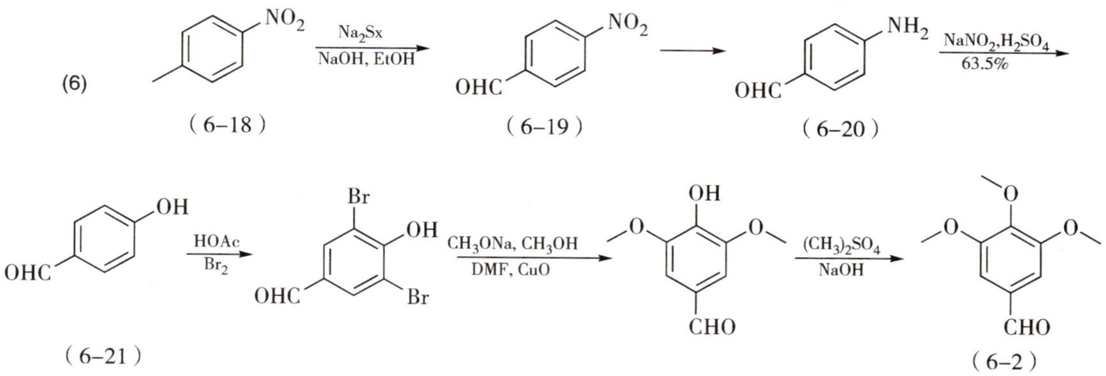

图6-5 以对硝基甲苯为原料合成3,4,5-三甲氧基苯甲醛示意图

对硝基甲苯来源广泛，价格低廉，因此此条合成路线具有较大的应用价值。但此条工艺路线中需要使用大量溴素，如何保证溴素供应和做好劳动保护是需要注意的问题。此外，在制备对羟基苯甲醛（6-21）时反应液体积大、耗气量多等问题也需要很好地解决。

四、以苯酚为原料

从苯酚（6-22）合成3,4,5-三甲氧基苯甲醛关键在于如何导入醛基。先导入醛基会产生少量邻位副产物，收率较低，所得产物对羟基苯甲醛（6-21）易于聚合，产生大量树脂，需要处理，且反应时间需20余小时，生产周期较长。从对羟基苯甲醛到3,4,5-三甲氧基苯甲醛（6-2）的合成方法与前面路线一致，总收率20%左右。

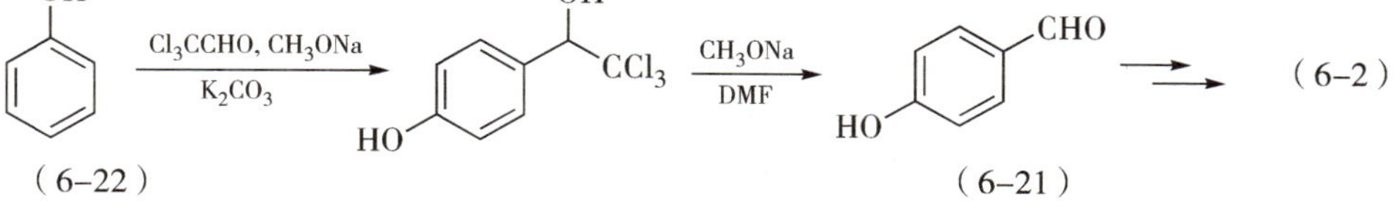

图6-6 以苯酚为原料合成3,4,5-三甲氧基苯甲醛

针对上述合成路线的缺点，可以考虑先上溴，再导入醛基。由于羟基为邻对位取代基，因此必须首先将羟基的对位进行保护，使溴代反应仅在邻位进行，制得2,6-二溴苯酚（6-23），再进行甲氧基置换反应，最后导入醛基。

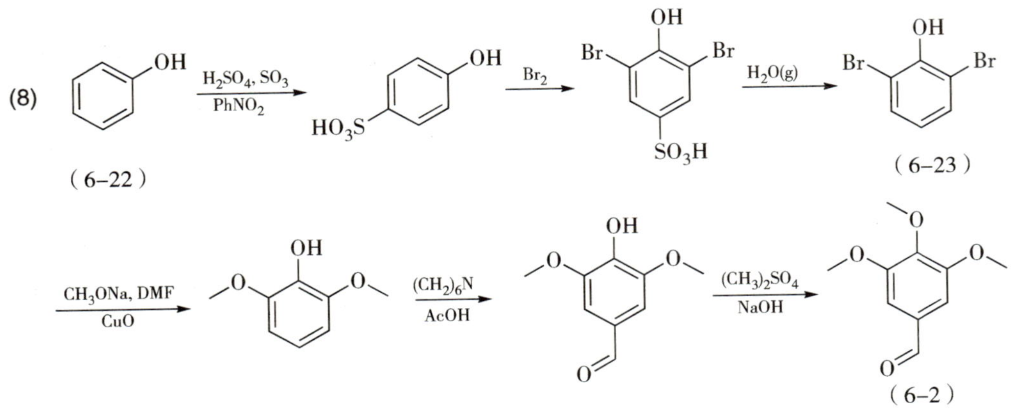

图 6-7 以苯酚为原料合成 3,4,5-三甲氧基苯甲醛的改进方法

生产中首先使用磺酸基对苯酚对位进行保护，然后在苯酚的磺化液中直接加入溴生成二溴化物。反应液可不经分离直接进行过热水蒸气蒸馏，在蒸馏过程中进行水解，消除对位磺酸基生成 2,6-二溴酚 (6-23)。以上三步反应实际是一个工序，在同一反应釜中完成，即所谓的连续反应；其后甲氧基化、导入醛基制得丁香醛，最后甲基化得到 3,4,5-三甲氧基苯甲醛，总收率 35%。

五、以对甲酚为原料

对甲酚 (6-24) 经磺化、水解、甲基化和氧化反应步骤可制得 3,4,5-三甲氧基苯甲醛。

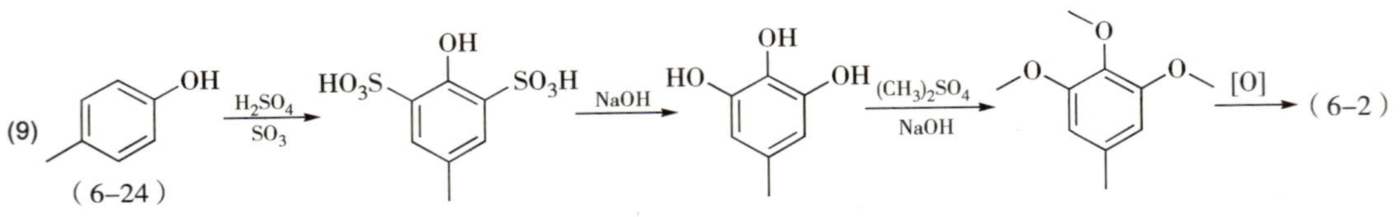

图 6-8 以对苯酚为原料合成 3,4,5-三甲氧基苯甲醛反应

对甲酚由炼焦的副产品粗甲酚经分馏制得，但一般分馏所得为间位和对位甲酚的混合物，二者沸点相差仅 0.5℃，需采用特殊方法分离，增加成本，成为此条合成路线的最大缺点。

综合考察各条生产路线，第 (6) 条至第 (9) 条生产路线均以基本化工原料为起始原料，价格便宜，来源有保障，但第 (8) 条生产路线比第 (7) 条生产路线具有明显优势，其他各条路线由于起始原料不同，则应从经济效益、社会效益、生产难度、前期投入等多方面加以考虑，结合生产企业自身情况，认真选择。值得一提的是，如果原料来源有保障，第 (5) 条生产路线也许会比其他各条生产路线具有更大的合理性。

第二节 药物合成工艺路线的选择

在文献调研和重新设计的众多合成路线中选择适用的工艺路线并付诸实现，是一项困难的工作，涉及的不仅仅是药物合成或有机化学的相关知识，还包括诸如设备、管理、经济和环境保护等一系列相关知识和内容，是科学决策的具体体现。这里仅就选择合成路线时需重点考虑的几个相关问题做简要概述，出发点仍是如何找到理想的药物合成工业生产路线。

一、化学反应的选择

化学反应是药物合成工艺路线设计的基础。工业应用的合成反应通常是已知的反应；在类似化合物的合成中运作良好的反应；当然，有些时候也会采用一些新设计的反应。

对已知的或类似的反应，选择的要求一般都比较明确：产率高、操作简单易行。与此相关的一个要求是反应条件不应十分严格，当生产条件稍有变动时对反应产率影响不大，即使用所谓"平顶型"反应，图6-9（a）。

"平顶型"反应是相对于"尖顶型"反应而言。"尖顶型"反应图6-9（b）是指反应条件要求苛刻，条件稍有变化就会使产率急剧下降的反应。"尖顶型"反应往往与安全生产技术、"三废"防治、设备条件等息息相关。

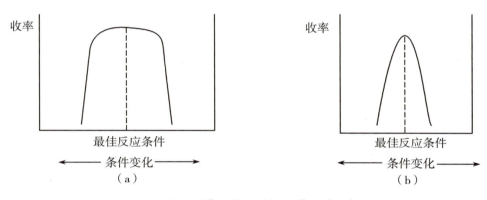

图6-9 "平顶型"反应和"尖顶型"反应示意图

在含有不同取代基的芳环上引入相同的官能团，可以有不同的方法——即使同一底物引入同一官能团也可能有不同的方法。例如在向芳环上引入醛基的过程中可以考虑采用下列化学反应中的任一方法。

a. Gattermann 反应：

$$ArH + Zn(CN)_2 + HCl \xrightarrow{ZnCl_2} ArCH=NH \xrightarrow{H_2O} ArCHO$$

b. Gattermann–Koch 反应：

$$ArH + CO + HCl \xrightarrow{AlCl_3} ArCHO$$

c. Friedel–Crafts 反应：

甲酰氯为酰化试剂，在三氟化硼催化下向苯环引入醛基，收率在50%~78%之间。

$$ArH + HCOCl \xrightarrow{BF_3} ArCHO$$

二氯甲基醚类作甲酰化试剂，收率在60%左右。

$$ArH + Cl_2CHOCH_3 \xrightarrow{AlCl_3} ArCHO + CH_3Cl + HCl$$

d. Vilsmeier 反应：收率可达70%~80%。

$$ArH + HCON(CH_3)_2 \xrightarrow{PCl_3} ArCHO$$

e. 应用三氯乙醛在苯酚的对位引入醛基，收率 30% ~ 35%。

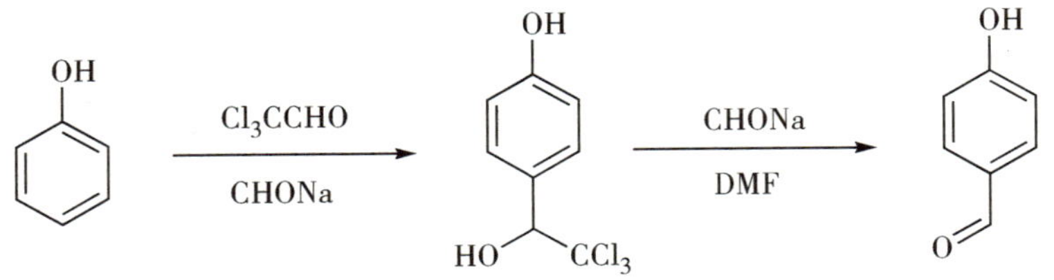

f. Duff 反应：在酚类化合物的苯环上引入醛基，若 R 为甲氧基或烷基，甲酰化发生在羟基的对位；若 R 为氢，则甲酰化发生在羟基的邻位，收率 15% ~ 20%。

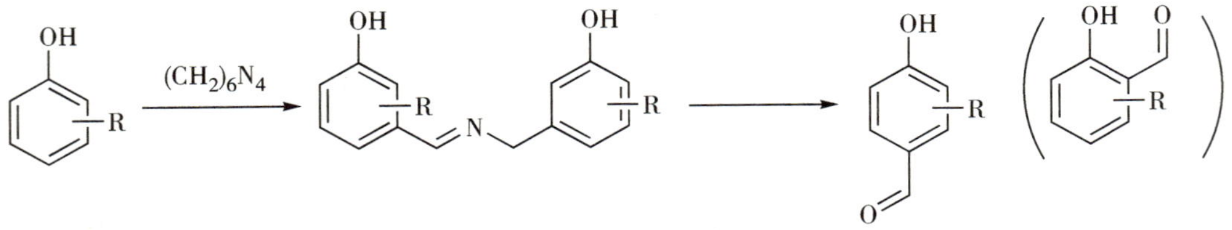

以上 6 个反应中，例 e 中应用三氯乙醛在苯酚上引入醛基是一个典型的"尖顶反应"：反应时间需 20 小时以上，副反应多、收率低、产品又易聚合，常生成大量树脂状物，从而增加后处理的难度；例 f 应用 Duff 反应合成香兰醛尽管产率不高，但反应条件易于控制，属于"平顶型"反应，目前仍然是工业生产香兰醛的重要方法。因此，在初步确定合成路线和制定实验室工艺研究方案时，必须做必要的实际考察，有时需要设计极端性或破坏性实验，以阐明化学反应类型属于"平顶型"或"尖顶型"，为工艺设备设计积累必要的实验数据。

当然，"尖顶型"反应不是绝对不可使用：例 b 中的 Gattermann-Koch 反应应用剧毒原料，设备要求也很高，属于"尖顶型"反应，但是原料价格低廉，收率很好，由于实现了生产过程的自动控制，目前已为工业生产所采用。相信随着自动化技术水平和设备精度的不断提高，会有越来越多的"尖顶反应"在生产中被采用。

二、合成装配方式的选择

了解反应步骤数量和计算反应总收率是衡量不同合成路线效率的最直接方法。对于一个结构比较复杂的药物分子，如果合成步骤较多，一般都有"直线方式"和"汇聚方式"两种装配方法可供选择。

在"直线方式"（linear synthesis 或 sequential approach，见图 6-10）中，一个由 A，B，C，…，J 等 10 个单元组成的产物，如果从 A 单元开始，加上 B，然后在所得产物 A-B 上再连接 C……如此进行直至连接到 J。由于总产率是各步收率的连乘积，而化学反应的收率很少达到 100%，因此对于直线方式，由于反应步骤多，必然要消耗大量的起始原料 A，而最终产率会低到无法接受。另一方面，随着每一个单元的加入，分子量将越来越大，所得中间体也变得越来越珍贵。

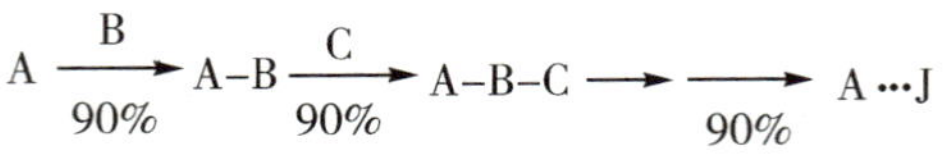

$$A \xrightarrow[90\%]{B} A\text{-}B \xrightarrow[90\%]{C} A\text{-}B\text{-}C \longrightarrow \xrightarrow{90\%} A\cdots J$$

总收率 = $0.9^9 \times 100\%$ = 38.74%

图 6-10 "直线式"装配方式及收率

因此，化学合成的装配方式一般采用"汇聚式"（convergent synthesis 或 parallel approach，

图 6-11），即先以直线方式分别构成 A-B-C，D-E-F，G-H-I-J 等各个单元，然后汇聚组装所需产品。采用此策略可分别积累相当数量的各个聚合单元，当把重量大致相当的两个单元组装时，可望获得良好收率。这个方式的另一个优点是，即使损失其中一个中间体，也不会对整条路线造成灾难性影响。

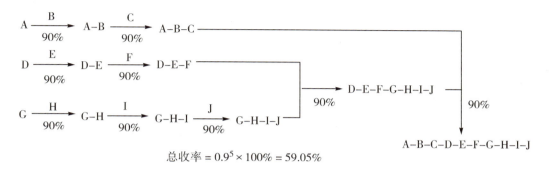

图 6-11 "汇聚式"装配方式及收率示意图

三、原辅料的选择

没有稳定的原辅料供应就不能正常组织生产，因此选择工艺路线首先应考虑每一合成路线所需使用的原辅料来源和供应情况——有些化工原辅料一时得不到供应则需考虑自行生产的可能性，同时需考虑原辅料的价格以及运输等方面的问题。在我们上文所提及的甲氧苄啶合成路线中，以没食子酸为原料的路线是一条技术非常成熟的路线，在我国使用多年，最后因为原料价格问题被迫放弃。

更改原辅料，特别是更改原料，意味着合成方法的改变，合成步骤也会随之改变；虽然得到的最终产品是相同的，但收率、劳动生产效率和经济效果都会有很大差别。更换原辅料和改变合成步骤常常是选择工艺路线的重要工作之一，也是制药企业同品种间相互竞争的重要内容——不仅仅是为了提高收率和竞争力，也是为了消除污染，保护环境。

四、生产设备的选择

当合成路线中有些化学反应需要在高温、高压、低温、高真空或严重腐蚀条件下进行时，因为上述反应条件需要使用特殊设备、特殊材质，就需要考虑设备及材质的来源、加工以及投资问题。过去由于设备条件限制，往往在选择工艺路线时要避开一些技术条件及设备要求高的反应。随着科学技术水平的不断进步，设备与材料对生产的限制已经越来越少，价格也在不断下调，因此对于能够显著提高收率，可能实现机械化、自动化、连续化，明显提高劳动生产率，有利于劳动保护及环境保护的反应，即使设备要求高些、生产技术复杂些也应根据现有条件尽可能予以考虑，因为这是体现工艺路线先进性的关键。

第三节 合成工艺中相关物质的纯化与质量控制

在工艺研究中，反应终点控制的研究和生产过程中药品质量的管理是药品生产中密切相关而又性质不同的两个方面。

合成工艺中，除了最终产品要符合药品生产质量管理规范（Good Manufacturing Practice，GMP）及《中国药典》等相关要求外，试剂、原料及中间体的质量对下一步反应和产品的质量影响很大，若不控制规定杂质含量的最高限度，不仅影响反应、降低收率，还会影响产品的质量和药效，甚至会危害使用者的健康和生命。因此，对合成工艺中相关原料、试剂及中间体的质量控制就显得尤为重要。

一、原料及中间体的质量控制

原料药质量优劣与生产过程中的各个环节都有密切的关系。因此，在药物工艺条件研究时，必须制订相关的原料、中间体的质量标准，尤其是其最低含量的控制。

通常情况下，合成工艺研究中所购买使用的化学原料及试剂都不是100%的纯度，都是含有少量杂质的。某些情况下，杂质是由合成中所使用的原料或试剂引入的，这些杂质可能始终存在于合成反应中而污染目标产物。有时，这些杂质也会参与发生化学反应，生成副产物而污染目标产物，使收率或纯度不达标。例如，在氟伐他汀钠（fluvastatin sodium，6-25）的合成过程中所形成的杂质就是这些原因引起的。通过对目标产物进行分析，发现N-乙基类似物（6-26）这一杂质的存在。它是由第二步合成中所使用的N-异丙基苯胺中的杂质N-乙酰苯胺（6-27）引入的。这个杂质在结构上与起始原料相似，与原料发生同样的反应而产生了相应的杂质。

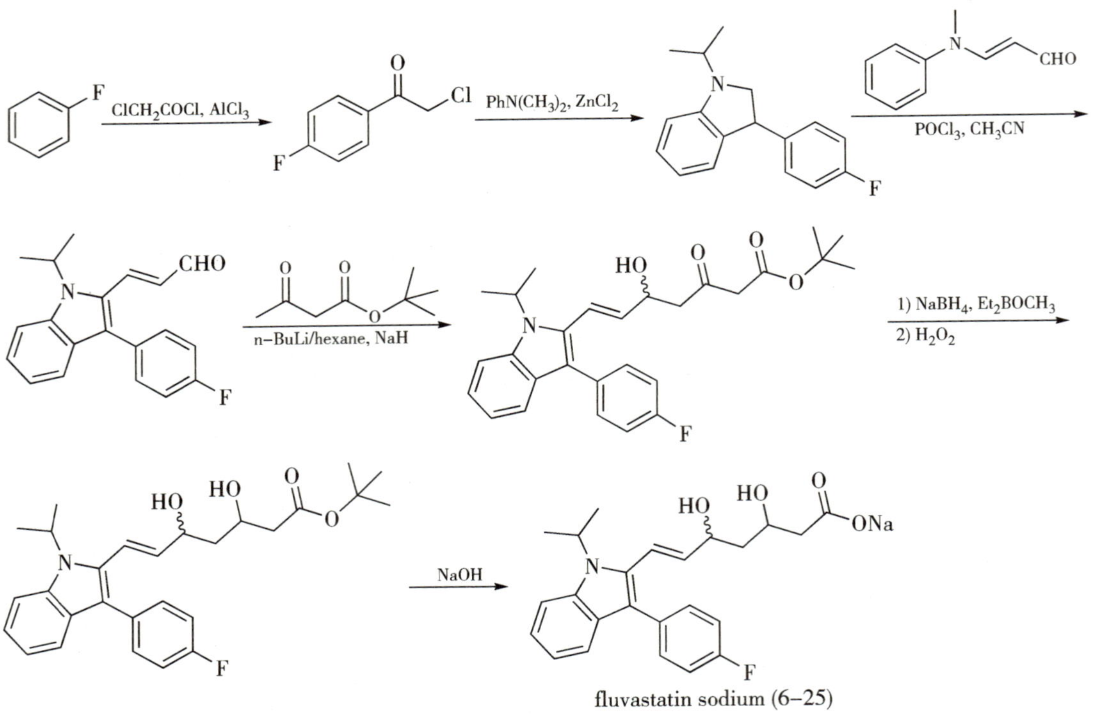

图 6-12　氟伐他汀钠的合成示意图

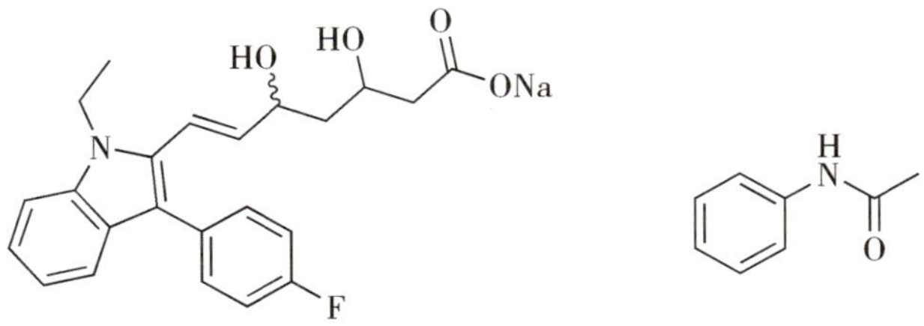

（6-26）　　（6-27）

图 6-13　氟伐他汀钠的 *N*-乙酰类似物及 *N*-乙基苯胺的结构式

由此看来，对用于合成药物工艺中的原料、中间体及试剂等制订相应的质量标准并对其进行分析是十分必要的，这是因为：

1. 原料、中间体　该原料、中间体或试剂等合成工艺中所应用的化学物质的含量发生变化或来源改变等，如果按原投料比投料，就会使反应物的配比不符合操作规程要求，从而影响产物的质量或收率等。如（*S*）-3-（4-硝基苯基磺酰胺）-4-苯基丁酸（6-28）的烯丙基化反应，当原料中烯丙基溴和碳酸钾的含量降低就会得到单烯丙基化物（*S*）-3-氨基-4-苯基丁酸烯丙酯（6-29），而双烯丙基化产物（6-30）收率就会下降，如图 6-14 所示。

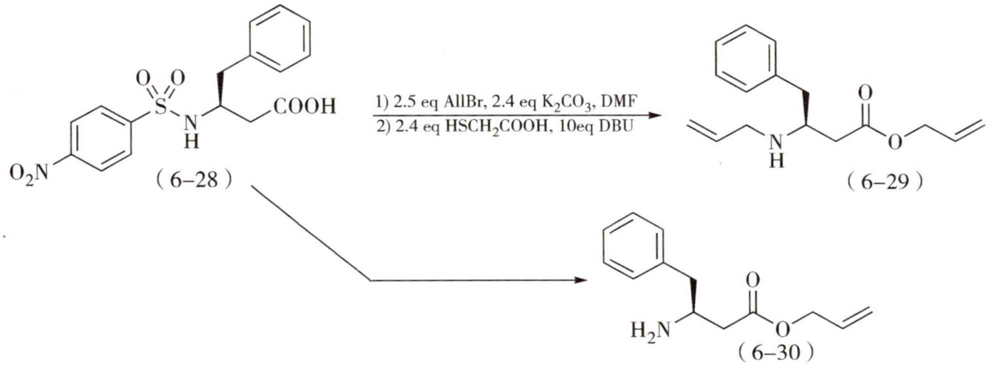

（6-28）　（6-29）　（6-30）

图 6-14　（*S*）-3-（4-硝基苯基磺酰胺）-4-苯基丁酸的烯丙基化反应

2. 由于原辅料等所含杂质或水分超过限量　该物质致使反应异常或影响收率。格氏试剂是金属有机化合物中最常用的一种，是一类重要的有机合成中间体，制备过程中需要绝对的无水、无氧。如 2009 年 2 月在欧洲上市的抗血栓药物普拉格雷（prasugrel）的制备过程中，就用到格式试剂，如反应体系中含有水或氧，则无法得到目标产物，见图 6-15。

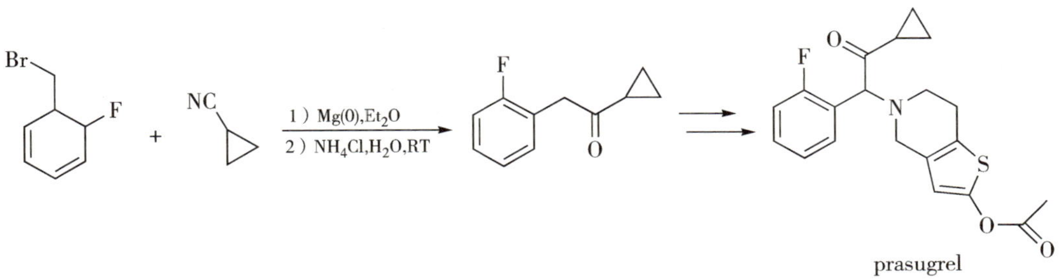

图 6-15　普拉格雷的合成反应

在催化氢化反应中，若原料中带入少量的催化毒物（镍、氰化物等），就会使催化剂中毒而失去催化活性。

NOTE

又如克霉唑（lotrimin）的合成过程中，最后一步缩合反应，一般需要在无水条件下进行。但在工业生产上因采用丙酮、乙腈为溶剂，这些溶剂含水量不稳定，影响克霉唑粗品的质量，且精制较为困难。有报道称，利用疏水性有机溶剂和水进行两相反应，即反应中采用苯作为有机相，使原料和反应产物都隐蔽在有机相中，并以过量的咪唑作为缚酸剂，先在室温下反应1.5 小时，然后再加碱并升温至 50℃，反应 2 小时，后处理后可得到质量较好的产品，收率比旧法提高了 10% 以上，如图 6-16 所示。

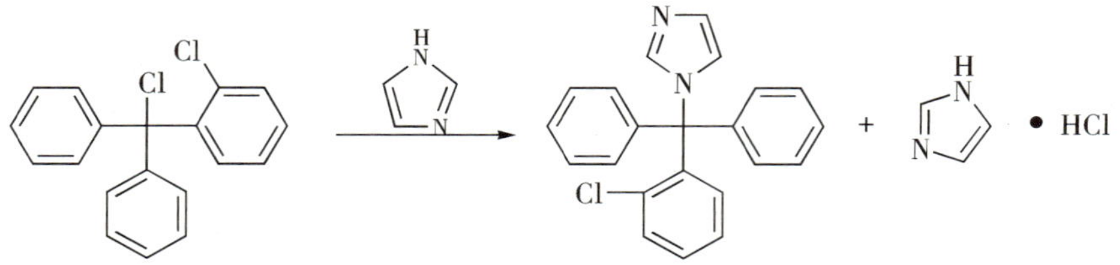

图 6-16　克霉唑的合成反应

3. 有两个或两个以上反应同时进行　生成的副产物混杂在主反应中，致使产品质量不合格，有时需要进行反复精制，才能达到合格的标准。如阿司匹林的合成是以水杨酸的起始原料的，它在工业上是用苯酚经 Kolbe 反应制得的，因此其中常混有一些未反应的苯酚，如图 6-17 所示。在相应的条件下，它会发生一系列相关的副反应，如图 6-18 所示。

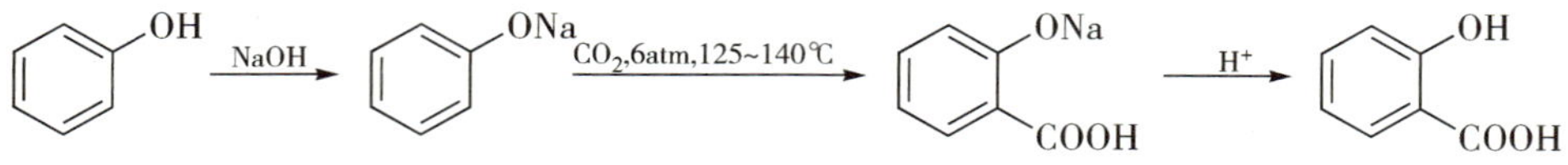

图 6-17　水杨酸的工业合成方法

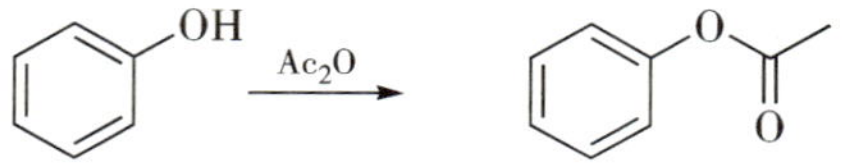

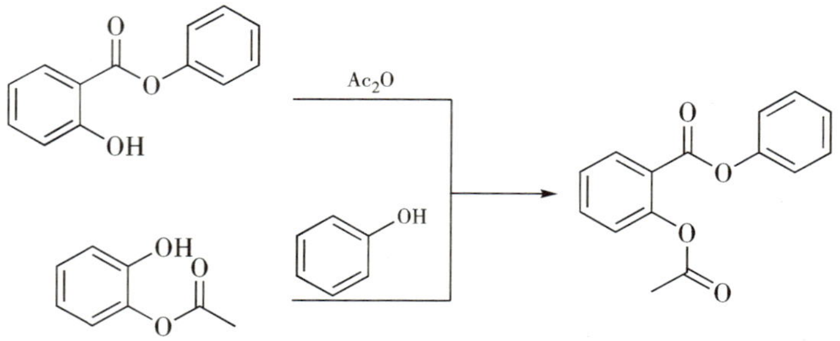

图 6-18　制备阿司匹林时得到的副产物

在生产氯丙嗪（chlorpromazine，6-33）的过程中，间氯二苯胺在碘的催化下与升华硫作用，可生成主产物 2-氯吩噻嗪（6-31）和少量副产物 4-氯吩噻嗪（6-32）。这两者都能与侧链 N,N-二甲基氯代丙胺缩合，分别生成氯丙嗪和 4-氯吩噻嗪的衍生物（6-34），见图 6-19，所得的产品必须反复精制才能合格，此过程中会损失一定量的目标产物而使收率降低。为避免这种损失，可在环合反应中抑制 4-氯吩噻嗪的生成，或者在缩合前先将副产物 4-氯吩噻嗪除去。

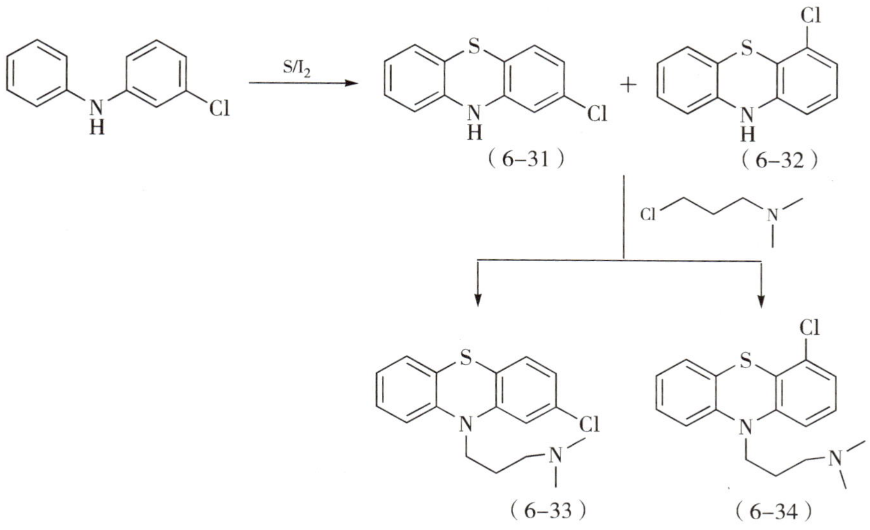

图 6-19 氯丙嗪的合成示意图

由此看来，没有稳定的原辅料供应就不能进行正常的工业生产。选择优化合成工艺时，首先应当考虑所用的各种原辅料的来源、规格及供应情况等因素，基本要求是利用率高、廉价易得及供应稳定等。更换原辅料也是工艺路线选择优化的重要工作之一，也是生产企业间竞争的主要内容。在相同的合成路线中，采用同一个化学反应，倘若能因地制宜地改变原辅材料，虽然都可得到同一产物，但收率、劳动生产率和经济效果等都可能有很大的差别。

如中药葛根是常用的祛风解表药物，其活性成分为葛根大豆苷元（6-35），已广泛应用于治疗高血压引起的头痛、头晕、突发性耳聋等病症。工业上以苯甲醚为起始原料进行合成，如图 6-20 所示。

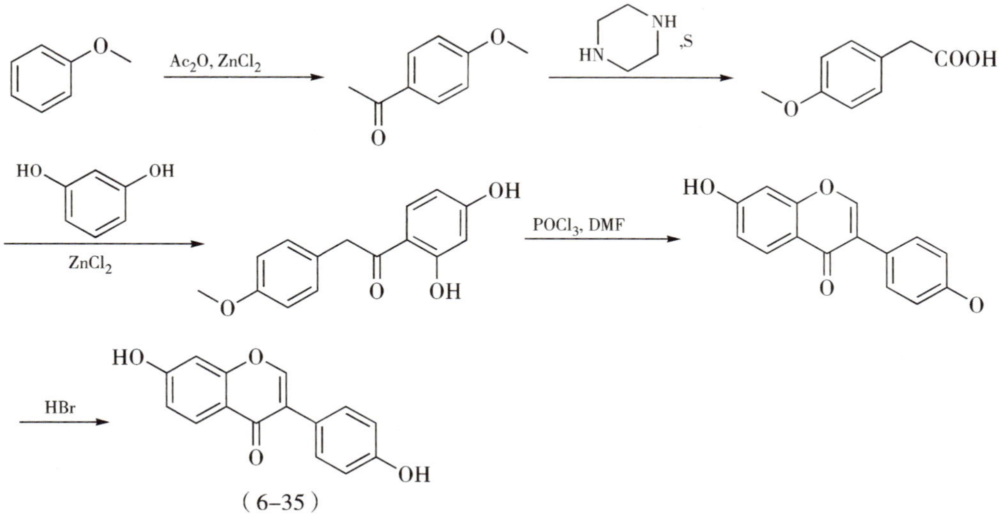

图 6-20 葛根大豆苷元的合成示意图

上述合成路线需要使用大量的醋酐、哌嗪及高浓度的氢溴酸，原料来源不易，且部分原料为易制毒而受管制，整条反应路线的总收率只有 4%。因此，更换了反应原料及试剂，以苯乙腈为起始原料来制备，反应结果较好，如图 6-21 所示。

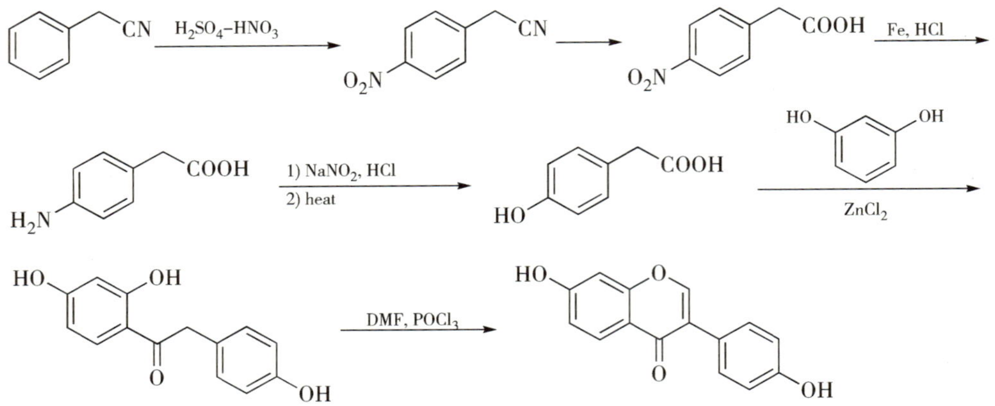
（6–35）

图 6–21 以苯乙腈为原料合成葛根大豆苷元示意图

由于药物合成工艺中需要对中间体及药品进行质量监控，那么减少合成路线中的中间体数量也可以降低由于质量监控带来的成本压力等不利影响。如抗炎镇痛药吡罗昔康（piroxicam，6–36）的合成路线虽采用了直线方式的装配途径，但在后期工艺研究过程中采用了几步“一勺烩”的合成方法，故有特殊的优势。以邻苯二甲酸酐为起始原料，经中间体糖精钠的生产工艺路线，先后有 13 步反应。经工艺研究，将胺化、降解、酯化三个反应合并为第一个工序，将重氮化、置换和氯化等三个反应合并为第二个工序，将胺化、酸析合并为第三个工序，成盐得糖精钠后，将缩合、重排和甲基化三个反应再合并为第四个工序，最后胺解得目标产物，如图 6–22 所示。

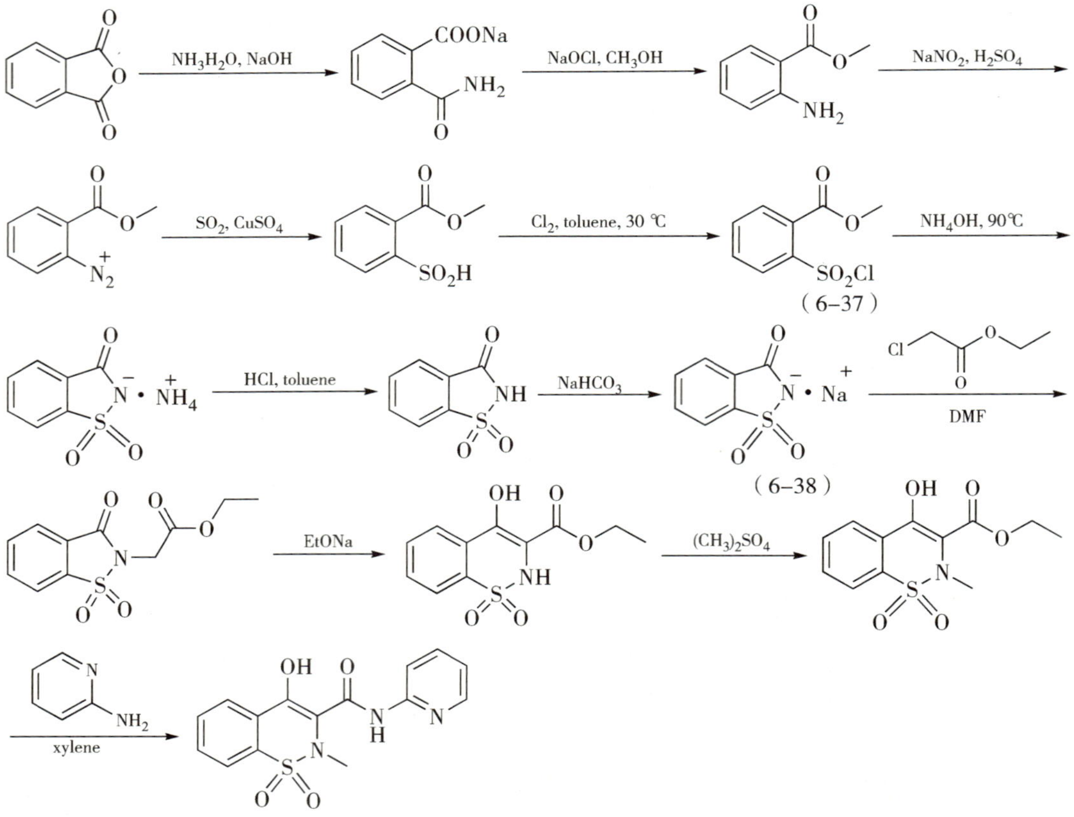
piroxicam (6–36)

图 6–22 吡罗昔康（piroxicam）的合成示意图

吡罗昔康的生产过程共由六个岗位组成，其中有四个"一勺烩"步骤。第一个工序中的胺化、降解和酯化三个反应的副反应及其产物几乎不影响主产物的生成，且先后都在碱性甲醇溶液中进行；第二个工序中的重氮化和置换、亚磺酸基的引入均需在低温和酸性溶液中进行；生成磺酰氯的氯化反应，用甲苯把生成物 2-氯磺酰基苯甲酸甲酯（6-37）转入甲苯溶液中得以分离；第三个工序实质上是氯磺酰基的胺化和酸析的后处理合并。由糖精钠（6-38）经缩合、重排扩环、甲基化等三步反应，可分段、连续操作成为第四个工序，收率可达60%，最后胺解得到吡罗昔康（6-36）。

然而，在采用"一勺烩"的合成方法时，虽然减少了整条合成路线中的中间体数量，避免了对其进行的质量监控，但由此法制得的产品往往需要精制，才能保证产品的质量。

二、反应时间及终点控制

在药物合成工艺研究中，每个反应都有一个最佳的反应时间，除了上述浓度、温度、压力、溶剂、催化剂等影响因素外，反应时间也是影响收率和产品质量的重要因素。在这个最佳反应时间结束反应时，可以得到收率高、纯度好的产物。此外，它还可影响生产进程、设备利用率、劳动生产率等。所以，科学地确定化学反应时间并正确控制它，也是药物合成工艺研究中重要的内容。

在一定条件下，一个化学反应的时间是固定的。反应时间不够，即反应终点"提前"，反应进行不完全，主产物的量没有达到最大化，影响收率及产品质量。反应时间过长，即反应终点"滞后"，可能使反应产物分解、破坏，副产物增多，使收率降低、产品质量下降。另一方面，反应时间与生产周期和劳动生产率都有关系。因而，对于每一个反应都必须掌握好它的进程，控制好反应时间和终点。如图6-23所示，由1-溴-2-乙氧基乙烯（6-39）制备2-乙氧乙烯基三甲基硅烷（6-40）的过程中，当反应时间由5分钟延长至6小时，产物的收率则由90%降至30%。因此，对于这类反应要严格控制反应时间，并不是反应时间越长，产物的收率越高。

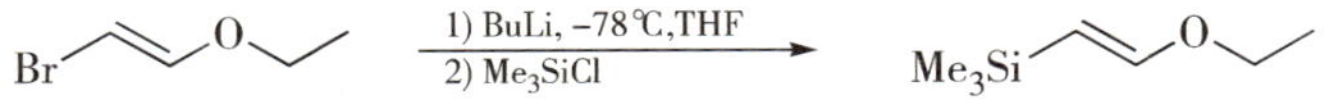

图6-23　2-乙氧乙烯基三甲基硅烷的制备示意图

反应时间主要取决于反应过程化学变化的完成情况，或者说反应是否已达到终点。确定最佳反应时间没有规律可循，是通过对反应终点的控制摸索获得的。通常情况下，可根据文献报道的相关反应来设定一个反应时间，再对反应进程进行检测，确定反应终点。控制反应终点，主要是控制主反应的终点，测定反应系统中是否有未反应的原料，或其残存量是否达到规定值。一般可用简易快速的化学或物理方法测定反应终点，如显色、沉淀、酸碱度、薄层色谱、气相色谱、折光率、红外光谱法和高效液相色谱法等。例如，由水杨酸制备阿司匹林的乙酰化反应及由氯乙酸制备氰乙酸的氰化反应，都是利用快速的测定法来确定反应终点的。前者测定水杨酸含量达到0.02%以下即可停止反应，后者测定反应液中氰根离子的含量应在0.4%以下方为反应终点。

此外，也可根据反应现象、反应变化情况以及反应生成物的物理性质（如密度、结晶状态等）来判断反应终点。如催化氢化反应，一般是以吸氢量来控制反应终点的，当氢气吸收达到理论量时，氢气压强不再下降或下降速度很慢，即表示反应已达到终点。通氯气的氯化反应，常以反应液的比重变化来控制反应终点。

三、产物的后处理和质量控制

绝大多数有机反应结束后得到的都是混合物，目标产物混杂在其中，这就需要用适当的方法分离得到纯度符合要求的目标产物，整个过程就称之为反应的后处理。这个过程中不仅仅包括从反应混合物中分离得到目标产物，也包括母液的处理等。后处理涉及的化学反应（如酸碱中和反应等）较少，多数为化工单元操作。

后处理过程优劣的评价标准主要有：①产品是否最大限度地、保质保量地被回收了；②原料、中间体、溶剂及有价值的副产物是否被最大限度地回收、利用；③后处理步骤是否简便易行；④三废（废水、废渣、废气）量是否达到最小。

后处理方法因反应的性质不同而方法各异。研究后处理时，首先要知道反应体系中可能存在的物质种类、组成和数量等，以此为基础，找出它们之间的性质差异，再利用这些差异采用适当的分离方法将目标产物分离。目前，采用的后处理方法主要有过滤、浓缩、蒸馏、萃取、酸碱化处理、重结晶及色谱技术等。具体采用哪种后处理方法要视情况而定，具体问题具体分析。有时，一个化学反应要同时用几种后处理方法对目标产物进行分离纯化。下面对几种经常应用于药物合成工业中的后处理方法进行分析介绍：

1. 浓缩 当反应结束时，反应体系中只有目标产物和溶剂或其他易挥发组分，常压或减压浓缩后即可得到纯度符合要求的目标产物。这种后处理方法单独使用的情况较少，往往要与其他方法同时使用。

2. 萃取 利用物质在两种互不相溶（或微溶）溶剂中溶解度或分配比的不同来达到分离提纯目的。常用的萃取溶剂较多，如醚类（乙醚、石油醚、异丙醚）、卤代烃（二氯甲烷、氯仿）、酯类（乙酸乙酯、乙酸丁酯）、醇类（正丁醇、2-丁醇）等，使用时应根据被萃取化合物的溶解性而定，同时要易于和溶质分开，最好用低沸点溶剂。有时，也会采用混合溶剂的方法进行萃取操作，如萃取某些大极性的物质时，可用二氯甲烷：甲醇（10:1）、乙酸乙酯：四氢呋喃（10:1）、氯仿：异丙醇（3:1）等按比例混合的组合溶剂。

萃取时并不是用的溶剂量越大、萃取次数越多越好，要本着少量多次的原则，通常萃取的次数是三次，每次使用萃取溶剂的体积一般是被萃取液体的1/5~1/3。

3. 过滤 通常指悬浮液中的液体透过介质，固体颗粒及其他物质被过滤介质截留，从而使固体及其他物质与液体（或气体）分离的操作。该后处理方法在实验室及工业生产中均较常见，主要适用于有固体生成并从反应液中析出的合成反应。实验室常用的过滤方式主要是常压过滤和减压过滤；而工业上则有所不同，常要用过滤器来进行大量的过滤。

4. 酸碱化处理 此种后处理方法的原理是一些具有酸碱性基团的有机化合物，可以得失质子形成离子化合物，而离子化合物与母体化合物具有不同的物理化学性质，利用这些不同点把混合物分开，达到分离提纯的目的。酸碱化处理主要包括中和吸附法、中和萃取法和成盐洗涤法三种。

中和吸附法是将酸（碱）性有机化合物通过加入碱（酸）水溶液，使其生成水溶性盐类，用活性炭吸附后滤去，再加酸（碱）中和到原来的分子状态。如合成抗凝剂华法林的后处理过程就应用到了中和吸附法，与以往的后处理方法相比，华法林的损失较小，纯度可达99%以上。

中和吸附法的优点较多，由于活性炭不吸附离子，故产品几乎不会损失；所用的酸碱都比较廉价，故后处理费用较低；无有机溶剂的挥发，操作条件较好。

中和萃取法是工业生产中较为常见的方法，它是利用酸（碱）性有机化合物生成离子时溶于水而分子状态溶于有机溶剂的特性，通过加入酸（碱）使碱（酸）性产物生成离子溶于水实现相转移而使非酸（碱）性杂质溶于有机溶剂的方法。

例如，对2-叔丁氧羰基氨基-4-苯基丁酸甲酯的水解反应进行后处理时，可在碱性条件下用有机溶剂除去杂质，之后再进行酸化得到2-叔丁氧羰基氨基-4-苯基丁酸，见图6-24。

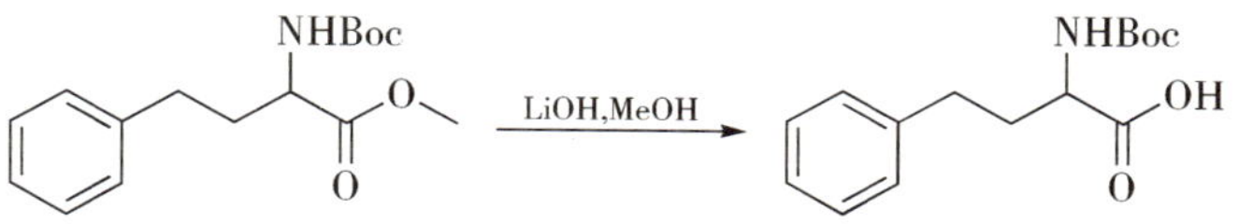

图6-24　2-叔丁氧羰基氨基-4-苯基丁酸甲酯的水解

成盐洗涤法是依据具有不同构型的有机物中高浓度物质先结晶而杂质不结晶原理，使含有酸（碱）性的有机化合物与碱（酸）成盐结晶，不纯物则留在母液中的方法。当通过过滤实现固液分离后，再洗去盐表层的母液，烘干即可得精品盐，最后再将精品盐中和回原来的分子状态。这种方法对碱性有机化合物的提纯特别适用。

5. 蒸馏　一种热力学的分离工艺，它利用混合液体中各组分沸点不同，使低沸点组分蒸发、冷凝，最终收集得到相应的组分。与其他的分离手段不同，它不需使用系统组分以外的其他溶剂，减小了引入新杂质的可能性。蒸馏的方式较多，如简单蒸馏、平衡蒸馏、减压蒸馏和连续蒸馏等，这些方法在化学合成工艺研究中应用较多，后处理时根据所要分离组分的差异选取合适的蒸馏方式。

例如，工业上对2,4-二氯-5-氟苯乙酮的合成是以2,4-二氯氟苯和乙酰氯为原料，在三氯化铝的作用下通过傅-克反应制得的。反应结束后，将物料放入冰解釜内水解，分出有机相，减压蒸馏，再经冷冻、结晶、离心后得到目标产物，见图6-25。

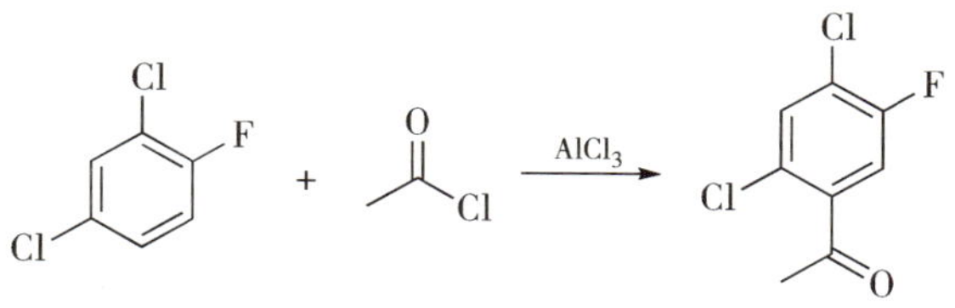

图6-25　2,4-二氯-5-氟苯乙酮的合成示意图

又如，在重氮盐的取代反应中，会有很多的副反应发生，主要的副产物有偶合物、焦油等。这些高分子化合物对产物有一定的溶解作用，故要分离取代产物，首先应设法使产物脱离焦油。若产物为易挥发组分，则可采用水蒸气蒸馏法分离得到目标产物。

一个药物的合成往往是多步化学反应的过程，当中间体中的杂质不影响后续反应的收率和质量时，就不需要对其进行提纯，即不提纯原则。这样就可以减少中间体提纯损失，降低提纯费用和生产成本,提高收率。如2-甲酰基苯磺酸的制备过程涉及四步反应,其中邻氯甲苯进行氯代的第一步反应会生成三种产物,即目标产物二氯苄和两个副产物一氯苄和三氯苄,两个副产物均不影响二氯苄的下一步水解反应,三氯苄水解产物邻氯苯甲酸可与碱成盐用水除去,一氯苄水解产物邻氯苄醇不参加也不影响醛邻位氯的亲核取代反应,因而所有中间步骤不需提纯,只需将终产物用乙醇重结晶即可除去所有杂质,见图6-26。

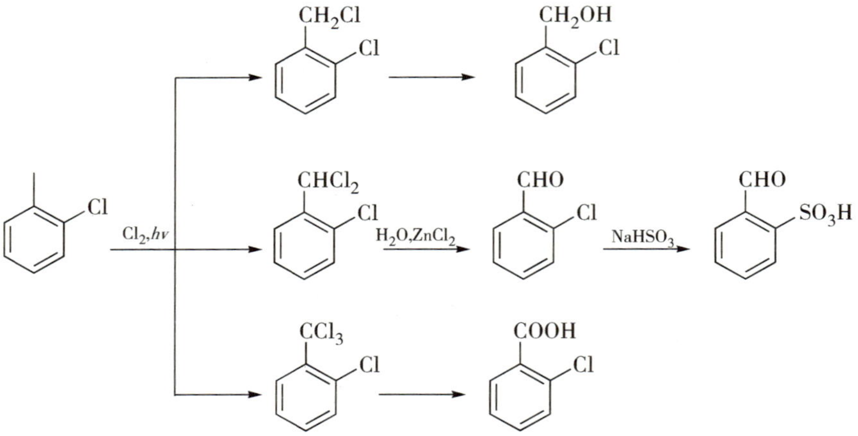

图6-26 2-甲酰基苯磺酸的制备过程示意图

药品是一种较为特殊的化学品,通过后处理获得目标产物之后,还要按照药典的规定对其进行检查。检查的内容主要包括药品的纯度、稳定性、晶型、生物有效性及单一杂质的含量等,如果所得的产物不符合药典的相关规定,还要对其进一步处理,直至符合药典的相关要求为止。

第四节 药物合成工艺实例

前部分内容已对药物合成路线的设计、选择,反应条件的优化,中间体、目标产物的质量控制及后处理方法等内容进行了系统的介绍,现结合塞来昔布的生产工艺说明上述几方面在药物合成工艺研究中的重要作用。

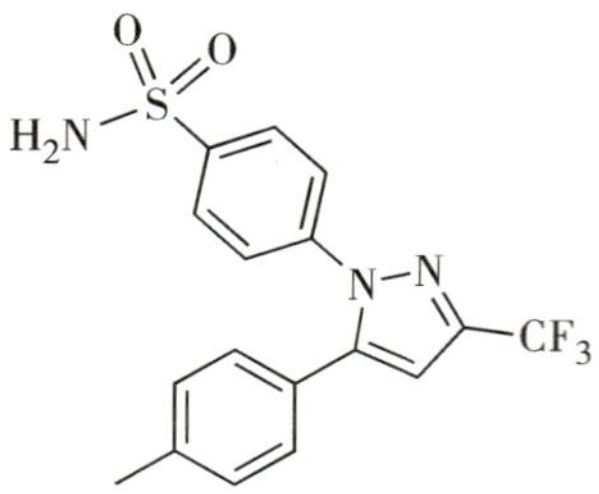

塞来昔布(celecoxib,6-41),中文化学名称为4-[3-(三氟甲基)-5-(4-甲基苯基)-1H-吡唑-1-基]苯磺酰胺,英文名称为4-[5-(4-methylphenyl)-3-(trifluoromethyl)-1H-pyrazol-1-yl]benzenesulfonamide。于1999年1月在美国首次上市第一个环氧合酶-2(COX-2)的选择性抑制剂,通过阻止炎性前列腺素类物质(前列腺素E_1、前列腺素D_2及前列环素等)的产生,达到抗炎、镇痛及退热作用,其商品名为celebrex。临床上它主要用于缓解骨性关节炎、类风湿性关节炎的症状和体征,也适用于强直性脊柱炎、原发性痛经、急性疼痛等,还可减少家族性腺瘤息肉患者腺瘤性结直肠息肉量。

一、合成路线及其选择

对塞来昔布的结构式进行逆合成分析,如图 6-27 所示,吡唑环为拆建部分,可由对氨磺酰基苯肼盐酸盐(6-42)和 1-(4-甲基苯基)-4,4,4-三氟丁烷-1,3-二酮(6-43)环合而成。1-(4-甲基苯基)-4,4,4-三氟丁烷-1,3-二酮可在碱的催化作用下,由对甲基苯乙酮与三氟乙酸酯经 Claisen 缩合而成,对甲基苯乙酮可由甲苯经傅-克酰基化反应制得。

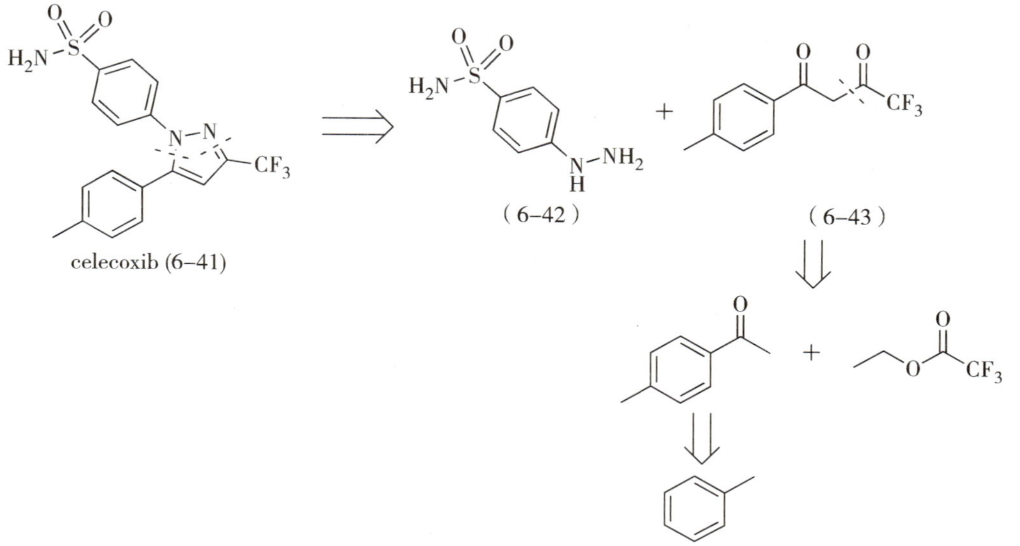

图 6-27 塞来昔布的逆合成分析示意图

1. 1-(4-甲基苯基)-4,4,4-三氟丁烷-1,3-二酮(6-43)的合成 甲苯在三氯化铝的作用下与乙酸酐或乙酰氯进行傅-克酰基化反应得到对甲基苯乙酮,它与三氟乙酸乙酯或三氟乙酸 β-三氟乙酯缩合得到目标产物,如图 6-28 所示。其中,对甲基苯乙酮与三氟乙酸 β-三氟乙酯在六甲基乙硅叠氮锂的作用下缩合得到目标产物,收率为 86%,该法所用试剂较贵;而对甲基苯乙酮与三氟乙酸乙酯在甲醇钠的作用下发生缩合反应的收率为 94%,此路线原料廉价易得,收率高于前一方法。

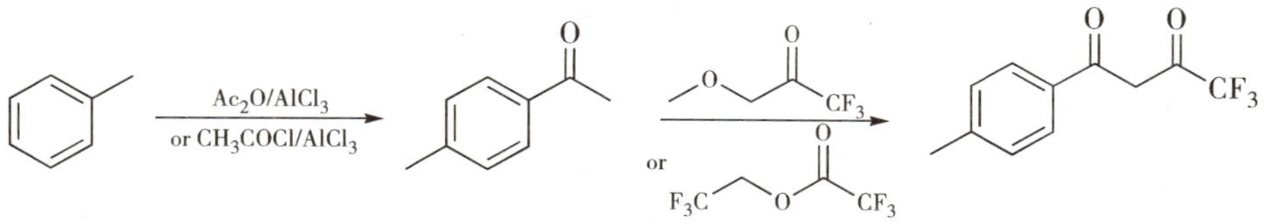

图 6-28 1-(4-甲基苯基)-4,4,4-三氟丁烷-1,3-二酮的合成

2. 塞来昔布的合成 塞来昔布是由对氨磺酰基苯肼盐酸盐和 1-(4-甲基苯基)-4,4,4-三氟丁烷-1,3-二酮环合而成的,环合条件的不同之处主要是所用溶剂的不同。

(1)以 1,3-二甲基-3,4,5,6-四氢-2(1H)-嘧啶酮(DMPU)为溶剂 对氨磺酰基苯肼盐酸盐和 1-(4-甲基苯基)-4,4,4-三氟丁烷-1,3-二酮在 DMPU 中,6mol/L 盐酸催化下,室温搅拌 16 小时,HPLC 检测塞来昔布的异构体(6-47)的含量只有 0.16%,含一分子 DMPU 的塞来昔布结晶体(6-44)的收率为 83%。

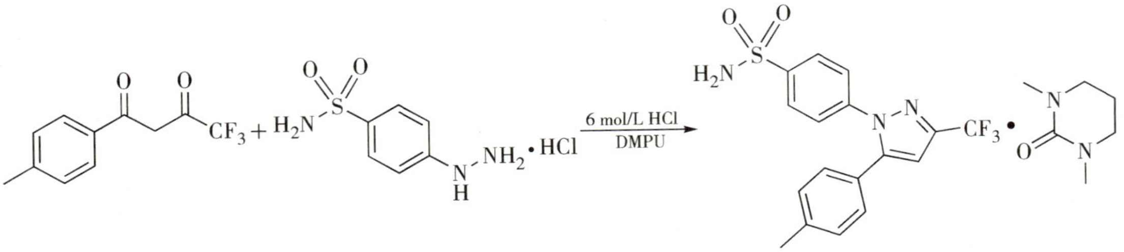

[反应式 6-44]

（2）以 N-甲基-2-吡咯烷酮为溶剂　以 N-甲基-2-吡咯烷酮（NMP）为溶剂，6mol/L 盐酸的催化作用下，对氨磺酰基苯肼盐酸盐和 1-(4-甲基苯基)-4,4,4-三氟丁烷-1,3-二酮环合反应 16 小时，得到含一分子 NMP 结晶的塞来昔布（6-45），收率为 85%，HPLC 检测其异构体（6-47）含量为 0.03%。

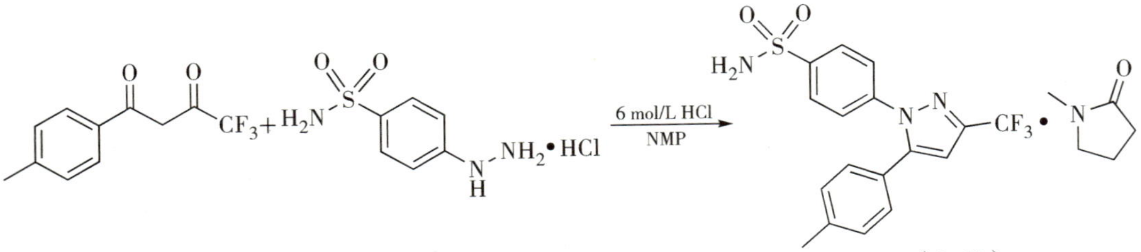

[反应式 6-45]

上述两种方法反应条件温和，产品纯度及收率较高，但酰胺类溶剂用量较大，成本较高。故工业上生产塞来昔布并未采用以上两种方法，而是以醇类作为溶剂进行环合制备的。

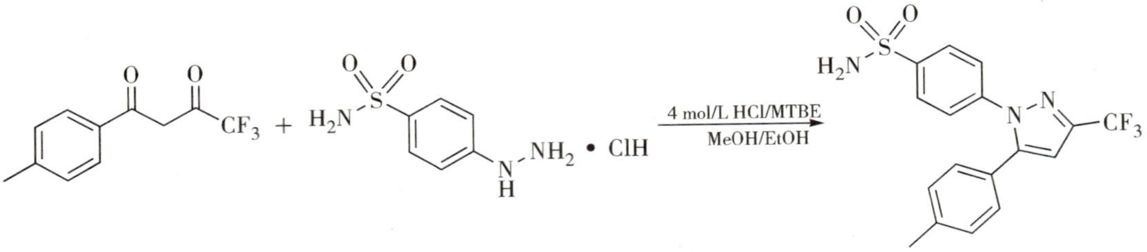

[反应式]

二、生产工艺原理及其过程

经上述合成路线的选择，最终确定了适合于工业生产的塞来昔布的合成路线，具体如图 6-29 所示：

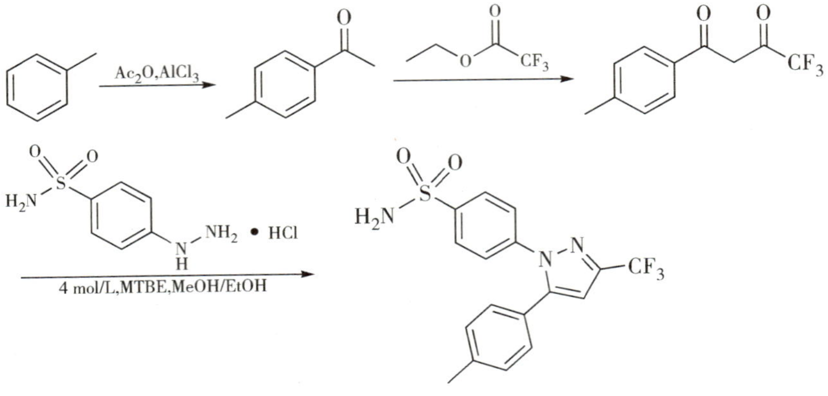

图 6-29　塞来昔布的合成工艺路线示意图

下面将对其工艺原理和过程进行讨论：

1. 对甲基苯乙酮的制备 以醋酐为酰化试剂制备对甲基苯乙酮。

（1）工艺原理 甲苯与醋酐在无水三氯化铝的作用下，经乙酰化得对甲基苯乙酮。醋酐在路易斯酸的催化下，形成酰基正离子，与苯环发生亲电取代反应，进攻甲基的邻对位，如图6-30所示。

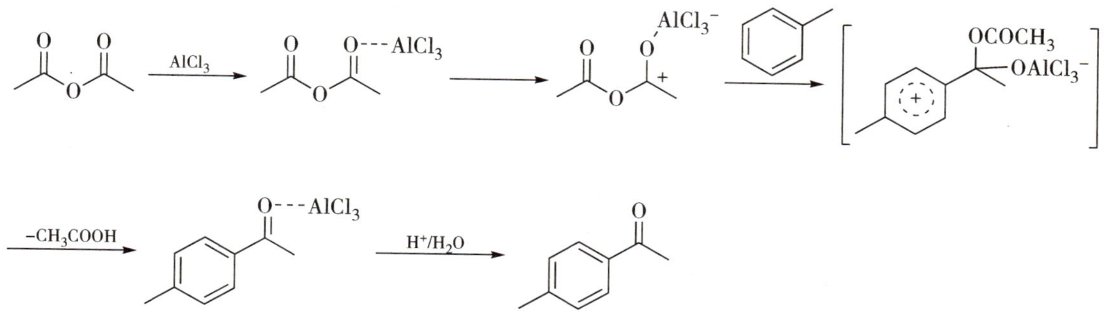

图6-30 以甲苯和醋酐为原料制备对甲基苯乙酮示意图

（2）工艺过程 将干燥的甲苯和无水三氯化铝粉末加入至反应瓶内，搅拌下滴加醋酐，温度逐渐升至90℃，有大量氯化氢气体放出。反应至不再产生氯化氢气体，冷却至室温，将反应液倒入碎冰和浓盐酸的混合物中，搅拌至铝盐全部溶解为止。分离出有机层，水洗，10%氢氧化钠水溶液洗至碱性，再用水洗至中性。干燥后，减压蒸馏，收集 93～94℃/7mmHg 的馏分，得对甲基苯乙酮，收率为86%。

（3）反应条件及影响因素

①甲苯的傅-克酰基化可发生在甲基的对位，也可发生在邻位。由于邻位的空间位阻效应，乙酰化优先发生在对位。如果温度过高，会增加邻位乙酰化副产物的生成量。

②催化剂的作用在于增强乙酰基碳原子的电正性，增强其亲电能力。此类反应中，路易斯酸的催化能力强于质子酸。常用的路易斯酸有 $AlCl_3$、BF_3、$SnCl_4$、$ZnCl_2$ 等。其中，$AlCl_3$ 廉价易得且能溶于有机溶剂，正因为如此，它较为常用于此类反应中。

③傅-克酰基化反应常用溶剂有二硫化碳、硝基苯、石油醚、四氯乙烷、二氯乙烷等。其中，硝基苯与 $AlCl_3$ 可形成复合物，反应呈均相，应用较广。甲苯的乙酰化反应中，过量的甲苯兼作溶剂。

2. 1-(4-甲基苯基)-4,4,4-三氟丁烷-1,3-二酮的制备

（1）工艺原理 对甲基苯乙酮在甲醇钠的作用下生成碳负离子，它与三氟乙酸乙酯发生亲核加成-消除反应，得到目标产物。

（2）工艺过程 氩气保护下，将对甲基苯乙酮溶于甲醇中并加入25%甲醇钠的甲醇溶液，搅拌5分钟，加入三氟乙酸乙酯，加毕，回流24小时。将反应液冷却至室温，浓缩，加入100mL 10%的盐酸，乙酸乙酯萃取，有机相干燥，浓缩得油状物，收率为94%。产物无需进一步纯化，可直接用于后续反应。

（3）反应条件及影响因素 对甲基苯乙酮的 α-氢活性较小，在甲醇钠作用下缩合效果较好。甲醇钠与对甲基苯乙酮的摩尔比约为 1∶1.1，反应需在无水条件下进行。

3. 塞来昔布的制备

（1）工艺原理　对氨磺酰基苯肼盐酸盐与1-(4-甲基苯基)-4,4,4-三氟丁烷-1,3-二酮发生亲核加成-消除反应，环合得到塞来昔布。对氨磺酰基苯肼盐酸盐中肼基的β-氮原子（末端氮原子）上的未共用电子对进攻原料（6-43）的3-位羰基碳原子，脱去1分子水形成碳氮双键，得到中间体（6-46），其肼基中α-氮原子的未共用电子对再进攻1-位羰基碳原子，形成五元环，再脱去一分子水后得到吡唑衍生物塞来昔布，见图6-31。

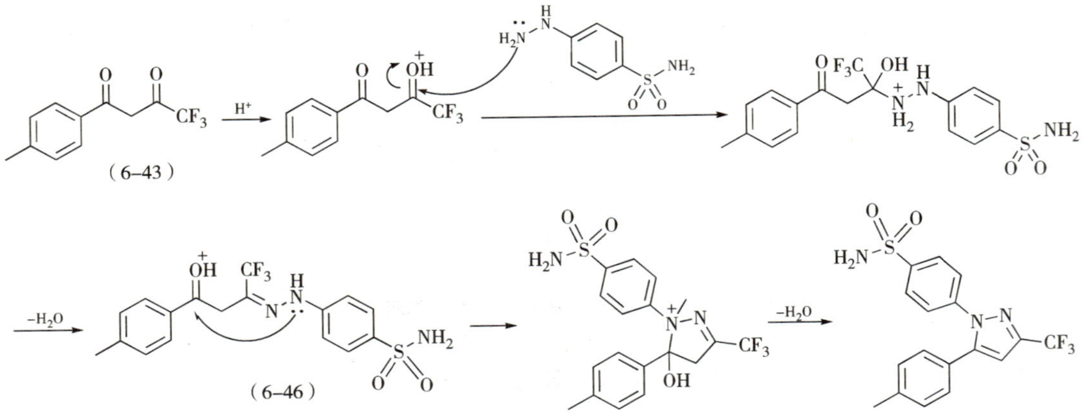

图6-31　塞来昔布的制备工艺原理示意图

（2）工艺过程　等摩尔比的对氨磺酰基苯肼盐酸盐与1-(4-甲基苯基)-4,4,4-三氟丁烷-1,3-二酮混合后，再加入乙醇、甲基叔丁基醚（MTBE）、甲醇和等摩尔的4mol/L盐酸，加毕，回流3小时。冷却，减压浓缩，滴加水后产物结晶析出。室温静置1小时后，过滤，分别用60%乙醇和水洗涤，干燥得目标产物塞来昔布，收率为76.4%。

（3）反应条件及影响因素　对氨磺酰基苯肼盐酸盐与1-(4-甲基苯基)-4,4,4-三氟丁烷-1,3-二酮（6-43）的环合需要酸来催化。后者的结构中与三氟甲基相连的3-位羰基的亲电活性大于与苯基相连的1-位羰基，作为催化剂的稀酸优先使3-位羰基活化，降低了活化能，缩短了反应历程，同时提高了反应的区域选择性，使生成目标产物塞来昔布的量远远多于异构体（6-47）的量。生成异构体的反应历程可能有如下两种，见图6-32反应历程Ⅰ，图6-33反应历程Ⅱ。

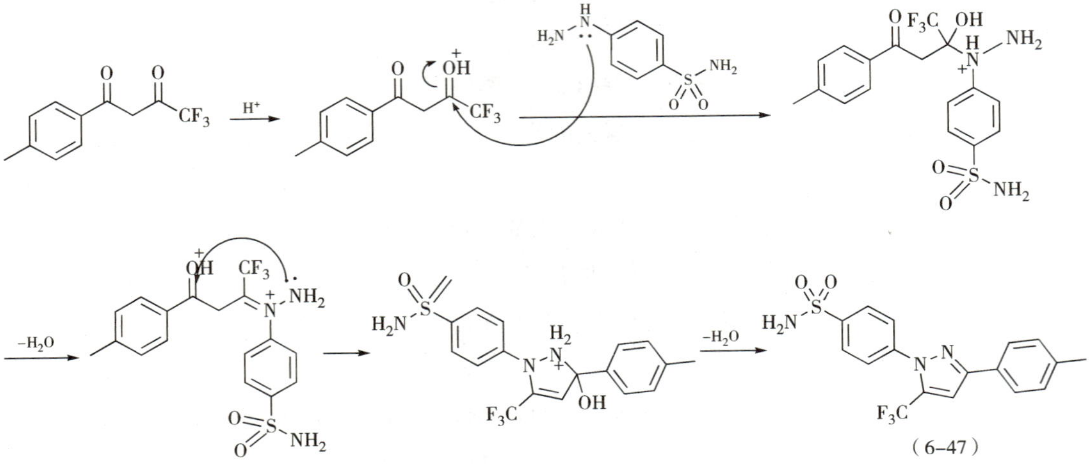

图6-32　反应历程Ⅰ示意图

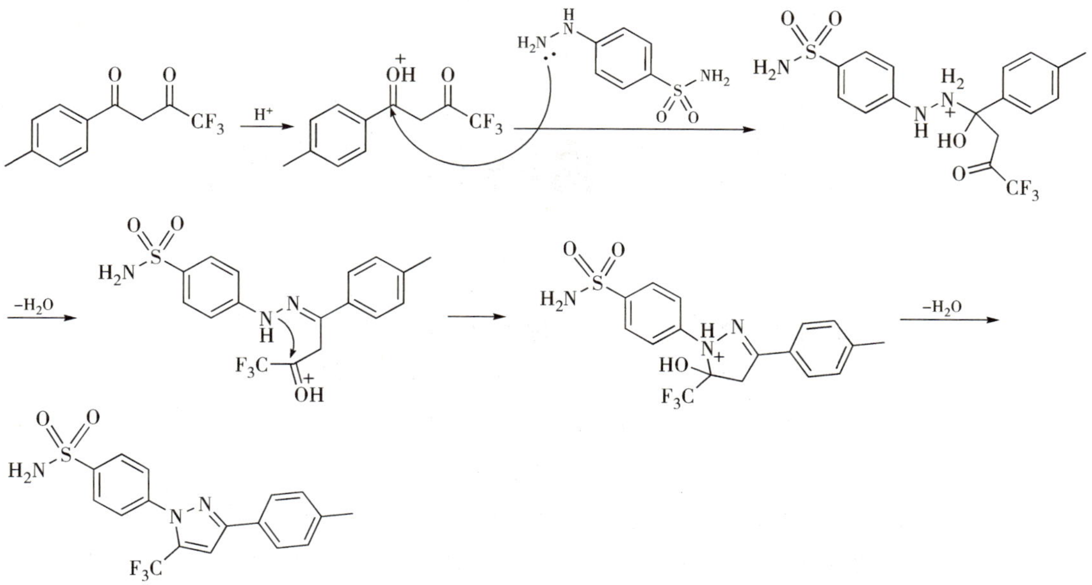

图 6-33 反应历程 Ⅱ 示意图

第七章 生物制药工艺研究

生物技术制药是指利用生物机体、组织、细胞或其代谢产物、排泄物等，综合运用生物学、物理化学和现代药学的原理与方法，加工生产具有预防、治疗和诊断功能的药品。其中包括多肽、蛋白质、酶和核酸以及具有生物活性的初级代谢和次级代谢产物、天然活性化合物及其类似物等，这些物质又称为生物药物。

生物制药是以生物体和生物反应过程为基础，依赖于生物机体和细胞的生长繁殖及其代谢过程，利用工程学的原理和方法，对实验室所取得的研究成果进行中试放大，在生物体内（如动物的乳腺反应器和植物生物反应器）或生物体外的反应器（如细胞培养的发酵罐等）内进行生物反应合成过程。

20世纪20年代现代生物制药开始成熟，以抗生素的工业化生产为标志。之后随着体细胞原生质融合技术的出现，产生了单克隆的抗体药物。基因工程技术的出现，标志着现代生物制药的发展进步。通过发酵工程、细胞培养工程、酶工程、转基因技术等生物工程技术的应用及推广，生产、合成生物药物材料，再分离纯化，制成商品化药物制剂，生物制药取得日新月异的进步。

第一节 生物制药的发展沿革

生物技术包括传统生物技术和现代生物技术两部分。传统的生物技术是指固有的制造酱、酒、面包、奶酪、酸奶以及其他食品的传统工艺；现代生物技术则是指以现代生物学研究成果为基础，以基因工程为核心的新兴学科，是在20世纪70年代末80年代初发展起来的。目前所说的生物技术基本指现代生物技术。

一、传统生物制药

历史文献中有一些关于生物材料应用的记载。《左传》中记载类似植物性淀粉酶制剂"麹"的应用。葛洪《肘后方》有使用海藻酒治疗瘿病（地方性甲状腺肿）的记载。明代李时珍著《本草纲目》中收载动物药444种，其中收载了人体代谢物、分泌物及排泄物等作为药物应用的实践。20世纪20年代起，对动物脏器所含有的有效成分进行了深入的研究，纯化胰岛素、甲状腺素、各种必需氨基酸、必需脂肪酸以及多种维生素开始在临床应用。后逐渐发现并提纯了肾上腺皮质激素和脑垂体素。

19世纪开始有意识地利用酵母进行大规模发酵生产，相关产品主要为乳酸、酒精、柠檬酸和蛋白酶等初级代谢产物。1929年发现青霉素，开始抗生素生产与应用。20世纪40年代，抗生素工业得到了迅猛发展。50 年代发展的氨基酸发酵工业、60 年代发展的酶制剂工业都属于生物制药的传统应用。

二、现代生物制药

1953 年科学家发现 DNA 双螺旋结构，于 20 年后实现 DNA 重组和转化，是现代分子生物学的建立和发展的标志，20 世纪 70 年代以后，随着基因工程技术的出现，人类开始了深入认识生命本质并能动地改造生命，应用 DNA 技术进行生物制药的新时期。现代生物药物按其发展过程大致可以分为三代：

第一代生物药物是利用生物材料加工制成的，含有某些天然活性物质与其他混合成分的粗提取物制剂，目前还在使用的如脑垂体后叶制剂、肾上腺提取物、血清、银杏叶提取物等。

第二代生物药物是根据生物化学和免疫学原理，应用现代生物分离纯化技术，利用生物体制备的具有针对性治疗作用的生化物质，如胰岛素、尿激酶、人血丙种球蛋白等。

第三代生物药物是应用生物工程技术生产的天然活性物质，以及通过蛋白质工程原理设计制造的天然物质的类似物，或与天然物质结构不同的全新的活性生物成分。如白细胞介素、红细胞生成素等。

现代生物制药技术随着相关学科的深入研究，发展迅速，成为现代制药产业的重要组成部分。众多科学家致力于对其进行研究。其主要研究方向在如下几个方面：重组 DNA 技术的研究；基因组研究；单克隆抗体及基因工程抗体制备技术的研究；基因表达调控机理的研究；细胞信号转导机理研究。

三、生物制药的发展前景

生物制药在现代临床很多领域都有广泛应用，尤其是集中在以下几个严重危害人类生命健康的疾病方面：如肿瘤性疾病、神经退化性疾病、自身免疫性疾病、冠心病等。

随着基因组科学系统的建立，基因技术在医药领域的应用日益成熟，基因治疗与基因测序等技术的发展达到新的高度，应用转基因技术构造转基因植物、动物，继而利用其开发新的生物药物，已经逐渐进入产业化阶段，如用转基因绵羊生产蛋白酶抑制剂等，转基因技术会成为生物制药工业的另一个重要技术手段。

生物技术已经创造出众多的有效药物，并形成新的研究领域。目前生物制药技术主要集中在如下领域，如较成熟的组合化学研究，处于发展阶段的药物基因组科学研究、蛋白质工程研究、基因治疗研究和糖类治疗剂研究等。另外还有如前导药物综合鉴定技术及核糖酶、抗体酶、药物设计与人工智能、立体抗原等新生技术，也取得了重大进展。

当前是世界生物技术高速发展的时期，无论是在基础研究方面，还是在应用开发方面，都取得了巨大的成就。但生物技术在 20 世纪的还是处在基础研究为主的阶段，产业建设尚未成形，21 世纪将是大规模产业化的时期。包括药物、疫苗和基因治疗等的生物技术药物研制将会得到迅速发展，与化学药物和中药形成齐头发展之势。发展比较迅速的生物技术主要在于下列几个方面：

1. 利用新发现的人类基因，开发新药物　随着对人类基因组的深入研究，已发现的与人类病症相关的基因约有 5000 个，而且一些重要的遗传病相关基因已被分离并进行了测序；另一些疾病，如乳腺癌、结肠癌、高血压、糖尿病和阿尔茨海默症等，涉及其遗传倾向的相关基因也已精确地定位于染色体的遗传图谱上。可以预测，随着大量类似的与人类重大疾病有关的基因被定位、鉴定和分离，可以指导产生用于人类疾病的检测、治疗和预防的新药，遗传诊断、遗传修饰和基因治疗也将成为现实。

而且基因组计划同时也带动了生物信息学方面的发展，在一定程度上改变了生物技术与药物研究的模式，从基于实验的过程转变为基于信息的过程，计算机应用更为广泛，大大提高了研究开发的速度和成功率。

2. 新疫苗的研制　疫苗在预防、治疗大量疾病中起着重要作用。现在临床应用的几十种细菌性疫苗和病毒性疫苗，如预防结核的卡介苗，用于免疫和控制小儿麻痹症的脊髓灰质炎疫苗等，都有着良好的效果。对于可用于如癌症、艾滋病等难治之症的生物疫苗的研究开发，是下一步工作的重要内容。

3. 基因工程活性肽的生产　目前国内外已经投入使用或正在研制的基因工程药物，如淋巴因子、生长因子、激素和酶等已达到几十种，其中多数是属于基因工程活性肽。它包括淋巴细胞产生的因子、不同种类细胞的生长因子、激素或酶等。

有极其丰富的活性肽等物质存在于人体内，用于维持正常生理调控机能或起到对疾病的防御作用，但目前仅了解其中很少几种，还有大量种类的活性肽尚待研究，因此发展基因工程活性肽药物的前景十分光明。

4. 其他相关的医药业将得到不断改造和发展　生物技术的应用将使医疗技术得到更大的发展。比如疾病的早期诊断技术将会日新月异：如采用聚合酶链式反应（PCR）方法对肿瘤的早期诊断，可以更明确地了解肿瘤的状态和转移情况；单克隆抗体的利用，也会促进临床诊断方面的发展。综合多学科的研究成果，通过新技术的创立，大大拓宽生物药物领域发明新药的空间，众多的技术手段，为寻找快速鉴定药物作用的靶点、先导物化学实体等方面提供可能，为新药的发明提供更加广阔的前景。

第二节　生物药物的原料来源

生物药物的原料来源通常以天然的生物材料为主，种类繁多，数量丰富。其中人体、动物、植物、微生物和海洋生物均可作为原料，为生物制药工业提供许多重要化合物。

一、人体来源的原料资源

利用人体来源的原料制备的生物药物主要分为血液制品、胎盘制品和尿液制品三大类。

1. 血液制品　包括有红细胞、白细胞、血小板、冷冻血浆、血浆成分制品以及体细胞活性成分制品等。血浆中含有多种蛋白质和多肽成分，目前开发的主要是白蛋白和免疫球蛋白G等品种，另外还有上百种低量和微量的蛋白、多肽成分未被利用，有待于进一步研究开发。

人体体液细胞包括红细胞、白细胞、淋巴细胞、血小板、成纤维细胞等的生物活性物质具有极其重要的功能，可以用于生物药物的生产。现已应用人体体液细胞生产的活性物质，主要有干扰素、白细胞介素-2、超氧化物歧化酶等品种。

2. 人胎盘制品 包括有人胎盘丙种球蛋白、人胎盘白蛋白、人胎盘 RNA 酶抑制剂、人绒毛膜生长促乳素（HCS）等。

3. 尿液制品 包括有酶类制品、刺激因子、生长因子等。

目前应用的主要有从健康男性尿液中提取制备的尿激酶、激肽释放酶、尿抑胃素、蛋白酶抑制剂、睡眠因子、集落刺激因子（CSF）和表皮生长因子（EGF）等，以及从妊娠妇女和绝经期妇女的尿液中提取制备的绒膜促性腺激素等。

人体来源的生物药物因为同源性高，安全性好，不易产生如免疫反应等副反应，而且效价高，疗效确切，纯化的因子制剂效价可比原血浆高出 10 倍至上千倍。但是由于受到伦理制约，人体来源的药物原料比较有限，不易获得。

二、动物来源的原料资源

动物的组织、器官是生物药物的重要来源之一，现在多采用分离提取的方法获得生物药物（见表 7-1）。

表 7-1　一些从动物的组织或器官中提取的药物

药物名称	来源	临床应用
胰岛素	胰腺	治疗糖尿病
胰高血糖素	胰腺	治疗胰岛素诱导的低血糖症
生长激素	脑垂体	治疗侏儒症
凝血因子	血液	治疗血友病
胸腺素	胸腺	治疗胸腺发育不全综合征、免疫缺陷病
肾上腺皮质激素	肾上腺皮质	治疗肾上腺功能不全；用作抗炎药、免疫抑制剂
性激素	性腺	治疗绝经期综合征、月经失调；用作避孕药
降钙素	甲状腺、腮	治疗骨质疏松症、高钙血症、变形性骨炎、痛性神经营养不良症
尿激酶	尿液	用于血管栓塞性疾病的溶栓治疗

从动物的组织或器官中提取的生物药物根据其化学本质可被分为蛋白类药物和非蛋白类药物两大类，大多数蛋白类药物已经可以采用基因工程技术进行生产；而非蛋白类药物还可进一步划分为甾体激素、皮质类激素和前列腺素等，大多数通过化学合成的方法获得。

动物细胞表达体系呈现出其他表达体系所无法比拟的优点是在动物细胞表达体系中能够实现蛋白质产物的翻译后修饰，许多糖基化的生物药物都是利用动物细胞生产的，最常用的工具细胞是中国仓鼠卵巢细胞和幼仓鼠肾细胞。

但是由于动物和人体的种族差异较大，活性物质的结构也有一定的差异，特别是蛋白质类药物，生物制品与人体内源性蛋白质在化学结构和空间结构上都会有不同程度的差别，不同来源的蛋白质注射后会产生抗原反应，严重者会有生命危险。因此，对此类药物在关注药效的同时，安全性研究要特别引起重视。

三、植物来源的原料资源

早期的药用物质大多数来源于植物。植物在生长过程中，通过次级代谢途径能够产生生物大分子活性物质，而许多这类物质具有生物活性，如蛋白质、多肽、酶、核酸、糖类和脂类等。

按化学结构特点对植物来源的药物进行分类，通常可分为生物碱、类黄酮、萜与类萜、甾类、香豆素、黄嘌呤和水杨酸盐等（见表7-2）。

表7-2 一些植物来源的生物药物

药物名称	植物来源	化学结构分类	用途
阿托品	颠茄	生物碱类	放大瞳孔
东莨菪碱	曼陀罗	生物碱类	治疗运动病
吗啡	罂粟	生物碱类	止痛
可卡因	古柯树	生物碱类	眼部麻醉
伪麻黄碱	麻黄	生物碱类	减轻鼻部充血
奎宁	金鸡纳树	生物碱类	治疗疟疾
长春碱	长春花	生物碱类	治疗霍奇金病
长春新碱	长春花	生物碱类	治疗白血病
咖啡因	茶	黄嘌呤类	提高大脑兴奋性
茶碱	茶	黄嘌呤类	抗哮喘、利尿
紫杉醇	太平洋红豆杉（紫杉）	萜类	治疗卵巢癌、乳腺癌
双香豆素	黄花草木	香豆素类	抗凝
地高辛	毛地黄	甾类	提高心肌收缩力
洋地黄毒苷	毛地黄	甾类	提高心肌收缩力
阿司匹林	白柳、绣线菊	水杨酸盐类	止痛，抗炎

目前，除少数一些药物仍从植物中直接提取得到外，大多数植物来源的药物已改为主要通过合成或半合成的方式获得。此外，通过对许多植物来源的先导类化合物进行化学修饰，也获得了一系列有疗效的药物。近十几年来，人们又开始尝试用转基因植物生产药用蛋白质。

采用植物作为重组蛋白表达体系的优缺点均较为突出，一方面该体系具有培育费用低廉、产品收获工艺成熟、生产规模易于放大等多方面优势；但另一方面也存在重组蛋白质低水平表达或不表达，甚至发生翻译后基因沉默现象等不足，这些尚存的缺陷使得植物作为重组蛋白表达体系的潜力受到了很大的制约。另外应用植物作为来源所制备的蛋白质等生物药物，其在结构上与人体内源性蛋白质等差异很大，容易引起强烈的免疫反应，注射给药需谨慎，目前多采用口服或外用方式给药。

四、微生物来源的原料资源

微生物特有的生物适应性使得它们在地球上存在的数目惊人，也使其成为一个非常巨大的潜在药物库，微生物产生的许多次级代谢产物都具有实际或潜在的治疗作用。利用微生物生产的药物有抗生素、生物调节剂、多糖、酶抑制剂、氨基酸、酶等。

抗生素是微生物次级代谢产物，能够抑制其他微生物的生长。迄今为止，已经分离和确定结构的抗生素有10000多种，大规模生产并应用于临床的有100多种。根据抗生素在化学结构上的特点，可将它们大致分为β-内酰胺类、四环素类、氨基糖苷类、大环内酯类、安莎霉素类、多肽类或糖肽类等几大类（表7-3）。

表 7-3 一些临床上常用的抗生素

抗生素类别	临床常用的抗生素名称
β-内酰胺类	青霉素类：青霉素 C、青霉素 V、普鲁卡因青霉素、苄星青霉素、甲氧西林、苯唑西林、氯唑西林、氨苄西林、阿莫西林、哌拉西林、阿洛西林、美洛西林 头孢菌素类：头孢氨苄、头孢拉定、头孢克洛、头孢克肟、头孢吡肟等
四环素类	四环素、金霉素、土霉素、地美环素、强力霉素、赖氨四环素、甲氯环素、甲烯土霉素、米诺环素、氢吡四环素（吡甲四环素、吡咯烷甲基四环素）
氨基糖苷类	链霉素、卡那霉素、核糖霉素、庆大霉素、妥布霉素、奈替米星、阿米卡星、异帕米星、小诺米星、依替米星、新霉素、巴龙霉素、大观霉素
大环内酯类	红霉素、麦迪霉素、麦白霉素、乙酰螺旋霉素、交沙霉素、吉他霉素
安莎霉素类	利福霉素
多肽类或糖肽类	多黏菌素 B、多黏菌素 E、杆菌肽、短杆菌肽、万古霉素、替考拉宁

生物调节剂包括血小板凝聚抑制剂、肥大细胞脱颗粒抑制剂、血液细胞分化促进剂、免疫增强剂、免疫抑制剂等，有些已成功应用于临床，如免疫增强剂 Bestatin 应用于癌症患者，免疫抑制剂环孢菌素 A 应用于器官移植，可起到抗排斥反应的作用。

对酶抑制剂的研究亦在深入进行，发现其可能与炎症、免疫、自身免疫、补体反应、致癌、癌转移、病毒感染和肌肉营养障碍等各种疾病相关，可以利用研究对一些疾病的病因加以解释，提出临床治疗对策。

由于大多数微生物易于培养，且已建立起成熟的用于大规模生产的发酵技术，因此，人们一直尝试利用微生物和真菌作为重组生物药物的表达系统。其中，大肠杆菌是最常用的表达体系，主要用于表达治疗性目标蛋白。现已利用大肠杆菌制造的药物有：胰岛素、重组组织纤溶酶原激活物、干扰素 α、粒细胞集落刺激因子、人生长激素等。

五、海洋生物来源的原料资源

海洋蕴藏着丰富的药用生物资源。由于海洋生物长期生存在高盐、高压、寒冷、缺氧的独特环境中，其产生的次级代谢产物通常具有不同于陆生生物的药理作用。

自 20 世纪 60 年代开始，科学家对海洋天然药用活性物质进行了深入的研究，已经从海洋藻类、微生物、海绵、棘皮动物、腔肠动物、软体动物、鱼类等海洋生物中提取、分离、鉴定了数千种海洋天然物质，其中许多物质具有抗菌、抗病毒、抗肿瘤、抗凝血等药理活性作用。如从海藻中分离得到的褐藻酸钠、烟酸甘露醇酯、六硝基甘露醇等可用于抗肿瘤、防治心血管疾病等；从海葵中分离得到的 Polytoxin 具有抗癌作用；从软珊瑚中分离的环二肽具有较强抗癌活性；从软体动物中分离得到的多糖、多肽、毒素、酶、凝集素等多种物质，实验证明具有抗病毒、抗肿瘤、抗菌、降血脂、止血和平喘等生理功能。

1982 年制定出台《联合国海洋公约》后，许多国家更是把开发利用海洋资源作为方向。我国在海洋生物制药方面也已经取得了一些突出的成果，中国科学院海洋研究所从海洋微藻中成功提取二十碳五烯酸（eicosapntaenoic acid，EPA）和二十二碳六烯酸（docosea hexaenoie acid，DHA），并筛选出富含 EPA 和 DHA 的海洋微藻藻种。中山大学药学院从海星中提取到活性单体化合物，经结构修饰合成了抗心律失常 I 类新药 A1998，并已完成临床前研究。

六、其他来源的原料资源

随着现代生物技术的发展以及其在生物制药工业中的应用增多，人工制备的生物材料正在逐渐成为生物制药原料的重要来源，如人工构建的工程菌、工程细胞和转基因动物等。

第三节 生物制药的基本技术

生物制药是以生物体和生物反应过程为基础，依赖于生物机体或细胞的生长繁殖及其代谢过程，利用工程学原理和方法实现大规模的药物生产。经过几十年的发展，技术日益成熟，更有许多新技术正处于发展过程中，为药物生产开创了新的领域。

一、生物制药常用技术

生物制药技术是应用生物体（包括动物细胞、植物细胞和微生物细胞）或其组成部分（细胞器和酶），在适宜条件下生产生物药物的技术，也称为生物工程。现代生物工程主要包括基因工程、细胞工程、酶工程、发酵工程（微生物工程）及生化工程等。

（一）生化工程技术

生化工程是利用待分离物系中的目标组分与共存杂质之间在物理、化学及生物学性质上的差异，进行生物产品的分离、精制的过程。

生化工程技术包括固-液分离、细胞破碎技术、生物产物的初步分离，以及生物产物的提纯和产品的精制等。

早期的生物药物主要是利用生化分离手段直接从生物材料中分离的一些活性物质，现代生物制药技术虽然已取得高速发展，但生化分离技术仍作为基础技术，发挥重要作用。

（二）发酵工程技术

发酵工程技术又称为微生物工程技术，是指利用微生物的生长和代谢活动来发酵生产原料药物的工程技术。发酵技术的历史可溯源至几千年前，人们很早就开始利用发酵技术进行酿酒、制酱、制奶酪等生产。20世纪40年代随着抗生素的发酵生产工业的兴起得到迅速发展，进入了现代发展阶段，由于其具有投资少、见效快、污染小的特点，成为药物生产的重要组成部分。

现代发酵工程技术是依据现代科学技术和理论，利用微生物的某些特定功能生产产品，或直接把微生物应用于工业生产过程的一种技术，基本原理是发酵工程的生物学原理。所涉及的技术内容包括菌种的选育、培养基的配制、扩大培养和接种、发酵过程和产品的分离提纯等方面。利用发酵工程生产的药物主要有抗生素、氨基酸、酶、激素等，在临床广泛应用。

发酵工程制药工艺过程一般由下面三部分组成：上游工程、发酵过程和下游工程。

1. 上游工程 包括优良菌株的选育、最适发酵条件（pH、温度、溶氧和营养组成）的确定、营养物质的准备等。

现代发酵工业是以纯种菌株的培养应用为目的，故需要采用一定的筛选手段，从混杂的微生物中挑选出性能良好、符合生产需要的纯种菌株。菌种分离筛选的主要步骤包括菌种的采样收集、富集培养、培养分离和筛选。细菌、放线菌、霉菌和酵母等均可作为发酵工程制药应用的原料菌种。采集到的样品（混杂菌种）应及时进行处理，暂时不处理的应于4℃以下保存。一般采集的样品可以直接进行分离，但是如果样品中所需要的菌类含量不是很高，应通过富集培养设法增加所需菌种的数量，以增加分离的几率。培养过程中可以通过选择性的配制培养基（如营养成分、添加抑制剂等），选择一定的培养条件（如培养温度、培养基酸碱度等）进行控制，促进目标菌种的大量生长，而其他微生物可能死亡或淘汰。后经纯化，获得适合于工业生产用菌种。

2. 发酵过程 是指在选择的最适发酵条件下，在发酵罐中大量培养微生物，使其增殖，并生产代谢产物的工艺技术。此过程要求在严格的无菌环境下进行，应该在发酵开始前采用一定方式（如高温高压），对发酵原料和发酵罐以及连接管道进行灭菌处理，而且发酵过程中，也要不断向发酵罐中通入干燥无菌的空气。

在发酵过程中微生物要经历延滞期、对数生长期、减速和稳定期、衰亡期四个时期。其中延滞期是菌体从一个环境转入另一个环境的适应期，在此过程中菌体不生长，延滞期时间的长短取决于菌种的活性、接种量和培养基的组成及培养条件，对于生产来说，延滞期越短越好。对数生长期为菌体迅速繁殖的时期，时间长短取决于培养基的组成、营养供给状况等。细胞经大量繁殖后，伴随营养物质的消耗，生长开始减慢直至停止，进入减速和稳定期，此时菌体生长停滞，但代谢活跃，大量代谢产物在此时期产生，因此又称为生产期，之后进入衰亡期。

微生物的发酵过程按操作方式可分为分批发酵、连续发酵、补料分批发酵等。

分批发酵，又称间歇式发酵，即将培养液一次性装入发酵罐，一次性完成接种，经过一段时间培养后，一次性卸出全部培养物的发酵方法。

补料分批发酵，是指采用分批发酵的方式，以连续或间歇方式向培养系统中补加一定营养物料的培养技术。按照此方法操作，由于培养液浓度较低，可以减少对微生物的影响，能够提高菌体的合成能力和抗生素等次级代谢产物的产量。

连续发酵，是指以一定的速度向发酵罐内连续添加补充新鲜培养基，同时以相同的速度流出培养液，从而使发酵罐内的液量维持稳定，微生物在稳定状态下生长，且连续性取得代谢产物。连续发酵反应器有搅拌罐式和管式两种。连续发酵的优点为：①微生物的生长和产物形成保持稳定；②能实现机械化和自动化；③提高设备利用率，缩短发酵周期。其缺点是：①操作过程中容易造成杂菌污染；②对设备、仪器及控制元件的技术要求较高。

3. 下游工程 包括生物产物的分离、提纯、干燥和包装等。

（三）酶工程技术

酶工程技术是酶学和工程学相互渗透结合、发展而成的一门新的技术学科。是利用酶催化的作用，在一定的生物反应器中，将相应的原料转化成需要的产品。

酶是由活细胞所产生的，能对生化反应起催化作用的一类具有活性中心和特殊结构的生物大分子，又称为生物催化剂。

酶工程的名称在20世纪20年代首先提出，主要是指自然酶类制剂在工业上的规模应用。现代酶工程是从应用的目的出发研究酶，通过对酶的修饰改造，改变其性能，提高其催化效率并可以在某一生物反应器中大规模生产的技术。

酶工程制药主要包括制备酶类药物和利用酶的催化反应生产药物。如酶的发酵生产、酶的分离纯化及应用开发；酶和细胞的固定化及酶反应器的研究，包括酶传感器以及反应检测；利用基因工程技术进行酶的生产；遗传修饰酶的研究；酶的分子结构改造和化学修饰，结构与功能的研究；有机相中酶反应的研究；酶的抑制剂和激活剂的开发研究；抗体酶、核酸酶的研究；模拟酶、合成酶等的人工设计及合成研究等。

现在临床应用的酶类药物有很多，如淀粉酶、溶菌酶、蛇毒凝血酶、激肽释放酶、胶原酶、谷氨酰胺酶、尿激酶等。此外，一些酶在生产药物方面也发挥着重要的作用，如用青霉素酰化酶生产半合成抗生素，用己内酰胺酶生产氨基酸等。

（四）细胞工程技术

细胞工程技术是指通过某些工程学手段，在细胞水平或细胞器水平上，应用细胞生物学和分子生物学等学科的理论和技术，使细胞的某些遗传特性发生改变，达到改良或产生新品种的目的，获得有用基因产物或加速细胞及生物体繁殖的综合技术，以及使细胞增加或重新获得产生某种特定产物的能力，从而在离体条件下进行大量培养、增殖并提取出产品的技术。

细胞工程的研究范围十分广泛，采用的技术也多种多样，既包括长期以来一直应用的动植物细胞和组织培养技术，又有新发展起来的细胞融合和细胞器操作技术。特别是细胞工程与DNA重组技术结合起来后创立的动、植物细胞遗传工程。通过培养、诱变等细胞工程技术，可以提高疫苗效率，还能够制备出可以同时抵御两种以上病原菌的多价菌苗。美国科学家采用诱变和细胞杂交手段培育获得了能在一定培养条件下长期生长、分裂并能持续分泌干扰素的体外培养细胞系。

根据细胞工程研究的水平可以将其划分为组织水平、细胞水平、细胞器水平和基因水平等几个不同层次。目前，细胞工程所涉及的技术主要有：动植物组织和细胞培养技术、细胞融合技术、细胞器移植和细胞重组技术、体外受精技术、染色体改造技术和DNA重组技术等。

细胞工程主要包括上游工程（包括细胞培养、细胞遗传操作和细胞保藏）和下游工程（即将已转化的细胞应用到生产实践中用以生产生物产品的过程）两部分。

细胞工程技术还可以根据其针对的细胞不同，划分为动物细胞工程技术和植物细胞工程技术。

1. 动物细胞工程技术　是以动物细胞为工作对象的工程技术，包括的技术有：①体细胞融合：又称体细胞杂交，是指两个不同种类的细胞，在一定条件下，通过融合剂的作用彼此融合成杂交细胞，使来自两个亲本细胞的基因有可能都被表达。这种技术的实现，打破了远源生物不能杂交的屏障，为创造新物种提供了可能。比如用细胞融合技术，将能分泌抗体的B淋巴细胞（绵羊红细胞、免疫小鼠脾细胞等）与具有无限生长能力的肿瘤细胞（杂交瘤细胞，hybridoma cell等）融合杂交，然后通过细胞培养将杂和细胞克隆为单纯的细胞系（单克隆系），利用此类细胞系可获得结构和特性完全相同的高纯度抗体，即单克隆抗体。②细胞核移植：是将一种动物的细胞核移入同种或异种动物的去核成熟卵细胞内的显微操作技术。③转基因动物培育：是指经人的有意干涉，通过实验手段将外源基因导入动物细胞中并稳定地整合到动物基因组中，且能遗传给子代的动物。现在已开始进行通过转基因动物生产转基因药物。④动物细胞离体培育：是指离散的动物活细胞在体外人工条件下的生长、增殖的过程。已经可以利用动物细胞培养生产的生物制品有各类疫苗、干扰素、激素、酶、生长因子、病毒杀虫剂、单克隆抗体等。

2. 植物细胞工程技术 是以植物细胞为工作对象的工程技术，包括：①植物细胞离体培育：就是将植物的器官、组织、细胞甚至细胞器进行离体的无菌培养技术。近年来主要应用于发展高产细胞株选育方法、悬浮培养技术、多级培养和固化细胞技术、培养工艺优化控制技术、生物反应器研制以及下游纯化技术等方面。②转基因植物培育：是利用基因工程技术，把目的基因导入待改造的受体植物细胞中，使其融合到植物细胞的自体基因内，完成表达，进而培育出获得了目的基因性状的植物，即转基因植物。利用转基因植物可以生产重组蛋白、基因工程疫苗等，现已获得成功的有乙型肝炎表面抗原、不耐热的肠毒素 B 亚单位等。还有一种称为 SARS 尖钉蛋白西红柿产品，人食用该西红柿后，可以在体内产生抗 SARS 尖钉蛋白抗体，有抵抗 SARS 病毒感染的可能。

（五）基因工程技术

基因工程技术是将目的基因插入载体，拼接后转入新的宿主细胞，构建成工程菌（或细胞），实现遗传物质的重新组合，并使目的基因在工程菌（或细胞）内进行复制和表达的技术。

1982 年，世界上第一个基因工程药物重组人胰岛素推向市场以来，基因工程药物产生了巨大的社会效益和经济效益。科学家们不断利用基因工程技术研制新产品，如重组微生物、转基因动植物等为生物药物的生产提供了强大生物反应器。随着人类基因组计划的完成以及蛋白质组代谢组、糖组等后基因组时代的系统生物学技术的出现与发展，为制药设计提供了更多的新型技术。

基因工程的基本目的是针对不同生物的遗传基因，根据开发需求，在体外通过 DNA 技术进行基因的切割、拼接和重新组合，与适宜的载体连接，构成完整的基因表达系统，再转入生物体内，产生出所期望的产物，或创造出具有新的遗传特征的生物类型。

利用基因工程技术开发生物药物的过程一般包括：①获得目的基因；②组建重组质粒；③构建工程菌（或细胞）；④培养工程菌（或细胞）；⑤产物分离纯化；⑥除菌滤过；⑦半成品检定；⑧成品检定；⑨包装。

工程菌（或细胞）工作库的建立是基因工程技术制备生物药物过程中的首要步骤，也是最关键的环节。通常包括目的基因的获得与扩增、表达载体的构建、宿主细胞的转化、阳性转化个体的筛选、鉴定和纯化至工程菌（或细胞）库建立完成等多个步骤。由于这些工作的完成需要完善的分子生物学技术的支持，因此该部分流程主要是在生物技术实验室内完成的。

1. 获得目的基因 获得目的基因的方法有多种，主要分为以下三类：

第一种，从基因组中分离目的基因。原核生物基因组较小，基因容易定位，用特殊的限制性内切酶将基因切成若干段后，用带有标记的核酸探针，从中选出目的基因；真核生物一般需要通过从基因组文库的钓取方法获得目的基因。

第二种，为人工合成目的基因，可分为化学合成和酶促合成法两条途径。一般是采用 DNA 合成仪来合成长度不是很大的 DNA 片段。

第三种，是利用聚合酶链式反应人工化学合成 DNA 片段，是以 DNA 变性、复制的某种特性为原理设计的。根据基因表达产物的氨基酸顺序，按照基因的核苷酸序列先合成一个个含少量核苷酸的 DNA 片段，再利用碱基对互补关系使它们形成双链 DNA 片段，再用连接酶将双链

DNA片段逐个按顺序连接起来，使双链逐渐加长，最后得到一个完整基因。这种通过聚合酶链式反应技术获取所需要的特异DNA片段的方法专一性很强，基因合成效率高，在实际应用中使用的非常广泛。此法的缺点是只能合成比较简单的基因，而且费用较高。

2. 目的基因的克隆重组与表达 获得目的基因后，通过连接、转化、筛选鉴定等步骤，将其以一定方式植入宿主菌细胞，在宿主菌细胞体内实现表达，以获得重组体。原核细胞和真核细胞的操作略有不同。

（1）原核细胞的克隆重组与表达

①连接：将目的基因片段连接到另一个DNA分子（载体）上形成重组DNA，这一过程称为连接，又称为重组。由于获得的目的基因自身常无DNA复制所需要的遗传信息，在细胞分裂时不能复制给子细胞，就会丢失，常将其连接在一些能独立于细胞染色体之外复制的DNA片段（表达载体）上。质粒、噬菌体和病毒均可作为目的基因的表达载体，使用不同的载体时，操作的方法和流程也有差异。

②转化：重组DNA分子的转化是将重组的载体DNA分子在一定条件下导入受体细胞的过程。被导入重组DNA的细胞称为转化细胞。

将外源DNA导入受体细胞的方法有多种，包括：化学转化法（如Ca^{2+}诱导转化、聚乙二醇介导的细菌原生质体转化等）、电穿孔转化法、接合转化和转染等。

Ca^{2+}诱导转化法是实验室里应用最为广泛的一种转化方法。其操作是：处于对数生长期的细菌在0℃的$CaCl_2$低渗溶液中会发生膨胀，形成感受态细菌。此时，细菌膨胀成球形，外源DNA分子在此条件下易形成抗DNA酶的羟基磷酸钙复合物而黏附在细菌表面，通过给予42℃的热冲击作用促进细胞对DNA的吸收。Ca^{2+}诱导转化的转化率可达$10^6 \sim 10^7$转化子/微克DNA。

聚乙二醇（polyethlene glycol，PEG）介导转化操作是：先用含有适量溶菌酶的等渗缓冲液处理对数生长期的细菌，剥除其细胞壁，形成原生质体。由于原生质体丧失了一部分定位在膜上的DNA酶，因此更有利于双链环状DNA分子的吸收。此时，再加入含有待转化的DNA样品和聚乙二醇的等渗溶液，均匀混合。通过离心除去聚乙二醇，将菌体涂布在特殊的固体培养基上，再生细胞壁，最终得到转化细胞。这种方法不仅适用于芽孢杆菌和链霉菌等革兰阳性细菌，对酵母菌、霉菌甚至植物等真核细胞也有效。对于不同种属的生物细胞，其原生质体的制备与再生方法有很大差别。

电穿孔转化是一种电场介导的细胞膜可渗透化处理技术。受体细胞在电场脉冲的作用下，细胞壁上可形成一些微孔通道，使得DNA分子能够直接与裸露的细胞膜脂质双层结构接触，并引发吸收过程。一般说来，利用电穿孔法转化较大的重组质粒（>100kD）时，转化率比小质粒（约3kD）低一千多倍。但在转化大于100kD的质粒DNA时，电穿孔法是最有效的转化方法，Ca^{2+}诱导转化和聚乙二醇介导的细菌原生质转化几乎不能转化大于100kD的质粒DNA。

接合转化是指通过细菌细胞之间的直接接触实现DNA从一个细胞转移至另一个细胞的过程。这个过程是由结合型质粒完成的，它通常具有促进供体细胞与受体细胞有效接触的接合功能以及诱导DNA分子传递的转移功能，两者均有接合型质粒上的有关基因编码。在DNA重组中绝大多数的常用载体质粒缺少接合功能区，因此不能直接通过细胞接合的方法转化受体细胞。然而，如果在同一个细胞中存在着一个含有接合功能区域的辅助质粒，则有些克隆载体质粒便能有效地接合转化受体细胞。因此，接合转化总是首先将具有接合功能的辅助质粒转移至含有重组质粒的细胞中，然后将这种供体细胞与难以用上述转化方法转化的受体细胞进行混合，促使两者发生接合作用，最终使得重组质粒进入受体细胞。

③筛选：重组 DNA 分子的筛选方法可分为两类，直接选择法和免疫学方法。

直接选择法是针对载体携带某种或某些标志基因和目的基因而设计的筛选方法，其特点是直接测定基因表型。具体包括如下几种方法：

A. 抗生素抗性筛选：如果克隆载体携带有某种抗药性标志基因，则只有含这种抗药基因的转化子细菌才能在含该抗菌药物的培养板上幸存并形成菌落。

B. 营养缺陷筛选：若克隆的基因能够在宿主菌表达，且表达产物与宿主菌的营养缺陷互补，那么就可以利用营养突变菌株进行筛选。

C. α-互补筛选：常用作克隆载体的经过改造的 M13 载体（M13mp 系列和 pUC 系列）中带有大肠杆菌的一段调节基因和 β-半乳糖苷酶 N 末端 146 个氨基酶残基的编码基因，其编码产物是 β-半乳糖苷酶的 α 片段。而常用作克隆载体转化和筛选基因工程菌的是突变型大肠杆菌，可表达 β-半乳糖苷酶 C 末端的 ω 片段。β-半乳糖苷酶的 α 片段和 ω 片段在单独存在时均无活性，只有当宿主细胞与克隆载体同时表达这两个片段时，二者通过互相协助可在宿主细胞内形成一个具有 β-半乳糖苷酶活性的蛋白质，因此称为 α 互补。在诱导物异丙基-β-D-硫代半乳糖苷存在下，大肠杆菌在含色素底物 5-溴-4-氯-3-吲哚-β-D-半乳糖苷培养基的平板上可形成蓝色菌落。当在克隆载体的多克隆位点中插入外源 DNA 时，可使 β-半乳糖苷酶的 N 末端（即 β-半乳糖苷酶的 α 片段）失活，从而不能进行互补，因此带有重组质粒的细菌产生白色菌落。

D. 分子杂交筛选：利用 ^{32}P 标记的探针与转移至硝酸纤维素膜上的转化子 DNA 或克隆的 DNA 片段进行分子杂交，直接选择并鉴定目的基因。

免疫学方法属于非直接选择法，是通过特异性抗体与目的基因的表达产物的相互作用进行重组 DNA 分子筛选的，适用于目的基因的表达产物为已知蛋白质的情况。该种筛选方法不仅特异性强、灵敏度高，而且能够用于筛选那些不能够为宿主细胞提供任何筛选标志的重组载体，具有直接选择法所不具备的优势。

（2）真核细胞的克隆重组与表达

①真核细胞的转染：是指将外源基因导入真核细胞内的过程。随着基因与蛋白功能研究的深入，转染目前已成为实验室工作中经常涉及的基本方法。转染大致可分为物理介导、化学介导和生物介导三类途径。电穿孔法、显微注射和基因枪属于通过物理方法将基因导入细胞的范例；化学介导方法很多，如磷酸钙-DNA 共沉淀法、脂质体转染法和多种阳离子物质介导的技术；生物介导方法包括较为原始的原生质体转染和现在比较多见的各种病毒介导的转染技术。

理想的细胞转染方法，应该具有转染效率高、细胞毒性小等优点。病毒介导的转染技术，是目前转染效率最高的方法，同时具有细胞毒性很低的优势。但是，病毒转染方法的准备程序复杂，对细胞类型有很强的选择性，在操作过程中需要特别注意考虑生物安全性方面的因素，因此该法在一般实验室中的应用不像脂质体转染方法和电穿孔法那么普及。不同的转染方法在工作原理、应用范围和转染条件等方面各有其特点，表 7-4 对目前常用的各种真核细胞转染方法进行了简要的概况。

表 7-4 常用的真核细胞转染方法

转染方法	原理	应用	特点
磷酸钙法	磷酸钙 DNA 复合物吸附细胞膜被细胞内吞	稳定感染 瞬时性转染	不适用于原代细胞 操作简便但重复性差 有些细胞不适用
DEAE-右旋糖酐法	带正电的 DEAE-右旋糖酐与核酸带负电的磷酸骨架相互作用形成的复合物被细胞内吞	瞬时性转染	相对简便、结果可重复 但对细胞有一定的毒副作用 转染时需除血清
电穿孔法	高脉冲电压破坏细胞膜电位,DNA 通过膜上形成的小孔导入	稳定转染 瞬时性转染 所有细胞	适应性广,但细胞致死率高,DNA 和细胞用量大,需根据不同细胞类型优化电穿孔实验条件
病毒介导法	通过侵染宿主细胞将外源基因整合到染色体中	稳定转染	可用于难转染的细胞、原代细胞、体内细胞等
阳离子脂质体法	带正电的脂质体与核酸带负电的磷酸基团形成复合物被细胞内吞	稳定转染 瞬时性转染 所有细胞	适用性广,转染效率高,重复性好,转染效果随细胞类型变化大
Biolistic 颗粒传递法	将 DNA 用显微重金属颗粒沉淀,再将包被好的颗粒用弹道装置投射入细胞,DNA 在细胞内逐步释放、表达	瞬时性转染	可用于人的表皮细胞,纤维原细胞,淋巴细胞系以及原代细胞等
显微注射法	用显微操作将 DNA 直接注入靶细胞核	稳定转染 瞬时性转染	转染细胞数有限 多用于工程改造或转基因动物的胚胎细胞

②单克隆转染细胞的筛选:为获得能够稳定表达重组蛋白类生物药物的真核细胞,需要对转染后的真核细胞进行筛选。通常按下述步骤进行:在转染 24 小时后,利用遗传霉素(geneticin 418,G418)进行新霉素抗性基因的筛选;稳定筛选 2 周后,在肉眼观察下将形成的单克隆细胞簇消化,制备成单细胞混悬液;逐一将单个细胞置于 96 孔板培养,待单克隆长到相对较大的集落后,于显微镜下挑取细胞集落,转移到 24 孔板培养;当获得足够数量细胞时,消化收集细胞,一半用于冻存,另一半用于进行阳性细胞株鉴定。这样通常可筛选到多个单克隆,并可从中选择到表达量较高的细胞株。

3. 建立细胞库系统 将重组蛋白类生物药物中表达量较高的细胞株进行大量扩增,分装于安瓿中,并置于液氮中保存。这些在液氮中贮存的安瓿就构成了一个"细胞库"系统。而细胞库又可分为"主细胞库"和"工作细胞库"两个等级。主细胞库是首先构建的细胞库,它直接来自新构建的细胞株,通常由几百个单独贮存的安瓿组成。主细胞库安瓿里的细胞不能直接用作批量生产生物药物的种子,而是用于生产工作细胞库。生产一个工作细胞库通常需要解冻一支主细胞库的安瓿,将细胞进行大量扩增后,分装于多个安瓿内并置于液氮中冻存。此时冻存的这些安瓿就构成了一个工作细胞库。每当需要生产一批生物药物时,就从工作细胞库中提取一个安瓿,用作批量生产的种子。

基因工程新药在治疗癌症、病毒性疾病、心血管疾病和内分泌疾病等方面已取得明显的效果,为上述疾病的治疗、预防和诊断提供了新型药物、新型疫苗和新型诊断试剂。这些药物都是用传统方法难以生产的,主要是活性蛋白和多肽类,包括:①免疫性蛋白,如各种抗原和单克隆抗体。②细胞因子，如各种干扰素、白细胞介素、集落刺激因子、表皮生长因子及凝血因子。③激素，如胰岛素、生长激素、心钠素。④酶类，如尿激酶、链激酶、葡激酶、组织型纤维蛋白溶酶原激活剂及超氧化物歧化酶等。

（六）蛋白质工程技术

蛋白质工程被称为"第二代基因工程"。蛋白质工程就是利用基因工程手段，包括基因的定点突变和基因表达对蛋白质进行修饰、改造、拼接，以期获得性质和功能更加完善的蛋白质分子。蛋白质工程主要研究内容包括包括通过基因工程技术研究蛋白质的分离纯化、蛋白质的序列分析和结构功能分析、蛋白质结晶和蛋白质的力学分析、蛋白质的 DNA 突变改造等。

蛋白质工程制药是对现有蛋白质加以定向修饰改造、设计和剪切，构建生物学功能优良于天然蛋白质的新型蛋白质药物，或通过定向诱变，定向修饰和分子设计改造等一系列工序，合成自然界不存在的新型基因工程药物。应用重组 DNA 技术可完成表达人源性抗体或将抗体小型化（如 Fab 抗体、单链抗体、单域抗体、分子识别抗体等），其免疫原性弱，穿透力强，表达效率高。现在在肿瘤治疗、自身免疫性疾病、器官移植排斥和艾滋病防治药物研究方面，人源化抗体药物和小型化抗体靶向药物成为热点。

蛋白质设计技术与方法主要包括三种：①序列最简法：设计的过程中尽量使复杂性达到最小，一般仅用少数几个氨基酸的设计序列，尽可能使用具有一定对称性和周期性，易于检测出所合成蛋白质的折叠规律和方式。②模板组装合成法：在一个刚性模板上通过共价键连接各种二级结构片段，形成一定三级结构。一般从三方面检测蛋白质：是否存在蛋白质多聚状态（圆二色谱、磁共振）、二级结构是否与预期吻合、是否具有三级结构（荧光、磁共振）。③改变现有蛋白质结构：分离纯化目标蛋白，分析一级结构，分析三维结构及其与生物学功能的关系，设计蛋白质一级结构引物、克隆目的基因。根据三维结构及其与生物学功能的关系和蛋白质改造目的设计改造方案，对目的基因进行定向突变（M13、PCR），改造后的基因在宿主细胞表达。分离表达蛋白分析其功能，评价是否达到预期目的。

蛋白质工程制药获得的生物药物很多，临床应用的主要有胰蛋白酶、金属硫蛋白、重组人 P 干扰素等。

如通过大肠杆菌表达脑啡肽 N 端 5 肽与 α 型干扰素的融合蛋白，该融合蛋白抑制肿瘤细胞生长的活性显著高于单纯的干扰素。还有通过蛋白质工程技术将人胰岛素 B28 位与 B29 位氨基酸互换，使之不易形成六聚体，迅速发挥作用，制得速效胰岛素。此外，在治癌酶的改造、嵌合抗体和人源化抗体改造方面也取得了不错的进展。

国外有许多研究机构正在致力于研究蛋白质与核酸、酶抑制剂等的结合情况，以开发具有高度专一性的药用蛋白质。

（七）抗体工程技术

抗体工程技术是利用免疫学、动物细胞培养及基因工程技术制备抗体药物。其内容包括杂交瘤细胞技术与单克隆抗体技术、基因工程抗体技术、抗体库技术、利用动物细胞与转基因动植物制备抗体技术和抗体的分离纯化技术等。

抗体工程技术自 20 世纪 90 年代中期得到蓬勃发展，其突出的标志是用于体内治疗的抗体制剂纷纷上市，并延续发展，主要原因是由于相关技术的发展，以及抗体工程技术及抗体库技术的日臻完善，抗体的人源化及全人源抗体的产生成为可能。其次，抗体的高效表达取得进展，能够满足大量生产的需要。而且各种分子靶部位及功能的阐明，也为抗体的应用开阔了视野。

抗体工程药物已应用在肿瘤、心血管疾病、病毒感染、免疫系统相关疾病等的治疗及基因治疗中。

二、生物药物的加工过程

在生物制药工业中，利用原核细胞（如大肠杆菌）或真核细胞（如哺乳动物细胞）表达体系进行生物药物合成，其加工过程可分为上游加工过程和下游加工过程。

（一）生物药物的上游加工过程

生物药物的上游加工过程是指生产获得最初产品的一系列发酵过程。通常可概括为四个步骤：获得实验室规模的发酵起始培养物；获得工业制造规模的发酵起始培养物；工业制造规模的工作细胞扩增；收获细胞，回收粗产品。

超过半数的已获批准的生物药物是利用微生物（重组大肠杆菌或酵母菌）制造的，而其余的生物药物大多由通过培养哺乳动物细胞生产。虽然工业制造规模的微生物发酵系统与动物细胞培养系统遵循许多共同的原则，但是由于微生物和动物细胞的生物学特点有很大不同，因此这两个系统也各有其独特之处。

利用微生物发酵系统制造生物药物具有较长的历史，技术已经相当成熟。与微生物发酵系统相比，哺乳动物细胞培养的技术更复杂、成本也更高，因此通常只用于制造必须进行翻译后修饰（糖基化）的蛋白。由于动物细胞无细胞壁，对剪切极端敏感，在细胞生长控制上，需要防止细胞分化和细胞凋亡，有时还要考虑对产品糖基化质量的要求，因此动物细胞大规模培养对生物反应器的要求相对较高。比如要具备剪切效应低，混合性能好等特点。要提供细胞形态在线观察和活细胞数量的传感装置，严格控制反应器的操作条件以及有关防污染的灌注系统、取样系统等。

（二）生物药物的下游加工过程

生物药物的下游加工过程是指对各种生物药物生产过程中获取的生物原料进行提取、分离、加工和精制，制造出最终的产品形式，并对容器进行封装的过程。

生物药物质量的优劣、成本的高低、竞争力的大小在很大程度上取决于药物生产的下游技术工艺水平。某些生物药物的提取精制成本甚至占到总成本的70%~90%，可见生物药物下游加工过程非常重要。

与生物药物生产的上游加工过程相比，下游加工工艺技术的难度要大得多。主要原因在于：

1. 生物材料中的组成复杂，种类多 生物药物的有效成分在生物材料中的浓度非常低，杂质的含量却相对较高，而往往生理活性高的成分在生物材料中的含量更低，例如：胰腺中脱氧核糖核酸酶的含量为0.004%，胰岛素的含量为0.002%；而从十万只羊的下丘脑中仅能提取到1mg的生长激素抑制素。

2. 生物药物有效成分与杂质的理化性质 诸如溶解度、等电点等非常接近，使得分离纯化极为困难。

在制备过程中，需保证生物药物有效成分不丧失其生理活性，这一点对于生物药物生产最为重要，但是操作起来难度很大。一方面，生物药物有效成分的生理活性可能被材料中自身的代谢酶破坏；另一方面，制备过程中采用的酸、碱、盐、重金属离子、机械搅拌、温度、甚至空气和光线的条件也可能改变生物药物有效成分的生理活性。因此，在下游加工的全过程中，要将防止生物药物失活放在首位。

生物药物的下游工艺有很多种方法，精制某个具体生物药物常常需要根据它的各方面的理化性质和生物学特性，将各种分离方法有机结合，才能达到分离纯化的目的。生物药物的分离制备的过程中的常用技术包括：有机溶剂抽提、盐析、结晶、电泳、超速离心、超滤等。其中有机溶剂抽提、盐析和结晶技术是根据混合物中不同组分的分配系数的差别，把它们分配于可用机械方法分离的两个或几个物相中；而电泳、超速离心和超滤技术则是将混合物置于某一物相（液相）中，通过在外界施加一定的作用力，使多种组分分别分配于同一物相的不同区域，从而达到分离的目的。

近年来，生物药物工艺技术的发展重点是蛋白质的纯化技术。双水相萃取技术、错流层析技术和高效液相色谱等先进的纯化方法已得到广泛应用。此外，蛋白质的高效分离系统还包括：固相化金属亲和层析、灌注层析、快速蛋白液相色谱、连续离子交换技术等。

固相化金属亲和层析是利用蛋白质分子中咪唑基和巯基能够与一些金属离子（Cu^{2+}，Zn^{2+}等）发生配位结合的原理最新发展起来的一种亲和层析技术。与传统的凝胶过滤-离子交换法相比，该方法的优势在于操作简便、省时，目前主要用于实验室规模的蛋白分离纯化。

快速蛋白液相色谱是专门用来分离蛋白质、多肽及多核苷酸的系统，是高效液相色谱近年来的一项重要革新。它不但保持了高效液相色谱的快速、高分辨率等特性，而且还具有柱容量大、回收效率高及不易使生物大分子失活等特性。因此近年来在分离蛋白质、多肽及寡核苷酸等方面得到了广泛应用。

连续离子交换技术是一种全新的分离工艺技术，是在传统的固定床树脂吸附和离子交换工艺的基础上结合连续逆流系统技术优势开发而成的。有一个带有多个树脂柱（通常为16、20或30柱）的圆盘，和一个多孔分配阀组成。通过圆盘的转动和阀口的转换，使分离柱在一个工艺循环中完成了吸附，水洗，解吸和再生的全部工艺过程。连续离子交换系统的特点是离子分离的所有工艺步骤不是分步进行而是同时进行的。

第四节　生物药物终产品的质量控制

生物药物终产品的质量控制指的是测定生物药物有效成分和杂质的含量，测定生物药物有效成分的功效，目的在于保证用药的安全和有效。

与传统的化学合成药品相比，生物药物在制造过程中很容易受到污染。特别是利用基因工程技术开发的重组药物更容易在生产过程中受到各种因素的污染。这些污染物的存在不仅会影响到生物药物的功效，还可能严重威胁患者的健康和生命安全。因此，对生物药物终产品进行严格的检测分析是保证生物药物质量和安全性的关键。

一、生物药物产品活性的测定

任何生物药物必须符合终产品的功效要求。通常，功效指标表述为：活性单位/瓶产品、活性单位/治疗剂量或活性单位/毫克产品。有各种不同的方法可被用于测定产品的功效,各有优缺点,这里主要介绍生物学分析和免疫学分析。

(一) 生物学活性测定法

生物学活性测定法是利用药物对生物体(整体动物、离体组织、微生物等)的作用以测定其效价或生物活性的一种方法。是将一定量的生物药物产品应用于某一生物系统,该系统在接受药物刺激后能够产生一些特定的能够被定量检测的反应,从而可以对生物药物产品的生物学活性作出评价。通常采用的生物系统是一些特殊的哺乳动物细胞株、特异的组织或器官,甚至可以是完整的生物体。

生物学活性测定法可用于多种生物药物的效价测定,如神经介质、激素等药物,很难用理化方法测定或单独的物化方法不能完全反映其特性。此外还可用于某些有害杂质的限度检查,如内毒素、降压物质等。对生物药物进行生物学分析是最贴切的产品功效检测方法,因为它最直接地评估了生物药物的生物学活性。生物活性测定法可分为体外测定法和体内测定法。

1. 体内测定法 体内测定法就是利用动物体内某些指标的变化定出产品的活性单位。如促红细胞生成素(EPO)活性测定,在小鼠体内注射EPO后,计算小鼠网织红细胞增加的数量,与标准品比较,确定其活性单位。骨形成蛋白(BMP)活性测定,采用给小鼠身体局部植入药物,一定时间后,根据局部产生骨组织结节的大小,用血清钙试剂盒测定钙的浓度,以植入区生成 1μg 钙为 1 个生物学单位(BU)来判定活性单位。

促红细胞生成素能够刺激红细胞的产生,能用于治疗某些形式的贫血。红细胞生成素的最常用的生物学分析方法是一种基于小鼠的分析方法,主要是将含有红细胞生成素的物质给小鼠注射,同时给予放射性标记的亚铁离子($^{57}Fe^{2+}$),最后测量增殖的红细胞中掺入的放射性比率。红细胞中掺入的放射性比率越高,说明有越多的亚铁离子被用于血红蛋白的合成,进而表明被检测的红细胞生成素刺激红细胞生成的活性越强。

对干扰素进行生物学分析的常用方法是细胞病变效应抑制法(cytopathic effect inhibition, CPEI)。这种分析方法的主要依据是干扰素可诱导细胞产生抑制病毒 RNA 和 DNA 合成的酶,保护细胞不受病毒感染,产生细胞病变效应。常用于检测抗病毒活性的细胞株有 Wish、Hep2/c、L929、A549 和 MDBK 等。其中 Wish 和 Hep2/c 细胞株用以检测人干扰素,L929 细胞株用于检测小鼠干扰素,Ratec 细胞株用于检测大鼠干扰素,而 MDBK 细胞株则用于检测多种属的干扰素 α 和干扰素 γ。常用于攻击细胞的病毒有滤泡性口炎病毒、鼠脑心肌炎病毒以及 Sindbis virus 等。最常用的体系是人羊膜传代细胞株 Wish 细胞-滤泡性口炎病毒体系。具体操作方法是将干扰素产品与对某种病毒敏感的细胞一起孵育,然后加入该种病毒,共孵育一段时间后检测细胞的存活比例。利用活细胞能够吸收特定的染料(如低毒的活性染色体中性红)的特点,将细胞染色后,用分光光度计测定特定染料的吸收值。测得的吸收值大,说明细胞的存活比例高,即干扰素在生物药物产品中的含量高、生物存活性好。该检测方法可以缩小到在微孔板的小孔中进行,因此可以相对容易地对大量样品进行自动化分析。

2. 体外测定法 体外测定法就是利用体外培养细胞的某些指标(细胞数量的增加或减少、生长状况等)的变化,定出产品的单位。如利用 Balb/C3T3 细胞的生长状况判断重组牛碱性成纤维细胞生长因子的生物学活性,依据小鼠骨髓白血病细胞(NFS60 细胞)的生长状况判断重组人粒细胞刺激因子生物学,依据保护人羊膜细胞免受水泡性口炎病毒破坏的作用情况判断干扰素的生物学活性。特定的生长因子能够刺激特定的细胞系加速生长。相关产品的生物学分析可按如下操作,将包含生长因子的样品加到特定的细胞培养液中,与放射性标记的核苷酸共孵育,经过一段适当的时间后,测定掺入到细胞 DNA 中的放射性,这就是测定生长因子活性的方法。

所有的生物学分析实际上都是采用分析比较的方法。生物学活性测定变异范围大,同样样品在不同实验室测定结果差异很大。需要有一个平行的标准品,将被分析样品与标准品进行比较以得出被分析样品的相对活性。标准品的使用,最大限度地减少实验室之间和各种影响测定因素的干扰。如 NGF 的生物学活性测定采用鸡胚神经节生长突起的半定量计量方法,实验误差很大,很难用于常规生物学活性评价。采用标准品同时测定,经过标准品校正可使误差控制在一定范围,使 NGF 的生物学活性定量测定成为可能。

在进行生物学分析时,同类生物药物产品的生物学分析在设计上通常是很相似的。

尽管生物学分析能够直接评估产品的功效(如活性),但其本身仍具有以下不足:①缺乏精确性:任何生物系统,不管是一个动物整体还是单个细胞,都是复杂系统,因此会受多种因素影响,这些因素包括单个细胞的代谢水平,动物个体的亚临床感染以及由于人为操作导致的误差等。②时间长:大多数的生物学分析要持续进行数天,某些情况下甚至达数周,这使常规的生物学分析变得很困难,也使在下游工艺过程中进行快速质量控制分析变得不切实际。③费用高:大多数的生物学分析系统,尤其是那些利用完整动物的生物系统,其花费是相当高的。

由于存在以上问题,人们开始研究一些替代分析方法,有时这些替代分析方法与生物学分析方法联合使用,或者是代替生物学分析。最常用的替代分析方法是免疫学分析。

(二) 免疫学活性测定法

免疫学分析方法指的是使用单克隆或多克隆抗体来检测产品是否含有预期的蛋白类生物药物有效成分或对产品的有效成分进行定量分析。

作为基因工程产品的蛋白质,对于被注入的动物来说属于异种蛋白,有相应的免疫原性,利用此特点,将不同的制品,制作相同的单克隆抗体或多克隆抗体进行免疫学分析。

由于抗原抗体反应具有高度的特异性,因此免疫学分析有着良好的精确性。而放射免疫检测(radio immune analysis,RIA)和酶免疫检测(enzyme immune analysis,EIA)在生物药物产品免疫学分析中的广泛应用进一步提高了分析的灵敏度。

与生物学分析相比,免疫学分析通常只需几分钟到几小时,而且免疫学分析的费用低廉、易于操作。因此,在许多生物药物生产中,都将免疫学分析作为下游工艺过程的跟踪检测方法。

尽管免疫学分析与生物学分析相比具有上述优势,但是在很多情况下对终产品的生物学分析是不能用免疫学分析完全替代的。这是因为在重组蛋白类生物药物的生产制备过程中,与生物学活性直接相关的某些部位可能会发生相对较小的改变或被修饰。这种细微的改变通常不会影响产品的免疫学活性,但对其生物学活性可能会产生较大的影响。换言之,即便生物药物产品具有良好的免疫学活性,也不能保证其具备相应的生物学活性。蛋白质的生物学活性与其免疫学活性不一定相平行,如果蛋白质肽键的抗原决定簇和生物活性中心相一致时,ELISA 法测定结果和生物学活性测定结果一致;如果不一致时,两者的结果也不平行。很多细胞因子虽然有商品化的 ESLISA 检测药盒,如 EPO 等,但由于两种测定法所代表的意义不同,所以免疫学活性测定法不能替代生物学活性的检测。因此,为确保生物药物的活性达到预定的指标,对终产品进行生物学分析常常是必不可少的。

(三) 生物酶促反应测定法

生物酶促反应测定法是主要基于产品与某种物质的结合或以产品本身的化学反应为原理设计,这类方法不依赖于活的生物系统,具有便于操作、精确稳定等特点。如对重组链激酶生物学活性进行测定时,链激酶和纤溶酶原(h-plg)首先形成复合物,激活游离的 h-plg 使之成为有活性的纤溶酶,纤溶酶降解人纤维蛋白为可溶性的纤维蛋白片段,在不溶性纤维蛋白琼脂平板中形成溶圈,根据不同剂量产生的溶圈大小的量-效关系,计算样品效价单位。

二、生物药物产品中常见污染的检测

由于生物药物产品的生产流程非常复杂,因此在制造过程中很容易受到各种来源的杂质的污染,表7-5列举了胃肠道外给药的生物药物可能含有的杂质和相应的不良后果。生物药物生产的宗旨就是确保生物药物的功效和保证生物药物的用药安全,因此,需要严格检测每一批生物药物产品中可能存在的各类污染物,并采取相应措施最大限度地减少污染物的含量。

表7-5 胃肠道外给药的生物药物可能含有的杂质和相应的不良反应

杂质	不良后果
细菌	严重的细菌感染(败血症)
病毒颗粒	严重的病毒感染
热原	发热反应,严重时可致死
DNA污染物	尚不明确,可能引起免疫反应
蛋白类污染物	引起免疫反应;如蛋白类污染物具有有害生物学活性,则存在其他潜在危害

(一) 蛋白质类污染

生物药物产品中的蛋白质类的杂质具有抗原性和潜在生物学活性。尽管某些蛋白质类的杂质没有明显的生物学活性,但是仍然有可能严重影响生物药物产品的质量,甚至严重危害使用者的生命健康。例如,当重组蛋白类生物药物产品中存在蛋白酶时,有可能引起产品的降解或导致蛋白质分子中的某些部位被修饰。

人类基因编码对重组蛋白类生物药物产品本身没有免疫原性,而污染的蛋白质类杂质通常来源于原材料,或者是上、下游工艺流程的某些步骤引入的,因此对人是外源性的,外源性蛋白质杂质的内在免疫原性会导致使用该产品的病人出现针对这些杂质的免疫反应。特别是那些需要反复使用的生物药物(如重组胰岛素)更有可能引起免疫反应,这类免疫反应的激活将会导致使用者产生更为严重的过敏反应。

生物药物产品中的蛋白质类的杂质通常是利用免疫检测的方法进行检测和定量的。值得注意的是,当杂质的结构与重组药物产品具有一定的同源性时,识别这些杂质的抗体就会与产品本身发生交叉反应,从而影响检测结果的准确性。因此,该免疫检测方法只用于检测终产品中与重组药物不相关的蛋白类杂质,而一般不用于检测与重组药物相关的杂质。

常用的免疫检测策略:①构建一株与制造目标蛋白质的宿主细胞几乎完全一致的细胞,该细胞株与制造目标蛋白质的宿主细胞相比,唯一的差别就是不含有表达目标蛋白的基因。②将该细胞株置于与宿主细胞完全一样的上游制造条件之下进行生产。③按照与正常产品的下游工艺流程完全一致的流程将该细胞株的提取物进行下游处理和纯化，但不进行最后一步纯化，收集来自该细胞株的蛋白质（成分复杂，有些甚至多达 200 种）。④用这些蛋白质免疫马、羊和其他适合的动物，制备特异性识别这些蛋白质的多克隆抗体。⑤将纯化后的多克隆抗体用于检测终产品的放射性免疫检测或酶联免疫检测系统中。这种多抗原分析系统几乎可检测到终产品中来源于制造细胞的所有杂质，特异度和灵敏性均很好。

（二）DNA 污染

许多传统的生物药物产品，特别是那些利用细胞培养技术制造的产品（如疫苗），都被发现含有来自宿主细胞的 DNA，到目前为止生物药物产品中的 DNA 污染可能引起哪些不良的临床反应，至今尚无相关的报道。

目前人们关注焦点在于生物药物产品中是否存在来自于宿主细胞基因组的活性癌基因。在某些条件下，裸露的 DNA 是能够被某些细胞吸收的。当人体细胞吸收并表达这些基因后，能否引起人细胞的转化进而导致癌症的发生，是非常令人担忧的。目前的普遍指导原则是：在重组产品的单位治疗剂量中，残留的 DNA 不能高于 10pg。

产品中 DNA 的污染通常采用 DNA 杂交试验（如点杂交检测法）进行检测。如果利用放射性标记的 DNA 探针，则可检测到纳克级的 DNA。

DNA 杂交试验的方法的步骤是：①用苯酚/氯仿抽提，乙醇沉淀法从产品中分离出污染的 DNA。②将分离得到的 DNA 点到滤膜上，80℃真空干烤，促使 DNA 变性为单链 DNA，并使之牢固结合在滤膜上。③制备放射性标记的 DNA 探针，提取制造药物产品的宿主细胞总 DNA，用 ^{32}P 进行标记，90℃加热使之变性为单链 DNA。④将放射性标记的 DNA 探针与干烤后的滤膜置于 40℃下共孵育数小时。降低温度的目的是使单链 DNA 通过碱基互补配对的作用重新结合成双链，标记的探针 DNA 会识别与之互补的单链 DNA 结构，发生配对，并结合在滤膜上。⑤洗涤滤膜，去除非特异性结合的探针，进行放射自显影。

对产品中的 DNA 进行定量时，需要平行检测含量已知的 DNA 斑点和来自宿主细胞的 DNA 斑点。放射自显影后，对比试验斑点与标准斑点的密度就可以知道被检 DNA 的含量。

在破碎细胞的过程中，从胞内释放出的内源性 DNA 酶可直接作用于细胞 DNA，导致其降解，因此在大多数情况下，几乎不需要在下游处理过程中追加特别的 DNA 去除步骤。有时粗制品中 DNA 含量较高，导致粗制品黏度偏大，会影响进一步的加工流程。此时，可选择在粗制品中加入商业化的 DNA 酶降解 DNA，或选择层析法分离 DNA。由于 DNA 带有大量的负电荷，因此采用离子交换层析法去除 DNA 比其他层析法更有效。

（三）内毒素和其他热原物质的污染

内毒素通常指的是革兰阴性菌细胞壁的组分脂多糖（lipopolysaccharide，LPS），是在细菌死亡或解体后才释放出来的一种具有内毒素生物活性的物质。其特征是对热稳定、具有热原性和致死性、能导致动物组织坏死、能够激活补体、有免疫佐剂活性。人体对内毒素特别敏感，极小量的内毒素进入体内即可引起发热；当大量内毒素进入人体时，则导致不可逆转的休克和弥散性血管内凝血，甚至危及生命。

热原指的是进入血液后能够影响下丘脑对体温的调节，并导致发热的一类物质。热原物质包括不同种类的物质，如某些化学物质、某些微粒和细菌内毒素等。临床上在使用注射剂时，常有冷感、寒战、发热、头痛、恶心、呕吐、肤色灰白、休克，严重时导致死亡。欧洲药典委员会主席 J. Van Noordwijk 提出:"严格地讲,不是每一种热原都具有脂多糖的结构,但所有已知的细菌内毒素脂多糖都有热原活性。"根据世界卫生组织公布的药品生产质量管理规范的规定,药品生产的质量控制一般理解为不存在细菌内毒素意味着不存在热原。

目前有两种热原检测方法被广泛应用于生物药物工业生产中,即兔热原试验和鲎变形细胞溶解物(limulus amoebocyte lysate,LAL)试验。

长期以来,兔热原试验是最常用的方法。这种方法是将产品注射到一组健康的家兔体内,然后用直肠温度探测器检测兔子的体温。当兔子的体温高于规定数值时,标明产品中有热原物质存在。家兔热原检查法的优点在于,在规定时间里观察到的兔体温变化,能够反映热原引起哺乳类动物复杂的体温反应过程,因此长期以来该热原检查法一直被广泛使用。

但随着制药工业的发展和临床用药要求的改进,该法的局限性越来越明显。主要表现在:①标准化程度低,无法判断存在的热原的种类。②由于试验动物处于被细菌污染的环境中,可通过吸收或皮肤感染细菌内毒素而被免疫,从而导致动物的个体差异较大。③试验动物因受到药物产品(如放射性药品、抗生素等)的药理活性干扰,其体温也会变化,导致实验结果难以判断。④设备及试验费用昂贵。⑤一些生物药物产品(如细胞因子 IL-1)本身就会引起天然的热原反应,因而在检测这类产品的外源性热原时,不能使用兔热原检查法。

鲎变形细胞溶解物(LAL)试验是根据从鲎中分离得到的变形细胞溶解物在内毒素刺激下能够形成凝结物的原理建立起来的体外的热原检测方法。由于 LAL 试验可避免以上兔热原检查法的不足,因此该方法现在已被广泛应用于生物药物和其他药品制剂中内毒素的检测。与兔试验相比,LAL 试验的突出优点是:①敏感性好,可检测到浓度仅为 1pg/mL 内毒素;②费用低廉;③省时快速,一般可在 15~60 分钟内完成。

该法的主要缺点是只能检测产品中的内毒素而无法检测其他热原物质,但由于内毒素是迄今为止药物制品中最可能出现的热原,该方法的检测结果通常是可靠的。

微生物广泛存在,为避免在检测过程中引入热原物质干扰实验结果,要在检测前进行热原的去除。去除热原物质的方法包括:对检测过程中使用的不锈钢或耐热材料制成的容器、管道设备等进行高压、蒸汽或干热消毒;对于不能采用高压、蒸汽、干热消毒的色谱系统,用 1mol/L 的 NaOH 进行消毒;用于分装终产品的容器应在使用前用注射用水清洗,以确保无微小颗粒;用 0.45μm 或 0.22μm 的滤膜过滤产品,以去除产品中颗粒。

内毒素带有大量负电荷,因而用离子交换层析可以有效去除内毒素,凝胶过滤也可去除产品中的内毒素。早期阶段中存在于产品中的内毒素通常可在下游加工的层析过程中被有效去除,因此在产品的下游加工过程中,一般不必采取专门的措施去除内毒素。

(四) 细菌和病毒污染

制成注射剂的生物药物必须保证无菌(活菌苗除外)。在生物药物注射剂中含有微生物将导致严重的后果:①可能会引起病人出现严重感染;②微生物可代谢生物药物产品,从而降低产品疗效,对蛋白类药物的影响尤为明显;③来源于微生物的一些物质(如内毒素)释放到产品中会对使用者的健康产生不良影响。

大量来源于大鼠(小鼠)和其他哺乳动物细胞的细胞系已被广泛用于制造人重组生物药物,且大多数治疗性单克隆抗体都是由鼠源杂交瘤细胞产生的,这些细胞系易于被各种微生物污染。在产品开发过程中,应严格检测制造细胞,以保证它们不含细菌、酵母、真菌、支原体和病毒等。

对终产品进行高压消毒可保证产品无菌，但高压消毒对生物制药而言并不可行。常用的方法是将生物药物过滤除菌，然后分装到无菌的终产品容器中，但该过程导致污染的危险性很大。对终产品的无菌测试是质量控制的关键，有关对成品进行无菌检测的具体规范在国际药典中有详尽说明。目前病毒检测方法大致分为三类：

1. 免疫检测法 也是最直接的方法，即将活病毒、经减毒的病毒或经纯化的病毒外壳成分注射到动物体内，制备多克隆抗体（或通过杂交瘤技术产生单克隆抗体），得到的抗体可用于建立特异的病毒检测方法。该法具有灵敏度高、简便快速、费用低廉等优点。

2. 针对病毒DNA的探针检测法 工作原理和流程类似于DNA杂交试验，此法主要用于检测生物药物终产品中的病毒DNA。

3. 生物检测法 可将成品加到对一些病毒敏感的细胞株中，随后观察细胞病变或明显的病毒感染特征；还可将产品用于小鼠、兔子和仓鼠等试验动物，任何病毒的存在都会在动物体内诱发产生抗病毒抗体。

去除病毒的方法有多种。由于病毒的理化特性与蛋白质有很大差别，因此凝胶过滤和层析法均可有效地除去病毒。此外，采取特别的下游加工步骤也可以特异性地去除或灭活可能存在于产品中的病毒。如：在下游加工过程的后期进行超滤可有效去除病毒；将产品在40~60℃加热数小时可灭活大多数病毒；将产品暴露于可控的紫外光下照射也可有效地灭活病毒。

三、生物药物产品常用的检测方法

生物药物的分子结构复杂，且通常同时具有多方面的生物活性和功能，因此对检测分析方法的要求也较高。目前，生物药物分析方法已成为药物分析的一个新分支。近年来，由于在生物药物分析领域中不断应用日益更新的现代技术和方法，并且采用日趋先进的仪器类型，生物药物分析的整体水平已有了长足的进步。特别是各种色谱和色谱联用分析技术在生物药物分析中广泛应用，使得常规生物药物分析方法更为准确、简便和自动化。

1. 毛细管电泳（capillary electrophoresis，CE） 又称为高效毛细管电泳，具有快速、灵敏、高度自动化的特点，还能对蛋白质群进行直接定量，是理想的生物制药分析系统，在质控实验室分析中发挥着越来越明显的作用。

毛细管电泳的工作原理与其他形式的电泳相同，是基于蛋白质在电场中具有不同的迁移率实现分离的。毛细管电泳系统的主要部件包括：一根长毛细管、毛细管两端的缓冲液容器和电极、高压电源供应器、分子检测器和数据输出-处理装置。利用毛细管电泳检测样品的常用方法是荧光检测法。

在进行毛细管电泳时，蛋白质的分离是在一个毛细管中进行的。典型毛细管的直径是20~50mm，长度达1m。为了便于使用和存放，毛细管一般是盘绕着的。由于这一系统的散热性能良好，因而蛋白质的分离能够在更高的电流下进行，使得蛋白质在毛细管以更高的速度迁移，缩短检测时间。由于样品的毛细管电泳分析只需要15~30分钟，因此还可以对柱层析的流出液进行自动化的在线检测和定量分析。

2. 高效液相色谱 一直以来，高效液相色谱都是测定小分子药物纯度的核心技术。随着该技术的不断改进，它在分析诸如蛋白质等大分子中的作用也逐渐增强。大多数在低压条件进行的蛋白质分离的色谱策略（如凝胶过滤、离子交换）都可以在高压条件下进行。目前，反相层析、分子筛层析和用得相对较少的离子交换层析都已被用于一些生物药物的分析。在线检测（紫外检测器一般将波长设置在 220nm 或 280nm 进行检测）不仅能够自动检测流出物，并且可进行定量分析。

由于具有一系列优点，高效液相色谱已经成为一种极具吸引力的分析工具，其优点包括：①极快的分离速度（通常每个样品只需要几分钟）；②高分辨率；③检测和数据分析的自动化程度高；④许多成熟的复杂系统可供选择。

反相高效液相色谱对蛋白质的分离是基于蛋白质表面的疏水性不同。高效液相色谱的固定相通常是硅胶或某种聚合物，其表面连接疏水基（通常是烷基，例如丁基、辛基或是十八烷基）。反相系统是一种强有力的分析技术，它能够分离疏水性、具有细微差别的分子。有时，反相高效液相色谱甚至可以检测出单一氨基酸替代或是末端一个氨基被切除的样品。在大多数情况下，类似脱酰胺这一类的修饰也可以引起峰值的迁移，因此，这一系统可用于检测出与蛋白质样品相关或是不相关的杂质。例如：在反相高效液相色谱柱上，很容易就能实现胰岛素聚合体与天然胰岛素分子的快速、有效分离。因此，反相高效液相色谱已经被广泛应用于胰岛素制品的产品分析。

尽管高效液相色谱和反相高效液相色谱是非常有效的分析手段，但通常是在需要对某种蛋白质产品进行更深入的确证时才使用。这是因为高效液相色谱对蛋白质有一定的变性作用，而蛋白质的变性会导致层析图谱中出现人为假象。通常相对分子质量较大的复杂蛋白质更容易发生变性。由于反相高效液相色谱系统中采用的高度疏水的固定相与蛋白质能够发生相互作用，因此反相高效液相色谱比高效液相色谱更容易导致蛋白质变性。

分子排阻高效液相色谱（size-exclusion high-performance liquid chromatographic，SE-HPLC）是根据其分子大小和形状进行蛋白质的分离。由于大多数可溶性蛋白质都是球状的，因此，多数情况下实际上是以蛋白质分子质量大小进行分离的。通常使用的分子排阻高效液相色谱的固定相由硅胶和连接到硅胶上的具有特定孔径的琼脂糖组成。SE-HPLC 通常用于含有二聚体或更高分子质量聚集体的蛋白质产品的分析，也用于分析蛋白降解产生的变异体。

利用分子排阻高效液相色谱系统进行产品分析时，如采用标准分子质量蛋白进行校准，即可精确测定产品和杂质的分子质量。此外，通过对比和分析不同批次产品的 SE-HPLC 图谱，可以评估不同批次产品之间的差异。

离子交换色谱（包括阴离子和阳离子）也可以应用于高效液相色谱。虽然并不像反相高效液相色谱和分子排阻高效液相色谱那样被广泛应用，离子交换高效液相色谱系统一般被用于分析与产品无关的杂质，也可以用于检测和确定脱酰胺的变异体。

3. 质谱（mass sepctrometry，MS） 是一种测量离子荷质比（电荷-相对分子质量比）的分析方法。其基本原理是使检测样品中各组分在离子源中发生电离，生成不同荷质比的带正电荷的离子，经加速电场的作用，形成离子束，进入质量分析器。在质量分析器中，再利用电场和磁场使其发生相反的速度色散，将它们分别聚焦而得到质谱图，从而确定其质量。

质谱仪的种类非常多，工作原理和应用范围也有很大的不同。从总体上将可划分为有机质谱仪和无机质谱仪两大类。

根据有机质谱仪的应用特点，又可将其分为：①气相色谱-质谱联用仪（gas

chromatography mass sepctrometry，GC-MS），包括气相色谱-四极质谱仪，气相色谱-飞行时间质谱仪，气相色谱-离子阱质谱仪等多种不同工作原理的质谱仪；②液相色谱-质谱联用仪（liquid chromatography mass sepctrometry，LC-MS），有液相色谱-四极质谱仪，液相色谱-离子阱质谱仪，液相色谱-飞行时间质谱仪等；③其他有机质谱仪主要有基质辅助激光解吸飞行时间质谱仪（matrix-assisted laser desorption/ionization time of flight mass spectrometry，MALDI-TOFMS），傅立叶变换质谱仪（fourier-transform massspectrometry，FT-MS）等。

无机质谱仪可分为：①火花源双聚焦质谱仪（double focusing spark source mass spectrometer，SSMS）；②感应耦合等离子体质谱仪（inductively coupled plasma mass spectrometry，ICP-MS；③二次离子质谱仪（secondary ion mass spectrometry，SIMS）。

由于有些仪器带有不同附件，具有不同功能，因此以上的分类方法并不十分严谨。例如，一台气相色谱-双聚焦质谱仪，如果改用快原子轰击电离源，就不再是气相色谱-质谱联用仪，而称为快原子轰击质谱仪（fast atom bombardment mass spectrometry，FAB-MS）。另外，有的质谱仪既可以和气相色谱相连，又可以和液相色谱相连，因此也不好归于某一类。除上述分类外，还可以从质谱仪所用的质量分析器不同，把质谱仪分为双聚焦质谱仪、四级杆质谱仪、飞行时间质谱仪、离子阱质谱仪、傅立叶变换质谱仪等。

在进行蛋白类生物药物终产品检测时，质谱分析通常被用于鉴定生物药物的相对分子质量。传统的方法多是使用十二烷基硫酸钠-聚丙烯酰胺凝胶电泳（sodium dodecyl sulfate polyacrylamide gel electrophoresis，SDS-PAGE）技术检测完整蛋白质分子的质量，但得到的是约略分子量，误差通常在5%左右。即便使用银染（silver staining），SDS-PAGE的检测极限也只能达到1~5ng。利用质谱分析不仅可检测到极微量的蛋白样品（pmol至nmol的量），而且可获得非常精确相对分子质量信息，误差低于0.05%。理论上，质谱分析对样品的相对分子质量的检测没有限制。

4. 二维核磁共振 核磁共振（nuclear magnetic resonance，NMR）的基本原理是：低能电磁波（波长范围为10^6~10^9μm）与暴露在磁场中的磁性核相互作用，使其在外磁场中发生能级的共振跃迁而产生吸收信号。二维核磁共振（two dimensional nuclear magnetic resonance，2D-NMR）是其中的一种。

二维核磁共振谱是将化学位移、耦合常数等核磁共振参数展开在二维平面上，这样在一维谱中重叠在一个频率坐标轴上的信号分别在两个独立的频率坐标轴上展开。不仅减少了谱线的拥挤和重叠，而且提供了自旋核之间相互作用的信息，对推断一维核磁共振谱图中难以解析的复杂化合物结构具有重要作用。

利用二维核磁共振技术，结合计算机模拟，可以测定生物药物大分子在溶液中的三维空间结构、研究蛋白质折叠机制和动力学过程、酶催化过程、蛋白质和核酸的相互作用、药物同受体的相互作用等。

第八章 氨基酸类药物

自然界中，氨基酸是蛋白质的基本结构单位。在酸、碱、蛋白酶的作用下，蛋白质可以被水解成氨基酸单体，在生命体中起着举足轻重的作用。从抗生素、微生物产物以及动植物体中发现的氨基酸已有数百种，它们具有独特的生理、药理活性。

英国化学家 Wollaston 在 1810 年从膀胱结石中分离出胱氨酸，是最早发现的氨基酸。法国化学家 Braconnot 于 1819 年从加酸加热的肌肉中分离得到亮氨酸。随后的 150 年中，人类经过不断的努力，先后发现了很多种氨基酸，游离存在的甚少，绝大多数都以结合态存在于蛋白质中。

从 20 世纪 50 年代开始，氨基酸的应用范围不断扩大，逐渐形成了一个新兴的工业体系——氨基酸工业。随着制药工业的发展，新技术、新手段不断涌现，氨基酸品种、年产量逐年增加。1969 年世界氨基酸总产量约为 25 万吨，到 1979 年产量 40 万吨，1981 年总产量 55 万多吨，2005 年已跃上百万吨。氨基酸在医药工业生产中，占有非常重要的地位，市场潜力很大。

第一节 氨基酸的分类与性质

氨基酸是含有氨基和羧基的一类有机化合物的通称，蛋白质的基本组成单位，通常由碳、氢、氧、氮和硫五种元素构成。

一、氨基酸的结构

羧酸分子中一个或一个以上氢原子被氨基取代后生成的化合物称为氨基酸，其取代的位置有 α、β、γ、…、ω 之分，且与其他取代基一样，有脂肪族、芳香族及杂环氨基酸之分。氨基酸是构成机体蛋白质的基本单位，且构成生物体蛋白质的氨基酸都有一个 α-氨基和 α-羧基，故组成天然蛋白质的氨基酸统称为 α-氨基酸，其分子中除共同结构（—CH—COOH）外，
$|$
NH_2

其余不同烃基用 R 表示，故所有 α-氨基酸的表达通式见（8-1）和（8-2）：

$$R—CH—COOH \qquad 或 \qquad R—CH—COO^- $$
$$||$$
$$NH_2 NH_3^+$$

$$(8-1) \qquad\qquad\qquad (8-2)$$

通式表明 α-氨基酸有其共同结构部分，亦有不同的 R 基团，故不同氨基酸既有共性又有个性：①除脯氨酸（α-亚氨基酸）外，组成蛋白质的基本氨基酸为 α-氨基酸。②R 基不同，

氨基酸的种类、性质也有所不同。③除甘氨酸（R 基为 H）外，其他氨基酸的 α-碳原子都是手性碳原子，具有旋光性质，天然蛋白质中的基本氨基酸都为 L-型-α-氨基酸。

二、氨基酸的分类

1810 年发现胱氨酸，1938 年发现苏氨酸，目前已发现 300 多种天然氨基酸。组成蛋白质的常见氨基酸有二十种，称为基本氨基酸（编码的蛋白质氨基酸），还有一些称为稀有氨基酸，是多肽合成后由基本氨基酸经酶促修饰而来。此外还有存在于生物体内但不组成蛋白质的非蛋白质氨基酸。

（一）编码的蛋白质氨基酸

自然界中，有一种氨基酸是构成天然蛋白质的组成成分，存在于动植物、微生物的蛋白质里，很少游离存在，绝大多数以结合状态存在，大约二十种。在 DNA 分子中，含有这类氨基酸的特异遗传密码并且能为其编码，所以称这类氨基酸为编码的蛋白质氨基酸，也称基本氨基酸或标准氨基酸。羧酸的 α-碳上连接氨基，除甘氨酸外，都是 L-α-氨基酸。

根据 R 基的化学结构不同可以分为：脂肪族氨基酸、芳香族氨基酸和杂环族氨基酸，见表 8-1。

表 8-1 氨基酸按照化学结构分类

类别	氨基酸名称
脂肪族氨基酸	丙氨酸、缬氨酸、亮氨酸、异亮氨酸、胱氨酸、半胱氨酸、甘氨酸、蛋氨酸、天冬氨酸、谷氨酸、赖氨酸、精氨酸、丝氨酸、苏氨酸等
芳香族氨基酸	苯丙氨酸和酪氨酸
杂环族氨基酸	脯氨酸、色氨酸和组氨酸等

根据氨基酸分子中氨基和羧基的数目不同可分为：酸性氨基酸、碱性氨基酸和中性氨基酸，见表 8-2。

8-2 氨基酸按照含有氨基和羧基的数目分类

类别	氨基酸名称
酸性氨基酸	谷氨酸、天冬氨酸
中性氨基酸	丝氨酸、苏氨酸
碱性氨基酸	赖氨酸、精氨酸、组氨酸

根据 R 基的极性性质，二十种基本氨基酸可以分为：非极性氨基酸和极性氨基酸。极性氨基酸又可以分为不带电荷的极性氨基酸和带电荷的极性氨基酸。根据电荷性质不同，极性氨基酸还可分为带负电荷的氨基酸和带正电荷的氨基酸。非极性氨基酸的 R 基都是疏水性的，在维持蛋白质的三维结构中起着重要作用，主要包括：甘氨酸、丙氨酸、缬氨酸、亮氨酸、异亮氨酸、苯丙氨酸、色氨酸、蛋氨酸、脯氨酸。不带电荷的极性氨基酸的侧链都能与水形成氢键，因此很容易溶于水，主要包括：丝氨酸、苏氨酸、酪氨酸、半胱氨酸、天冬酰胺、谷氨酰胺。带负电荷的氨基酸（酸性氨基酸），在 pH6.0~7.0 时，谷氨酸和天冬氨酸的第二个羧基解离，带负电。带正电荷的氨基酸（碱性氨基酸），精氨酸、赖氨酸、组氨酸在 pH7.0 时带净正电荷。

（二）非编码的蛋白质氨基酸

非编码的蛋白质氨基酸也称修饰氨基酸，是蛋白质中少见的氨基酸，即蛋白质组成中除上述二十种基本氨基酸外，少数蛋白质还含有一些不常见的氨基酸。这些氨基酸在蛋白质合成中没有翻译密码，在蛋白质合成后，由基本氨基酸残基加工修饰而来，如羟脯氨酸、羟赖氨酸等。

结缔组织中最丰富的蛋白质胶原蛋白含有大量4-羟脯氨酸（8-3）和5-羟赖氨酸（8-4）。这两种氨基酸主要存在于结缔组织的纤维状蛋白中。

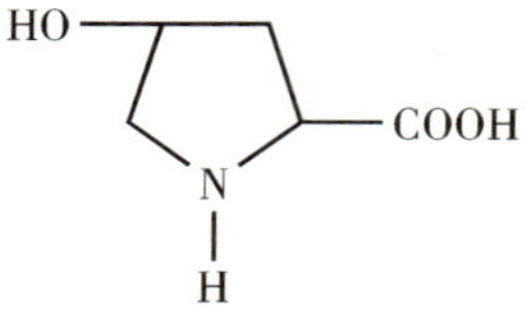

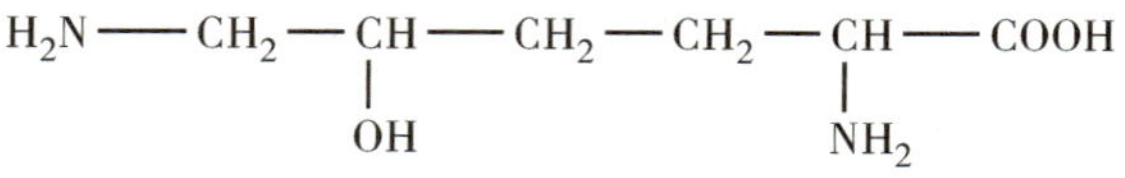

γ-羧基谷氨酸（8-5）存在于凝血酶原及某些具有结合Ca^{2+}离子功能的蛋白质中，能结合Ca^{2+}。酪氨酸的衍生物：3,5-二碘酪氨酸、甲状腺素（8-6），存在于甲状腺蛋白中。

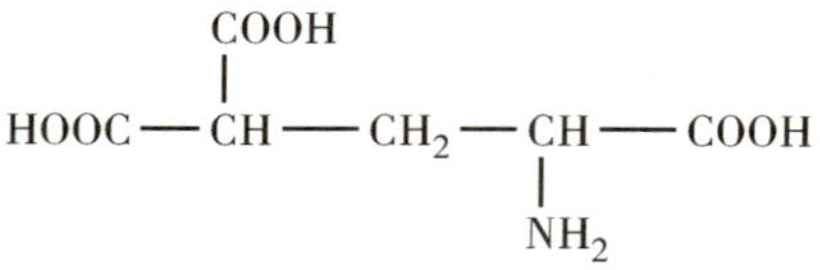

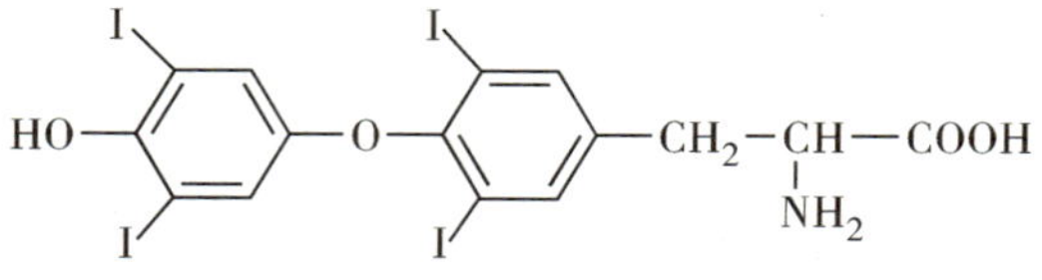

（三）非蛋白质氨基酸

除参与蛋白质组成的二十多种氨基酸外，生物体内存在大量的氨基酸中间代谢产物，它们不是蛋白质的结构单元，多以游离形式存在，称为非蛋白质氨基酸。它们在生物体内具有很多生物学功能，如尿素循环中的L-瓜氨酸（8-7）和L-鸟氨酸（8-8）属于L-型α-氨基酸的衍生物。还有D-型氨基酸，β-氨基酸：如β-丙氨酸（8-9），γ-氨基酸：如γ-氨基丁酸（8-10），多巴胺等。

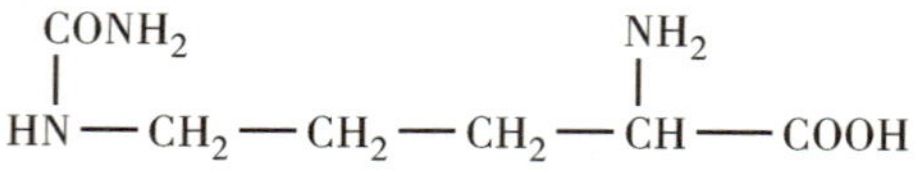

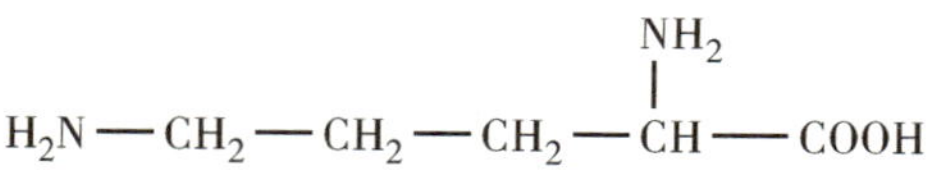

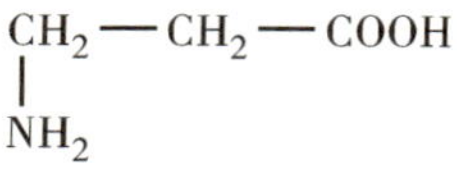

（四）衍生氨基酸

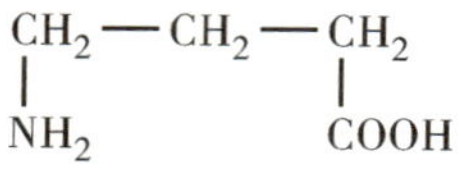

蛋白质分子中，掺入多肽链的氨基酸，经过酶催化修饰后，其活性基团可参加反应，由此形成的衍生物称为衍生氨基酸或修饰氨基酸。如羟脯氨酸、甲基组氨酸、甲基赖氨酸、磷酸丝氨酸、γ-羧基谷氨酸等。

还有一些是人工合成的氨基酸衍生物，在临床上具有重要的应用价值，属于生化药物。如用于消化道疾病的甘氨酸铝、谷氨酰胺、硫酸甘氨酸铁等；用于肝脏疾病的精氨酸盐酸盐、鸟天氨酸、磷葡精氨酸等；用于肿瘤疾病的氯苯丙氨酸、偶氮丝氨酸、磷乙天冬氨酸等；用于治疗脑及神经系统疾病的5-羟色氨酸、左旋多巴、谷氨酸钙盐及谷氨酸镁盐等。

（五）必需氨基酸和非必需氨基酸

必需氨基酸指人体（或其他脊椎动物）不能合成或合成速度远不适应机体的需要，必须由食物蛋白供给，这些氨基酸称为必需氨基酸，见表8-3。

表8-3　几种必需氨基酸及其生理作用

中文名称	英文名称	生理作用
赖氨酸	Lysine	促进大脑发育，是肝、胆的组成成分，促进脂肪代谢，调节松果体、乳腺、黄体及卵巢，防止细胞退化
色氨酸	Tryptophane	促进胃液和胰液的产生
苯丙氨酸	Phenylalanine	参与消除肾和膀胱功能的损耗
蛋氨酸（甲硫氨酸）	Methionine	参与组成血红蛋白、组织与血清，促进脾脏、胰脏及淋巴正常生理活动
苏氨酸	Threonine	参与脂肪代谢
异亮氨酸	Isoleucine	参与胸腺、脾脏及脑下腺的调节以及代谢
亮氨酸	Leucine	平衡异亮氨酸
缬氨酸	Viline	作用于黄体、乳腺及卵巢

成年人必需氨基酸有亮氨酸、异亮氨酸、缬氨酸、苏氨酸、蛋氨酸、色氨酸、赖氨酸和苯丙氨酸。婴儿期，精氨酸和组氨酸供给不足，属半必需氨基酸。

非必需氨基酸指人（或其他脊椎动物）自己能由简单的前体合成，不需要从食物中获得的氨基酸，例如甘氨酸、丙氨酸等氨基酸。

三、氨基酸的性质

自然界中的氨基酸绝大多数是L-型的，在微生物或动植物体内还有D-型氨基酸存在。如鲨鱼肝中有D-鸟氨酸，鹅肉中有D-丙氨酸，蚯蚓中有D-丝氨酸，癌组织中有D-谷氨酸等，D-型氨基酸不易被人体利用。

氨基酸分子中的氨基，在碳链的α-位上，称为α-氨基酸，占绝大多数，β-氨基酸和γ-氨基酸所占数量极少。构成天然蛋白质的二十种氨基酸，除了甘氨酸外，都具有立体构象，它们的区别主要是R基结构不同，所以理化性质也各有不同。

1. 一般物理性质　天然氨基酸纯品均为白色结晶粉末，熔点及分解点均在200℃以上。在水中溶解度各不相同：精氨酸、赖氨酸最大，胱氨酸、酪氨酸的溶解度最小，能在强酸和强碱中溶解；在有机溶剂中溶解度一般较小，脯氨酸能在乙醇中溶解，多数氨基酸不溶于乙醚。

构成蛋白质的二十种氨基酸在可见光区都没有光吸收，但在远紫外区（<220nm）均有光吸收。

二十种氨基酸中，只有甘氨酸无手性碳原子，苏氨酸、异亮氨酸各有两个手性碳原子，其余17种氨基酸的L型与D型互为镜像关系，互称对映异构体。一个异构体的溶液可使偏振光逆时针旋转（记为"-"），另一个异构体的溶液可使偏振光顺时针旋转（记为"+"），称为旋光性。光学异构体的其他理化性质完全相同。

2. 两性解离及等电点　氨基酸是两性电解质，既可进行酸解离也可进行碱解离，在两性离子中，氨基是以质子化（—NH_3^+）形式存在，羧基是以解离状态（—COO^-）存在。这样，氨基酸在水溶液中就可能带电正性或电负性，以及呈电中性，在不同的pH条件下，两性离子的状态也随之发生变化。

当溶液为某一 pH 值时,氨基酸分子中所含的—NH_3^+ 和—COO^- 数目正好相等,净电荷为零,这一 pH 值即为氨基酸的等电点(简称 pI),见表 8-4。

表 8-4 氨基酸字母简写及物理性质

中文名称	缩写	英文名称	支链	分子量	等电点	解离常数(羧基)	解离常数(氨基)
甘氨酸	Gly	Glycine	亲水性	75.07	6.06	2.35	9.78
丙氨酸	Ala	Alanine	疏水性	89.09	6.11	2.35	9.87
缬氨酸	Val	Valine	疏水性	117.15	6.00	2.39	9.74
亮氨酸	Leu	Leucine	疏水性	131.17	6.01	2.33	9.74
异亮氨酸	Ile	Isoleucine	疏水性	131.17	6.05	2.32	9.76
苯丙氨酸	Phe	Phenylalanine	疏水性	165.19	5.49	2.20	9.31
色氨酸	Trp	Tryptophan	疏水性	204.23	5.89	2.46	9.41
酪氨酸	Tyr	Tyrosine	亲水性	181.19	5.64	2.20	9.21
天冬氨酸	Asp	Aspartic acid	酸性	133.10	2.85	1.99	9.10
组氨酸	His	Histidine	碱性	155.16	7.60	1.80	9.33
天冬酰胺	Asn	Asparagine	亲水性	132.12	5.41	2.14	8.72
谷氨酸	Glu	Glutamic acid	酸性	147.13	3.15	2.10	9.47
赖氨酸	Lys	Lysine	碱性	146.19	9.60	2.16	9.06
谷氨酰胺	Gln	Glutamine	亲水性	146.15	5.65	2.17	9.13
甲硫氨酸	Met	Methionine	疏水性	149.21	5.74	2.13	9.28
精氨酸	Arg	Arginine	碱性	174.20	10.76	1.82	8.99
丝氨酸	Ser	Serine	亲水性	105.09	5.68	2.19	9.21
苏氨酸	Thr	Threonine	亲水性	119.12	5.60	2.09	9.10
半胱氨酸	Cys	Cysteine	亲水性	121.16	5.05	1.92	10.70
脯氨酸	Pro	Proline	疏水性	115.13	6.30	1.95	10.64

在等电点时,氨基酸既不向正极也不向负极移动,即氨基酸处于两性离子状态,见图 8-1。

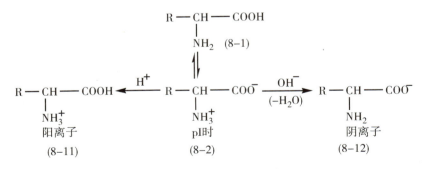

图 8-1 氨基酸两性解离示意图

氨基酸在等电点时最稳定,溶解度最小,在酸性或碱性条件下溶解度增加。直接用离子交换树脂和离子交换膜分离以及间接的溶解度晶析分离,就是利用氨基酸所具有的两性电解质性质。

3. 化学性质 α-氨基酸共同的化学通性主要有两性解离、酯化、酰化、烷基化、脱羧及脱氨反应、肽键结合反应等。这里主要介绍成盐反应和茚三酮反应。

（1）成盐反应 氨基酸的氨基可与盐酸作用产生氨基盐酸盐化合物，羧基可以与碱作用形成盐，与酸、碱所成的盐多能溶于水，与重金属如 Cu^{2+}、Ag^+、Hg^{2+} 反应所形成的盐，多数不能溶于水。可以利用氨基酸成盐的性质，进行分离和精制。如精氨酸与阿司匹林成盐后可制成注射剂，赖氨酸易吸潮，不易结晶，使之成盐酸盐后，则不吸潮且易结晶，便于存放。

（2）茚三酮反应 这是由 α-氨基和 α-羧基共同参与的反应，见图8-2。氨基酸与茚三酮水合物共热，发生氧化反应产生醛、氨和二氧化碳，而茚三酮水合物则被还原成（8-14）。碱性溶液中，还原的茚三酮（8-14）与氨及另一分子茚三酮（8-15）缩合为蓝紫色化合物（8-16）。反应中产生的二氧化碳及颜色可作为鉴定和测定氨基酸的重要手段。

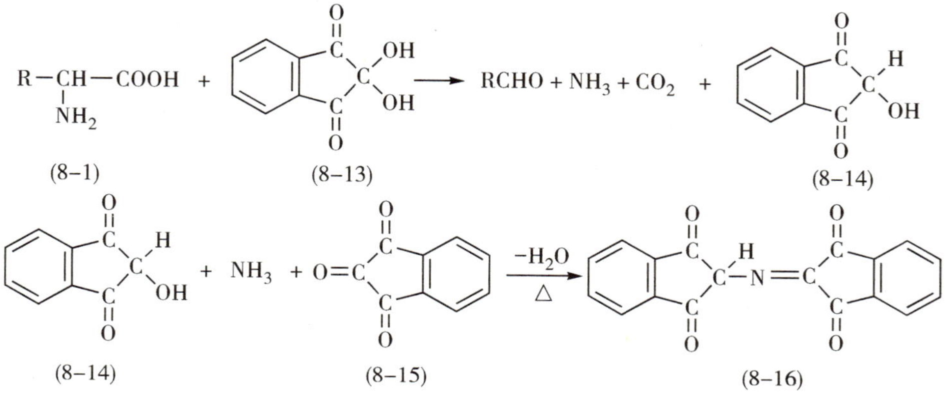

图 8-2 茚三酮反应式

第二节 氨基酸的作用与用途

作为生物体蛋白质的基本组成单位，氨基酸在机体各组织之间转运、代谢，以保证各组织对氨基酸的需要。氨基酸与生物的生命活动有着密切的关系，通过与蛋白质之间的转化来维持体内的动态平衡，如果平衡被打破将会引起疾病。另外，还有很多氨基酸具有特殊的生理功能。所以，氨基酸具有重要的应用价值。

一、生命的物质基础

构成人体的最基本的物质，有蛋白质、脂类、碳水化合物、无机盐、维生素、水和食物纤维等。作为构成蛋白质分子的基本单位，氨基酸无疑是构成人体最基本的物质之一。

构成蛋白质的基本单位是氨基酸。如果人体缺乏任何一种必需氨基酸，就可导致生理功能异常，影响机体代谢的正常进行，最后导致疾病。同样，如果人体内缺乏某些非必需氨基酸，会产生抗体代谢障碍。如精氨酸和瓜氨酸对形成尿素起到非常重要的作用；胱氨酸摄入不足会引起胰岛素减少，血糖升高；又如创伤后胱氨酸和精氨酸的需要量大增，如果缺乏，即使热能充足仍不能顺利合成蛋白质。总之，氨基酸在人体内通过代谢可以发挥下列一些作用：①合成组织蛋白质。②变成酸、激素、抗体、肌酸等含氮物质。③转变为碳水化合物和脂肪。④氧化成二氧化碳和水及尿素，产生能量。因此，氨基酸在人体中的存在，不仅提供了合成蛋白质的重要原料，而且对于促进生长、进行正常代谢、维持生命活动提供了物质基础。如果人体缺乏或减少其中的某一种，人体的正常生命代谢就会受到障碍，甚至导致各种疾病的发生或生命活动终止。由此可见，氨基酸在人体生命活动中起到非常重要的作用。

二、氨基酸在食物营养中的作用

人类为了生存必须摄取食物，以维持机体正常的生长发育、新陈代谢等生命活动，食物在体内经过消化、吸收、代谢，促进机体生长发育、益智健体、抗衰防病、延年益寿的综合过程称为营养，食物中的有效成分称为营养素，见表8-5。

表8-5　富含各种氨基酸的食物

名称	食物
赖氨酸	肉类、乳制品和豆类、山药、银杏、大枣、芝麻、蜂蜜、葡萄、莲子
色氨酸	小米、牛奶、香菇、葵花子、海蟹、黑芝麻、黄豆、南瓜子、肉松、油豆腐、鸡蛋、鱼片等
苯丙氨酸	谷类、豆类、油菜、包心菜等
蛋氨酸	芝麻、葵花子、酵母、乳制品、叶类蔬菜
苏氨酸	谷类
亮氨酸	牛奶、乳制品、蛋、猪肉、牛肉、鸡肉、豆、大豆等
组氨酸	黄豆及豆制品、鸭蛋、带皮鸡肉、牛肉、皮蛋、玉米、标准面粉、土豆、粉丝等

构成人体最基本的物质的蛋白质、脂肪、碳水化合物、无机盐、维生素、水和食物纤维，也是人体所需要的营养素。它们在机体内具有各自独特的营养功能，但在代谢过程中又密切联系，共同参加、推动和调节生命活动。

1. 蛋白质的消化和吸收是通过氨基酸来完成的　作为体内第一营养要素的蛋白质，它在食物营养中的作用是显而易见的，但它在人体内不能直接被利用，而是通过转变成氨基酸小分子后被利用的。食物蛋白质经消化分解为氨基酸后被人体所吸收，机体利用这些氨基酸再合成自身的蛋白质。人体对蛋白质的需要实际上是对氨基酸的需要。

2. 起氮平衡作用　当每日膳食中蛋白质的质和量适宜时，摄入的氮量与排出的氮量相等，称之为氮总平衡。实际上是蛋白质和氨基酸之间不断合成与分解之间的平衡。正常人每日进食的蛋白质应保持在一定范围内，突然增减摄入量时，机体尚能调节蛋白质的代谢量维持氮平衡。摄入过量蛋白质，超出机体调节能力的时候，平衡机制就会被破坏；或者完全不吃蛋白质，体内蛋白质依然在分解，持续出现负氮平衡，如不及时采取措施纠正，可能会导致机体死亡。

3. 转变为糖或脂肪　氨基酸分解代谢所产生的α-酮酸，各自根据性质按照糖或脂肪的代谢途径进行代谢。α-酮酸可再合成新的氨基酸，或转变为糖或脂肪，或进入三羧酸循环氧化分解成二氧化碳和水，并释放出能量。

4. 产生一碳单位　某些氨基酸分解代谢过程中产生含有一个碳原子的基团，包括甲基、亚甲基、甲烯基、甲炔基、甲酰基及亚氨甲基等。一碳单位的主要生理功能是作为嘌呤和嘧啶的合成原料，是氨基酸和核苷酸联系的纽带。

5. 参与构成酶、激素、部分维生素　酶的化学本质是蛋白质，如淀粉酶、胃蛋白酶、胆碱脂酶、碳酸酐酶、转氨酶等。含氮激素的成分是蛋白质或其衍生物,如生长激素、促甲状腺激素、肾上腺素、胰岛素、促肠液激素等。有的维生素是由氨基酸转变或与蛋白质结合存在的。酶、激素、维生素在调节生理机能、催化代谢过程中起着十分重要的作用。

6. 人体必需氨基酸的需要量　成人必需氨基酸的需要量约为蛋白质需要量的20%~37%,见表8-6。

表8-6　氨基酸的人体需要量（mg/kg）

名称	成人需要量	学龄前儿童需要量
异亮氨酸（Ile）	10	28
亮氨酸（Leu）	14	66
缬氨酸（Val）	10	35
苯丙氨酸（Phe）	14	63
赖氨酸（Lys）	12	58
蛋氨酸（Met）	13	25
色氨酸（Try）	35	11
苏氨酸（Thr）	7	49

三、氨基酸在医药中的作用

氨基酸参与机体代谢和各种生理活动,人和动物通过消化系统获取氨基酸,并通过其与蛋白质间的转化,维持体内的动态平衡,若其动态平衡失调会导致机体代谢紊乱,甚至引起疾病。因此氨基酸是治疗蛋白质代谢紊乱及蛋白质缺损所引起的一系列疾病的重要生化药物,同时也是具有高度营养价值的蛋白质补充剂,有广泛的生化作用和临床疗效。

1. 氨基酸与疾病的关系　人体的生命活动需要靠无数种蛋白质来完成,而这无数种的蛋白质就是体内二十多种氨基酸通过不同的排列方式组合所构成的。这二十多种氨基酸虽然来源于食物,却并不都是由食物直接提供,一部分是在体内合成制造的,其中八种氨基酸有些不能合成或合成速度达不到机体的需要量,它们就必须通过外源直接供给,外源直接供给氨基酸的方式包括：一些特有的食物、氨基酸输液、氨基酸口服液。氨基酸所组成的多种蛋白质构成人体不同器官、组织、肌肉等,它们需要构成、衰退、修复、更新,需要氨基酸的不断摄入、利用、合成,这是比较易于理解的,而人的生命活动中无时无刻不能缺少的一些生物活性物质,如酶、抗体这类蛋白质更是在不断地利用、分解,需要不断的补充氨基酸来合成,这就是体内八种必需氨基酸的必需所在。

从机体衰老的过程来看,随着年龄渐高,作为中枢神经系统的脑组织、脑细胞容易缺乏赖氨酸、色氨酸、精氨酸、谷氨酸以及5-羟色胺等,从而导致老年性痴呆、帕金森病；心血管方面,容易缺少高密度脂蛋白胆固醇,血管中弹力层衰退,从而导致动脉粥样硬化；在肝脏中,蛋氨酸的缺少,容易形成脂肪,对多肽的利用率下降；在肾脏,由于缺少亮氨酸、异亮氨酸、缬氨酸会引起肾功能低下,减少对氨基酸的吸收；在胃肠道,由于组氨酸的缺乏,会形成胃肠壁消化及吸收功能障碍；在运动系,由于蛋白质分解过程超过了合成过程,肌纤维衰减萎缩、能量供给下降、肢体容易软弱无力；此外,作为人体防御系统的免疫机制,抗体、补体、吞噬细胞的形成与活动都需要氨基酸和蛋白质的补充,一旦不足,即出现老年人抵抗力下降、易发生多种疾病；精氨酸对性活动水平、天门冬氨酸对智力、记忆力都有直接的影响。

从人体产生疲劳机制来看，在人体正常活动和运动中，能量消耗同时会产生大量酸性物质，产生过多自由基；氨基酸供给不足时，即合成抗氧化酶、抗氧化剂的原料不足，自由基和酸性物质的积累会加速细胞分裂、组织老化；自由基过多，小则是疲劳的机制，大则是衰老的机制。具体的实验证明，能够消除自由基的抗氧化酶、抗氧化剂的组成包括了赖氨酸、蛋氨酸等，一旦给予了补充，机体氧化利用脂肪酸的能力也随之增强，其对防止出现疲劳和已出现疲劳后的快速恢复的作用异常明显。

2. 单一氨基酸制剂的应用　研究表明许多的单一氨基酸不仅是机体的营养物质，同时对某些疾病具有一定的治疗作用，见表8-7。

表8-7　氨基酸制剂及用途

原料	制剂	用途
甘氨酸	甘氨酸冲洗液	泌尿系统外科手术用药
门冬酰胺	门冬酰胺片	用于乳腺小叶增生的辅助治疗
盐酸精氨酸	盐酸精氨酸片，盐酸精氨酸注射液	肝病辅助用药
谷氨酸	谷氨酸钠注射液，谷氨酸钾注射液，谷氨酸片	肝病辅助用药
蛋氨酸	甲硫氨酸维生素B_1注射液	肝病辅助用药
	复方蛋氨酸胆碱片	肝病辅助用药
	蛋氨酸注射液	放射诊断用药
赖氨酸	赖氨酸注射液	颅脑损伤用药
	赖氨酸盐酸盐颗粒剂	用于赖氨酸缺乏引起的小儿食欲不振，营养不良及脑发育不全
盐酸半胱氨酸	盐酸半胱氨酸注射液	肝病辅助用药保肝药
	复方甘草酸单铵半胱氨酸注射液	抗肝中毒、降低谷丙转氨酶，恢复肝细胞功能
门冬氨酸	门冬氨酸钾镁注射液	电解质补充药
	门冬氨酸钾镁口服溶液	电解质补充药
	门冬氨酸钙注射液	用于变异性疾病
谷氨酰胺	谷氨酰胺胶囊	用于治疗胃、十二指肠球部溃疡

3. 复方氨基酸制剂　复方氨基酸输液已被广泛应用于临床输液，是由纯净结晶L-型氨基酸，切实按照人体需要的种类、含量、比例所配制成的复方制剂。除含有亮氨酸、异亮氨酸、缬氨酸、苯丙氨酸、赖氨酸、甲硫氨酸、苏氨酸、色氨酸八种人体必需的氨基酸外，还含有精氨酸、组氨酸、甘氨酸、天冬氨酸、丙氨酸、天冬酰胺、谷氨酸、丝氨酸、鸟氨酸、胱氨酸、脯氨酸等非必需氨基酸，一般还加入山梨醇、木糖醇等来补充热量，提高体内氨基酸利用率。输液配方很多，法国专利报道的氨基酸质量浓度已达160g/L，德国的产品Aminoplasma含20多种全是L-型的氨基酸。复方氨基酸输液对于人体具有特殊的生理作用，是外科手术及近代疗法上维持生命的重要手段之一。注入复方氨基酸输液，能够增加血浆蛋白、组织蛋白，提高氮平衡，促进酶、免疫抗体、激素的生成，加速各种细胞增生，适用于抢救由外伤、烧伤、大手术等大量失血引起的蛋白质消耗过多的垂危患者。此外还有多种多样的专用输液，如供婴儿用的，供尿毒症患者用的，供肝病患者用的等等。1980年我国研制成功含11种L-型氨基酸输液，称复合结晶氨基酸注射液，配方工艺基本合理，氨基酸组成符合国际上应用模式，现已批量投入生产。

第三节 氨基酸的制备方法

由于氨基酸有着极其重要的作用，所以氨基酸的生产及应用一直受到人们的关注。氨基酸的制造是从 1820 年水解蛋白质开始的，1850 年在实验室中用化学合成方法得到了氨基酸，1956 年用微生物发酵法成功生产谷氨酸，并进行大规模生产。

氨基酸的生产方法主要有：蛋白质水解提纯法、化学合成法、微生物发酵法和酶转化法等。现在除酪氨酸、胱氨酸、半胱氨酸和丝氨酸等少数几种氨基酸用水解提纯法生产外，多数氨基酸都采用发酵法生产，个别也采用化学合成法或者前体发酵和酶合成法。

一、水解提纯法

最初，氨基酸是用水解蛋白质来生产的。它是以毛发、血粉及废蚕丝等蛋白质为原料，通过酸、碱或酶水解成多种氨基酸混合物，经分离纯化获得各种药用氨基酸的方法称为水解法。目前用水解法生产的氨基酸有 L-胱氨酸、L-精氨酸、L-亮氨酸、L-异亮氨酸、L-组氨酸、L-脯氨酸及 L-丝氨酸等。水解法生产氨基酸的主要过程为水解、分离和结晶精制三个步骤。

1. 蛋白质水解方法 目前蛋白质水解分为酸水解法、碱水解法及酶水解法三种。

（1）酸水解法 蛋白质原料用 6~10mol/L 盐酸或 8mol/L 硫酸于 110~120℃ 水解 12~24 小时，除酸后即得多种氨基酸混合物。此法优点是水解迅速而彻底，产物全部为 L-型氨基酸，无消旋作用。缺点是色氨酸全部被破坏，丝氨酸及酪氨酸部分被破坏，且产生大量废酸污染环境。

（2）碱水解法 蛋白质原料经 6mol/L 氢氧化钠或 4mol/L 氢氧化钡于 100℃ 水解 6 小时即得多种氨基酸混合物。该法水解迅速而彻底，色氨酸不被破坏，但含羟基或巯基的氨基酸全部被破坏，且产生消旋作用，工业上多不采用。

（3）酶水解法 蛋白质原料在一定 pH 和温度条件下经蛋白水解酶作用分解成氨基酸和小肽的过程称为酶水解法。此法优点为反应条件温和，无需特殊设备，氨基酸不破坏，无消旋作用。缺点是水解时间长，且水解不彻底，产物中除氨基酸外，尚含较多肽类中间产物。该法在工业上很少用于生产氨基酸，主要用于生产水解蛋白及蛋白胨。

2. 氨基酸分离方法 氨基酸的分离方法较多，通常有溶解度法、等电点沉淀法、特殊试剂沉淀法、吸附法及离子交换法等。

（1）溶解度法 是依据不同氨基酸在水中或其他溶剂中的溶解度差异而进行分离的方法。如胱氨酸和酪氨酸均难溶于水，但在热水中酪氨酸溶解度较大，而胱氨酸溶解度变化不大，故可将混合物中胱氨酸、酪氨酸及其他氨基酸彼此分开。

（2）特殊试剂沉淀法 系采用某些有机或无机试剂与相应氨基酸形成不溶性衍生物的分离方法。如邻二甲苯-4-磺酸能与亮氨酸形成不溶性盐沉淀，后者与氨水反应又可获得游离亮氨酸；组氨酸可与氯化汞形成不溶性汞盐沉淀，后者经处理后又可获得游离组氨酸；精氨酸可与苯甲醛生成水不溶性苯亚甲基精氨酸沉淀，后者用盐酸除去苯甲醛即可得精氨酸。因此可从混合氨基酸溶液中分别将亮氨酸、组氨酸及精氨酸分离出来。本法操作方便，针对性强，至今仍用于生产某些氨基酸。

（3）**吸附法** 是利用吸附剂对不同氨基酸吸附力的差异进行分离的方法。如颗粒活性炭对苯丙氨酸、酪氨酸及色氨酸的吸附力大于对其他非芳香族氨基酸的吸附力，故可从氨基酸混合液中将上述氨基酸分离出来。

（4）**离子交换法** 是利用离子交换剂对不同氨基酸吸附能力的差异进行分离的方法。氨基酸为两性电解质，在特定条件下，不同氨基酸的带电性质及解离状态不同，所以同一种离子交换剂对不同氨基酸的吸附力不同，因此可对氨基酸混合物进行分组或实现单一成分的分离。

3. 氨基酸的精制方法 分离出的特定氨基酸中常有少量其他杂质，需进行精制，常用的精制方法有结晶和重结晶技术。如丙氨酸在稀乙醇或甲醇中溶解度较小，且 pI 为 6.0，故丙氨酸可在 pH6.0 时，用 50% 冷乙醇结晶或重结晶加以精制。此外，也可采用溶解度法或溶解度与结晶技术相结合的方法精制氨基酸。如在沸水中苯丙氨酸的溶解度是酪氨酸溶解度的 100 倍，若将含有少量酪氨酸的苯丙氨酸粗品溶于 15 倍体积（W/V）的热水中，调节 pH4.0 左右，经脱色过滤可除去大部分酪氨酸；滤液浓缩至原体积的 1/3，加 2 倍体积（V/V）的 95% 乙醇，4℃放置，滤取结晶，用 95% 乙醇洗涤，烘干即得苯丙氨酸精品。

二、化学合成法

以 α-卤代羧酸、醛类、甘氨酸衍生物、异氰酸盐、乙酰氨基丙二酸二乙酯、卤代烃、α-酮酸及某些氨基酸为原料，经氨解、水解、缩合、取代及氢化还原等化学反应合成 α-氨基酸的方法称为化学合成法。化学合成法是制造氨基酸的重要途径之一，但氨基酸种类较多，结构各异，故不同氨基酸的合成方法也不相同。不过通常可归纳为一般合成法及不对称合成法两大类。前者产物皆为消旋型氨基酸混合物，后者产物为左旋型氨基酸。经典的氨基酸合成方法主要有氰胺水解法、Strecker 合成法、α-卤代酸取代反应合成法、异氰酸酯（盐）合成法及醛缩合法、Gabriel-丙二酸酯合成法和采用仿生合成技术的还原氨化法等。通过这些方法合成的氨基酸都是外消旋混合物，不能选择性地合成手性氨基酸。不对称合成法包括直接合成、α-酮酸反应及不对称催化加氢等方法。

理论上所有氨基酸都可以由化学合成法制造，但是目前，只有当采用其他方法生产很不经济时才采用化学合成法生产，如甘氨酸、消旋蛋氨酸及消旋丙氨酸等。其他如消旋色氨酸、消旋苯丙氨酸、左旋脯氨酸、左旋苏氨酸等十多种氨基酸也有采用合成法生产者。

三、微生物发酵法

从 1956 年日本协和发酵公司成功用发酵法生产谷氨酸之后，氨基酸的发酵生产发展很快，目前绝大部分氨基酸都能用发酵法生产。

1. 发酵的基本原理 生物化学中称酵母无氧呼吸过程为发酵，反应过程中电子供体与受体都是有机物，有时电子受体为电子供体的分解产物，氧化作用不完全，最终形成还原性产物。工业上，发酵就是微生物纯种培养过程，实质上是利用微生物细胞中酶的作用，将培养基中有机物转化为细胞或其他有机物的过程，且有厌氧和好氧发酵之分，氨基酸发酵属于好氧发酵的不完全氧化过程。微生物通过固氮作用、硝酸还原及自外界吸收氨使酮酸氨基化成相应的氨基酸，称为初生氨基酸，主要有甘氨酸、L-丙氨酸、L-天门冬氨酸及L-谷氨酸等。微生物通过转氨酶作用，将一种氨基酸的氨基转移到另一种α-酮酸上，生成的新的氨基酸亦称为初生氨基酸，如谷草转氨酶可使谷氨酸的氨基转移至草酰乙酸上生成L-天门冬氨酸，谷丙转氨酶可使谷氨酸氨基转移至丙酮酸上生成L-丙氨酸等。在微生物作用下，以初生氨基酸为前体转化成的其他氨基酸称为次生氨基酸，如L-天门冬氨酸是L-赖氨酸、L-蛋氨酸、L-苏氨酸、L-异亮氨酸、L-丙氨酸及二氨基庚二酸的前体，L-谷氨酸是L-脯氨酸、L-鸟氨酸、L-瓜氨酸及L-精氨酸的前体，而甘氨酸则是L-丝氨酸、L-半胱氨酸、L-胱氨酸及L-苏氨酸的前体。因此，大多数氨基酸均可通过以初生氨基酸为原料的微生物转化作用而产生。另外，有些氨基酸以有机化合物和铵盐为前体，在相应酶作用下而产生，如肉桂酸和氨在苯丙氨酸解氨酶作用下，可生成L-苯丙氨酸，吲哚和丝氨酸在色氨合成酶作用下转化成L-色氨酸等。发酵法中氨基酸的碳链主要来自糖代谢中间产物，如草酰乙酸、α-酮戊二酸、赤藓糖-4-磷酸、磷酸烯醇丙酮酸、丙酮酸、3-磷酸甘油酸及分枝酸等，见图8-3。

氨基酸发酵法有广义与狭义之分。狭义者系指通过特定微生物在以糖为碳源、氨或尿素为氮源以及其他成分在培养基中生长，直接产生氨基酸的方法。广义者除直接发酵法外，尚包括添加前体发酵法及酶转化技术生产氨基酸法。

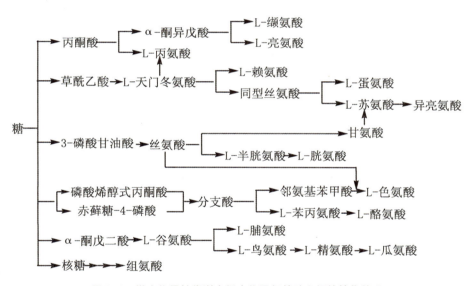

图8-3 微生物界糖代谢中间产物及氨基酸之间的转化关系

2. 发酵法的基本过程 发酵法生产氨基酸的基本过程包括培养基的配制与灭菌处理，菌种诱变与选育，菌种培养、灭菌及接种发酵，产品提取及分离纯化等步骤。工业发酵培养基中碳源通常用淀粉水解糖、糖蜜、干薯粉、甲醇、乙醇及石油醚等，氮源一般为硫酸铵、尿素或豆饼水解液等。氨基酸发酵中，菌种主要为细菌，其次为酵母属，可采用野生型菌株，如棒状杆菌属、短杆菌属、节杆菌属及黄色杆菌617等均为发酵生产L-谷氨酸的优良野生型菌株；谷氨酸棒状杆菌KY9003及谷氨酸棒状杆菌49都是生产L-脯氨酸的良好野生型菌株；其他野生型菌株如阴沟气杆菌及产气杆菌用于生产缬氨酸；明胶棒状杆菌用于生产DL-丙氨酸等。另外也有许多氨基酸是用经人工诱变法选育的营养缺陷型变异株生产的，如高丝氨酸缺陷型谷氨酸棒状杆菌用于生产赖氨酸，北京棒状杆菌突变株As 1.586发酵生产缬氨酸等。现代生物工程采用细胞融合技术及基因重组技术改造微生物细胞，已获得多种高产氨基酸杂种菌株及基因工程菌，如用北京棒状杆菌和钝齿棒状杆菌原生质体融合形成的杂种，其中 70% 杂种细胞产生两亲菌株所产生的氨基酸。而基因重组技术已构建了产生 L-谷氨酸、L-苯丙氨酸、L-赖氨酸、L-色氨酸、L-精氨酸、L-脯氨酸、L-苏氨酸、L-酪氨酸、L-组氨酸及高丝氨酸的基因工程菌，其中苏氨酸及色氨酸基因工程菌已投入工业生产。

氨基酸发酵方法主要是液体通风深层培养法，其过程是由菌种试管培养逐级放大直至数吨至数百吨发酵罐。发酵结束，除去菌体，清液用于提取、分离纯化和精制有关氨基酸，其分离纯化、精制方法及过程与水解法相同。

构成动物、植物及微生物体所有蛋白质的氨基酸种类与构型均无任何差异，但植物体内所有氨基酸皆由二氧化碳、氨和水合成，动物体除八种必需氨基酸需从外界摄取外，其余非必需氨基酸均可通过体内氨基酸之间的转化或碳水化合物中间代谢物合成，而微生物利用碳源、氮源及盐类几乎可合成所有氨基酸。目前绝大部分氨基酸皆可通过发酵法生产，其缺点是产物浓度低，设备投资大，工艺管理要求严格，生产周期长，成本高。

四、酶转化法

酶转化法也称为酶工程技术，实际上是在特定酶的作用下使某些化合物转化成相应氨基酸的技术。如在 L-色氨酸合成酶催化下使吲哚和 L-丝氨酸合成 L-色氨酸，在苯丙氨酸解氨酶作用下使反式肉桂酸和铵盐合成 L-苯丙氨酸，在天门冬氨酸酶催化下使富马酸和铵盐生成 L-天门冬氨酸，以及 DL-氨基酸的酶拆分等均为典型实例。另外，有些氨基酸的添加前体发酵法实乃从直接发酵法过渡到酶转化法的中间性实用技术。

本法基本过程是利用化学合成法、生物合成法生产或以天然存在的氨基酸前体为原料，同时培养具有相应酶的微生物、植物或动物细胞，然后将酶或细胞进行固定化处理，再将固定化酶或细胞填装于适当反应器中制成所谓"生物反应堆"，加入相应底物合成特定氨基酸，反应液经分离纯化即得相应氨基酸成品，其分离纯化和精制的原理及方法与水解法相同。

酶工程法与直接发酵法生产氨基酸的反应本质相同，皆属酶转化反应，但前者为单酶或多酶的高密度转化，而后者为多酶的低密度转化。两者相比，酶工程技术工艺简单，产物浓度高，转化率及生产效率较高，副产物少，固定化酶或细胞可进行连续操作，节省能源和劳动力，并可长期反复使用。例如聚丙烯胺凝胶包埋的精氨酸脱亚胺酶用于生产 L-瓜氨酸，37℃ 反应半衰期为 140 天，可连续使用 300 天。

目前在医药工业中，用酶工程法生产的氨基酸已有十多种，如用延胡索酸和铵盐为原料经天冬氨酸酶催化生产 L-天冬氨酸，用 L-天冬氨酸为原料在天冬氨酸-β-脱羧酶作用下生产 L-丙氨酸，以吲哚和 L-丝氨酸为原料在色氨酸合成酶催化下合成 L-色氨酸，在精氨酸脱亚胺酶催化下使 L-精氨酸转变为 L-瓜氨酸，以甘氨酸及甲醇为原料在丝氨酸转羟甲基酶催化下合成 L-丝氨酸，以甘氨酸和乙醛为原料在苏氨酸醛缩酶催化下生成 L-苏氨酸。此外，DL-蛋氨酸、DL-缬氨酸、DL-苯丙氨酸、DL-色氨酸、DL-丙氨酸及 DL-苏氨酸等分别经氨基酰化酶拆分获得相应的 L-氨基酸，并已投入了工业化生产。

第四节 氨基酸的制备工艺

氨基酸的种类繁多，应用广泛，制备方法多种多样，本节主要介绍L-亮氨酸、L-胱氨酸、L-苏氨酸、L-异亮氨酸及L-丙氨酸几种典型氨基酸在工业生产中的制备工艺路线和具体的生产工艺过程。

一、L-亮氨酸

L-亮氨酸（L-Leucine，L-leu）为人体必需氨基酸之一，存在于所有蛋白质中，以玉米麸质及血粉中含量最丰富，其次在角甲、棉籽饼和鸡毛中含量也较多。

L-亮氨酸化学名称为2-氨基-4-甲基戊酸或2-氨基异己酸，分子式为$C_6H_{13}NO_2$，分子量为131.17，结构式见（8-17）：

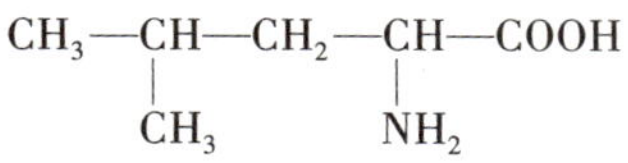

$$CH_3-CH-CH_2-CH-COOH$$
$$\quad\quad |\quad\quad\quad\quad |$$
$$\quad\quad CH_3\quad\quad\quad NH_2$$

(8-17)

L-亮氨酸自水及乙醇得白色片状结晶，pI为5.98，熔点为293℃，$[\alpha]_D^{20}$为+16°（$C=0.5\sim2.0$g/mL，在5mol/L盐酸中），$[\alpha]_D^{25}$为+11°（$C=0.5\sim2.0$g/mL，在水中）。在25℃水中溶解度为2.19%，乙醇中溶解度为0.017%，在75℃水中的溶解度为3.82%，在醋酸中溶解度为10.9%，不溶于乙醚。

1. 工艺路线

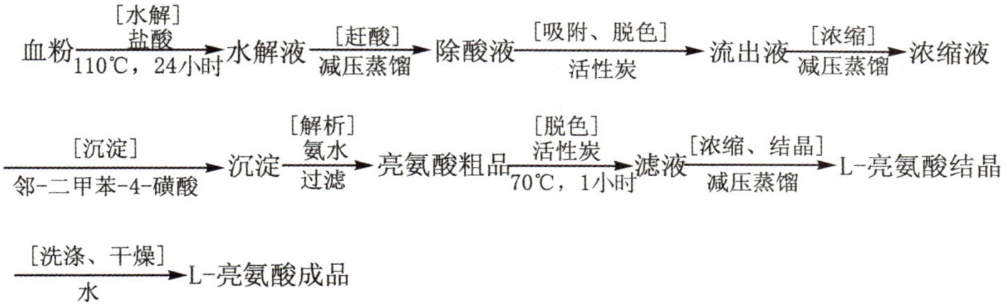

血粉 →[水解，盐酸，110℃，24小时]→ 水解液 →[赶酸，减压蒸馏]→ 除酸液 →[吸附、脱色，活性炭]→ 流出液 →[浓缩，减压蒸馏]→ 浓缩液 →[沉淀，邻-二甲苯-4-磺酸]→ 沉淀 →[解析，氨水过滤]→ 亮氨酸粗品 →[脱色，活性炭，70℃，1小时]→ 滤液 →[浓缩、结晶，减压蒸馏]→ L-亮氨酸结晶 →[洗涤、干燥，水]→ L-亮氨酸成品

图 8-4　L-亮氨酸制备工艺路线

2. 工艺过程

[水解、赶酸] 取6mol/L HCl 500L于1吨水解罐中，投入100kg动物血粉，110~120℃回流水解24小时后，于70~80℃减压浓缩至糊状。加50L水稀释后，再浓缩至糊状，如此赶酸化三次，冷却至室温滤除残渣，得滤液。

[吸附、脱色] 将上述滤液稀释1倍后，以0.5L/min的流速流进颗粒活性炭柱（φ300mm×1800mm）至流出液出现苯丙氨酸为止，用去离子水以同样流速洗至流出液pH4.0为止，穿柱液与洗涤液合并。

[浓缩、沉淀与解析] 将上述合并液减压浓缩至进柱液体积的1/3，搅拌下加入1/10体积（V/V）的邻二甲苯-4-磺酸，产生亮氨酸磺酸盐沉淀。滤取沉淀并用2倍体积（W/V）去离子

水搅拌洗涤两次，抽滤压干得滤饼（亮氨酸磺酸盐）。将滤饼加 2 倍体积（W/V）去离子水搅匀，用 6mol/L 氨水中和至 pH6.0~8.0，70~80℃保温搅拌 1 小时，冷却过滤。沉淀用 2 倍体积（W/V）去离子水搅拌洗涤两次，过滤得亮氨酸粗品。

［精制］将 L-亮氨酸粗品用 40 倍体积（W/V）去离子水加热溶解，加 0.5%（W/V）活性炭于 70℃搅拌脱色 0.5 小时，过滤，滤液浓缩至原体积的 1/4，冷却后即析出白色片状亮氨酸结晶。过滤收集结晶，用少量水洗涤、抽干，70~80℃烘干得 L-亮氨酸成品。

二、L-胱氨酸

L-胱氨酸（L-Cystine，L-Cys）存在于所有蛋白质分子中，尤其在毛、发及蹄甲等角蛋白中含量最多，人发中含量达 17.6%。其分子由两分子半胱氨酸脱氢氧化而成，含两个氨基、两个羧基及一个二硫键，分子式为 $C_6H_{12}N_2O_4S_2$，分子量为 240.29，结构见（8-18）：

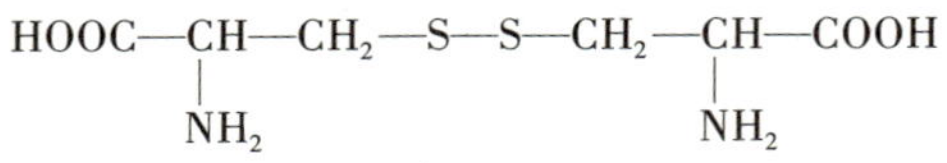

$$\text{HOOC—CH—CH}_2\text{—S—S—CH}_2\text{—CH—COOH}$$
$$\quad\quad\quad |\quad\quad\quad\quad\quad\quad\quad\quad\quad |$$
$$\quad\quad\text{NH}_2\quad\quad\quad\quad\quad\quad\quad\text{NH}_2$$

(8-18)

L-胱氨酸自稀酸中形成六角形或六角柱形晶体，分解点 258~261℃，pI 为 4.6，$[\alpha]_D^{20}$ 为 -232°（C=0.5~2.0g/mL，在 5mol/L 盐酸中）。在 25℃水中溶解度为 0.011%，在 75℃水中溶解度为 0.052%。溶于无机酸及无机碱，在热碱液中可被分解。不溶于乙醇、乙醚及丙酮。可被还原为 L-半胱氨酸。生产上，常用猪毛和人发作原料，经水解、分离、结晶等步骤制备。

1. 工艺路线

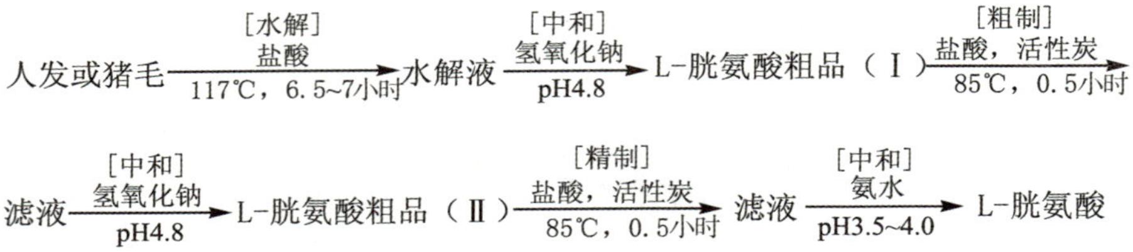

人发或猪毛 —[水解]盐酸，117℃，6.5~7小时→ 水解液 —[中和]氢氧化钠，pH4.8→ L-胱氨酸粗品（Ⅰ）—[粗制]盐酸，活性炭，85℃，0.5小时→

滤液 —[中和]氢氧化钠，pH4.8→ L-胱氨酸粗品（Ⅱ）—[精制]盐酸，活性炭，85℃，0.5小时→ 滤液 —[中和]氨水，pH3.5~4.0→ L-胱氨酸

图 8-5　L-胱氨酸工艺路线

2. 工艺过程

［水解］取 10mol/L 盐酸 1000kg 于 2000kg 水解罐中，加热至 70~80℃，投入毛发 550kg，加热至 100℃，再于 1~1.5 小时内升温至 110~117℃，水解 7 小时（自 100℃时计）后出料，涤纶布过滤，收集滤液。

［中和］搅拌下向上述滤液中加入 30% 工业液碱至 pH3.0 后减速加入，直至 pH4.8，静置 36 小时，涤纶布滤取沉淀，离心甩干，得 L-胱氨酸粗品（Ⅰ）。

［粗制］取上述粗品（Ⅰ）200kg，加 10mol/L 盐酸 120kg，水 480kg，升温至 65~70℃，搅拌 30 分钟，加活性炭 16kg，于 80~90℃保温 30 分钟，滤除活性炭。搅拌下用 30% 工业液碱调滤液至 pH4.8，静置结晶，吸出上清液后，底部沉淀经离心甩干，得胱氨酸粗品（Ⅱ）。

［精制、中和］取上述粗品（Ⅱ）50kg，加 1mol/L 盐酸 250L，升温至 70℃溶解，加活性炭 1.5~2.5kg，85℃搅拌 30 分钟，过滤，滤液应无色透明。加 1.5 倍体积蒸馏水（V/V），升温至 75~80℃。搅拌下用 12% 氨水中和至 pH3.5~4.0，析出结晶，滤取胱氨酸结晶，蒸馏水

洗至无氯离子，抽滤真空干燥，得精制 L-胱氨酸成品。

三、L-苏氨酸

L-苏氨酸（L-Threonine，L-Thr）的化学名称为 L-α-氨基-β-羟基丁酸，存在于所有蛋白质分子中，为人体必需氨基酸之一，其分子式为 $C_4H_9NO_3$，分子量为 119.12，结构见（8-19）：

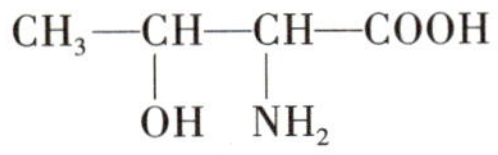

$$CH_3-CH-CH-COOH$$
$$\quad\quad\;|\quad\;\;|$$
$$\quad\quad OH\;\;NH_2$$

（8-19）

苏氨酸分子中有两个不对称碳原子，故有四种异构体，其中 L-苏氨酸具有生理活性。L-苏氨酸纯品为白色结晶或结晶性粉末，无臭，微甜，pI 为 6.16，熔点为 255～257℃，$[\alpha]_D^{20}$ 为 -28.3°（C=1.2g/mL，在水中）。溶于水，在 25℃ 水中溶解度为 20.5%，不溶于乙醇、乙醚及氯仿。在碱液中不稳定，受热易分解为甘氨酸和乙醛。

1. 合成路线　L-苏氨酸的合成原料为甘氨酸和乙醛。甘氨酸先与碱式硫酸铜反应生成甘氨酸铜（8-21），后者在碱性条件下与乙醛缩合成 DL-苏氨酸铜（8-22），并以播种结晶法（优先结晶法）拆分得 L-苏氨酸和 D-苏氨酸，反应过程为：

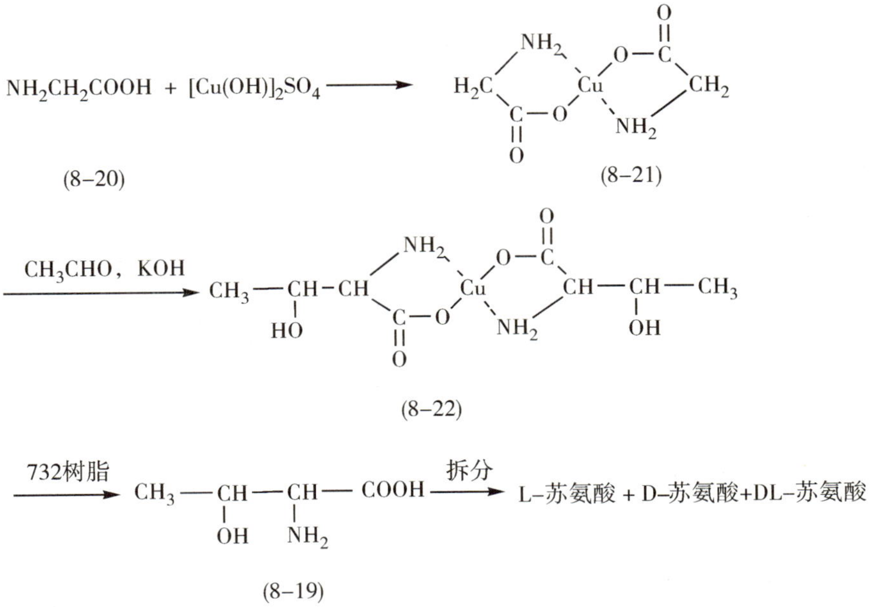

$$NH_2CH_2COOH + [Cu(OH)]_2SO_4 \longrightarrow \text{甘氨酸铜 (8-21)}$$

（8-20）　　　　　　　　　　　　　　　　　　　（8-21）

$$\xrightarrow{CH_3CHO,\;KOH} \text{DL-苏氨酸铜 (8-22)}$$

（8-22）

$$\xrightarrow{732树脂} CH_3-CH-CH-COOH \xrightarrow{拆分} \text{L-苏氨酸 + D-苏氨酸 + DL-苏氨酸}$$
$$\quad\quad\quad\quad\quad\quad\;\;|\quad\;\;|$$
$$\quad\quad\quad\quad\quad\;\;OH\;\;NH_2$$

（8-19）

2. 工艺路线

甘氨酸 + 碱式硫酸铜 $\xrightarrow{[络合]}$ 甘氨酸铜 $\xrightarrow[乙醛，氢氧化钠]{[缩合]}$ DL-苏氨酸铜 $\xrightarrow[732树脂]{[离子交换]}$

苏氨酸洗脱液 $\xrightarrow{[浓缩、精制]}$ DL-苏氨酸精品 $\xrightarrow[播种]{[拆分]}$ D或L-苏氨酸粗品 $\xrightarrow{[精制]}$

D或L-苏氨酸成品

图 8-6　L-苏氨酸工艺路线

3. 工艺过程

［甘氨酸铜的制备］取350L水及50kg甘氨酸投入500L反应罐中，60℃搅拌溶解，缓慢加入40kg碱式硫酸铜，60℃搅拌保温1小时，滤除没有反应的铜盐。滤液冷却结晶过夜，滤取结晶，60℃烘干得蓝色甘氨酸铜。

［DL-苏氨酸铜的合成］取甲醇600L及甘氨酸铜75kg于1000L反应罐中，搅拌溶解后冷却至10℃，加120L乙醛及90L 5%氢氧化钾甲醇溶液，搅拌下升温至60℃反应1小时。滤除不溶物，滤液加5.5L冰醋酸，减压回收甲醇至干，加75L水，搅拌分散后于5℃过夜，滤取结晶，用10L冷水洗涤、滤干，得DL-苏氨酸铜。

［离子交换及精制］取1000L 10%氨水及40kg DL-苏氨酸铜于2000L反应罐中，搅拌溶解，过滤，滤液进732离子交换柱（ϕ400mm×2000mm）吸附。先后用2mol/L氨水及去离子水洗脱，洗脱液合并，薄膜浓缩至150L，加300L乙醇，搅拌同时降温至5℃结晶过夜，滤取结晶，80℃烘干得DL-苏氨酸粗品。

取120L去离子水及40kg DL-苏氨酸粗品于500L反应罐中，于70℃搅拌溶解，加5%（W/V）活性炭于70℃搅拌脱色1小时，过滤，滤液加至250L乙醇中，于5℃结晶过夜，滤取结晶，80℃烘干，得DL-苏氨酸精品。

［拆分］取72L去离子水、20kg DL-苏氨酸精品及2.25kg D-苏氨酸于200L反应罐中，搅拌下迅速升温到95℃至全溶，再迅速降温至40℃，投入225g D-苏氨酸结晶，缓缓降温至29~30℃，迅速过滤，滤饼于80℃烘干，得D-苏氨酸粗品。滤液再投入与已分出的D-苏氨酸等量的DL-苏氨酸，余操作与拆分D-苏氨酸相同，投入225g L-苏氨酸结晶，最后得L-苏氨酸粗品。母液再投入适量D-苏氨酸、DL-苏氨酸及水，令三者比例为1.0∶0.9∶3.2，依上述操作反复拆分，得L-苏氨酸及D-苏氨酸粗品。

［精制］取60L去离子水及15kg L-苏氨酸（或D-苏氨酸）于100L反应罐中，于90℃搅拌溶解，加1%（W/V）活性炭70℃搅拌脱色1小时，趁热过滤。滤液降温至10℃，投入130L乙醇，搅匀后于10℃下结晶过夜，滤取结晶，用10L乙醇洗涤，抽干，80℃烘干，得药用L-苏氨酸（或D-苏氨酸）精品。

四、L-异亮氨酸

L-异亮氨酸（L-Isoleucine，L-Ile）存在于所有蛋白质中，为人体必需氨基酸之一，其化学名称为2-氨基-3-甲基戊酸，分子式为$C_6H_{13}NO_2$，分子量为131.17，结构式见（8-23）。

$$CH_3-CH_2-\underset{\underset{CH_3}{|}}{CH}-\underset{\underset{NH_2}{|}}{CH}-COOH$$

(8-23)

L-异亮氨酸在乙醇中形成菱形叶片状或片状白色晶体，分解点为285~286℃，$[\alpha]_D^{25}$为+39.5°（$C=0.5$~2.0g/mL，在5mol/L盐酸中），$[\alpha]_D^{25}$为+12.4°（$C=0.5$~2.0g/mL，在水中）。L-异亮氨酸溶于热醋酸，在20℃乙醇中溶解度为0.072%，在25℃水溶解度中为4.12%，在75℃水中溶解度为6.08%。不溶于乙醚。

1. 工艺路线

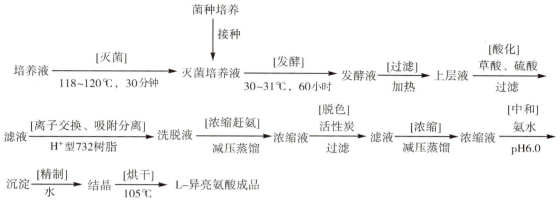

图 8-7　L-异亮氨酸工艺路线

2. 工艺过程

[菌种培养] 种子培养基组成（%）为葡萄糖 2.0，尿素 0.3，玉米浆 2.5，豆饼水解液 0.1（以干豆饼计），pH6.5。二级种子培养基另加菜籽油 0.4，其余同一级种子培养基。

一级种子培养：1000mL 三角瓶中培养基装量为 200mL，接种一环牛肉膏斜面 AS 1.998 菌种，摇床 30℃ 培养（冲程 7cm，频率 105 次/分钟）16 小时。

二级种子培养：接种量 3.5%，培养 8 小时，如此逐级放大培养得足够量菌种。

[灭菌、发酵] 发酵培养液组成（%）为硫酸铵 4.5，豆饼水解液 0.4，玉米浆 2.0，碳酸钙 4.5，pH7.2，淀粉水解还原糖初糖浓度为 11.5。在 5m³ 发酵罐中添加 3000kg 发酵培养液，加热至 118~120℃，维持在 1.1×10^5 Pa 压力，灭菌 30 分钟，立即通冰盐水冷却至 25℃。接入 1% 菌种（V/V），维持 180r/min 的搅拌速度，升温至 30~31℃，以 0.21L/min 通气量，发酵 60 小时，在 24~50 小时之间不断补加尿素至 0.6，氨水至 0.27。

[菌体、酸化] 发酵结束后，发酵液加热至 100℃ 并维持 10 分钟，冷却过滤，滤液加工业硫酸铵和草酸至 pH3.5，过滤除沉淀。

[离子交换、吸附分离] 上述滤液每分钟以树脂量 1.5% 的流速进 H⁺-型 732 离子交换柱（φ400mm×1000mm），以 100L 去离子水洗柱，再以 60℃ 0.5mol/L 氨水按 3L/min 的流速进行洗脱，分部收集洗脱液。

[浓缩赶氨] 合并 pH3.0~12.0 的洗脱液，70~80℃ 减压蒸馏、浓缩至黏稠状，加去离子水至原体积的 1/4，再浓缩至黏稠状，如此重复三次。

[脱色、浓缩、中和] 上述浓缩物加去离子水至原体积的 1/4，搅拌均匀，加 2mol/L 盐酸调 pH3.5，加上 1%（W/V）活性炭，70℃ 搅拌脱色 1 小时。滤除活性炭，滤液减压浓缩至适当体积，用 2mol/L 氨水调 pH6.0，于 5℃ 沉淀过夜，过滤抽干，105℃ 烘干，得 L-异亮氨酸半成品。

[精制、烘干] 每 10kg L-异亮氨酸半成品加 8L 浓盐酸和 20L 去离子水，加热至 80℃，搅拌溶解，加 10kg 氯化钠至饱和，加工业液碱调 pH10.5，过滤，滤液用碱调 pH1.5，于 5℃ 放置过夜。滤取沉淀，用 80L 去离子水加热至 80℃ 搅拌溶解，加适量氯化钠和 1%（W/V）活性炭，70℃ 搅拌脱色 1 小时，过滤，滤液减压浓缩至适当浓度，用氨水调节 pH6.0，于 5℃ 放置结晶过夜。次日过滤收集结晶，抽干，于 105℃ 烘房中烘干，得 L-异亮氨酸成品。

五、L-丙氨酸

L-丙氨酸（L-Alanine，L-Ala）存在于所有蛋白质分子中，为中性氨基酸。其化学名称为 2-氨基丙酸或 α-氨基丙酸，分子式为 $C_3H_7NO_2$，分子量为 89.09，结构式见（8-24）。

$$CH_3-\underset{\underset{NH_2}{|}}{CH}-COOH$$

(8-24)

L-丙氨酸在水和乙醇中形成菱形结晶，pI 为 6.0，分解点 297℃，在 25℃水中溶解度为 16.65%，在 75℃水中溶解度为 28.5%，在 20℃乙醇中的溶解度为 0.16%，不溶于丙酮及乙醚。$[\alpha]_D^{25}$ 为 +18°（$C=0.5\sim2.0g/mL$，在水中），$[\alpha]_D^{25}$ 为 +14.6°（$C=0.5\sim2.0g/mL$，在 5mol/L 盐酸中）。

1. L-丙氨酸和 L-天冬氨酸的酶转化反应

$$HOOC-CH=CH-COOH \xrightarrow{\text{天冬氨酸酶}} HOOC-CH_2-\underset{\underset{NH_2}{|}}{CH}-COOH$$

(8-25)   (8-26)

$$\xrightarrow{\text{L-天冬氨酸-β-脱羧酶}} CH_3-\underset{\underset{NH_2}{|}}{CH}-COOH + CO_2\uparrow$$

(8-24)

2. 工艺路线

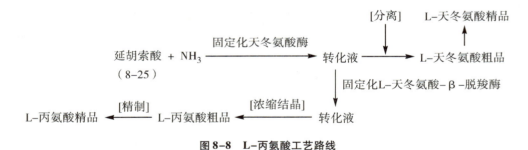

图 8-8   L-丙氨酸工艺路线

3. 工艺过程   丙氨酸的生产主要包括天冬氨酸酶和 L-天冬氨酸-β-脱羧酶固定化细胞种子培养、固定化、生物反应器的制备、转化、脱羧、精制几步过程。

［菌种培养］天冬氨酸酶主要采用大肠杆菌（Escherichia coli）As 1.881 培养，L-天冬氨酸-β-脱羧酶主要由德阿昆哈假单胞菌（Pseudomnas dacunhae）68 变异株培养。

大肠杆菌（Escherichia coli）As 1.881 的培养：斜面培养基为普通肉汁培养基，摇瓶培养基成分（%）为玉米浆 7.5，反丁烯二酸 2.0，七水硫酸镁 0.02，氨水调 pH6.0，煮沸后过滤，500mL 三角烧瓶中培养基装量 50~100mL。从新鲜斜面上或液体中培养种子，接种于摇瓶培养基中，37℃振摇培养 24 小时，逐级扩大培养至 1000~2000L 规模。培养结束后用 1mol/L 盐酸调 pH5.0，升温至 45℃并保温 1 小时，冷却至室温，转筒式高速离心机收集菌体（含天冬氨酸酶），备用。

德阿昆哈假单胞菌（Pseudomnas dacunhae）68 变异株的培养：斜面培养基组成（%）为蛋白胨 0.25，牛肉膏 0.52，酵母膏 0.25，氯化钠 0.5，琼脂 2.0，pH7.0。种子培养基与斜面培养基相同，唯不加琼脂，250mL 三角烧瓶中培养基装量为 40mL。摇瓶培养基组成（%）为 L-谷氨酸 3.0，蛋白胨 0.9，酪蛋白水解液 0.5，磷酸二氢钾 0.05，七水硫酸镁 0.01，用氨水调 pH7.2，500mL 三角烧瓶中培养基装量为 80mL。将培养 24 小时的新鲜斜面菌种接种于种子培养基中，30℃振摇培养 8 小时，再接种于摇瓶培养基中，30℃振荡培养 24 小时，如此逐级扩大至 1000~2000L 的培养罐培养。培养结束后用 1mol/L 盐酸调 pH 至 4.75，于 30℃保温 1 小时，用转筒式高速离心机离心收集菌体（含 L-天冬氨酸-β-脱羧酶），备用。

[细胞固定] 取湿菌体 20kg 悬浮于 80L 生理盐水（或离心后的培养清液）中，保温至 40℃，再加入 90L 保温至 40℃的 12% 明胶溶液及 10L 1.0% 戊二醛溶液，充分搅拌均匀，放置冷却凝固，再浸于 0.25% 戊二醛溶液中。于 5℃过夜后，切成 3~5mm³ 的立方小块，浸于 0.25% 戊二醛溶液中 5℃过夜，蒸馏水充分洗涤，滤干得含天冬氨酸酶的固定化 Escherichia coli，备用。

假单胞菌体固定：取湿菌体 20kg，加生理盐水搅匀并稀释至 40L，另取溶于生理盐水的 5% 角叉菜胶溶液 85L，两液均保温至 45℃后混合，冷却至 5℃成胶。浸于 600L 2% 氯化钾和 0.2mol/L 己二胺的 0.5mol/L pH7.0 的磷酸缓冲液中，于 5℃下搅拌 10 分钟，加戊二醛至 0.6mol/L 浓度，于 5℃搅拌 30 分钟，取出切成 3~5mm³ 的立方小块，用 2% 氯化钾溶液充分洗涤后，滤去洗涤液，即得含 L-天冬氨酸-β-脱羧酶的固定化细胞，备用。

[生物反应堆的制备] 将含天冬氨酸酶的固定化 Escherichia coli 装填于填充床式反应器（ϕ400mm×2000mm）中，制成生物反应堆Ⅰ，备用。将含 L-天冬氨酸-β-脱羧酶的固定化假单胞菌装于耐受 $1.515×10^7$Pa 压力的填充床式反应器（ϕ300mm×1800mm）中，制成生物堆Ⅱ，备用。

[转化反应] 将保温至 37℃的 1mol/L 延胡索酸铵（含 1mmol/L 氯化镁，pH8.5）底物溶液按一定空间速度连续流过生物反应堆Ⅰ，控制达到最大转化率（>95%）为限度，收集转化液制备 L-天冬氨酸或用于生物反应堆Ⅱ的再转化。当需要生产 L-丙氨酸时，向上述转化液中加磷酸吡哆醛至 0.1mmol/L 浓度，调 pH6.0，保温至 37℃，按一定空间速度流入生物反应堆Ⅱ，控制达到最大转化率（>95%）为限，收集转化液（脱羧液），用于制取 L-丙氨酸。

[产品纯化与精制] 生物反应堆Ⅱ转化液过滤澄清，于 60~70℃下减压浓缩至原体积的 50%，冷却后加等体积甲醇，于 5℃结晶过夜，滤取结晶并用少量冷甲醇洗涤抽干，80℃真空干燥得 L-丙氨酸粗品。粗品用 3 倍体积（W/V）去离子水于 80℃搅拌溶解，加 0.5%（W/V）药用活性炭于 70℃搅拌脱色 1 小时，过滤，滤液冷却后加等体积甲醇，于 5℃结晶过夜，滤取结晶，于 80℃真空干燥得药用 L-丙氨酸。

六、L-赖氨酸

L-赖氨酸（L-Lysine，L-Lys）存在于所有蛋白质中，为人体必需氨基酸之一。其化学名称为 2,6-二氨基己酸或 α,ε-二氨酸己酸，分子式为 $C_6H_{14}N_2O_2$，分子量为 146.20，结构为：

$$NH_2—CH_2—CH_2—CH_2—CH_2—CH—COOH$$
$$|$$
$$NH_2$$

L-赖氨酸自乙醇水溶液中得针状结晶，其盐酸盐为单斜晶系白色粉末，无臭、味苦，熔点 263~264℃，pI 为 10.56，$[\alpha]_D^{20}$ 为 +20.2°~+21.5°。易溶于水，几乎不溶于乙醇和乙醚。

1. 工艺路线

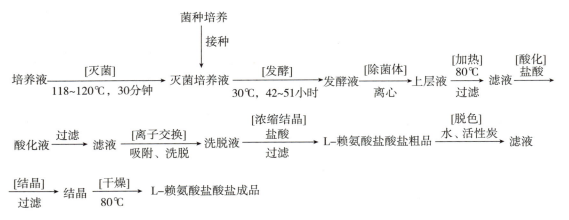

图8-9 L-赖氨酸工艺路线

2. 工艺过程

[菌种培养] 菌种为北京棒状杆菌（*Corynebacterium perkinense*）AS 1.563。斜面培养基成分（%）为葡萄糖0.5，牛肉膏1.0，蛋白胨0.5，琼脂2.0，pH7.0。种子培养基成分（%）为葡萄糖2.0，磷酸氢二钾0.1，硫酸镁0.05，硫酸铵0.4，玉米浆2.0，毛发水解废液1.0，pH6.8~7.0，$CaCO_3$ 0.5。1000mL三角瓶中种子培养基装量200mL，接种一环斜面培养菌种，30℃振摇（冲程7.6cm，频率108次/分钟），培养16小时二级种子培养接种量2.5%，培养48小时。如此逐级扩大培养。

[灭菌、发酵] 发酵培养液成分（%）为淀粉水解糖13.5，磷酸二氢钾0.1，硫酸镁0.05，硫酸铵1.2，尿素0.4，玉米浆1.0，毛发水解废液1.0，甘蔗糖蜜2.0，pH6.7，灭菌前加甘油聚醚1L。在5m^3发酵罐中投入培养液3吨，在$1.01×10^5$Pa压力下，加热至118~120℃灭菌30分钟，立即通入冰盐水冷却至30℃，按10%（V/V）比例接种，以1:0.6（V/V）通气量，于30℃发酵42~51小时，搅拌速度为180转/分钟。

[发酵液处理] 发酵结束后，离心除菌体，滤液加热至80℃，滤除沉淀，收集滤液，经HCl酸化过滤后，取清液备用。

[离子交换] 上述滤液以10L/min的流速进铵-型732离子交换柱（φ60mm×2000mm两根。不锈钢柱φ40mm×1900mm一根，三柱依次串接），至流出液pH值为5.0，表明L-赖氨酸已吸附至饱和。将三柱分开后分别以去离子水按正反两个方向冲洗至流出液澄清为止。然后用2mol/L氨水以6L/min流速洗脱，分部收集洗脱液。

[浓缩结晶] 将含L-赖氨酸的pH8.0~14.0的洗脱液减压浓缩至溶液达到12~14Bé，用盐酸调pH4.9，再减压浓缩至溶液比重为22~23Bé，于5℃放置结晶过夜，滤取结晶得L-赖氨酸盐酸盐。

[精制] 将上述L-赖氨酸盐酸盐粗品加至1体积的（W/V）去离子水中，于50℃搅拌溶解，加适量活性炭于60℃保温脱色1小时，趁热过滤，滤液冷却后于5℃结晶过夜，滤取结晶于80℃烘干，得L-赖氨酸盐酸盐成品。

第九章 多肽及蛋白质类药物

多肽（polypeptide）和蛋白质（protein）是由 20 多种氨基酸通过肽键（酰胺键）连接而成的高分子化合物。从化学角度看，多肽和蛋白质的区别并无明确界限。一般认为，将相对分子质量在 6000Da 以上的多肽称为蛋白质，但是蛋白质相对分子质量变化范围很大，从 6000Da 到 1000000Da，甚至更大。根据现今接受的命名法则，由 15 个以下氨基酸残基组成的肽称为"寡肽"，含 15~50 个氨基酸残基的肽称为"多肽"，含超过 50 个氨基酸的肽衍生物则常定义为"蛋白质"。

第一节 多肽及蛋白质类药物定义和分类

多肽药物是指功能上具有疾病的诊断、预防和治疗作用，含有 15~50 个氨基酸残基的药物。而具有 50 个以上的氨基酸残基的多肽药物叫做蛋白质药物。肽和蛋白质可作为激素，调节着复杂有机体的生物化学过程。自分泌激素作用于分泌此类激素的细胞本身，比如白细胞介素（interleukin，IL-2）刺激 T 细胞增殖；旁分泌激素通过扩散直接作用于相邻细胞；内分泌激素在合成后经血液运输至远距离的靶细胞，如胰岛素和胰高血糖素。根据来源分类，多肽及蛋白质类药物可以分为肽与蛋白类激素、神经肽、肽类抗生素和肽类毒素等。

一、肽与蛋白类激素

生命体需要高度复杂的以化学物质为基础的信号转导来协调自身活动，其中，细胞间的生化通讯主要通过激素和神经递质来传递。根据化学结构的不同，可将与特异受体结合发挥作的肽、蛋白质和氨基酸归为激素。

（一）释放素与抑制素

根据国际理论和应用物理学联合会-国际生物化学联合会（IUPAC-IUB）的建议，释放因子被称为释放素（liberin）；而释放抑制因子被称为释放抑制激素或抑制素（statin）。见表9-1。

表 9-1 下丘脑释放激素和释放抑制素

名称	同义词	缩写	主要作用
促甲状腺素释放素	促甲状腺素释放素	TRH	刺激 TRH 释放
促性腺释放素释放素	促性腺激素释放激素	GnRH	刺激 TRH 和释放 FSH
促肾上腺皮质素释放素	促肾上腺皮质激素释放激素	CRH	刺激 ACTH 释放
促乳素释放素	促乳素释放素	PRH	刺激促乳素释放
促乳素抑制素	促乳素释放抑制激素	PIH	抑制促乳素释放

续表

名称	同义词	缩写	主要作用
促黑素抑制素	促黑素释放抑制激素	MIH	抑制促黑素释放
促黑素	促黑素释放激素	MRH	刺激促黑素释放
生长抑制	生长激素释放抑制激素	SIH	抑制生长激素释放
生长激素释放素	生长激素释放激素	SRH	刺激生长激素释放

（二） 垂体激素

垂体激素（hypophyseal hormone）是脊椎动物垂体（或脑下垂体）分泌的多种微量蛋白质和肽类激素的总称，它们能调节动物体的生长、发育、生殖、代谢，或控制各外周内分泌腺体以及器官的活动。垂体激素释放入血中并刺激相应的腺体和组织（肾上腺皮质、甲状腺、睾丸或卵巢、肝脏及其他特殊组织）分泌相应的内分泌激素。垂体激素分为垂体前叶激素和垂体后叶激素两类。已确定功能并阐明结构的垂体前叶激素包括：促甲状腺激素，促甲状腺激素释放激素，促肾上腺皮质激素，垂体促性腺激素，生长激素，生乳素，β-促脂解素，α-促黑激素与β-促黑激素等。垂体后叶激素包括催产素与加压素，均为含一个二硫键的九肽酰胺。

（三） 神经垂体激素

神经脑垂体激素（neurohypophysial hormone），亦称神经叶激素、垂体后叶素或简称后叶素，是由神经垂体所分泌的激素，哺乳类以子宫收缩激素（催产素，oxytocin，OT，9-1）和升高血压的激素（后叶加压素，vasopressin，VP，9-2）为代表。

$$\text{H–Cys–Tyr–Lie–Gln–Asn–Cys–Pro–Leu–Gly–NH}_2$$
(9-1)

$$\text{H–Cys}^1\text{–Tyr–Phe–Gln–Asn}^5\text{–Cys–Pro–Arg–Gly–NH}_2$$
(9-2)

催产素对哺乳动物类具有子宫收缩作用和使乳腺肌纤维收缩而促进泌乳的作用。加压素也称抗利尿激素，具有刺激肾脏引起水钠潴留并升高血压的作用，神经垂体激素担负着调节低等脊椎动物水盐代谢的作用。后叶加压素也有催产素的作用，而催产素也有后叶加压素的作用，但都较弱。在化学结构上与催产素相似的中催产素、缬催产素或天冬催产素、异亮催产素、谷酰催产素，它们的作用都比催产素的作用低，但或多或少还是与催产素具有相同的作用。

（四） 胃肠激素

胃肠激素是胃肠道和胰组织等处的细胞释放出的生物活性肽类物质，它们不仅有激素作用，还有神经递质和调质作用。通过血液循环作用于靶细胞，也可通过局部弥散等方式作用于其邻近的靶细胞。胃肠激素的主要生理功能是调节胃肠道自身的活动（如分泌、运动、吸收等）。无论从内分泌细胞的数量，还是从激素的数量来看，肠道是机体最大的产生内分泌激素的器官，同前已知有超过30种肽类激素基因在消化道表达。如人们最熟悉的3种激素为胰泌素（secretin）、胃泌素（gastrin）和胆囊收缩肽（cholecystokinin）等。

（五） 胰岛激素

胰岛激素是由胰岛B细胞受内源性或外源性物质（如葡萄糖、乳糖、核糖、精氨酸、胰高血糖素等）的刺激而分泌的一种蛋白质激素。胰岛激素是机体内唯一降低血糖的激素，同时促进糖原、脂肪、蛋白质合成。胰岛激素不但负责调节糖和脂肪酸的储存,而且还调节它们的释放。

胰岛素(insulin,9-3)内含有 21 个氨基酸残基的 A 链(acidic chain)和含有 30 个氨基酸残基的 B 链(basic chain)组成。两条链由两个链间二硫键相连(Cys^{7A}-Cys^{7B} 和 Cys^{20A}-Cys^{19B}),A 链内还有一个链内二硫键,位于 Cys^6-Cys^{11}。

胰高血糖素(glucagon,9-4)是单链 29 肽,起对抗胰岛素的作用。它控制着肝内的糖原代谢,而在肌肉和其他组织,糖原代谢由胰岛素和肾上腺激素(肾上腺素与去甲肾上腺素)调控。

$$G^1IVEQ^5CCASV^{10}CSLYQ^{15}LENYC^{20}N$$

$$F^1VNQH^5LCGSH^{10}LVEAL^{15}YLVCG^{20}ERGFF^{25}YTPKA^{30}$$

(9-3)

$$H^1SQGT^5FTSDY^{10}SKYLD^{15}SRRAQ^{20}DFVQW^{25}LMNT$$

(9-4)

由胰岛 δ 细胞分泌的生长激素抑制素是由下丘脑神经元合成的生长激素释放抑制激素。β 细胞和 α 细胞释放胰岛素和胰高血糖素的抑制作用均与生长激素抑制素在胰腺中的旁分泌功能有关。表 9-2 是胰高血糖素和胰岛素对代谢的影响。

表 9-2 胰高血糖素和胰岛素对代谢的影响

胰高血糖素	胰岛素
↑糖元降解(肝脏)	↑葡萄糖吸收(肌肉)
↓糖元合成(肝脏)	↑葡萄糖吸收(肝脏)
↓糖酵解(肝脏)	↑糖元合成(肝脏)
↑糖合成(肝脏)	↓糖元降解(肝脏,肌肉)
↑动员脂肪酸(脂肪组织)	↑糖酵解并生成乙酰-CoA(肝脏,肌肉)
	↑脂肪酸的合成(肝脏,肌肉)
	↑甘油三酯合成(脂肪组织)

(六) 其他生理活性相关的肽和蛋白质类激素

举例见表 9-3。

表 9-3 其他生理活性相关的肽类激素

胰岛素样生长因子Ⅰ	降钙素
胰岛素样生长因子Ⅱ	甲状旁腺素
松弛素	绒毛膜促性腺激素
生长激素抑制素	绒毛膜促乳素
皮质抑素	表皮生长因子
生长调剂素	转移生长因子 α
双向调节素	

二、神经肽

神经肽是泛指存在于神经组织并参与神经系统功能作用的内源性活性物质,是一类特殊的信息物质。特点是含量低、活性高、作用广泛而又复杂,在体内调节多种多样的生理功能,如痛觉、睡眠、情绪、学习与记忆乃至神经系统本身的分化和发育都受神经肽的调节。部分神经肽既能以突触释放的方式实现调节作用,又能以非突触释放的方式对邻近或较远部位的靶细胞活性进行调节。

(一) 阿片肽

阿片肽是免疫系统中重要的调节因子,它们的释放受应激的影响,提示阿片肽可能是应激引起的免疫调节的介质,一般分三大类:内啡肽、脑啡肽、强啡肽。阿片肽是首先从猪脑组织分离出来并主要存在于中枢神经系统的一类活性肽,这些肽类都与痛觉有关,具有吗啡样的镇痛作用。

阿片肽被命名为甲硫氨酸脑啡肽(Met-enkephalin,9-5)和亮氨酸脑啡肽(Leu-enkephalin,9-6)。研究发现,这些天然存在的五肽,在脑中与阿片受体结合,具有镇痛作用。

$$H-Tyr^1-Gly-Gly-Phe-Met^5-OH \qquad H-Try^1-Gly-Gly-Phe-Leu^5-OH$$
$$(9-5) \qquad\qquad\qquad (9-6)$$

内啡肽有3种,即α-内啡肽、β-内啡肽、γ-内啡肽,它们是由同一前体物质——促黑素促皮质激素原转变而来。其中β-内啡肽有镇痛作用,α-内啡肽、γ-内啡肽除有镇痛作用外,还具有调节动物行为的作用,α-内啡肽、γ-内啡肽的调节作用正好相反。

强啡肽是从猪脑垂体提取的有强镇痛作用的吗啡样活性肽,其中强啡肽A比亮氨酸脑啡肽强700倍,比β-内啡肽强50倍。

P物质(9-7)首先在马肠中发现,具有收缩平滑肌、舒张血管和降血压的作用,它与痛觉有关,结构式为如下:

$$Arg-Pro-Lys-Pro-Gln-Gln-Phe-Phe-Gly-Leu-Met-NH_2$$
$$(9-7)$$

外啡肽(exorphin,9-8)是从消化的食物中生成的阿片肽,现在已从商业化的酪蛋白胨中分离得到。

$$H-Tyr^1-Pro-Phe-Pro-Gly^5-Pro-Lie-OH$$
$$(9-8)$$

除了以上内源性阿片肽外,还有更多的乳蛋白来源的阿片肽和其他外啡肽,如麸质外啡肽(glutenexorphin)和血啡肽(hemorphin)等。

(二) 速激肽

速激肽族(tachykinin)属于神经肽的一种,主要有P物质(SP)、神经肽A、神经肽B、神经肽K、神经肽Y,其来源于前速激肽A和B。速激肽是一个拥有相同的C端序列(-Phe-Val-Gly-Leu-Met-NH_2)的肽家族,它们存在于哺乳动物和非哺乳动物体内。最重要的哺乳动物速激肽有哺乳动物速激肽(SP,9-9)、神经激肽A(NKA,9-10)和神经激肽B(NKB,9-11)。这些速激肽广泛分布于中枢和外周神经系统。结构如下:

H-Arg-Pro-Lys-Pro-Gln-Gln-Phe-Gly-Leu-Met-NH₂　　　　　　　　　（9-9）
H-His-Lys-Thr-Asp-Ser-Phe-Val-Gly-Leu-Met-NH₂　　　　　　　　　（9-10）
H-Asp-Met-His-Asp-Phe-Phe-Val-Gly-Leu-Met-NH₂　　　　　　　　　（9-11）

（三）其他的神经活性肽

京都啡肽（kyotorphin，9-12）是从牛脑中分离出的，具有镇痛作用，并可促进甲硫氨酸-脑啡肽的释放。

$$\text{H-Tyr-Arg-OH}$$
（9-12）

另外还有神经降压素（neurotensin，NT）、神经肽 Y（neuropeptide Y，NPY）等。

三、肽类抗生素

抗生素（antibiotics）是由微生物（包括细菌、真菌、放线菌属）或高等动植物在生活过程中所产生的具有抗病原体或其他活性的一类次级代谢产物，能干扰其他生活细胞发育功能的化学物质。根据化学结构分类，多肽抗生素可分为线性肽类抗生素或环状肽类抗生素，还可进一步分为全部为氨基酸残基组成的同聚（homomeric）肽抗生素和具有非氨基酸衍生的杂聚（heteromeric）肽抗生素；根据共价键的特性还可对同聚衍生肽和杂聚衍生肽进行进一步区分；根据生物合成方式分为非核糖体合成肽和核糖体合成肽。

（一）非核糖体合成的肽类抗生素

非核糖体合成的肽类抗生素主要是由细菌产生，仅有几种是由链霉菌和低等真菌产生。大多数肽类抗生素具有相对高的毒性，在临床上应用较少。由青霉菌（*Penicillium notatum*）产生的青霉素可用于治疗由细菌引起的局部和全身感染。经结构修饰合成数以万计的半合成青霉素衍生物，其中许多药物已在临床上广泛使用。万古霉素（vancomycin）是一种抗菌谱较窄的糖肽，由东方链霉菌（*Streptomyces orientalis*）产生。万古霉素用于治疗耐青霉素的金黄色葡萄球菌的感染，现在是治疗耐甲氧西林的金黄色葡萄球菌的重要药物。其他的肽类抗生素有短杆菌酪肽、短杆菌肽 S、地衣杆菌素、环孢菌素、紫霉素和卷曲霉素、短杆卤肽 A-C、博来霉素、培洛霉素、多黏菌素、黏菌素、放线菌素等。

（二）糖肽类抗生素

糖肽类抗生素（glycopeptide antibiotics）在结构上共具高度修饰的七肽骨架，作用靶点在细菌胞壁成分 D-丙氨酰-D-丙氨酸上。根据所含氨基酸的不同可分为四个族：万古霉素（vancomycin）族，利托菌素（ristocetin）族，阿伏霉素（avoparcin）族，synmonicin 族。它们的结构特征是氨基酸残基不超过 50 个。核糖体合成的肽类抗生素在先天宿主防御中发挥着重要的作用。其中有代表性的是牛溶菌肽 Bac5、吲哚杀菌素（indolicidin）和蜜蜂产偶素Ⅰa（apidaecinⅠa）。这个组群的肽对革兰阴性菌和革兰阳性菌具有相同的抗菌活性。

四、多肽类毒素

生物进化过程中许多物种产生了毒性多肽和蛋白，其目的是出于对捕食者的防御，或者为了争夺有限的营养资源而进行的积极进攻。因此，来源于动物、植物、真菌和微生物的毒液和毒素（如：芋螺毒素、海葵毒素、海蛇毒素、水母毒素、海胆毒素、蜜蜂毒液、毒伞毒素类）的毒性非常强，它们在体内与大分子之间通过很独特的相互作用而实现毒理作用。同样，这些多肽类毒素也可以作为研究受体、离子通道、酶的重要工具用于人类新药开发。

第二节　多肽及蛋白质类药物的基本性质

多肽及蛋白质类药物具有多肽及蛋白质类化合物的基本性质，了解这些基本性质有助于我们进行多肽及蛋白质类药物的制备、纯化、制剂、储存和使用方面的研究和应用。

一、多肽的结构特征和性质

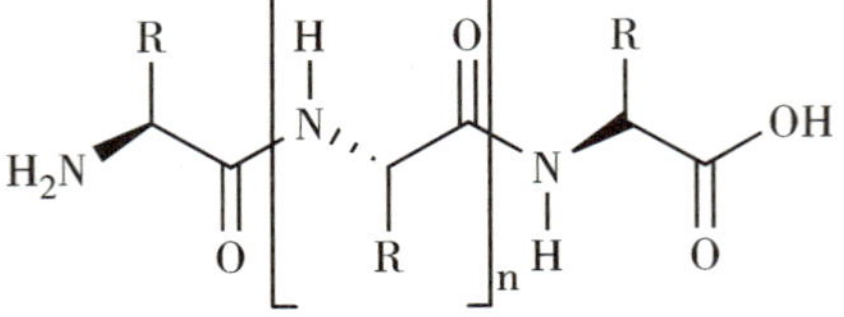

一个氨基酸的氨基与另一个氨基酸的羧基之间发生脱水反应形成的酰胺键称为肽键，所形成的化合物称为肽。由两个氨基酸组成的肽称为二肽，由多个氨基酸组成的肽称为多肽（9-13），组成多肽的氨基酸单元称为氨基酸残基。在多肽链中，氨基酸残基按一定顺序排列，这种排列顺序称为氨基酸顺序，是多肽和蛋白质最重要的特征之一。多肽的特殊结构决定了它们具有如下性质：

1. 多肽的两性解离　多肽分子中含有游离的末端氨基和羧基，氨基酸残基的侧链上也含有可解离基团。因此，多肽可以看成是一个"大氨基酸"，它的解离性质与氨基酸相似，多肽在水溶液中也可以以两性离子的形式存在，即等电点。在等电点时，正离子数目与负离子数目相等，净电荷为零（图9-1）。

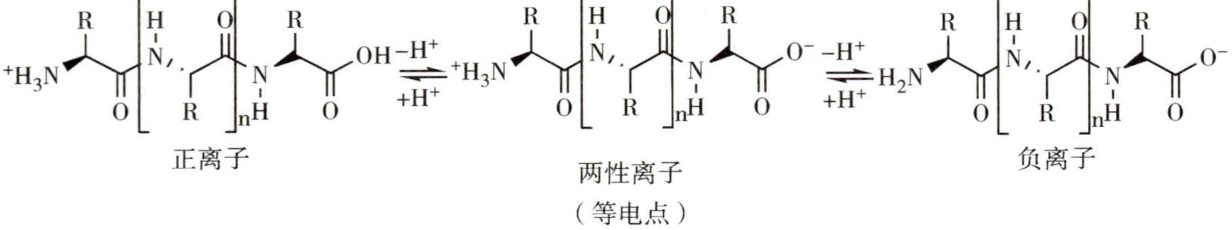

图9-1　多肽的两性解离

侧链上的碱性和酸性基团的数目不同则等电点的高低也随之不同。多肽在水溶液中的存在形式与溶液的pH密切相关。当溶液的pH小于等电点时，多肽的溶解度最小，电泳时也不移动。

2. 多肽链的反应　多肽所含有的官能团与氨基酸相似，可以发生氨基酸的一切反应，同时也有多肽特有的反应性质。

（1）多肽链的水解　多肽的肽键与一般的酰胺键一样，可以被酸或碱水解，也可以被酶水解。根据多肽水解程度的不同可以分为完全水解和部分水解。部分水解通常得到多肽片段，完全水解得到各种氨基酸的混合物。酸或碱能够将多肽完全水解，而酶水解一般是部分水解。

（2）氨基酸的脱氨基作用　多种因素可以引起脱氨基，包括酶催化、极端的pH、温度和离子强度。脱氨基作用是指氨基酸在酶的催化下脱去氨基生成α-酮酸的过程。多肽链中存在天冬酰胺（Asn，asparagine）和甘氨酸（Gly，glycine）相邻排列的情况，即含有-Asn-Gly-的氨基酸序列在弱碱性条件下，也能发生脱氨基作用（图9-2）。

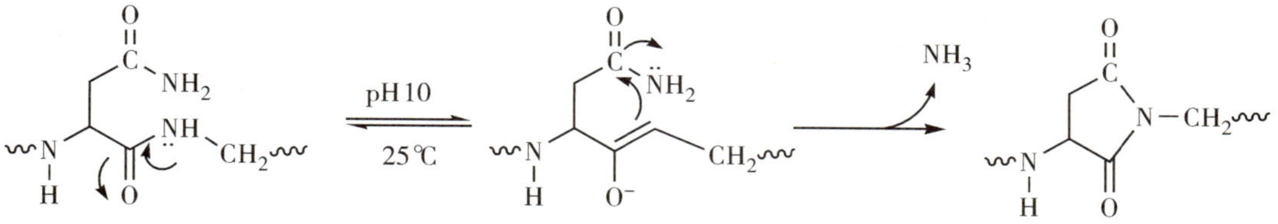

图9-2　氨基酸的脱氨基作用

（3）多肽主链的消旋化　多肽主链上所有的α-碳原子都是L-构型。在正常生理条件下，多肽主链的构型是很稳定的。但在一定条件下，多肽的主链也能发生构型的转化。这种构型的转化是通过烯醇重排来实现（图9-3）。

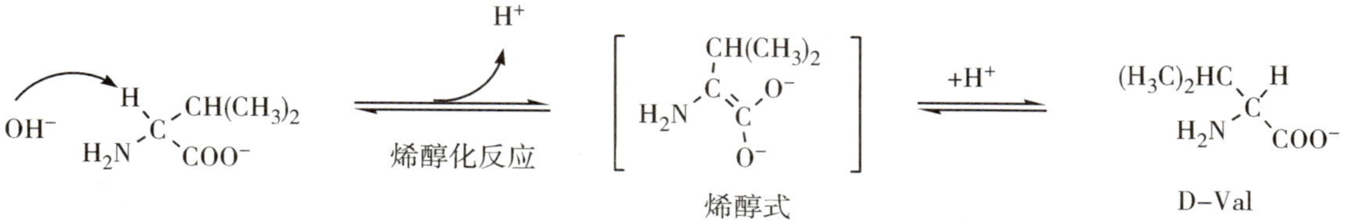

图9-3　多肽主链的消旋化

消旋化速率与氨基酸的结构和反应条件有关。当氨基酸侧链含有吸电子基团时，消旋化速率大大加快。碱性和高温有利于消旋化的进行。多肽中的氨基酸残基也能发生同样的消旋化作用，其结果使多肽的主链构型发生转化。多肽主链构型的变化将对多肽的空间结构及其生理功能产生重要影响。

（4）颜色反应　多肽可与多种化合物作用，产生不同的颜色反应，这种性质可用于多肽的定性或定量鉴定。含有两个以上肽键的多肽，具有与双缩脲相似的结构特点，也能发生双缩脲反应，生成紫红色或蓝紫色络合物，这是多肽定量测定的重要反应。在这些颜色反应中，多数是由氨基酸残基发生的化学变化产生的，也有一些颜色反应是多肽特有的反应，如多肽的双缩脲反应（图9-4）。

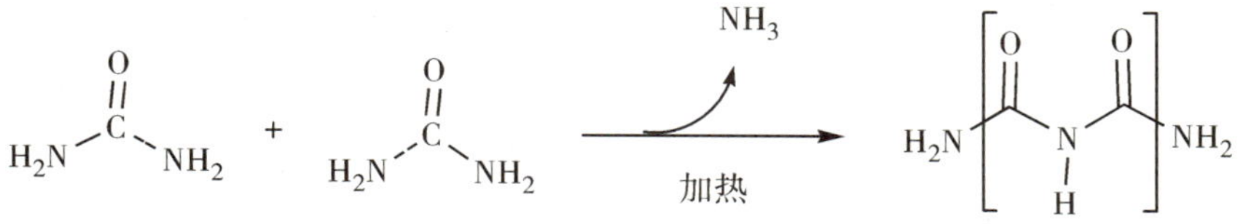

图9-4　多肽的双缩脲反应

二、蛋白质类药物的性质

蛋白质其实是相对分子量更大的多肽，也具有氨基酸的一切性质。此外，蛋白质还具有一些特有的性质。

1. 两性解离及电泳现象　蛋白质与多肽一样，能够发生两性解离，也有等电点。在等电点时，蛋白质的溶解度最小，且在电场中不移动。可以利用蛋白质在等电点 pH 条件下，不发生电泳现象将蛋白质分离纯化。

因为蛋白质具有两性性质，所以它与酸、碱均能发生定量的成盐反应（图 9-5）。

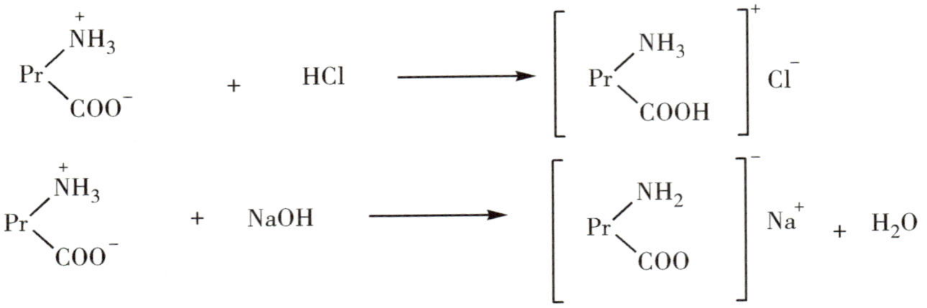

图 9-5　蛋白质的成盐反应

2. 胶体性质　蛋白质分子中含有许多亲水性基团和带电荷基团，如氨基、羧基、羟基以及酰胺基等，由于蛋白质的相对分子质量很大，它在水中能够形成胶体溶液。因此，蛋白质溶液具有胶体溶液的典型性质，如丁达尔现象、布朗运动等。

3. 沉淀作用　蛋白质胶体溶液的稳定性与它的相对分子质量大小、所带的电荷和水化作用有关。改变溶液的条件，将影响蛋白质的溶解性质。在适当的条件下，蛋白质能够从溶液中沉淀出来。

第三节　多肽及蛋白质类药物作用与用途

多肽及蛋白质作为药物应用于临床是医学工作者和药物研究人员多年为之奋斗的目标，然而自从化学合成第一个肽类激素（催产素）后的数十年间，多肽、蛋白质作为药物或工具在基础医学、临床研究中的应用进展甚微，只有相对少数的多肽被批准成为药物，其主要原因是蛋白质在治疗应用中还存在一些障碍，如：使用时的抗原性、免疫原性以及稳定性；另外一个原因是缺乏有效的多肽或蛋白质的大规模生产方法。

一、肽类药物

用肽类或蛋白质作为药物时会存在一些临床问题，但并不意味着肽类药物没有用，常常通过改变不同剂型来提高生物利用度。例如，戈舍瑞林（goserelin，9-14）的蛋白结合能力较差，但每 4 周使用一次注射埋植剂，可保持有效血药浓度，有效治疗乳腺癌和前列腺癌。

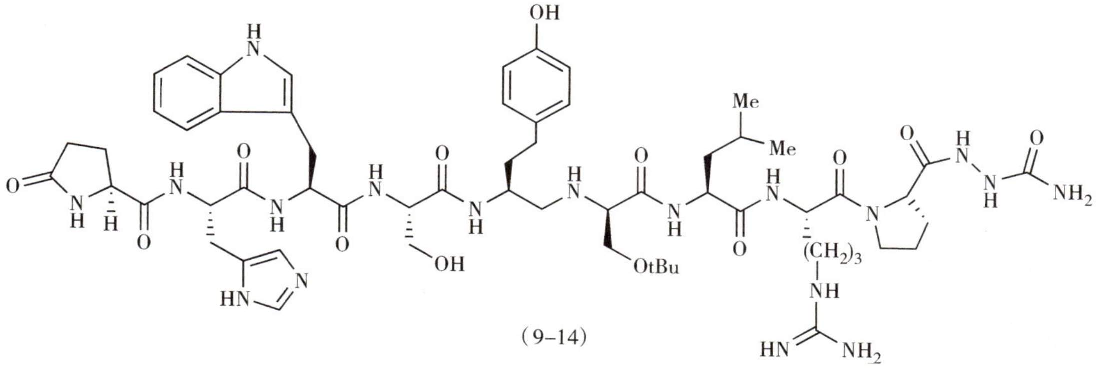

(9-14)

（一）肽类药物转运系统

在制剂转运系统领域有几个非常成功的肽类药物，这些药物不仅克服了口服后生物利用率不足的现象，还可以避免患者顺应性较差的皮下注射等途径。这些给药途径通常需要特定的转运装置和（或）渗透促进剂帮助药物从释放点进入系统循环，例如：鼻喷剂布舍瑞林、降钙素、催产素以及降钙素栓剂等。

（二）肽作为新药发现工具

肽类药物在很多适应证，如血压、神经传递、生长、消化、生殖和代谢调节的治疗应用方面有巨大的潜力。在细胞中几乎所有的生物过程调控都是由蛋白质来执行的，其中涉及各种类型的分子识别。这些调控主要是由酶介导的，但很多调节过程是由特定的蛋白质与蛋白质相互作用激发的，它们织成了药物发现和药物设计靶点的庞大宝库。

（三）肽作为新药先导化合物

在新药开发方面，肽类毒素作为先导化合物报道众多。例如，从巴西蝮蛇中提取的毒液中分离出来的替普罗肽（teprotide），作为开发抗高血压药西拉普利（cilazapril）和卡托普利（captopril）的先导化合物。来自芽孢杆菌（*Clostridium Botulinum*）的神经毒素（肉毒毒素）会引起严重的食物中毒，但它们经注入特定的肌肉（如眼睑）可以防止痉挛。有些毒素可以阻止胆碱能传递，可作为新的抗胆碱药物开发的先导化合物。

二、蛋白质类药物

蛋白质药物主要用于包括肿瘤、感染、获得性免疫缺陷综合征（AIDS）以及相关的并发症、心脏病、呼吸道疾病、自身免疫疾病、器官移植、皮肤病、糖尿病、基因变异、消化道疾病、血液病、体重下降、发育不良以及眼疾等（表9-4）疾病的治疗。

表9-4 一些具有药用价值的蛋白质

蛋白（缩写）	氨基酸残基数	来源	应用/作用方式
超氧歧化酶（SOD）	118	胎盘（1972）	心肌梗死后治疗
转化生长因子α（TGF-α）	241	肿瘤细胞（1982）	伤口愈合
转化生长因子β（TGF-β）	376~379	肾肿瘤（1983）	伤口愈合
肿瘤坏死因子（TNF-α, cachetin, DIF）	416	肿瘤（1985）	肿瘤
尿激素酶（UK）	153	尿（1982）	血栓形成，栓塞

续表

蛋白（缩写）	氨基酸残基数	来源	应用/作用方式
肺表面活性蛋白（LSP，PSF）	248	痰（1986）	肺气肿
淋巴毒素（LT，TNF-β）	171	淋巴细胞（1984）	肿瘤
单克隆抗体（OKT3）	50	杂交瘤（1979）	器官移植
血小板衍生生长因子（PDGF）	15	血小板（1983）	伤口愈合
纤维蛋白溶酶原激活剂（PAI-I）	366	淋巴肉瘤（1984）	凝血
干扰素 α（IFN-α）	166	白细胞（1979）	白血病
干扰素 β（IFN-β）	166	纤维母细胞（1979）	角膜炎，乙肝
干扰素 γ（IFN-γ）	146	淋巴细胞（1981）	肿瘤，关节炎
粒细胞集落刺激因子（G-CSF）	174~177	肿瘤细胞（1986）	白血病，其他肿瘤
粒-巨噬细胞集落刺激因子（G-CSF，CSF-2）	127	T 细胞（1984）	贫血，肿瘤
乙型肝炎表面抗原（HBS，HbsAg）	226	病毒（1977）	肝炎疫苗
白蛋白（HSA）	585	肝脏（1975）	代血浆
血管生成素（TAF）	123	肠癌细胞（1985）	伤口愈合，肿瘤
$α_1$-抗胰蛋白酶（ATT）	394	血液（1978）	抗凝血剂
抗凝血酶Ⅲ（AT3）	432	肝脏（1979）	抗凝血剂
红细胞分化因子（EDF）	110	白血病细胞（1987）	肿瘤

第四节　多肽及蛋白质类药物的制备方法

　　从天然物质中提取分离多肽及蛋白质类药物已经成为且仍将作为多肽及蛋白质类药物研究中必不可少的一项技术。自 1884 年 Curtius 报道的马尿酸甘氨酸开始，经过半个多世纪对各种保护基和缩合方法的精心设计和实际应用，使合成方法日趋完善。20 世纪 60 年代我国科学家率先实现了人工合成蛋白质。1977 年重组 DNA 技术引入到此领域以来，此技术为新型蛋白质的大规模生产提供了一个全新而高效的方法，分子克隆技术的发展也为蛋白质的制备提供了新的方法，并且对医药、工业以及农业产生巨大影响。

　　根据多肽及蛋白质类药物来源分类，主要的制备方法有分离纯化法、化学合成法、生物合成法、蛋白质工程技术、固相肽合成、液固杂交法、半合成法等。

一、分离与纯化法

　　多肽及蛋白质类药物均属于天然的大分子化合物，主要来源于动物、植物和微生物。提取分离法的选择，取决于足够组织器官获得的难易程度和此组织器官中蛋白的含量。一般情况下，优先选择驯养动物的组织、易得到的微生物和植物作为分离来源。

（一）分离技术

　　分析和纯化天然的或合成的肽以及蛋白质均依赖于一系列分离鉴定技术，即：①制备技术，能从混合物中分离出一个或多个单一化合物；②分析技术，能辨别和确认混合物中一部分或全部化合物的相对含量。混合物的分离是为了获得高纯度的样品，而分析方法则不仅包括对肽或蛋白质最终的评价，也包括对中间体的化学和光学纯度的检测。

肽或蛋白质领域中，根据固液两相系统中物质分配系数的不同来分离是最常用的方法。由于水溶液中一些物质以离子形式存在，离子交换、电泳和基于分子大小的分离方法是主要的方法。在分离和分析肽和蛋白质过程中，可通过选择或组合应用不同的方法而达到分离纯化的目的，见表9-5。

表9-5 肽和蛋白质分离纯化的方法

方法	应用范围
离子交换色谱	蛋白质纯化最常用方法
分子排阻色谱 亲和色谱	1）主要基于分子大小的分离，大分子先于小分子被脱离下来 2）用化学方法连接到惰性载体上的选择性配体，将与之有亲和性的靶组分附着分离
蛋白质分离纯化的两相系统	在含聚乙烯基乙二醇和疏水性修饰的葡聚糖的双水相系统中，通过蛋白质的疏水性分配不同而达到分离目的
分子筛	基于分子形状大小不同进行分离
毛细管电泳	基于肽和蛋白质在电场中迁移的差别进行分离
反相HPLC多维分离	1）最广泛应用与分离肽和蛋白质的HPLC，适于评估肽的不均一性 2）2D胶电泳和多维色谱方法可更精准地定量分析样品，与质谱更兼容
超滤	蛋白质溶液的快速浓缩方法，由于其缺乏选择性，严重限制了其在蛋白质分离的应用

（二）纯化技术

多肽及蛋白质类药物的分离和纯化在形式上虽然有不同的策略，实际上二者在很大程度上是相通的。肽或蛋白质药物的纯化目的是为获得单一、均一和正确的药物。

1. 蛋白质的纯化 大部分蛋白质的纯化需要应用多种分离技术协同分几步完成。例如：为获得不含细胞的胞内蛋白质溶液，首先必须破坏细胞以释放其内容物，然后用离心或其他方法移去不溶的颗粒和膜，从粗品溶液中分离和纯化出可溶蛋白质。制备色谱在重组蛋白质上也开始大量应用，飞速发展的逆流色谱技术也开始在纯化蛋白质上逐步推广。

2. 肽类药物的纯化 肽的纯度可以分为几个等级，不同纯度等级的多肽药物采用不同的评价标准。纯度的表征至少要应用一种以上的方法进行综合评价，常用方法有电泳、高效色谱和肽谱等。在肽类药物的纯化中，有很多方法可选用，如重结晶（recrystallization）、逆流分配（countercurrent distribution）、分配色谱（partition chromatography）、凝胶渗透色谱（gel permeation chromatography，GPC）、疏水作用色谱（hydrophobic interaction chromatography，HIC）、离子交换色谱法（Ion-exchange chromatography，IEC）和制备型反相高效液相色谱（reverse phase high-performance liquid chromatography，RP-HPLC）等。

重结晶是最简便最有效的方法之一，但其应用范围主要限于小于五肽的纯化。制备型RP-HPLC可纯化50个左右残基的肽。实际的纯化过程常采用多个互补的技术共同完成，如先将合成的粗肽从脱保护后产生的不带电、相对分子质量较低的副产物中分离出来，此时可选用IEC、GPC或HIC达到此目的；而最终产物的纯化，需采用RP-HPLC进一步纯化。这样的两步纯化方案优于采用不同流动相的多步RP-HPLC。

3. 稳定性问题　肽和蛋白质类不同于其他化合物，它们具有化学不稳定性、物理及酶不稳定性，如色氨酸、甲硫氨酸处于 N 端，谷氨酸胺和半胱氨酸残基在合成、处理、储存过程中，往往由于发生副反应而产生许多潜在的问题。肽和蛋白质的固体制剂比相应的液体制剂稳定。液体制剂中，溶剂的性质、浓度、pH 值及温度对稳定性有很大影响，附着于器壁上、失活、消旋化、氧化、脱酰化、链裂解、形成二酮哌嗪及重排等是导致肽类在溶液中不稳定的重要因素。固态下，导致化学不稳定的因素与在溶液中相似，如键断裂、键形成、重排或取代等。肽和蛋白质类药物的稳定性通过其在不同温度、不同时间储存来确定，稳定性检测要按照药品注册协调国际会议指南（ICH）进行。

4. 均一性评价　纯化后的肽和蛋白质须经均一性和结构鉴定证明是所要产品，而不是结构发生了改变的产物。有很多分析方法可用于均一性和共价结构的评价，运用一些光谱学技术可以检测液态蛋白质的三级结构、评价蛋白质稳定性及不同剂型对蛋白质结构的影响。紫外光谱用于监测芳香氨基酸的完整性（尤其是色氨酸），它还是检测肽纯化过程的工具，但提供的关于共价结构的信息很有限。激光解析质谱和电喷雾质谱是药用肽和蛋白质分析的重要方法。高压体积排阻色谱（high pressure-size exclusion chromatography，HP-SEC）和 RP-HPLC 是检测蛋白质大小和四级结构的简便方法。

二、化学合成法

迄今为止，难以计数的具有多样生物学和生理学效应的肽或蛋白质已被发现（或制备）、分离，并被阐明结构及其特性。由诺贝尔奖获得者杜·维尼奥（Vincent du Vigneaud）完成的催产素（oxytocin）的合成和序列测定，并通过药理研究证实所合成的激素与从垂体后叶分离得到的天然激素的生物活性没有任何区别。这是人类首次合成具有生物活性的肽，在化学合成多肽史上是一重要的里程碑。

一个肽键的形成是通过肽键（酰胺键）连接，同时脱去水（图 9-6）而成。肽的两端分别有一个游离的 α-氨基和游离的羧基，它们可以继续同第三个氨基酸、第四个氨基酸，或更多的氨基酸结合，分别形成三肽、四肽及链状结构的多肽。

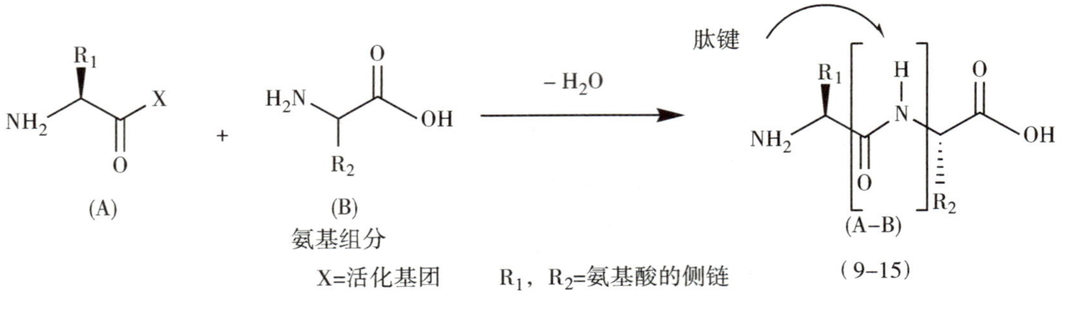

(A)　(B) 氨基组分
X=活化基团　　R_1，R_2=氨基酸的侧链
(A-B)　（9-15）

图 9-6　肽键形成的基本原理

每一个肽键的形成包括保护、缩合和脱保护三个步骤，如图 9-7 所示：

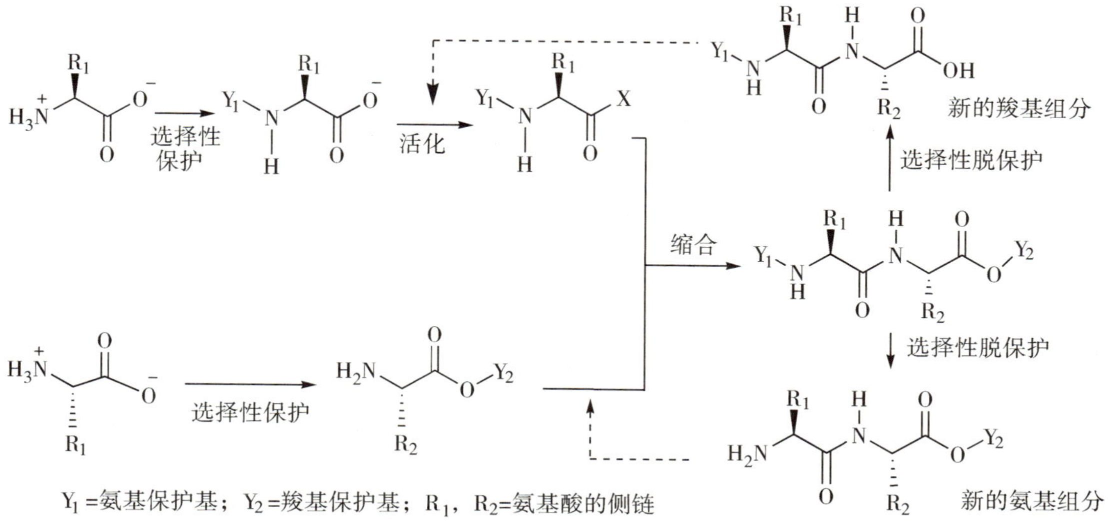

图 9-7 肽键的多步合成原理

Y_1 =氨基保护基；Y_2 =羧基保护基；R_1，R_2 =氨基酸的侧链

第一步，保护。氨基酸根据需要进行必要的保护。保护基必须符合下列基本原则要求：①保护后不再保持两性离子状态；②脱除保护时，不能破坏其他保护基及影响肽链稳定性；③反应条件不产生消旋；④必须有利于保护中间体的稳定性和表征，有利于氨基酸的溶解性；⑤正交保护原则为保护基的选择必须与特定的肽的合成策略相匹配。其中，最常用的保护基有 9-芴甲氧羰基/叔丁基（Fmoc/t-Bu）、叔丁氧碳基/苄基（Boc/Bzl）等。

第二步，缩合。N-保护氨基酸的羧基须先活化为活性中间体，随后形成肽键。这一缩合反应既可作为一步反应进行，也可以作为两个连续的反应进行。

第三步，脱保护。若继续合成肽，需要选择性地脱除保护基；肽链全部组装完成后，需进行肽合成循环的最后一步，即脱除全部的保护基。除了在二肽的合成中需要全脱除以外，选择性脱除保护对于肽链延长具有非常重要的意义。

三、生物化学合成法

在生物化学合成中，重组 DNA 技术、酶促多肽合成、抗体催化合成肽、基因工程、基因序列分析，生化蛋白质连接法（biochemical protein ligation），利用酶的立体和区域选择性等产生了新的"生物技术革命"。

1. 重组 DNA 技术 重组 DNA 技术是指将一种生物体（供体）的基因与载体在体外进行拼接重组，然后转入另一种生物体（受体）内，使之按照人们的意愿稳定遗传并表达出新产物或新性状的 DNA 体外操作程序，也称为分子克隆技术。生长抑素是第一个用重组 DNA 技术获得的肽，首先是根据大肠杆菌中经常使用的氨基酸三联密码子，用化学合成方法合成了编码生长抑素氨基酸序列的 DNA，然后将该序列插入到表达质粒上，再将较短的肽融合到蛋白质的 β-牛乳糖上以防止水解。最后用溴化氢将 14 肽从混合蛋白上裂解出来。

2. 酶促多肽合成 酶促多肽合成方法与化学合成方法相反，应用逐步酶促肽合成的方法既可以从 N 端开始也可以从 C 端开始合成肽。酶促肽合成的优点是在缩合反应中不仅避免了消旋化副反应，还避免了耗时而又昂贵的侧链官能团的保护和脱保护过程，减少了有毒溶剂和试剂的使用,而且生物催化剂可以重复利用。许多药物的重要中间体,如二肽和三肽,可以通过酶促法进行大规模合成,甚至可以连续进行。人胰岛素的半合成和天冬氨酰苯丙酸甲酯前体的大规模生产体现了酶促方法在工业上的重要性。

四、蛋白质工程技术

以蛋白质分子的结构规律及其生物功能的关系作为基础,通过化学、物理和分子生物学的手段进行基因修饰或基因合成,对现有蛋白质进行改造,或制造一种新的蛋白质,以满足人类对生产和生活的需求。蛋白质工程,是指在基因工程的基础上,结合蛋白质结晶学,计算机辅助设计和蛋白质化学等多学科的基础知识通过对基因的人工定向改造等手段,对蛋白质进行修饰,改造和拼接以生产出能满足人类需要的新型蛋白质的技术。

蛋白质工程技术已在工业化肽疫苗、单克隆抗体和多功能蛋白质等药物中得到了应用。

1. 肽疫苗 首次报道的全合成疫苗是将流行性感冒病毒 NP 的 $CD8^+T$ 细胞-细胞抗原决定簇与通用免疫增强剂 Pam_3Cys-Ser-Ser 偶联,给小鼠注射后,在没有其他辅助作用下,这个相对简单的结构启动了对病毒的特异性细胞毒作用。此后又发现利用来自肿瘤的抗原决定簇相关的单一多肽免疫方法,无须辅助剂也可以获得很有前景的临床效果。

2. 单克隆抗体(monoclonal antibodies,MAB) 是一类天然药物,因为它们模仿生物体内的正常功能而不具内在毒性,目前已有许多抗体已被用于癌症治疗,而且生产肽类、蛋白质和借助于 DNA 重组和单克隆抗体技术的抗体药物种类在不断地增加。然而,蛋白质大分子制剂也存在一些问题,如不易口服,必须注射给药,并能诱导身体产生抗体对抗蛋白质的免疫应答,导致严重的副反应。人们已经创建了可供人类临床使用的单克隆抗体,又称"人源化"抗体,是通过将小鼠的可变区域和人的不变区域融合以保持结合的特异性,又减少鼠的序列比例。单克隆抗体药物在最近两年表现出惊人的增长优势,前十强中仅有氟替卡松/沙美特罗,瑞舒伐他汀和阿立哌唑三个小分子药物。

3. 多功能蛋白质药物 蛋白质药物具有多种活性,包括生长因子、干扰素、细胞介素、组织型纤溶酶原激活剂、凝集团子、集落刺激因子、促红细胞生成素等。这些多功能蛋白质药物已经实现工业化生产,部分产品已在临床研究或临床大量使用。

五、固相肽合成

固相肽合成(solid phase peptide synthesis)是梅里菲尔德(Robert Bruce Merrifiled)在1963年提出来的,并将固相合成技术用于肽类的合成(图9-8),这是肽化学的一个重大突破,因此,梅里菲尔德凭借这项发明赢得了1984年的诺贝尔化学奖。固相合成从 C 端开始组装肽链,将目标肽的第一个氨基酸经其羧基连接到载体上,这种载体很容易从试剂或溶解的产品中过滤、分离出来。

固相合成必要的条件是:①交联的不可溶的聚合载体,它不易与其他物质发生反应(例如树脂小珠);②在树脂上有一个固定物或连接臂,还需要有一个反应的官能团,以便底物可以结合到树脂上;③底物与连接臂结合的键在反应过程中所使用的条件下是稳定的,也有从连接臂解离产物或者中间体的方法;④官能团的化学保护基不参与合成反应。

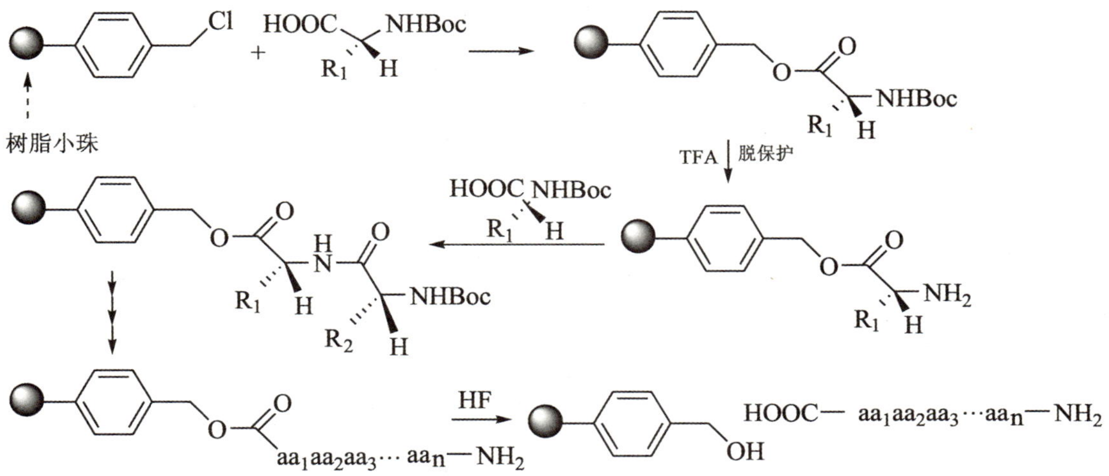

图 9-8 肽的固相合成

对于固相合成，选择合适的保护基是极其重要的，它们应对合成反应所使用的各种条件稳定。但是，一旦合成反应完成，这些保护基能在温和的反应条件下被除去，并有较高的收率。肽的合成主要使用两个保护基的策略。

1. 叔丁氧碳基/苄基保护策略（ter-butoxycarbonyl/benzyl，Boc/Bzl） 这个策略适合于 Merrifield 树脂。每个氨基酸的 N-端在合成中是用 t-叔丁氧羰基（Boc）来保护的。一旦每个氨基酸被加在了增长的肽链上，就用 TFA 将叔丁氧羰基除去形成游离的氨基，以便和下一个被保护氨基酸结合成链。连接延长的肽键与连接臂之间的肽键对 TFA 是稳定的，不受合成条件的影响。但这个键对强酸敏感，合成完成后，用氢氟酸裂解释放出肽。

在合成期间，氨基酸残基上的官能团必须保护起来，即保护基必须对三氟醋酸稳定。苄基类的保护基可以满足这个要求，它们对三氟醋酸稳定，但是对氢氟酸敏感。因此，用氢氟酸处理释放出最终的肽，同时脱去残余物。这一操作的主要缺点是需要使用氢氟酸，但氢氟酸不仅有剧毒还能使玻璃溶解，故必须使用昂贵的聚四氟乙烯设备。另外，存在有严重的健康危害和环境风险，必须避免氢氟酸的逸出。

2. 9-芴甲氧碳基/叔丁基策略（9-fluorenyl methoxycarbonyl/terbutyl，Fmoc/t-Bu） 氨基酸残基上的官能团可用叔丁基保护，再用三氟醋酸把它除去。由于除去芴甲氧羰基和叔丁基的反应条件完全不同，一个是碱和一个酸，保护基策略为垂直的。

3. 人工合成策略 组合合成通常设计成在各个反应器中合成产品的混合物，这涉及大量的起始原料和试剂，但不是所有的起始原料同时放入一个反应瓶中，要设计一个组合合成计划，以最少的操作获得最多数量的不同结构。

例如，用 5 种不同的氨基酸合成二肽，使用组合合成的混合方法，可以同时合成 25 种二肽，如不使用组合法，这需要进行 25 次单独的实验。（图 9-9）

Gly		Gly-Gly	Ala-Gly	Phe-Gly	Val-Gly	Ser-Gly
Ala		Gly-Ala	Ala-Ala	Phe-Ala	Val-Ala	Ser-Ala
Phe	→25次实验	Gly-Phe	Ala-Phe	Phe-Phe	Val-Phe	Ser-Phe
Val		Gly-Val	Ala-Val	Phe-Val	Val-Val	Ser-Val
Ser		Gly-Ser	Ala-Ser	Phe-Ser	Val-Ser	Ser-Ser

图 9-9 二肽的传统合成

使用组合合成，用最少的操作可获得相同的产物，如果 5 种不同氨基酸分别结合到树脂珠上，然后将珠子混合，加入第二个氨基酸，在一次实验中就得到尽可能多的二肽，用 5 种不同的氨基酸与甘氨酸结合生成 25 种可能的二肽。（图 9-10）

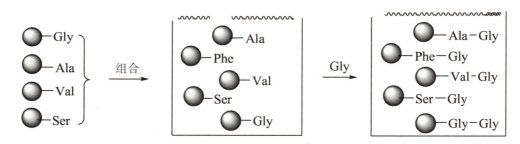

图 9-10 五种不同二肽的合成

结合液相和固相技术优势的杂交法越来越重要，该法已经在一些工艺中得到使用，如 T20（图 9-11）是一个 36 肽，是第一个能抑制膜融合的新型逆转录病毒抑制剂。在 T20 作为治疗 HIV 药物的开发过程中，它首次启动了基于芴甲氧羰基的固相合成制备工艺。

$$Ac-Tyr^1-Thr-Ser-Leu-Ile-Ile^5-His-Ser-Leu-Ile-Glu^{10}-Glu-Ser-Gln-$$
$$Asn-Gln^{15}-Gln-Glu-Lys-Asn-Glu^{20}-Gln-Glu-Leu-Leu-Glu^{25}-Leu-$$
$$Asp-Lys-Trp-Ala^{30}-Ser-Leu-Trp--Asn-Trp^{35}-Phe-NH_2$$

图 9-11 T20 的结构

在 T20 的合成策略中，其早期工艺改用 3 个片段的相转换，三个过程均在 2-氯三苯甲基树脂上进行合成，然后用三氟醋酸/乙二硫醇/水脱保护得到纯度较高（HPLC>70%）的 36 肽粗产品，进一步用制备型 RP-HPLC 纯化、冻干即得产品。而此法无须进一步放大优化即可每批可合成 T20 达 10kg 以上，每年可以生产数吨。

第五节　常用多肽及蛋白质类药物制备工艺

已在临床上使用的多肽和蛋白质类药物越来越多，我们选择临床上较常用的多肽和蛋白质类药物作为例证加以叙述，以此来说明多肽和蛋白质类药物的制备工艺。

一、谷胱甘肽

谷胱甘肽（glutathione，GSH）是一种天然三肽，广泛存在于动植物中，如面包酵母、小麦胚芽、动物肝脏等。1921 年 Hopkins 最先发现，1930 年确定了其化学结构，随后 Rudingen 等人通过化学合成法制备出了谷胱甘肽。谷胱甘肽有多方面的生物学效应，可作为生物氧化还原剂、辅酶和辅助因子，并且在由谷胱甘肽 S-转移酶催化的特定反应中作为底物。谷胱甘肽能清除自由基，还原过氧化物，并且对于晶状体和某些缺乏过氧化氢酶的寄生虫消除 H_2O_2 具有重大的意义。

（一）化学结构和性质

谷胱甘肽化学名称为 γ-L-谷氨酰-L-半胱氨酰-L-甘氨酸，是由谷氨酸、半胱氨酸和甘氨酸通过肽键缩合而成的三肽，其结构式见（9-15）。

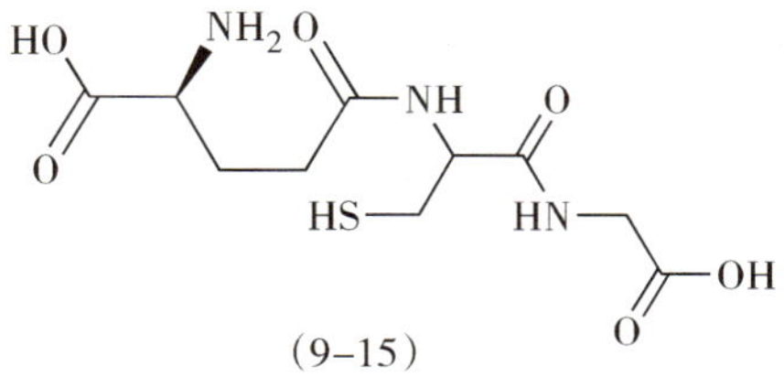

从结构中可以看出，谷胱甘肽分子中有 1 个特殊肽键，与其他肽及蛋白质的肽键有所不同，它是由谷氨酸的 γ-羧基与半胱氨酸的 α-氨基缩合而成的肽键。分子中还有 1 个活泼巯基，易被氧化脱氢，2 个分子的谷胱甘肽失去氢后转变成氧化型谷胱甘肽，经还原酶作用，可变成还原型谷胱甘肽。

谷胱甘肽为白色或结晶性粉末。溶于水、稀乙醇、氨水和 N,N-二甲基甲酰胺，不溶于乙醇、乙醚、三氯甲烷和丙酮，等电点为 5.93，熔点为 195℃。

（二）谷胱甘肽生产方法

谷胱甘肽的生产方法主要有提取法、合成法、发酵法、酶工程法等，包括酵母诱变处理法、绿藻培养及固定化啤酒酵母连续生产法。

1. 提取法　谷光氨肽存在于面包酵母、小麦胚芽、动物肝脏、鸡血、猪血、狗血、西红柿、菠菜、黄瓜、大豆中。生产上常用小麦胚芽或面包酵母（含量 100~1000mg/100g）为原料。

（1）以小麦胚芽为原料的提取法　取小麦胚芽加水磨浆，加热水提取，过滤。滤液加淀粉酶、蛋白酶处理，再经提取、分离，加入沉淀剂除去蛋白杂志得澄清液，色谱分离，浓缩，脱色，喷雾，即得谷胱甘肽成品。

（2）以酵母为原料的提取法　取谷胱甘肽高含量酵母，加热水提取，离心，离心液调 pH2.8~3.0。经树脂吸附，酸洗脱，洗脱液在搅拌下加入新配制的 Cu_2O 生成沉淀（GS-Cu），再通入 H_2S 置换以除去 Cu（黑色 Cu_2S 沉淀），过滤，滤液浓缩，脱色，喷雾干燥，即得 GSH 成品。

2. 化学合成法　化学合成法生产谷胱甘肽始于 20 世纪 70 年代，是将 L-Glu，L-Cys 和 Gly 经过一系列化学反应缩合制备得到，主要涉及基团保护，酰胺缩合和脱保护三个反应过程。化学合成法生产工艺比较成熟，但是比较复杂，反应步骤多，反应时间长、成本高、操作复杂、环境污染等多种不利因素。最重要的是通过化学合成法得到的谷胱甘肽是左旋体和右旋体的外消旋混合物，需要进行光学拆分，分离十分困难，产品纯度不高。由此限制了化学合成法的工业应用。

3. 生物合成法

（1）酶工程制造法　利用生物体内天然谷胱甘肽合成酶，以 L-谷氨酸、L-半胱氨酸及甘氨酸为底物，并加入少量的 ATP 即可合成谷胱甘肽。大多利用取自酵母菌和大肠杆菌等的谷胱甘肽合成酶，包括合成酶Ⅰ（γ-L-谷氨酰-L-半胱氨酸合成酶）和合成酶Ⅱ（γ-L-谷氨酰-L-半胱氨酰·甘氨酸合成酶）两种。

① 工艺流程（图9-12）：

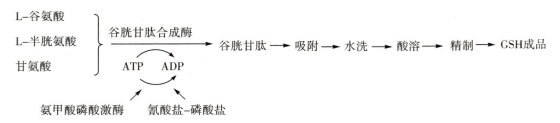

图9-12 酶工程制造法工艺流程

② 工艺反应原理（图9-13）：

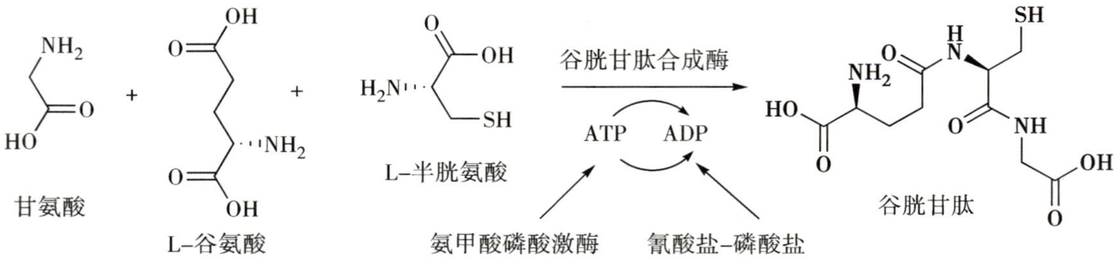

图9-13 酶工程工艺反应原理

（2）基因工程制造法　用重组基因获得的大肠杆菌工程菌，在"指数流加"模式下进行高密度培养。发酵培养基组成有葡萄糖10g/L、KH_2PO_4 13.3g/L、$(NH_4)_2HPO_4$ 4g/L、$MgSO_4 \cdot 7H_2O$ 1.2g/L、柠檬酸1.7g/L、EDTA 8.4mg/L、$CoCl_2 \cdot 6H_2O$ 2.5mg/L、$MgCl_2 \cdot 4H_2O$ 15mg/L、$CuCl_2 \cdot 2H_2O$ 1.5mg/L、H_3BO_3 3mg/L、$Na_2MoO_4 \cdot 2H_2O$ 2.5mg/L、$Zn(CH_3CO_2)_2 \cdot 2H_2O$ 13mg/L、柠檬酸铁100mg/L、盐酸硫胺4.5mg/L。发酵时间25小时，最大细胞干质量可达80g/L，GSH总量0.88g/L，最大细胞生产强度3.2g/(L·h)。

二、胸腺肽

胸腺肽（thymus peptides）是从冷冻的小牛（或猪、羊）胸腺中提取的一种具有高活力的混合肽类药物，分子量在7000和9600左右的两类蛋白质或肽类，氨基酸组成达15种。对热较稳定，升温80℃生物活性不降低。经蛋白水解酶作用，生物活性消失。胸腺肽具有调节细胞免疫功能，有较好的抗衰老和抗病毒作用，适用于原发和继发性免疫缺陷病以及因免疫功能失调所引起的疾病，对肿瘤有很好的辅助治疗效果，也用于再生障碍性贫血、急慢性病毒性肝炎等。

1. 工艺流程（图9-14）

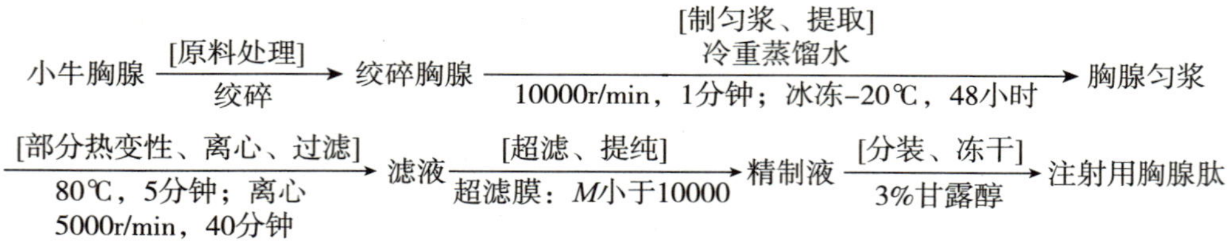

图9-14 胸腺肽制备工艺流程

（一）化学结构和性质

谷胱甘肽化学名称为 γ-L-谷氨酰-L-半胱氨酰-L-甘氨酸，是由谷氨酸、半胱氨酸和甘氨酸通过肽键缩合而成的三肽，其结构式见（9-15）。

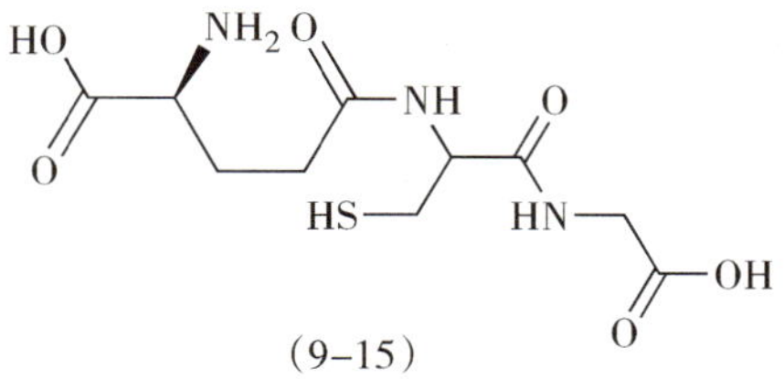

从结构中可以看出，谷胱甘肽分子中有 1 个特殊肽键，与其他肽及蛋白质的肽键有所不同，它是由谷氨酸的 γ-羧基与半胱氨酸的 α-氨基缩合而成的肽键。分子中还有 1 个活泼巯基，易被氧化脱氢，2 个分子的谷胱甘肽失去氢后转变成氧化型谷胱甘肽，经还原酶作用，可变成还原型谷胱甘肽。

谷胱甘肽为白色或结晶性粉末。溶于水、稀乙醇、氨水和 N,N-二甲基甲酰胺，不溶于乙醇、乙醚、三氯甲烷和丙酮，等电点为 5.93，熔点为 195℃。

（二）谷胱甘肽生产方法

谷胱甘肽的生产方法主要有提取法、合成法、发酵法、酶工程法等，包括酵母诱变处理法、绿藻培养及固定化啤酒酵母连续生产法。

1. 提取法 谷光氨肽存在于面包酵母、小麦胚芽、动物肝脏、鸡血、猪血、狗血、西红柿、菠菜、黄瓜、大豆中。生产上常用小麦胚芽或面包酵母（含量 100～1000mg/100g）为原料。

（1）以小麦胚芽为原料的提取法　取小麦胚芽加水磨浆，加热水提取，过滤。滤液加淀粉酶、蛋白酶处理，再经提取、分离，加入沉淀剂除去蛋白杂志得澄清液，色谱分离，浓缩，脱色，喷雾，即得谷胱甘肽成品。

（2）以酵母为原料的提取法　取谷胱甘肽高含量酵母，加热水提取，离心，离心液调 pH2.8～3.0。经树脂吸附，酸洗脱，洗脱液在搅拌下加入新配制的 Cu_2O 生成沉淀（GS-Cu），再通入 H_2S 置换以除去 Cu（黑色 Cu_2S 沉淀），过滤，滤液浓缩，脱色，喷雾干燥，即得 GSH 成品。

2. 化学合成法 化学合成法生产谷胱甘肽始于 20 世纪 70 年代，是将 L-Glu，L-Cys 和 Gly 经过一系列化学反应缩合制备得到，主要涉及基团保护，酰胺缩合和脱保护三个反应过程。化学合成法生产工艺比较成熟，但是比较复杂，反应步骤多，反应时间长、成本高、操作复杂、环境污染等多种不利因素。最重要的是通过化学合成法得到的谷胱甘肽是左旋体和右旋体的外消旋混合物，需要进行光学拆分，分离十分困难，产品纯度不高。由此限制了化学合成法的工业应用。

3. 生物合成法

（1）酶工程制造法　利用生物体内天然谷胱甘肽合成酶，以 L-谷氨酸、L-半胱氨酸及甘氨酸为底物，并加入少量的 ATP 即可合成谷胱甘肽。大多利用取自酵母菌和大肠杆菌等的谷胱甘肽合成酶，包括合成酶Ⅰ（γ-L-谷氨酰-L-半胱氨酸合成酶）和合成酶Ⅱ（γ-L-谷氨酰-L-半胱氨酰·甘氨酸合成酶）两种。

① 工艺流程（图9-12）：

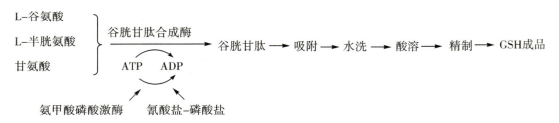

图9-12 酶工程制造法工艺流程

② 工艺反应原理（图9-13）：

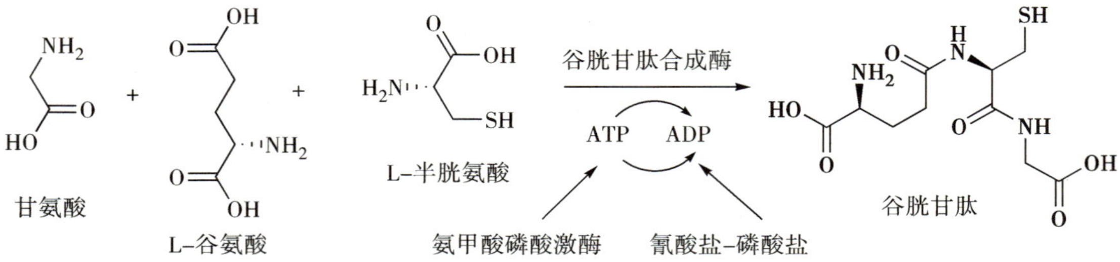

图9-13 酶工程工艺反应原理

（2）基因工程制造法　用重组基因获得的大肠杆菌工程菌，在"指数流加"模式下进行高密度培养。发酵培养基组成有葡萄糖10g/L、KH_2PO_4 13.3g/L、$(NH_4)_2HPO_4$ 4g/L、$MgSO_4 \cdot 7H_2O$ 1.2g/L、柠檬酸1.7g/L、EDTA 8.4mg/L、$CoCl_2 \cdot 6H_2O$ 2.5mg/L、$MgCl_2 \cdot 4H_2O$ 15mg/L、$CuCl_2 \cdot 2H_2O$ 1.5mg/L、H_3BO_3 3mg/L、$Na_2MoO_4 \cdot 2H_2O$ 2.5mg/L、$Zn(CH_3CO_2)_2 \cdot 2H_2O$ 13mg/L、柠檬酸铁100mg/L、盐酸硫胺4.5mg/L。发酵时间25小时，最大细胞干质量可达80g/L，GSH总量0.88g/L，最大细胞生产强度3.2g/（L·h）。

二、胸腺肽

胸腺肽（thymus peptides）是从冷冻的小牛（或猪、羊）胸腺中提取的一种具有高活力的混合肽类药物，分子量在7000和9600左右的两类蛋白质或肽类，氨基酸组成达15种。对热较稳定，升温80℃生物活性不降低。经蛋白水解酶作用，生物活性消失。胸腺肽具有调节细胞免疫功能，有较好的抗衰老和抗病毒作用，适用于原发和继发性免疫缺陷病以及因免疫功能失调所引起的疾病，对肿瘤有很好的辅助治疗效果，也用于再生障碍性贫血、急慢性病毒性肝炎等。

1. 工艺流程（图9-14）

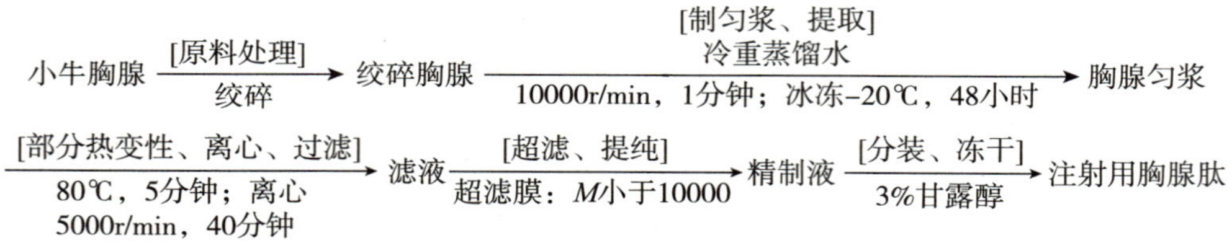

图9-14 胸腺肽制备工艺流程

2. 工艺过程

[原料处理] 取-20℃冷藏小牛胸腺，用无菌的剪刀剪去脂肪、筋膜等非胸腺组织，再用冷无菌蒸馏水冲洗后置于灭菌绞肉机中绞碎。

[制匀浆、提取] 将绞碎胸腺与冷重蒸水按1:1的比例混合，置于10000r/min的高速组织捣碎机中捣碎1分钟，制成胸腺匀浆。在10℃以下浸渍提取后置-20℃冰冻贮藏48小时。

[部分热变性、离心、过滤] 将冻结的胸腺匀浆融化后，水浴上搅拌升温至80℃，保持5分钟后迅速降温；-20℃以下冷藏2~3天；取出融化，以5000r/min离心40分钟，在温度2℃收集上清液，除去沉渣；用滤纸浆或微滤膜（0.22μm）减压抽滤得澄清滤液。

[超滤、提纯、分装、冻干] 将滤液用超滤膜进行超滤，收集分子量在1万以下的活性多肽，得精制液，置-20℃冷藏。检验合格后加入3%甘露醇作赋形剂，用微滤膜过滤除菌，分装，冷冻干燥即可得胸腺肽。

三、胰岛素

胰岛素（insulin），是一种蛋白质激素，由胰脏内的胰岛β细胞分泌。胰岛素参与调节糖代谢，控制血糖平衡，可用于治疗糖尿病。人类对胰岛素的研究已有200来年的历史。在1788年就发现了糖尿病的产生与胰功能的破坏有密切关系；直到1921年Banting和Best首次从狗的胰腺中成功分离出胰岛素，并于翌年将胰岛素应用于临床；1926年，人类获得的第一个有生物活性的蛋白质结晶；1955年，科学家阐明了它的一级结构；1965年，中国科学家合成了具有全部生物活力的结晶牛胰岛素，它是第一个在实验室中用人工方法合成的蛋白质，突破了一般有机化合物领域到信息量集中的生物高分子领域之间的界限，使人类认识生命现象的漫长过程中迈出了重要的一步；1967年，阐明了胰岛素原的一级结构；1970年，用X射线衍射方法阐明了其空间构型。胰岛素的发现、分离纯化和结构鉴定等研究为人工合成蛋白质，探索生命奥秘做出了重大贡献。

1. 化学组成和性质 胰岛素由51个氨基酸残基组成，分子量为5374，等电点5.35，分A、B两个肽链组成并由S-S键相连（9-16）。人胰岛素A链有11种21个氨基酸，B链有15种30个氨基酸，共16种51个氨基酸组成。其中A7（Cys）-B7（Cys）、A20（Cys）-B19（Cys）四个半胱氨酸中的巯基形成两个二硫键，使A、B两链连接起来。此外A链中A6（Cys）与A11（Cys）之间也存在一个二硫键。人胰岛素的一级结构为：

```
                   ┌──S──S──┐
              亮    酰 胱 胱    亮 胱        酰         冬酰 胱 冬酰
A链  H₂N-甘-异-缬-谷-谷-半-半-苏-丝-异-半-丝-亮-酪-谷-亮-谷-天 酪-半-天 -COOH
      1   2  3  4  5  6  7  8  9 10 11 12 13 14 15 16 17 18 19 20 21
                     |                                    |
                     S                                    S
                     |                                    |
                     S                                    S
                     |                                    |
              冬酰酰     胱                                    胱
B链  H₂N-苯-缬-天 谷-组-亮-半-甘-丝-组-亮-缬-谷-丙-亮-酪-亮-缬-半-甘-谷
      丙
      1   2  3  4  5  6  7  8  9 10 11 12 13 14 15 16 17 18 19 20 21
          丙 丙
          精-甘-苯-苯-酪-苏-脯-赖-丙-COOH
```

(9-16)

胰岛素原是胰岛素的前体，在 A 链的 N 末端与 B 链的 C 末端之间，连接一多肽，称 C 肽。C 肽由 30 多个氨基酸前体，因种属的不同而或多或少，如猪胰岛素原的 C 肽为 33 肽，经专一酶（类蛋白酶和类缩肽酶 B）的水解，切下去 C 肽，释放出胰岛素。

不同种属动物的胰岛素分子结构大致相同，不同之处主要在 A 链的二硫桥中间的第 8 位、第 9 位、第 10 位和 B 链 C 末端的氨基酸上，这些氨基酸随种属而异，但其生理功能是相同的，说明这个氨基酸残基的改变并不影响胰岛素的生物活性。对于这些可变动的氨基酸，一般不位于激素的"活性中心"或对维持"活性中心"不重要，只是与免疫性有关。我国生产的胰岛素是主要从猪胰中提取出来的，猪胰岛素分子中仅有一个氨基酸（B30 位的一个氨基酸）与人胰岛素不同。猪胰岛素与人胰岛素结构最接近，疗效较高，且不易引起胰岛素抗体的产生。

人与几种哺乳动物胰岛素组成中的氨基酸差异见表 9-6。

表 9-6　人与几种哺乳动物胰岛素组成中的氨基酸差异

来源	氨基酸排列顺序的部分差异			
	A_8	A_9	A_{10}	B_{30}
人	苏	丝	异亮	苏
猪	苏	丝	异亮	丙
牛	丙	丝	缬	丙
狗	苏	丝	异亮	丙
山羊	丙	甘	缬	丙
马	苏	甘	异亮	丙
象	苏	甘	缬	苏
抹香鲸	苏	丝	异亮	丙
兔	苏	丝	异亮	丝

胰岛素呈白色或类白色粉末状结晶。由于精制方法不同，在显微镜下观察，可分为两种形态，一种为不规则细微颗粒，称"无定形"，另一种为扁斜形六面体。

胰岛素广泛存在于人和动物的胰中，由 β 细胞制造，开始是作为活性很弱的前体胰岛素原存在，进而分解为胰岛素。

在各种动物的胰中，胰岛素的含量有些差异，牛、猪、马、羊新鲜胰组织中分别含有胰岛素 2.5U/g、3.0U/g、1.5U/g、1.0U/g。澳大利亚科学家从海星中分离出一种类胰岛素，具有同动物胰岛素一样的药理功能。英国科学家从曲霉菌等原始单细胞微生物中分离的胰岛素，被称为原生胰岛素；经研究分析结果证明，原生胰岛素分子结构和性状与人胰岛素十分相似，还能刺激人体脂肪细胞，把葡萄糖转化为脂肪，起着与胰腺分泌的胰岛素一样的作用。这些发现推翻了原来认为胰岛素只有人和其他高级脊椎动物胰腺才能分泌的理论，也为生产实践上运用单细胞微生物制造胰岛素开发了新的资源。

根据采用的原料和手段的不同，制备胰岛素的方法有提取法、生物技术法、化学合成法。但主要以提取法为主，比较成熟且被普遍采用的是酸醇提取减压浓缩法，原料多用猪的新鲜胰腺。

2. 酸醇提取减压浓缩法　胰岛素在约 70% 乙醇的酸性水溶液中易溶解，且较稳定，在合适的 pH 下沉淀碱性和酸性蛋白质，减压低温下蒸发除去乙醇，速热速冷除去油脂，再用氯化钠盐析，即得粗品。将粗品溶解，在适当浓度的丙酮-水溶液中调 pH 值去杂蛋白，并利用锌盐在一定的 pH 溶液中重结晶，即得精制胰岛素。

（1）工艺流程（图 9-15）

猪胰 $\xrightarrow[\text{乙醇，草酸，}10~15℃]{\text{[提取]}}$ 提取液 $\xrightarrow[\text{氨水，pH8~8.4}]{\text{[碱化]}}$ 碱化液 $\xrightarrow[H_2SO_4,\ pH\ 3.6~3.8,5℃]{\text{[酸化]}}$ 酸化液 $\xrightarrow[30℃以下]{\text{[浓缩]}}$ 浓缩液 $\xrightarrow[\text{速热速冷}]{\text{[去脂]}}$ 去脂溶液 $\xrightarrow[pH\ 2~2.5]{\text{[盐析]}}$ 盐析物 $\xrightarrow[pH4.2~4.3]{\text{[除酸性蛋白]}}$ 滤液 $\xrightarrow[\text{氨水，}Zn(Ac)_2,\ pH\ 6]{\text{[锌沉淀]}}$ 沉淀 $\xrightarrow[pH\ 8.5℃以下，过滤后调pH\ 6]{\text{[除去碱性蛋白、结晶]}}$ 结晶 $\xrightarrow[\text{水，丙酮，乙醚}]{\text{[洗涤，干燥]}}$ 胰岛素精品

图 9-15　酸醇提取减压浓缩法工艺流程

（2）工艺过程

[提取] 将冷冻的胰用刨胰机破碎后，加入 2.5 倍的 88% 乙醇和 5% 草酸，在 10~15℃ 搅拌提取 3 小时，离心分离，滤渣再用 1 倍量 68% 乙醇和 0.4% 草酸提取 2 小时，同上法分离，合并提取液。

[碱化、酸化] 提取液在不断地搅拌下加入浓氨水调 pH 到 8.4，温度控制在 10~15℃，压滤除去蛋白质得澄清滤液，用硫酸酸化至 pH3.6，降温至 5℃，静置 4 小时以上，使酸性蛋白充分沉淀。

[浓缩] 吸取上层清液，残液过滤，滤饼回收（沉淀回收 2）；收集上清液和滤液，在 30℃ 以下减压蒸去乙醇，浓缩至浓缩液的相对密度为 1.04~1.06（为原体积的 1/9~1/10）为止。

[去脂、盐析] 浓缩液转入去脂锅内，于 5 分钟内加热至 50℃，之后立即用冰盐水降温至 5℃，静置 3~4 小时，分离出下层清液（油脂回收）。调 pH 到 2.5，于 20~25℃ 在搅拌下加入固体氯化钠（投料比 270g/L），保温静置数小时，即得胰岛素盐析物。

[除酸性蛋白] 盐析物按干重计算，加入 7 倍量蒸馏水溶解，再加 3 倍量冷丙酮，用 4mol/L 氨水调 pH4.2，然后补加丙酮，使溶液中水和丙酮的比例达 7 : 3，充分搅拌后，在 5℃ 以下过夜，次日在低温下离心分离，或用过滤法将沉淀（沉淀回收 1）分离后得除酸性蛋白的滤液。

[锌沉淀] 在滤液中加入 4mol/L 氨水调 pH 到 6.2，加入体积分数为 3.6% 的醋酸锌溶液（200g/L，20%），再用 4mol/L 氨水调节 pH 至 6，低温放置过夜，次日过滤（母液回收 1），收集沉淀，用冷丙酮洗涤，每千克得沉淀干品 0.1~0.125g。

[除碱性蛋白、结晶] 按千克质量每克加冰 2% 枸橼酸 50mL、65g/L（6.5%）醋酸锌溶液 2mL、丙酮 16mL，并用冰水稀释至 100mL，使充分溶解，冷到 5℃ 以下，用 4mol/L 氨水调 pH5，过滤，滤液用 10% 枸橼酸溶液调 pH6，补加一定量的丙酮，使整个溶液体系保持 16% 的丙酮含量。慢速搅拌 3~5 小时析出结晶，再转入 5℃ 左右低温放置 3~4 天，使结晶完全。离心收集结晶，并小心刷去上层灰黄色无定形沉淀（沉淀回收 3），用蒸馏水或醋酸氨缓冲液洗涤，再用丙酮、乙醚脱水（母液回收 2），离心分离后置于五氧化二磷真空干燥器中干燥得结晶胰岛素。效价 25U/mg 以上，按新鲜猪胰计算总收率为 1300U/kg。

[沉淀回收 1] pH4.2 沉淀回收取 pH4.2 除酸性蛋白的沉淀，用 7 倍量冷蒸馏水搅匀（包括沉淀中所含的水，按 50% 计），用 2mol/L 盐酸调 pH 为 2.5，再加 3 倍（按干品计）冷丙酮，

搅拌溶解后用2mol/L氨水调节pH为4.2，然后补加丙酮至30%，冰箱过夜。次日在5℃以下过滤，滤液用2mol/L氨水调pH至6.2，按体积每100mL加入200g/L（20%）醋酸锌溶液1.8mL，再以2mol/L氨水调pH6，低温放置过夜，次日过滤，分级沉淀，以后操作同上步"[除碱性蛋白、结晶]"进行。

[母液回收1] pH6锌沉淀母液回收（包括pH8沉淀）用2mol/L氨水将母液调至pH7，冰箱放置2~3小时（pH7时溶液中的锌离子形成氢氧化锌，可以吸附胰岛素共同沉淀出来），收集沉淀，加酸水调pH2.5溶解。

[沉淀回收2] pH8沉淀的回收可用4mol/L盐酸溶解并调pH2.5，合并，过滤，滤液用2mol/L氨水调pH5.2~5.3，放置过夜，过滤沉淀物，按10g湿重折算1g干重进行结晶，同"[锌沉淀]"操作进行。

[沉淀回收3] 无定形沉淀回收沉淀按1/2计算，每克加20g/L（2%）枸橼酸50mL、丙酮16mL、65g/L（6.5%）醋酸锌2mL，加水稀释到100mL，溶解，同"[除碱性蛋白、结晶]"操作进行。

[母液回收2] pH6结晶母液回收 将结晶母液用2mol/L盐酸调节pH至2.5左右，按体积加2倍量粗制盐析后的饱和盐水，放置6~7小时，过滤并抽干。按此盐析物质量加10倍量蒸馏水溶解，按溶液体积加2%~10%的200g/L（20%）醋酸锌溶液，用2mol/L氨水调pH5.2~5.3，过滤，沉淀称重后再加10倍量蒸馏水用2mol/L盐酸调pH2.5溶解，再用2mol/L氨水调节至pH5.2~5.3。上述操作反复3次后，沉淀按湿品1/10计进行结晶，碱化工序改为pH6.8，酸化改为pH6.4，析出结晶。得到盐析物后，下面操作同正品，只是按锌沉淀湿品1/10进行结晶。

[油脂回收] 油质1份加水1份，按油脂重的30g/L（3%）加氯化钠，不断搅拌升温到50℃，再静置降温至5℃分出油脂，溶液进行盐析，得盐析物。其他操作与正品精制相同。

以上各项操作，以pH4.2沉淀回收得量最多，占整个回收量的近一半，约正品的10%。其他pH6结晶母液回收和油脂盐析物回收也分别达正品的5%左右。

3. 分级提取直接锌盐沉淀法 利用胰岛素易与锌离子结合的性质，用氯化锌作沉淀剂，使胰岛素直接从初步除去碱性和酸性杂蛋白的提取液中沉淀出来。由于草酸根与锌离子配位，会干扰胰岛素的沉淀，故采用该工艺提取时不用草酸，改用硫酸和盐酸。经过两次盐析后能有效降低锌含量。粗品按常规精制方法进一步处理皆可得到纯品。

（1）工艺流程（图9-16）

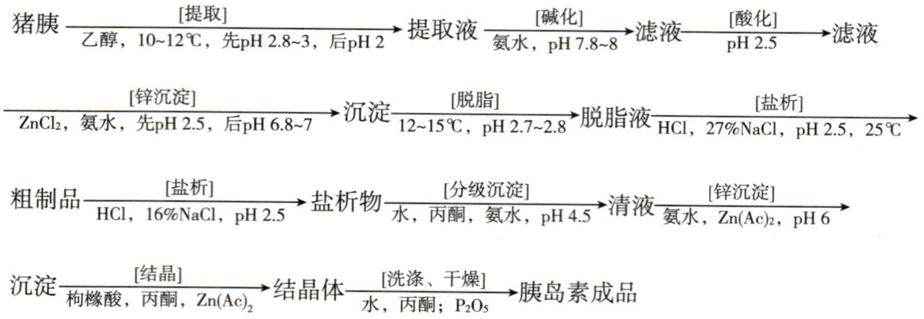

猪胰 —[提取]乙醇，10~12℃，先pH 2.8~3，后pH 2→ 提取液 —[碱化]氨水，pH 7.8~8→ 滤液 —[酸化]pH 2.5→ 滤液

—[锌沉淀]ZnCl₂，氨水，先pH 2.5，后pH 6.8~7→ 沉淀 —[脱脂]12~15℃，pH 2.7~2.8→ 脱脂液 —[盐析]HCl，27%NaCl，pH 2.5，25℃→

粗制品 —[盐析]HCl，16%NaCl，pH 2.5→ 盐析物 —[分级沉淀]水，丙酮，氨水，pH 4.5→ 清液 —[锌沉淀]氨水，Zn(Ac)₂，pH 6→

沉淀 —[结晶]枸橼酸，丙酮，Zn(Ac)₂→ 结晶体 —[洗涤、干燥]水，丙酮；P₂O₅→ 胰岛素成品

图9-16 分级提取直接锌盐沉淀法工艺流程

（2）工艺过程

［提取］将冷冻胰用刨胰机刨碎，按100kg胰加入300L 82%乙醇的比例投料。在10～12℃温度下，加入6mol/L硫酸调节pH2.8，搅拌提取0.5小时后加6mol/L盐酸调pH到2，继续搅拌提取2.5小时。过滤，向残渣中加入65%乙醇150L，用6mol/L盐酸调节pH到2，搅拌提取2小时，过滤，合并提取液（滤液）。

［碱化、酸化、锌沉淀］提取液冷至0～5℃，用浓氨水调节pH到7.8～8，加入硅藻土（6kg/100kg胰），板框压滤；随即用混酸液（$V_{盐酸}:V_{硫酸}:V_{水}=4:1:4$）调pH到2；加入质量分数为30%～50%氯化锌（3kg/100kg胰）溶液（用6mol/L盐酸调节pH2.5），温度控制在2～4℃，待沉淀完全后，过滤，收集沉淀；滤液用浓氨水调节pH至6.8～7，于5℃过夜。次日，过滤，收集沉淀。

［脱脂、盐析、分级沉淀］取上述沉淀合并后溶于5倍量蒸馏水，用6mol/L盐酸调节pH2.7～2.8，12～15℃放置。次日除去下层清脱脂液，上层脂肪层用5倍量蒸馏水洗涤。回收下层洗涤清液作下一批锌沉淀溶解用。脱脂液用6mol/L盐酸调节pH2.5，在常温下加入270g/L（25%）氯化钠盐析。将盐析物溶于20倍量蒸馏水中，再用6mol/L盐酸调节pH2.5，加160g/L（16%）氯化钠盐析，过滤，收集盐析物。将盐析物溶于7倍量的蒸馏水中，加入3倍量丙酮，用4mol/L氨水调节pH4.5，冷至0～5℃过夜，除去沉淀（回收处理）得清液。

［锌沉淀、结晶、干燥］取清液用4mol/L氨水调节pH6，加入20%醋酸锌溶液（按100kg胰脏加入30mL），析出白色沉淀，过滤，收集沉淀。按下列配比结晶（以100kg胰所得沉淀物计算）：2%枸橼酸500mL，20%醋酸锌6.5mL，丙酮160mL，蒸馏水稀释至1000mL。冷却至0～5℃，用4mol/L氨水碱化至pH8，过滤，除去沉淀。用10%枸橼酸调节pH6，搅拌结晶2天，离心收集结晶，用蒸馏水、丙酮各洗2次，置于五氧化二磷真空干燥，即得胰岛素成品。

4. 酶促半合成人胰岛素 猪和人两种胰岛素的差别仅在B_{30}位上，猪的C末端是丙氨酸，人的则是苏氨酸。经胰蛋白酶的转酰胺作用，将猪胰岛素转化为人胰岛素B_{30}苏氨酸（丁酰基）丁酸，通过硅胶柱色谱，然后用三氟乙酸处理，断裂保护基团，再用离子交换色谱纯化，可得到高纯度人胰岛素，按猪胰岛素原料的胰岛素含量计算，总收率可达到55%～60%，纯度超过99%。经高压液相色谱仪测定，仅含痕迹量的脱酰胺胰岛素。该工艺现已能生产出千克级产品供治疗用。

张友尚院士等在pH8、56% N,N-二甲基甲酰胺中，用去8肽胰岛素酶促半合成了胰岛素的活力碎片移去6肽胰岛素结晶。其技术路线如图9-17所示。

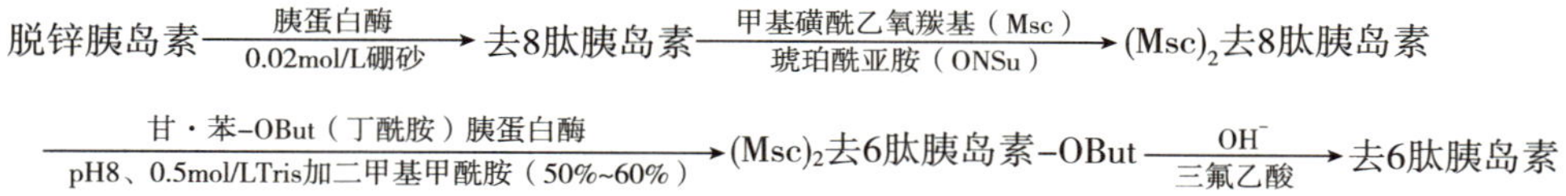

脱锌胰岛素 $\xrightarrow[\text{0.02mol/L硼砂}]{\text{胰蛋白酶}}$ 去8肽胰岛素 $\xrightarrow[\text{琥珀酰亚胺（ONSu）}]{\text{甲基磺酰乙氧羰基（Msc）}}$ (Msc)$_2$去8肽胰岛素

$\xrightarrow[\text{pH8、0.5mol/LTris加二甲基甲酰胺（50%～60%）}]{\text{甘·苯-OBut（丁酰胺）胰蛋白酶}}$ (Msc)$_2$去6肽胰岛素-OBut $\xrightarrow[\text{三氟乙酸}]{\text{OH}^-}$ 去6肽胰岛素

图9-17 酶促半合成人胰岛素工艺流程

酶促合成多肽有很多优点：合成条件十分温和，副反应少，收率高，反应物只需要最低限度的保护而具有良好的溶解度，克服了过去大肽合成中溶解度差的难题；酶促合成产物均一性好，不仅不会消旋，而且可从消旋的混合物中优先形成含L-氨基酸的产物；在半合成中，用从蛋白质或多肽中获得的天然肽段作反应物，使合成路线简化；利用专一性高的酶来催化缩

合，不需要保护氨基。半合成法和酶促合成法相结合而形成的酶促半合成方法，如今在多肽合成中将发挥更大的作用。

5. 重组 DNA 技术制造人胰岛素　基因工程技术合成人胰岛素已有 AB 链合成法和反转录酶法两条途径。

（1）AB 链合成法　以人工合成的人胰岛素 A 链和 B 链基因，分别插入克隆载体质粒所携带的细胞 β-半乳糖苷酶基因中，再将重组质粒导入大肠杆菌，在细胞中进行复制，并在 β-半乳糖苷酶基因的信号序列的控制下，合成 mRNA，再翻译出 A 链和 B 链蛋白，用溴化氰（CNBr）将 A 链和 B 链链接起来组成人胰岛素。

化学合成编码 A 链和 B 链的寡核苷酸，将甲硫氨酸密码子（ATG）加到每个寡核苷酸的 5′-末端，来年高挑寡核苷酸克隆到位于 pBR322 上的 β-半乳糖苷酶（β-gal）启动子和 β-gal 蛋白部分编码序列的下游。将重组 DNA 导入大肠杆菌中，产生融合蛋白，含有 β-gal 蛋白的氨基酸末端部分，最后是 ATG 密码子编码的甲硫氨酸及其相连的 A 链和 B 链，经溴化氰出去链上的甲硫氨酸，释放出游离的 A 链和 B 链，再将两链合成具有生物活性的人胰岛素。

（2）反转录酶法制造人胰岛素　通过胰岛素原的 cDNA 合成人胰岛素。现将 mRNA 经反转录酶处理合成 cDNA，用化学合成法把甲硫氨酸密码子（ATG）接在胰岛素 cDNA 的 5′-末端，再将此基因插入 pBR322 的质粒载体，并转入大肠杆菌中增强，连接物甲硫氨酸使胰岛素原从融合的蛋白质中释放出来。胰岛素原折叠成三锥结构，并形成二硫键，再经工具酶切开，除去 C 肽，即可获得人胰岛素。

第十章 酶类药物

酶（enzyme）是由活细胞合成的、能高效催化其特异底物（substrate）的蛋白质。酶制剂是将从生物（包括动物、植物、微生物）中提取得到的具有生物催化能力的酶，辅以其他成分，用于不同用途的制品。生命活动离不开酶的催化作用，生物体内的化学反应几乎都是在特异性酶的催化下进行的，人体的许多疾病也与体内酶的异常密切相关。

酶学知识源于生产实践，我国古代的劳动人民就开始用曲来治疗腹泻。现代研究表明，中药神曲、半夏曲、沉香曲等含有丰富的水解酶，可降解糖、脂肪与蛋白质，具有消食行气、健脾养胃的功效，可用于治疗食积、腹胀与泻痢等疾病。

酶的系统研究始于19世纪中叶对发酵本质的探讨。法国著名的科学家巴斯德（Louis Pasteur）认为，发酵是酵母细胞生命活动的结果，如果细胞破裂则失去发酵作用。1897年，德国科学家Hans Büchner和Eduard Büchner兄弟首次使用不含细胞的酵母提取液成功地实现了发酵，这一发现打开了通向现代酶学的大门。

早期的药用酶是从动物脏器中提取得到的，20世纪60年代后期逐渐发展为从微生物发酵液中获取，70年代后，开始利用细胞培养技术和基因工程的手段来获取有关酶，并做成酶制剂，广泛应用在医药、食品等领域。

从生物（包括动物、植物、微生物）中提取的具有生物催化能力的酶，辅以其他成分，用于加速加工过程和提高产品质量的制品，称为酶制剂。

第一节 酶类药物简介

自然界中已发现的酶多达2000多种，结晶出来的酶近100种，被应用的商品酶近700种。工业上有价值的酶有数十种，就产量而论蛋白酶和淀粉酶占了80%以上，但药用酶仅占其中的少部分。我国的酶类药物研制开发较快，已正式投入生产的有20多种。

50多年前就已经有酶类药物的概念，20世纪60年代，de Duve提出酶类药物是替代治疗遗传缺陷疾病的一种可行方式。1987年，第一种重组酶类药物Activasel诞生，并由美国FDA批准用于由冠状动脉阻塞引起的心脏病的治疗。Adagenl（腺苷脱氨酶类药物）是一种与机体细胞免疫活性有密切关系的核酸代谢酶，若体内缺乏该酶可导致核酸代谢障碍，从而引起免疫功能缺陷。1990年，Andagenl获美国FDA批准用于临床，是在美国罕用药法案下第一种经FDA批准的酶类药物。Activasel和Adagenl标志着酶类药物新时代的到来，由于生物化学反应主要依赖于酶的催化，可见酶类药物在血液病、遗传病、传染性疾病、癌症等治疗方面有着广阔的应用前景。

一、酶制剂的分类

酶的分类方法很多，可按照酶和细胞的相对位置分为胞内酶和胞外酶；也可按照其来源、分子组成、酶的浓度、加工方法、形态、应用领域等进行分类，因为酶的主要作用是催化化学反应的发生，所以这里主要介绍按照其所催化的化学反应类型进行的分类。

（一）按照酶的来源分类

酶可从植物和动物组织中加工得到，也可通过微生物的方法获得。按照酶的来源不同，可将酶制剂分为植物酶制剂、动物酶制剂和微生物酶制剂。

（二）按照分子组成分类

按照其分子组成可分为单纯酶（simple enzyme）和结合酶（conjugated enzyme）。单纯酶是仅由氨基酸残基构成的酶，如淀粉酶、消化蛋白酶、脂酶、核糖核酸酶、脲酶等。结合酶是由蛋白质部分和非蛋白质部分所组成，前者称为酶蛋白（apoenzyme），其决定反应的特异性；后者称为辅助因子（cofactor），多为金属离子或小分子有机化合物，其决定反应的种类和性质。酶蛋白与辅助因子结合形成的复合物称为全酶（holoenzyme），只有全酶才有催化作用。

另外，根据酶制剂中所包含的酶种类的多少又可分为单一酶制剂和复合酶制剂。单一酶制剂仅包含一种酶，如淀粉酶。复合酶制剂由一种或几种单一酶制剂为主体，加上其他单一酶制剂复合而成，或由一种或几种微生物发酵获得。复合酶制剂可利用多种酶的协同作用，降解各种底物，充分发挥酶制剂的作用。

（三）按照酶的浓度分类

按照酶制剂中酶的浓度，可将酶制剂分为普通酶和浓缩酶。普通酶具有价格低、效果好等优点。与普通酶相比，浓缩酶颜色较深、成本较低、用量较少。

（四）按照酶的生产加工方法分类

根据实际应用的需要，可将酶加工成不同的形式，根据酶的生产加工方法的不同，可将酶制剂分为游离酶制剂、固定化酶制剂、酶试纸、酶电极等。

（五）按照物理形态分类

按照酶制剂的物理形态不同，主要可分为固体酶制剂和液体酶制剂两种。例如，用于制备葡萄糖的葡萄糖淀粉酶就有固体和液体两种形态。

固体酶制剂的体积较小，方便运输、保存，性质较稳定，所以大多数酶制剂都是以固体形式生产和销售。固体酶制剂的主要缺点是杂质含量较高，酶的活性较低，由于在生产过程中需要进行沉淀和干燥，所以酶活性的损失较大。

相对于固体酶制剂来说，液体酶制剂的生产工艺比较简单，成本较低，使用方便，但液体酶制剂的稳定性是生产过程中要解决的关键问题，给运输和保存带来很多不便，大多需要加入一定的稳定剂和保护剂来提高液体酶制剂的稳定性。

（六）按照酶制剂的应用领域分类

酶制剂广泛应用在医药、化工、食品、化学分析等领域，可按照酶制剂的应用领域进行分类。如用作药物的药物酶制剂；用于临床检测的诊断酶制剂；工业生产上作为催化剂的工业酶制剂，如α-淀粉酶、青霉素酰化酶、葡萄糖淀粉酶、葡萄糖异构酶、天冬氨酸酶等；动物饲料中用于提高动物消化率的酶制剂，又称饲料酶制剂；用于食品生产加工的酶制剂，又称食品酶制剂；用于化学分析的酶制剂等。

（七）按照所催化的化学反应类型分类

1961 年，国际生物化学联合会酶委员会（The Commission on Enzymes of the International Union of Biochemistry）根据已知的酶催化反应类型和作用的底物，将酶分为以下六大类：氧化还原酶类、转移酶类、水解酶类、裂合酶类、异构酶类、合成酶或连接酶。

1. 氧化还原酶 该类酶在生命过程中起着重要的作用，在生产实践中的应用也十分广泛。其在体内催化氧化还原反应，参与氧化产能、解毒和某些生理活性物质的合成。这类酶可催化氢原子或电子的转移，也可催化在底物分子中加入氧原子或导入羟基的反应，也包括促使某种物质进行氧化还原转化的各种酶。主要有脱氢酶、还原酶、氧化酶、氧合酶、过氧化物酶、细胞色素氧化酶等。

2. 转移酶 该类酶可催化原子团由一个底物转移到另一个底物的反应，催化功能基团从一种化合物转移至另一化合物，可发生转移的功能基团有氨基、羧基、甲基、酰基、磷酸基等。转移酶在生物体内参与核酸、蛋白质、糖类及脂肪等的代谢，在核苷酸、核酸、氨基酸、蛋白质等的生物合成中起着重要作用，并可为糖、脂肪酸等的分解与合成准备关键性的中间代谢产物。另外，转移酶类还可催化辅酶、激素、抗生素等生理活性物质的合成与转化，并可促使某些生物大分子从潜态转入功能状态。主要的转移酶有酮醛基转移酶、一碳基转移酶、糖苷基转移酶、酰基转移酶、烃基转移酶、含氮基转移酶、含磷基转移酶和含硫基转移酶等。

3. 水解酶 是目前应用最广的一类酶，可催化水解反应或水解反应的逆反应，在体内外起到降解作用。水解酶主要包括淀粉酶、脂肪酶、蛋白酶、酯酶、糖苷酶、核酸酶、肽酶等，可催化水解糖苷键、酯键、硫酯键、肽键、酸酐键等化学键。

4. 裂合酶 该类酶可催化底物进行非水解性、非氧化性分解，可催化脱去底物上某一基团并留下双键的反应或其逆反应，或可相反地在双键处引入某一基团。裂合酶主要有碳酸酐酶、醛缩酶、柠檬酸合酶、谷氨酸脱羧酶、草酰乙酸脱羧酶、烯醇化酶、天冬氨酸酶、DDT 脱氯化氢酶、顺乌头酸酶等，其可催化的化学键主要有 C—C、C—O、C—N、C—S、C—X（X = F，Cl，Br，I）和 P—O 键等。

5. 异构化酶 可催化各种同分异构体之间进行分组异构化，为生物代谢所需，如磷酸丙糖异构酶、消旋酶、差向异构酶等、分子内转移酶、醛酮异构酶、顺反异构酶等。该类酶可进行化合物的顺反异构、差向异构、外消旋、醛酮异构、分子内转移、分子内裂解等。

6. 合成酶或连接酶类 该类酶可催化利用 ATP 或其他 NTP 供能而使两个分子发生连接，使两分子底物合成为一分子化合物。该过程需要三磷酸腺苷等高能磷酸酯作为结合能源，有些还需要金属离子辅助因子，关系到很多重要生命物质的合成。常用的合成酶或连接酶主要有谷氨酰胺合成酶等，可催化形成 C—O 键、C—S 键、C—C 键和磷酸酯键等化学键。

二、酶类药物的特点

1926 年 Sumner 把尿素酶结晶化，而后口服淀粉糖化酶的生产为起点，至 1952 年 Innerfield 首次将结晶的胰蛋白酶静注于血栓性静脉炎症患者后，真正地揭开了酶在医疗中应用的序幕。50 多年前酶类药物的概念得以提出，指的是直接用酶的各种剂型以改变体内酶的活力，或改变体内某些生理活性物质或代谢产物的数量等，从而达到治疗某些疾病的目的。

随着酶类药物在疾病治疗上的不断应用,对其品种、数量、纯度以及剂型等均提出了更高的要求,酶类药物的特点主要有以下几点:

1. pH 大小显著影响酶的活力　　酶类药物通常在生理 pH 条件下具有最高的活力和稳定性,如大肠杆菌 *E. coli* 的谷氨酰胺酶的最适 pH 为 5.0,在 pH 为 7.0 时基本无活性。

2. 应和底物具有较好的亲和力　　酶类药物对其作用的底物应具有较高的亲和力,即仅需少量的酶制剂就能有效地催化血液或组织中较低浓度的底物发生化学反应,从而发挥有效的治疗作用。

3. 在血清中应具有较长的半衰期　　即要求酶类药物从血液中的清除率较慢,有利于酶充分发挥治疗作用。如 Basker 认为酵母天冬酰胺酶缺乏抗肿瘤活性是因为清除率太快。为避免进入体内的酶类药物被酶所分解,导致其在体内的作用时间短而使疗效降低,有时必须对酶进行适当的化学修饰,改变酶分子的结构。目前大都采用高分子化合物作为载体进行修饰,如聚乙二醇、右旋糖酐、肝素、聚 L-丙氨酸等,以延长酶在体内的半衰期,使作用时间从几分钟延长至几小时乃至 1~2 周。也可采用小分子化合物等作为修饰剂或"剪去"酶分子中的某一部分,如以二糖、脂肪酸等作为修饰剂,以延长酶在体内的作用时间,提高治疗效果。

4. 纯度要求高　　特别是用于注射的酶类药物纯度要求更高。

5. 免疫原性　　由于酶的化学本质是蛋白质,所以酶类药物都会不同程度地存在免疫原性的问题。因此,应寻求免疫原性较低或无免疫原性的酶,或通过制剂技术进行制备,目前使用较多的是肠溶片和酶微囊制剂。

三、酶类药物的应用

随着酶技术的不断发展,酶的应用范围也在不断扩大,可用于医药、食品、化工、环保等领域,这里主要介绍酶制剂在医药方面的应用。酶在医药方面的应用历史悠久,当代生物科学和生物工程的迅猛发展以及对疾病分子机制的深入了解,使酶在医药方面的应用范围不断扩大,如利用酶制剂进行疾病的诊断、治疗、制造各种药物等。

(一) 酶在疾病诊断方面的应用

疾病的发生发展和体内酶关系密切,人体是一个复杂的生物反应器,各种代谢反应都需要酶的参与,机体的健康依赖酶对各种代谢反应的准确调节。当体内缺乏某种酶时,代谢反应就会发生异常,从而导致疾病的发生。

疾病诊断的方法有很多,其中酶学诊断法因酶催化的高效性和特异性而得到广泛应用。健康人体内的酶的量或活性在某一范围内相对恒定,当人体患病,体内相关的酶活性会相应发生变化,因此,医学上通常采用测定血液或其他体液中酶的活性来诊断疾病。

酶学诊断方法主要包括以下几个方面,即:根据体内酶的量或活力的变化诊断疾病,利用酶测定体内某些物质的含量来诊断疾病,酶标免疫测定,以及 DNA 聚合物检测等。

1. 根据体内酶的量或活力的变化诊断疾病　　如肝炎患者血清中转氨酶活力增高;急性胰腺炎患者血清和尿中淀粉酶活性升高;胃癌患者胃蛋白酶升高;十二指肠溃疡患者胃蛋白酶活性下降等。

2. 利用酶测定体内某些物质的含量来诊断疾病　　如利用尿酸酶测定血液中尿酸的量来诊断痛风,利用葡萄糖氧化酶和过氧化氢酶联合作用检测血液和尿液中的葡萄糖等。

3. 酶标免疫测定 通过酶与抗体或抗原结合制成酶标记的抗体或抗原，然后利用酶标抗体（或抗原）与待测定的抗原（或抗体）结合，再借助酶的催化特性定量测定酶-抗体-抗原结合物中酶的含量，计算待测抗体或抗原的含量，进而可诊断某种疾病。碱性磷酸酶和过氧化物酶为常用的标记酶。

酶标免疫测定法在疾病诊断方面的应用越来越广泛，如可以诊断肠虫病、毛线虫病、血吸虫病、疟疾等寄生虫病，以及麻疹、疱疹、乙型肝炎等疾病。

4. DNA 聚合物检测 利用 DNA 聚合物进行基因诊断，检测潜在的致病基因，预防疾病的发生。DNA 聚合物是在 DNA 模板、引物、四种脱氧核苷三磷酸等存在的条件下，催化合成 DNA 的酶。通过聚合酶链反应（polymerase chain reaction，PCR），DNA 聚合酶将模板 DNA 进行扩增，然后检测基因是否正常或者是否存在病原体，从而进行基因诊断或检测。

（二）酶在疾病治疗方面的应用

酶可用来治疗多种疾病，早期的酶制剂主要用来治疗消化道疾病和炎症疾病等，近代酶制剂日益增多，其制剂品种已超过 700 多种，临床应用广泛，可用于助消化、抗炎、促凝、促纤溶、促进生物氧化、解毒、抗肿瘤等方面。下面以常用的药用酶为例，简单介绍如下：

1. 蛋白酶 蛋白酶是能够催化蛋白质水解使其构造和功能发生变化的酶，可对细胞运动、组织破坏和变形、激素活化、受体和配基的相互作用、细胞增殖、感染等过程产生影响，可用于治疗多种疾病，是临床上使用最早、用途最广的药用酶之一。目前临床上使用的蛋白酶主要来自于动物和植物，如胰蛋白酶、胃蛋白酶、木瓜蛋白酶和菠萝蛋白酶等。由于动植物资源有限，蛋白酶制剂主要是利用枯草杆菌等微生物发酵进行制备。蛋白酶的在医药领域的主要应用如下：

（1）消化药 蛋白酶在医药领域的应用最早是在消化药的生产上，如用胃蛋白酶治疗消化不良和食欲不振。另外，胰凝乳蛋白酶的酶前体是在肝脏中形成的，在小肠中胰蛋白酶和胰凝乳蛋白酶等的作用下分解成具有活性的酶，是消化食物的重要酶类，常与淀粉酶、脂肪酶等制成复合制剂使用，以增加疗效。作为消化药使用时，蛋白酶一般是制成片剂，通过口服形式给药。

（2）消炎剂 蛋白酶可以作为消炎剂，用于治疗各种炎症，具有很好的疗效。常用的有胰蛋白酶、胰凝乳蛋白酶、菠萝蛋白酶、木瓜蛋白酶等。由灰色链霉菌（*Sterptomyces griseus*）生产数种蛋白酶混合物，含有中性及碱性蛋白酶、氨基肽酶、羧肽酶等。用于手术后和外伤的消炎，还可以治疗副鼻腔炎、咳痰困难等。蛋白酶之所以有消炎作用，是由于它能分解一些蛋白质和多肽，使炎症部位的坏死组织溶解，增加组织通透性，抑制浮肿，促进病灶附近组织积液的排出并抑制肉芽的形成。给药方式有口服，局部外敷或肌内注射等。

（3）高血压的治疗 蛋白酶经静脉注射后，可用来治疗高血压。蛋白酶可催化运动迟缓素原及胰血管舒张素原水解，除去部分肽段后可生成运动迟缓素和胰血管舒张素，从而使血压下降。蛋白酶注射人体后，可能会引起抗原反应，可通过酶分子修饰技术等使抗原性降低或消除。

2. 淀粉酶 淀粉酶（amylase），又称淀粉水解酶，是一类能分解淀粉糖苷键的酶类的总称，包括 α-淀粉酶、β-淀粉酶等，常用的淀粉酶有麦芽淀粉酶、胰淀粉酶、米曲霉淀粉酶等，在医药领域有着重要的应用价值。

当人体消化系统缺少淀粉酶，或在短时间内进食过量的淀粉类食物时，就会引起消化不良、腹胀、腹泻等病症。服用含有淀粉酶的制剂，就帮助消化，改善上述症状。淀粉酶常与脂肪酶、蛋白酶等组成复合制剂，以口服方式给药，具有治疗消化不良、食欲不振等功效。

3. 脂肪酶 脂肪酶（lipase）属于一种水解酶，可催化脂肪水解，常用的脂肪酶有胰脂肪酶、酵母脂肪酶等。当体内缺乏脂肪酶或在较短时间内进食过量的脂肪类食物时，所摄取的脂肪类物质就无法完全消化而出现消化不良症状。临床上常与蛋白酶、淀粉酶组成复合制剂，以口服方式给药。

4. 溶菌酶 溶菌酶通过作用于细菌的细胞壁，使病原菌、腐败性细菌等溶解死亡，具有抗菌、消炎、镇痛等作用。溶菌酶临床应用广泛，可用于治疗手术性出血、分解脓液、消炎镇痛等，疗效显著，且副作用小。对抗生素有耐药性的细菌，溶菌酶同样具有溶菌作用，可通过溶菌酶与抗生素的联合使用，提高抗生素的疗效，是一种较为理想的药用酶。

5. 超氧化物歧化酶 超氧化物歧化酶（superoxide dismutase，SOD）可催化氧负离子发生氧化还原反应，使机体免遭氧负离子的损伤，具有抗辐射作用，可用于治疗红斑狼疮、皮炎、结肠炎及氧中毒等疾病，无明显的副作用，抗原性也很低。所以，SOD 是一种多功效低毒性的药用酶，但在体内稳定性差，血浆半衰期仅 6～10 分钟，可通过酶分子化学修饰大大增加其稳定性，为临床应用创造条件。其可从动物血液、大蒜、青梅等植物中提取，也可通过微生物发酵的方法得到。

6. L-天冬酰胺酶 L-天冬酰胺酶（L-asparaginase）是酰胺基水解酶，可用于治疗儿童急性淋巴细胞白血病，是第一种用于治疗癌症的酶。L-天冬酰胺酶可切断癌细胞生长时所需要的天冬酰胺的供给，因此其对癌症，特别是白血病的治疗具有显著的疗效。当 L-天冬酰胺酶注射进入人体后，由于人体的正常细胞内含有天冬酰胺合成酶，可以合成 L-天冬酰胺而使蛋白质合成不受影响。而对于缺乏天冬酰胺合成酶的癌细胞来说，由于其本身不能合成 L-天冬酰胺，而外来的天冬酰胺又被 L-天冬酰胺酶分解，造成蛋白质合成受阻，从而导致癌细胞死亡。虽然注射该酶可能出现发热、恶心、呕吐、体重下降等过敏性反应，但对比起可怕的白血病来，这些副作用带来的痛苦是轻微的，在未找到其他合适的治疗方法之前，是可以接受的。

7. 尿激酶 尿激酶（urokinase，UK）是一种能够溶解血栓的碱性蛋白酶，主要存在于哺乳动物的尿液中。UK 可直接促使无活性的纤溶酶原变为有活性的纤溶酶，催化血纤维蛋白、血纤维蛋白原、凝血因子等蛋白质或多肽水解，具有溶解血栓和抗凝血的功效，临床上可用于治疗各种血栓性疾病，如脑血栓、急性心肌梗死等。

临床上尿激酶常采用静脉注射或局部注射方式给药，在治疗心肌梗死时也可采用冠状动脉灌注。尿激酶可水解多种凝血蛋白，专一性低，所以必须控制好剂量，避免出现全身纤溶性出血。

基因工程技术的应用使治疗用尿激酶和尿激酶原的生产成本降低，同时可避免尿液中艾滋病毒、肝炎病毒等污染的可能，安全性较好。

8. 组织纤溶酶原激活剂 组织纤溶酶原激活剂（tissue plasminogen activator，t-PA）是一种丝氨酸蛋白酶，可催化纤溶酶原水解生成具有溶解纤维蛋白活性的纤溶酶，其在纤维蛋白溶解系统中起到重要作用。

组织纤溶酶原激活剂（t-PA）专一性好，仅对纤维蛋白有很高的亲和性，与纤维蛋白结合后的 t-PA 对纤溶酶原的亲和性明显提高，可激活血液中的纤溶酶原。正常人血液中纤维蛋白极少，因此 t-PA 不会使正常人发生系统性纤溶。当 t-PA 作用于血栓时，可高效特异地与血栓中的纤维蛋白相结合，形成纤维蛋白、t-PA 和纤溶酶原的三元复合物，有利于 t-PA 激活纤溶酶原，形成纤溶酶，进一步水解复合物中的纤维蛋白，溶解血栓。

t-PA 是采用人的 t-PA 基因表达的产物，所以不存在异源性的抗原性问题，不会出现免疫反应，是一种较为理想的溶栓药物，在治疗心肌梗死、脑血栓等方面有着显著的疗效。因为组织中的 t-PA 含量甚微，当前临床使用的 t-PA 多是基因工程产品，对于 t-PA 分子突变体、嵌合体等的改造，也是研制和开发新型溶血栓药物的方向。

9. 凝血酶 凝血酶（thrombin）是一种可催化血纤维蛋白原水解，生成不溶性的血纤维蛋白，从而促进血液凝固的一种蛋白酶。其可从人或动物的血液、或蛇毒中分离得到，从蛇毒中分离得到的称为蛇毒凝血酶。

凝血酶可直接作用于血浆纤维蛋白原，加速不溶性纤维蛋白凝块的生成，进而促进血液凝固。常以干粉或溶液应用于伤口或手术局部，以控制毛细血管渗出，多用于骨出血、扁桃体摘除和拔牙等，也可口服用于胃和十二指肠出血。而对于动脉出血和纤维蛋白原缺乏所致的凝血障碍无效。快速止血的急救绷带，是将一定比例的凝血酶和纤维蛋白原干粉附着在绷带上，当出现急性出血时，绷带上的纤维蛋白原在凝血酶的作用下，迅速形成不溶的纤维蛋白，裹挟着血细胞形成血块，堵住伤口，起到快速止血的作用。

蛇毒凝血酶是从巴西产美洲矛头蝮蛇毒中分离精制而得的，临床用于预防和治疗各种出血，如手术前后毛细血管出血、咯血、胃出血、视网膜出血、鼻出血、肾出血及拔牙出血等。使用时可采用皮下注射、肌内注射或者静脉注射，但要严格控制剂量。

10. 弹性蛋白酶 弹性蛋白酶，又称弹性酶、胰肽酶 E，根据它水解弹性蛋白的专一性又称弹性水解酶。是一种广泛存在于哺乳动物胰脏中的肽键内切酶，该酶原合成于胰脏的腺泡组织，经胰蛋白酶或肠激酶激活成为活性酶。

弹性蛋白酶可水解结缔组织中的弹性蛋白，具有类似 β-脂蛋白酶的作用，可激活磷脂酶 A，降低血清胆固醇，增加胆固醇从粪便中的排泄量；还可增加血管弹性，具有扩张血管、降低血压、提高心肌血流量的作用，主要用于治疗高血压、高脂血症，预防脂肪肝、动脉粥样硬化等。

11. 激肽释放酶 激肽释放酶是一种内切性蛋白水解酶，哺乳动物的激肽释放酶可分为血液激肽释放酶和组织激肽释放酶两大类，组织激肽释放酶主要分布于动物的胰、颌下腺、唾液和尿中，其中以胰中的含量最为丰富。如药用激肽释放酶（又称血管舒缓素，国外商品名 padutin）主要来自颌下腺和胰脏。

激肽释放酶作用于激肽原后释放出激肽，血液激肽释放酶水解激肽原释放舒缓激肽（九肽），其能够舒张血管、增强毛细血管通透性，所以激肽释放酶又称血管舒缓素，主要用于治疗高血压、动脉硬化、心绞痛、微循环障碍等疾病。

12. 乳糖酶 乳糖酶（lactase）是一种可催化乳糖水解生成葡萄糖和 β-半乳糖的水解酶。通常人体的小肠内有一些乳糖酶，可用于乳糖的消化吸收，但有些人群特别是一些婴幼儿缺乏乳糖酶，不能消化乳糖而致使腹胀、腹泻等症状。服用乳糖酶可减轻或消除由于乳糖缺乏而引起的腹胀和腹泻等症状。

13. 核酸类酶 核酸类酶（ribozyme）是一类具有生物催化功能的核糖核酸分子，可催化 RNA 本身的剪切或剪接，以及催化其他 RNA、DNA、多糖等分子发生反应。该类酶可抑制人体细胞某些不良基因和病毒基因的复制和表达，可使病毒在受感染细胞内的复制率降低，阻断某些不良基因的表达，用于基因治疗或病毒性疾病的治疗。

14. 细胞色素 C 氧化酶 细胞色素 C 氧化酶，又称细胞色素氧化酶，在细胞呼吸中处于细胞色素系统的末端。该酶最初是从酵母细胞中抽提得到，后来从哺乳动物牛或猪的心脏中提取得到，主要用于脑出血、心肌梗死、脑软化症、脑血管障碍、头部外伤后遗症、一氧化碳中毒症、安眠药中毒症等的治疗。

基因工程技术的应用促进了酶制剂的开发，不仅可提高酶的质量，还可使酶的生产成本降低，应用基因工程技术开发药用酶制剂，显示出了广阔的前景。如葡萄糖脑苷酯酶（cerezyme）起初是从人的肝脏中得到的，患者难以负担昂贵的价格。1994 年，美国 FDA 批准应用基因工程法生产的葡萄糖脑苷酯酶用于治疗高雪病或戈谢病高血症（葡萄糖脑苷酯酶缺乏症）。1998 年，新的基因工程药物葡萄糖脑苷酯酶上市，无论从质量上还是价格上都有很大的优势。

（三）酶在药物制造方面的应用

酶在药物制造方面的应用主要是利用酶的催化作用将前体物质转化为药物，酶在药物制造方面的应用越来越多，不少贵重药物都是由酶法生产的。

1. 青霉素酰化酶生产半合成抗生素 青霉素酰化酶（penicillin acylase）在半合成抗生素的生产上发挥了重要作用，可催化青霉素和头孢菌素等 β-内酰胺类抗生素，改变其侧链基团，从而获得具有新的抗菌特性以及有抗 β-内酰胺酶能力的新型抗生素。通过青霉素酰化酶的作用，可半合成得到氨苄青霉素、羟氨苄青霉素、磺苄青霉素、头孢利定、头孢力新、头孢拉定等。

2. β-酪氨酸酶制造多巴 二羟苯丙氨酸（DOPA，多巴）是治疗帕金森（Parkinson）综合征的一种药物。β-酪氨酸酶可催化 L-酪氨酸羟化，生成多巴，治疗由帕金森综合征所引起的手指颤抖、肌肉僵直、行动不便等症状。

3. 核苷磷酸化酶制造阿糖腺苷 核苷中的核糖被阿拉伯糖取代形成阿糖苷，具有抗癌和抗病毒的作用，其中阿糖腺苷疗效显著。阿糖腺苷可由核苷磷酸化酶催化阿糖尿苷转化而成，阿糖尿苷在尿苷磷酸化酶的作用下生成阿拉伯糖-1-磷酸，阿拉伯糖-1-磷酸在嘌呤核苷酸磷酸化酶作用下生成阿糖腺苷。

4. 无色杆菌蛋白酶制造人胰岛素 人胰岛素与猪胰岛素只有在 B 链第 30 位上的氨基酸不同，无色杆菌（Achromobacter lydicus）蛋白酶可特异性催化胰岛素 B 链羧基末端（第 30 位）上的氨基酸发生置换反应，将猪胰岛素（Ala-30）转化为人胰岛素（Thr-30），以增强疗效。

5. 多核苷酸磷酸化酶生产聚肌胞 聚肌胞可在体内高效诱导干扰素（interferon，INF）生成，具有广谱抗病毒、抑制肿瘤细胞生长、增强机体免疫力等功效。多核苷酸磷酸化酶可催化肌苷酸聚合生成聚肌苷酸（poly I），也可催化胞苷酸聚合生成聚胞苷酸（poly C），还可催化肌苷酸和胞苷酸混合聚合生成混聚物聚肌胞（poly IC）等。

6. β-D-葡萄糖苷酶制造具有抗肿瘤活性的人参皂苷 人参皂苷是中药人参的主要有效成分，根据其皂苷元、侧链基团以及所含糖基的不同，人参皂苷可分为多种类型，不同类型的人参皂苷的结构和功效不同,其中人参皂苷 Rh_1 和 Rh_2 可抑制癌细胞生长和增殖,以 Rh_2 功效最为显著。

Rh_2 属于人参二醇皂苷,与其他人参二醇皂苷的差别在于糖基的不同,改变糖基就可能从其他人参二醇皂苷得到人参皂苷 Rh_2。人参二醇皂苷经过酸水解,去除 C_{20} 位置上的糖链,得到人参皂苷 Rg_3,人参皂苷 Rg_3 在 β-葡萄糖苷酶的催化下,水解去除 C_3 位置上糖链的末端葡萄糖残基,就可获得人参皂苷 Rh_2。

第二节 酶类药物的制备方法

酶属于蛋白质,所以蛋白质分离纯化的方法同样适用于酶的制备,归纳起来主要包括六个步骤:原材料的选择和预处理、提取、浓缩、纯化、结晶和干燥。首先将所要制备的酶从原料转移至溶液,再将酶从溶液中选择性地分离出来,或者选择性地去除杂质,最后制成酶制剂。而酶活力的测定往往贯穿在制备过程的各个步骤中,可通过酶活力的测定监测整个制备过程。

20 世纪 80 年代对大规模工业酶制剂提取分离技术和设备的研究,推动了酶制剂的发展,如超滤浓缩技术等。新型的提取分离技术和设备使酶制剂逐步实现由粗制酶向精制酶等的转变,从而实现产品质量的升级换代。

一、原材料的选择和预处理

制备酶类药物,首先要对原材料进行把关,综合原材料的来源、酶的含量、材料的价格、是否容易得到等方面进行综合考虑,原材料的选择关系到制备成本、分离纯化的难易等各个方面。对于指定的原材料,要注意避免处理过程中外界因素对酶活力的影响,并尽量设计可综合利用的方案。

(一) 原材料的选择

1. 总的选择原则 原材料的选择主要依据所要制备的酶而定,一般来说应以含酶量最多、来源丰富、材料廉价、取材容易等作为原材料的选择原则,如选择猪胃底部黏膜腺为原材料制备胃蛋白酶,用牛、羊睾丸为原材料提取制备玻璃酸酶,用男性人尿为原材料提取尿激酶,从蛋清中提取溶菌酶等。

2. 提倡综合利用 为了进一步扩大原材料的综合利用,应尽可能设计成一物多用的联产工艺路线,以取得最大的经济效益。如从胰脏中提取胰岛素、弹性蛋白酶和激肽释放酶,从猪血或牛血中同时提取超氧化物歧化酶和凝血酶等。

3. 注意采集时间 为了尽量减少杂质,有利于纯化工作的进行,还应注意采集材料的时机。为保持酶的活力,所取材料应保持新鲜,不能及时处理的应及时低温保存,应避免温度、pH 和各种抑制剂等外界因素的影响。

(二) 原材料的预处理

过去多采用动物或植物的器官组织作为制备酶的原材料,近年来多采用微生物细胞发酵生产酶制剂。原材料预处理的方法因所选用的原材料不同而异。微生物细胞发酵生产的酶包括胞内酶和胞外酶两种,这两种情况的预处理都涉及将微生物细胞与发酵液分离的过程,常用的分离方法有离心和过滤两种。在过滤和离心之前，为了提高固液分离速率，常需要采用加热、调节pH、凝聚、絮凝、加入惰性助滤剂等方法改变发酵液的物理性质。工业上常用的助滤剂有硅藻土、珍珠岩等，可通过预涂于过滤介质表面或与发酵液混合，形成疏松的滤饼，提高固液分离速度。

1. 过滤 对于黏度不大的发酵液，可采用过滤操作实现大量连续的固液分离，常用的设备有板框式压滤机、转鼓真空过滤器等。近年来膜分离技术得到了广泛的应用，发酵液流动的方向与过滤介质平行，属于错流过滤，过滤速度较快。

2. 离心 离心分离速率快、效率高，适合于大规模的固液分离过程，也可用于互不相溶的液液分离及密度梯度分离。但设备投资较高，能耗较大，对于发酵液黏度不大的情况下，通常采用过滤操作实现固液分离。

（三）细胞破碎

细胞破碎是指采用物理、化学或生物的方法，使细胞壁或细胞膜破碎，使胞内产物释放。细胞破碎是胞内酶提取中必要的一个步骤。细胞破碎的方法主要有机械法、物理法、化学法和酶法，应根据原材料的不同选择不同的破碎方法，既可使酶充分释放出来，又可避免条件过于剧烈而导致酶蛋白的变性失活。

1. 机械法 机械法主要是依靠机械力的作用使细胞破碎，机械力主要有固体剪切力和液体剪切力两种。实验室多采用玻璃匀浆器、组织捣碎机或直接用研钵研磨等来破碎细胞，工业上多采用珠磨法和高压匀浆法。珠磨法常用的设备有珠磨机，细胞和微珠在高速搅拌下相互剪切、碰撞，从而使细胞破碎，释放胞内酶。

高压匀浆法也是大规模破碎细胞的常用方法，利用高压使细胞悬浮液通过针型阀，由于高流速剪切力及压力的突然下降，造成细胞破裂。除了真菌菌丝、藻类及较小的革兰阳性菌不适合用高压匀浆法外，其他的微生物细胞都可以采用此方法。

超声破碎法是利用超声波的空穴化作用而产生的冲击波和剪切力，使细胞破碎。适用于多种微生物的破碎，但能量利用率极低，产热高，且不易放大，主要适用于实验室规模的细胞破碎。

机械法破碎细胞较为剧烈，会有大量热量产生，常需要采取冷却措施，以防止温度升高而导致酶变性。

2. 物理法 是通过改变物理条件而使细胞破碎的方法，如温度、渗透压等。

（1）冻融法 将细胞急剧冻结，然后室温缓慢融化，反复冷冻和融化，可破坏细胞壁和细胞膜。此法简单易行，适用于较脆弱的菌体细胞。

（2）渗透压冲击法 细胞经高渗溶液脱水收缩，然后转入水或缓冲液中，由于渗透压的突然变化，使细胞快速膨胀而破裂。此法较为温和，适合于易破碎的细胞。

3. 化学法 此法是通过加入化学试剂，将细胞壁的溶解作用和渗透压作用相结合，使细胞膜破裂，从而释放胞内物质。常用的化学试剂有酸、碱、表面活性剂、有机溶剂等，通过化学试剂增大细胞壁的通透性，降低胞内产物的相互作用，使胞内产物容易释放出来。

4. 酶解法 利用溶菌酶、糖苷酶、蛋白水解酶、脱氧核糖核酸酶等或利用组织自溶对细胞膜或细胞壁的降解作用，使细胞壁受到部分破坏或完全破坏后，再利用渗透压冲击法等破坏细胞膜，使胞内产物释放。该法常与冻融法等破碎方法联合使用。

以上各种方法均有一定的局限性，常需要多种方法联合使用。破碎方法的选择，应根据各种生物组织的细胞特点、性质、处理量以及产物的位置等，采用不同的技术处理。为了有效地破碎细胞，还要和生物技术的上游、下游过程相结合。

二、酶的提取

大多数酶属于球蛋白，一般可用稀盐、稀酸或稀碱的水溶液进行提取。提取溶剂和提取条件的选择取决于酶的溶解性、稳定性，以及是否有利于切断酶与其他物质的连接。

（一）水溶液法

常用于一般胞外酶和细胞内游离的酶的提取。通常采用等渗或低浓度的盐溶液或缓冲液进行提取，如采用 0.02~0.05mol/L 磷酸缓冲液和 0.15mol/L 氯化钠等渗溶液等。焦磷酸盐缓冲液、枸橼酸盐缓冲液具有生成络合物的性能，有助于切断酶与其他物质的联系，并可整合某些离子，因此使用较多。

用水溶液作为溶剂提取酶时，为了使酶能被提取出来，又能保持活性，应注意以下问题：

1. pH 值的选择 应考虑酶的酸碱稳定性问题，尽量选择在酶稳定的 pH 范围内；且 pH 值应尽量远离目标酶的等电点。若酶是酸（碱）性蛋白质，则宜用碱（酸）性溶液进行提取。考虑到有利于切断酶和细胞内其他物质的联系，常选用 pH 值为 4~6。

2. 温度 酶的提取一般在低温下进行，多控制在 0~4℃之间。若待纯化的酶稳定性好，则可适当提高温度。如提取胃蛋白酶时，为了水解黏膜蛋白，常需在 40℃左右水解 2~3 小时；超氧化物歧化酶的提取则可加热到 60℃左右，以使杂蛋白变性，有助于酶的分离纯化。

（二）有机溶剂法

对于某些与微粒体膜和线粒体膜相结合的酶，由于其和脂质结合牢固，采用水溶液难以提取，必须采用有机溶剂除去结合的脂质，且不能使酶发生变性。正丁醇因其具有较强的亲脂性，兼有亲水性，且在 0℃仍有较好的溶解度等，而成为常用的有机溶剂，可在脂与水分子间起到类似去垢剂的桥梁作用。

（三）表面活性剂法

表面活性剂具有亲水性和疏水性的功能基团，可分为阴离子型、阳离子型和非离子型。胆酸盐为常用的表面活性剂，可与膜结构上的脂蛋白结合酶形成复合物，并带静电荷，通过相同电荷间的排斥作用而使膜破裂，促使酶溶解释放。非离子型表面活性剂较温和，不易引起酶的失活，故使用较多。由于表面活性剂可与蛋白质结合而分散在溶液中，所以可用于结合酶的提取。

三、酶的浓缩

提取液或发酵液中酶的浓度一般都很低，浓缩可提高浓度、缩小后续操作的体积。常用的浓缩方法主要有蒸发、超滤等。

1. 蒸发 是工业生产中应用较多的薄膜蒸发浓缩，是将待浓缩的酶液在高度真空的条件下变成极薄的液膜，同时使之大面积与热空气相接触，在热空气的作用下，其中的大量水分瞬间蒸发，同时带走部分热量，所以只要真空条件好，浓缩过程对酶的影响不大，可用于热敏感性酶的发酵液或提取液的浓缩。

2. 超滤 超滤（ultrafiltration）是在加压情况下，使待浓缩溶液通过只容许水和小分子选择性透过的微孔超滤膜，而将酶等大分子截留，从而达到浓缩的目的。

超滤技术无相变化、无热破坏、可以避免酶蛋白变性，且操作简便、分离速率快，保持原有的离子强度和pH值，愈来愈被广泛采用。各种不同孔径的超滤膜，适用于实验室规模及一定工业规模的酶液浓缩。此外，只要膜选择得恰当，在浓缩过程的同时还可进行粗分。如国产二醋酸纤维素制成的1~20nm孔径的超滤膜，用于实验室规模的固氮酶液脱盐和浓缩，效果较好。

3. 凝胶吸水 利用Sephadex G-25或G-50等凝胶可吸水膨胀，而将酶等大分子排阻在外的原理进行浓缩。将干胶（约相当于酶液量的1/5）分次直接加入样品液中（每克干胶吸水量为1~3.7mL），搅拌30分钟，使凝胶吸水膨胀后，再用过滤或离心等方法分离浓缩的酶液。也可将酶液置于透析袋内，将透析袋埋入干凝胶中，袋内的酶液也可以得到浓缩。该方法条件温和、操作简便，也无pH值与离子强度的改变，重复数次操作即可在短时间内将酶液浓缩至所需体积。

4. 离子交换法 常用的交换剂主要有DEAE Sephadex A50、QAE-Sephadex A50等，当待浓缩的酶液通过离子交换柱时，酶蛋白被吸附，然后通过改变洗脱液的pH值或离子强度，将吸附的酶蛋白解析，即可达到浓缩目的。

四、酶的纯化

在酶的提取液中，除了含有待纯化的目标酶外，不可避免地含有一些小分子以及蛋白、多糖、脂质、核酸等大分子物质，酶分离纯化的目的是要将所分离的酶以外的所有的杂蛋白等尽可能地去除，使目标酶和杂质尽可能分离，所以在分离纯化之前首先必须对所要纯化的酶的理化性质有一个全面的了解，避免会引起目的酶不稳定的一些因素，以作为制定纯化方法和步骤的依据。

判断所选择的纯化方法与条件是否恰当，应以酶活力的测定为准则。合适的纯化方法应是比活力（纯度）提高多，总活力回收高，并且重现性好。纯化过程中不宜重复相同的步骤和方法，以免造成酶的总活力下降，而纯度不能进一步提高。并且在纯化过程要严格控制操作条件，因为随着杂质的去除，总蛋白浓度逐渐下降，蛋白质间的相互稳定作用将随之减弱，酶的稳定性变小，所以应特别注意防止酶变性。

蛋白质的分离一般应采用温和的纯化方法和操作条件，在保证酶活力不被破坏的情况下也可使用较为剧烈的方法，如较高的温度。值得注意的是酶和其所作用的底物、抑制剂等有较好的亲和力，当这些物质存在时，它的理化性质及稳定性也有所不同，这样就可能为酶提供在其他蛋白质分离时所不能采用的方法，如当有底物蔗糖存在时，转化酶比没有底物存在时能经受更高的温度。

目前的纯化方法可根据纯化原理的不同分为以下几类：①根据溶解度的不同，包括盐析法、有机溶剂沉淀法、共沉淀及选择性沉淀等；②根据分子大小的差异，如凝胶过滤（层析）法、超滤法及超离心法等；③根据电学、解离性质的差别，如吸附法、离子层析法、电泳法、聚焦层析法等；④利用稳定性的差异，如选择性热变性法、酸碱变性法和表面变性法等；⑤根据酶和底物、辅助因子及抑制剂间具有专一亲和性的特点，如亲和层析法等。一种酶的纯化往往要交替使用上述几种方法。

（一）根据溶解度的不同

1. 盐析法　是利用在一定的盐浓度下，要纯化的酶和杂蛋白溶解度的差异进行分离纯化的方法。盐浓度会影响到水溶液中蛋白质的溶解度，低盐浓度下，蛋白质的溶解度随着盐浓度的增加而增加，是由于盐离子和蛋白质分子中的极性基团或离子基团发生相互作用，降低蛋白质分子的活度系数，从而增加溶解度，称为"盐溶"。相反，在高盐浓度下，随着盐浓度的增加，由于盐离子与水这一偶极分子相互作用，使水分子活度降低，从而降低蛋白质的水合程度，导致蛋白质的溶解度减小而沉淀析出，称为"盐析"。

盐析法常采用的中性盐有硫酸铵、硫酸钠、硫酸钾、氯化钠等，以硫酸铵最为常用。该法操作简单、重现性好、适用范围广，且大多数蛋白质在高盐浓度下稳定性好，纯化的同时可起到浓缩的作用。但盐析法分辨率较差，纯化倍数较低，往往还要对分离得到的酶或蛋白质进行脱盐处理。

2. 沉淀法　该法是通过有机溶剂的加入、调节 pH、加入有机聚合物、加入蛋白沉淀剂等方式，使蛋白质的溶解度降低而发生沉淀。

（1）有机溶剂沉淀　利用蛋白质在有机溶剂中溶解度的不同进行分离纯化的方法，称为有机溶剂沉淀法。通过加入乙醇、甲醇、丙酮等与水互溶的有机溶剂，降低溶液的介电常数，使分子间的静电引力作用减弱，使蛋白质分子间引力增大，相互聚集，在水中的溶解度降低而发生沉淀。

所选择的有机溶剂必须可与水完全混合，不与蛋白质发生反应，且有较好的沉淀效应，其中以丙酮最为常用。

（2）等电点沉淀　利用蛋白质等两性电解质在等电点时溶解度最低，以及不同的两性电解质等电点不同的性质，通过调节溶液的 pH 值至酶或杂质的等电点附近，由于分子间引力增大，分子间发生聚集，从而使酶或杂质发生沉淀而使其得到分离的方法。

由于在等电点时蛋白质分子表面水化膜的存在，使其仍有一定的溶解度，导致沉淀不完全，所以等电点沉淀法一般不单独使用，多作为其他沉淀法的一个组合条件使用。如有机溶剂沉淀法中，在不影响酶稳定性的 pH 范围内，尽可能将 pH 选择在酶的等电点附近。

（3）有机聚合物沉淀　通过在酶液中加入高分子物质，使酶与高分子物质形成聚合物而发生沉淀，从而使酶与其他杂质得到分离。最常用的高分子物质有 PEG6000 和 PEG20000，均能有效沉淀蛋白质，和蛋白质一起沉淀下来的 PEG 对蛋白质无害，且不会影响离子交换、凝胶过滤等后续纯化操作。

（4）蛋白质沉淀剂法　利用乙酸铅、单宁酸、离子型表面活性剂等试剂使蛋白质发生沉淀，以去除杂蛋白及黏多糖类杂质。使用时应注意此类试剂常可引起酶的变性失活，因此应迅速除去。

（5）核酸沉淀法　酶液中所含的核酸类杂质，可采用氯化锰、鱼精蛋白硫酸盐等沉淀剂使核酸发生沉淀而除去。必要时，也可利用核糖核酸酶将核酸降解后除去。

3. 萃取　是生物工业中常用的一种初步分离纯化技术，是利用溶质在互不相溶的两相中溶解度（分配系数）的不同而进行分离纯化的操作。由于有机溶剂易引起酶的变性失活，所以应尽量减少萃取过程中酶与有机溶剂接触的时间，并应在低温条件下进行。

此外，溶剂萃取技术与其他新兴分离技术（如胶体化学技术、超临界流体技术等）相结合，产生了一系列新型萃取技术，如反胶团萃取、双水相萃取、超临界流体萃取等，推动萃取分离技术不断地向广度与深度发展，更有效地用于酶、蛋白质、核酸等生物活性物质的分离纯化。

（1）反胶团萃取　反胶团（reversed micelles）是表面活性剂在非极性有机溶剂中极性头部自发向内聚集而形成的聚集体。极性头部的聚集使有机相内形成了微水相，避免了溶剂萃取中蛋白质难溶于有机溶剂的现象或蛋白质在有机溶剂中发生不可逆的变性。蛋白质可通过静电作用进入反胶团，可通过调节 pH 值、改变离子强度、表面活性剂的种类和浓度等，改变蛋白质在两相中的分配系数。由于不同的蛋白质其表面电荷和空间尺寸不同，使得它们在两相中的分配系数不同，从而达到分离纯化的目的。

（2）双水相萃取　利用酶和杂蛋白等在互不相溶的两个水相系统中（常为聚合物水溶液-聚合物水溶液，或聚合物水溶液-低分子量化合物水溶液）分配系数（溶解度）不同进行分离纯化的操作。该技术是近年来出现的具有工业开发潜力的新型分离技术之一，常用于直接从含菌体等杂质的酶液中提取目的酶。

（二）根据分子大小的不同

1. 膜分离　膜分离（membrane separation）是利用膜的选择通透性而达到分离纯化目的的一类方法，又称膜过滤。膜分离按照其推动力和孔径的不同，主要有微滤（micro-filtration）、超滤（ultra-filtration）、反渗透（reverse osmosis）、电渗析（electro dialysis）等形式。其中超滤膜分离技术在蛋白质的分离中起到重要的作用，工业上常用的超滤膜组件主要有平板式、管式、螺旋卷式和中空纤维式，常用超滤膜的截留分子量在 1~1000kDa 之间。

2. 凝聚过滤　凝聚过滤（gel filtration chromatography，GFC）是利用凝胶的网状结构，根据物质的分子大小进行分离的一种方法，通常以柱色谱的形式进行操作，又称凝胶色谱。待纯化的样品在柱中自上而下地扩展，大于凝胶孔径的分子不能进入胶粒内部，只能沿着胶粒间隙移动，移动路径较短，速度较快；而小于凝胶孔径的分子可自由进出胶粒内外，移动路径较长，速度较慢。因此，不同分子大小可按顺序流出，从而达到分离纯化的目的。

凝胶过滤操作简单、方便、快速，无需再生处理即可反复使用，在实验室和工业生产中得到广泛的应用，常用于不同相对分子量的生物大分子的分离，也可以去除其他小分子量的物质，如脱盐处理。

（三）根据电学解离性质的不同

1. 离子交换色谱　利用离子交换剂上的可解离基团对不同离子的作用力不同进行分离纯化的一种色谱方法。蛋白质的离子交换过程主要有吸附和解吸附两个阶段，可通过改变 pH 值或增强离子强度，使加入的离子和蛋白质竞争离子交换剂上的电荷结合位置，从而使蛋白质解吸附。不同的蛋白质与离子交换剂的亲和力不同，选择合适的洗脱条件就可以将蛋白质混合物中的组分逐个洗脱而得到分离纯化。

2. 电泳　根据蛋白质在解离及电学性质的差异，利用其在电场中迁移方向与速度的不同而进行分离纯化的方法。常用的有聚丙烯酰胺凝胶电泳、等电聚焦电泳、连续凝胶电泳等。

（四）根据亲和作用的不同

酶、抗体等蛋白质类成分具有识别特定物质分子并与其相结合的特点，可区分结构和性质接近的其他分子，选择性地与其中某一分子相结合，这种特异性的结合作用具有专一性、排他性，称为生物亲和作用。

1. 亲和膜 利用亲和配基修饰的微滤膜作为介质，通过亲和吸附纯化目标酶。与亲和色谱相比，亲和膜在原理和操作上与亲和色谱相似，且具有自身的优点，如传质阻力小，吸附平衡时间短，配基利用率高，压降小、流速快，设备体积小等。同时也存在着分辨率低、膜易污染等缺点。

2. 亲和色谱 是将能与酶发生结合的配基通过偶联反应固定在色谱柱料载体上，其操作与离子交换色谱相似，包括吸附和解析两个主要操作步骤，当样品流经色谱柱时，酶将被迅速吸附，而杂蛋白由于不能被吸附而随缓冲液流出。而后可通过在洗脱液中加入与酶具有更强亲和力的配基，竞争性与酶结合，而使酶与配基分离。也可通过改变条件使色谱系统解析，从而选择性地将酶从亲和色谱柱上分离下来。

（五）根据稳定性的不同

1. 选择性热变性 适用于热稳定性较好的酶的纯化，即将酶溶液迅速升温到一定温度，保温一定时间，然后迅速冷却，可使大量不耐热的杂蛋白变性析出。酶的总活力损失很少，而比活力大大提高。如胰蛋白酶、胰核糖核酸酶、溶菌酶等在酸性条件下可加热到90℃不被破坏，而使大量杂蛋白去除。

酶与其底物或竞争性抑制剂相结合后，其稳定性常会显著增加，所以常用其底物或竞争性抑制剂作为保护剂，再用一些剧烈的手段破坏杂蛋白。如用 D-甲基苯甲酸作为 D-氨基酸氧化酶的保护剂，通过加热除去杂蛋白，使该酶得到提纯。

2. 选择性酸碱变性 利用蛋白质对酸、碱稳定性方面的差异，可通过调节 pH 至一定范围内，并保持一定时间，使杂蛋白变性沉淀而去除。酸碱变性法条件不易控制，操作较为复杂，纯化效果较差，不如选择性热变性法常用。

3. 表面变性 利用酶溶液和惰性液体混合振荡，或利用泡沫形成等使蛋白质变性，蛋白质表面变性后其性质有所不同，从而去除杂蛋白。如制备过氧化氢酶时，加入三氯甲烷和乙醇进行振荡，可将杂蛋白变性而去除。

酶的纯化过程常包括多个单元操作，每种方法都有其适用的条件。如含盐浓度高的粗提液一般不宜采用吸附法，而是多用盐析法；对于低离子强度的提取液则可用吸附法或离子交换法。交替使用不同的分级沉淀法常比重复使用同一类型的方法更有效，因此常将吸附法、盐析法和有机溶剂分级沉淀法等纯化方法串联起来。若仍达不到要求，还可采用其他类型的纯化方法，如电泳、色谱法等。由于步骤的增加必然导致酶的损失增大，所以应尽可能用最少的步骤，取得最好的纯化效果。

五、酶的结晶

结晶是溶质分子以晶体形式从溶液中析出的过程，可通过在较纯的酶液中添加硫酸铵、氯化钠等盐，并达到一定的饱和度，使酶慢慢析出。近年来也采用平衡透析法，即将装有酶液的透析袋置于一定饱和度的盐溶液中进行透析，可获得大量的结晶。结晶既是酶是否纯化的标志，也是酶和杂蛋白分离纯化的常用手段，可为酶蛋白的结构、功能等的研究提供一定的样品，也可为获得较高纯度的酶创造条件。

结晶是纯化酶的有效手段之一，当酶达到一定纯度时，便可进行结晶。酶的结晶方法主要有盐析法、有机溶剂法、透析平衡法、等电点法等。应注意的是结晶的酶不一定是纯酶，在酶第一次结晶时其纯度有时仍低于50%，但随着结晶的形成，酶的纯度常会有一定程度的提高。

酶的结晶是根据酶和杂蛋白的溶解度差异而进行分离的方法，结晶过程要求以极为缓慢的速度逐渐地降低酶的溶解度，使其处于过饱和状态，并以特定的晶体形式析出。降低酶的溶解度的方法很多，酶的结晶往往需要几种方法联合使用。

（一）盐析结晶法

盐析结晶指的是在一定的温度和pH值条件下，往接近饱和的酶液中缓慢地加入中性盐，使酶的溶解度缓慢地降低，直至达到略过饱和的状态，从而析出晶体的过程。操作方法一般是把饱和盐溶液缓慢滴加到浓酶液中，待酶液略浑浊时，将其在一定温度（常为0~10℃）和pH值条件下放置一定时间，结晶慢慢析出，然后再缓慢均匀地加入少量饱和盐溶液，直至结晶析出完全。

盐析结晶中最常用的中性盐是硫酸铵和氯化钠，也采用枸橼酸钠、乙酸铵、硫酸镁等。盐析结晶过程中必须控制好温度（常为0℃左右）和缓冲液的pH值（接近酶的等电点）。加盐速度要慢，使酶液中的盐浓度缓慢地增加，这样才能得到较好的结晶。

（二）有机溶剂结晶法

有机溶剂结晶是通过往接近饱和的酶液中缓慢地加入有机溶剂，使酶的溶解度逐渐降低，从而析出晶体的过程。首先将待结晶的酶液浓缩至接近饱和的状态，在酶稳定的pH值和一定的温度条件下（常为0℃左右），边搅拌边缓慢加入有机溶剂，当酶液出现浑浊时，将其放置冰箱中1~2小时，离心除去沉淀。然后将上清液置于冰箱中，使其缓慢析出结晶。

常用的有机溶剂有乙醇、甲醇、丙酮、丁醇、异丙醇等，有机溶剂的作用主要是降低溶液的介电常数，使蛋白质分子间的引力增强，溶解度降低。本法的优点是含盐少，结晶时间短，缺点是容易引起酶的失活。因此，要选择使酶稳定的pH值，低温条件下缓慢地滴加有机溶剂，并不断搅拌。

（三）透析平衡结晶法

透析平衡结晶是将酶液装进透析袋中，置于一定浓度的盐溶液或有机溶剂中进行透析，使透析袋中的酶缓慢地达到过饱和状态而析出结晶的过程。透析平衡是常用的结晶法之一，大小样品均可操作，且随着透析膜内外浓度差的减少平衡速度变慢，酶不易失活。如过氧化氢酶、己糖激酶、羊胰蛋白酶等的制备。

（四）等电点结晶法

酶蛋白在等电点状态时其分子间引力最大，因此最易析出。但由于在等电点时酶蛋白仍有一定的溶解度，因此等电点结晶法一般很少单独使用，常作为酶结晶方法中的一个组合条件。如在透析平衡时，采用一定pH值的缓冲液进行透析，使酶液的pH值慢慢改变，逐渐接近酶的等电点，从而使酶析出结晶。

除了上述的结晶法以外，还可采用温度差结晶法、复合结晶法等进行酶的结晶。温度差结晶法是利用不同温度条件下酶的溶解度不同的特性，通过温度的改变使酶浓度达到过饱和状态而析出晶体。复合结晶法是利用酶可与有机化合物或金属离子形成复合物或盐的性质来进行结晶。

影响酶结晶的因素有很多，如酶的纯度、浓度、结晶的温度、结晶的时间、结晶溶液的pH、晶种、甚至结晶用到的器皿等，都会影响到结晶的形成。结晶过程中要注意所选择的结晶条件应与相应的结晶方法相配合，这不仅是为了得到结晶，也是为了不使酶活力丧失。为了进一步提高晶体的纯度，常要进行重结晶，特别是在不同溶剂中的反复结晶，往往可以取得较好的效果。

六、酶的干燥

在固体酶制剂的生产过程中，为了提高酶的稳定性，便于保存、运输和使用，常需要进行干燥处理。常用的干燥方法主要有真空干燥、喷雾干燥、冷冻干燥、气流干燥等。由于酶在高温条件下易变性失活，所以常用冷冻干燥法对酶进行干燥。先在低温下（$-50 \sim -10$℃）将酶液冻结成固态，然后在高度真空的条件下，将固态中的水分通过升华而直接除去的干燥过程。冷冻干燥法主要适用于溶剂为水的酶溶液，由于多数有机溶剂（如乙醇、丙酮等）沸点较低，其在低温时仍有较高的蒸气压，会逸出水汽并冷凝在真空泵里而使真空泵失效。

七、酶的检测

纯化倍数和回收率是选择纯化方法和确定纯化条件的依据，常用来跟踪酶的分离纯化过程。除此之外，由于酶是蛋白质，性质不太稳定，特别是在提纯过程中，酶的纯度越高，稳定性越差，所以在对酶进行分离纯化时尤其要注意对酶的纯度和活力进行检测，了解所获得的样品的纯度和活力。

（一）纯度检验

通常当把酶提纯到恒定的比活力时，就可认为该酶已达到纯化。但由于酶分子结构复杂，由某种方法检测为均一的酶制剂，若采用另一种方法可能会出现不一致的检测结果。因此，酶制剂须注明酶达到哪种纯度，如电泳纯、层析纯等。

1. 电泳法 该法所需样品量小，分辨率高，是目前最为常用的酶纯度检测方法之一。常用的有醋酸纤维素薄膜电泳、聚丙烯酰胺凝胶电泳等。

2. 色谱性质的考察 用线性梯度离子交换法或分子筛检测样品时，若样品是纯的，则各部分的比活力应当恒定。分析型高效液相色谱法（HPLC）在检测蛋白质纯度方面的分辨率与电泳法相接近。

3. 超离心沉降分析法 在高达 65000r/min 的离心力场作用下，若离心谱带出现明显的分界线，或将离心管中的样品管号对浓度作图后，组分的分布是对称的，则表明样品是均一的。该法所需时间短、样品用量少，但灵敏度较差。

4. 化学结构分析法 通过 N 末端的定量分析发现，每摩尔纯的蛋白质应当有整数摩尔的 N 端氨基酸。对样品进行总氨基酸分析，也是检验纯度的一种方法。

严格来讲，仅采用一种方法检验酶的纯度是不够的，通常应至少采用两种以上不同分离机理的方法来进行酶纯度的检验。

（二）活力测定

在酶的分离纯化过程中，为了了解所选择的方法和条件是否适宜，几乎在每一步骤的前后都应进行酶活力的测定，并进行总活力与比活力的比较。酶的活力通常用国际单位表示，但在纯化工作中，为了方便，也可采用自选的规定单位，如直接以吸光度值表示等。酶的活力测定得到的直接结果是样品中酶的浓度，即单位数/毫克蛋白。一般来说，比活力愈高，酶的纯度也愈好，但并不能说明实际的纯度是多少。

酶活力的测定可参考有关文献，若已有文献报道，可参考文献中采用的测定方法和条件；

若需要建立新的活力测定方法，就要先对酶的作用动力学等性质有所了解，据此选择合适的底物、底物浓度、反应 pH 值和温度等，同时确定一种合适的测定方法。酶活力的测定方法都必须符合以下条件：酶催化作用的反应时间应在初速度范围内，且测定用的酶量须和测得的酶活力呈线性关系等。

在纯化过程中酶活力的测定方法快捷、简便，而准确度相对次要，甚至可允许 5%~10% 的误差，因此常采用分光光度法、电学测定法等；由于全酶在分离纯化的过程中可能丢失辅助因子，因此有时需在反应体系中加入相应的物质，如煮沸过的抽提液、辅酶、盐或半胱氨酸等；有时还需在测活前进行透析或加入螯合剂等，避免在纯化过程中可能引入的对酶的反应或测定有影响的某些物质的干扰。

第三节 常用酶类药物的制备工艺

早期的药用酶制剂主要用于消化道疾病、烧伤以及感染引起的炎症疾病的治疗，发展到现在其制剂品种已超过 700 种，并已广泛应用于多种疾病的治疗。本节仅介绍一些工艺成熟、方法典型的药用酶制剂。

一、胰酶

胰酶（pancreatin）是由动物的胰腺外分泌细胞分泌，经胆管进入小肠中，将小肠内的食糜消化成小肠容易吸收的营养物质，是胰液中的主要消化酶，外观为白色或微黄色的粉末。

动物胰脏中含有丰富的消化酶，药用胰酶是从哺乳动物（如猪、牛、羊等）的胰腺中提取分离得到的一种混合酶制剂，其主要成分为胰蛋白酶、胰脂肪酶、胰淀粉酶、糜蛋白酶、羧肽酶、弹性蛋白酶、激肽释放酶和核糖核酸酶等。这些酶具有满足机体需要的天然比例和活性。药用酶中的各种酶是否具有原胰脏中的天然比例和活性，与生产工艺关系密切。所以应对药用酶的提取工艺进行研究，以得到尽量接近天然比例和活性的酶制剂，更好地满足机体的需要。

国内外对胰酶的需求量较大。多国药典将胰酶收载为助消化药品，主要用于消化不良、食欲不振及肝脏疾病等引起的消化障碍的治疗。此外，由于胰酶为多种活性成分的混合物，所以可作为原料药从中提取所需的各种生物活性物质。同时，工业胰酶广泛地用于皮革加工，其对皮革的软化、脱脂、松紧度调节等方面具有较好的作用，优于微生物来源的蛋白酶。

胰酶在高浓度的乙醇、丙醇及乙醚等有机溶剂中不溶解，在水及低浓度的醇中能部分溶解，呈微混浊的溶液。水溶液 pH 值大于 6.0 时不稳定，通过加入钙离子可以增加胰酶的稳定性。胰酶水溶液在酸、重金属盐、鞣酸及加热等情况下可发生沉淀。

温度和 pH 对酶的活性和稳定有较大影响。胰酶在体内的最适温度为 37℃左右，而在体外作水解剂时，为了缩短反应时间，必要时可将温度升至 45~50℃。胰酶中的胰蛋白酶的最适 pH 值为 8.0~9.0，胰脂肪酶的最适 pH 值为 7.0 左右，胰淀粉酶的最适 pH 值为 6.9。因此，胰酶作用的 pH 值应控制在 7.0~9.0。

（一）工艺原理

从胰脏提取胰酶，生产工艺基本分为两种：自溶活化法和稀醇提取活化法。如按沉淀剂又可分为丙酮沉淀法和乙醇沉淀法。将胰蛋白酶、胰淀粉酶和胰脂肪酶的活力控制在符合《中国药典》标准并有较高收率的水平,是检验生产工艺成败的关键。

(二) 工艺过程

[刨碎] 先将冷冻的胰脏称重,再加入相当于胰脏重量10%的十二指肠,然后一起刨碎成胰浆,并搅拌混匀。

[激活] 将1.5倍量(相对于所投的胰脏重量)25%的乙醇加入胰浆中,再加入氯化钙(每100g胰脏加入0.5g),然后用1:1的盐酸调节pH值至5.6,搅拌均匀,5℃静置24小时。

[提取、沉淀] 将激活的胰酶置于25℃水浴中加热,恒温搅拌2~3小时,趁热过滤,再按照上述过程将滤渣提取一次,过滤,合并两次滤液,弃去滤渣。将95%乙醇加入滤液中使乙醇浓度为65%,搅拌30分钟,置离心机中,3000r/min离心15分钟,收集沉淀,干燥,并回收乙醇。

[脱脂] 将干的沉淀物弄碎(可在摇摆颗粒机中用筛网制成10~14目的颗粒),然后放入循环脱脂器中,加入乙醚浸泡脱脂,每4小时更换一次乙醚,重复三次,压榨除去乙醚(乙醚回收)。

[脱水干燥] 将沉淀物用2倍重量的丙酮洗一次,脱水至干,并置干燥器中干燥。将干燥后的胰酶放入球磨机中粉碎,过80目筛,即得成品。

《中国药典》规定,胰酶是从猪、羊或牛胰中提取得到的多种酶的混合物,主要有胰蛋白酶、胰淀粉酶和胰脂肪酶。溶于水中呈微混浊的溶液,不溶于乙醇和乙醚。按干燥品计算,每1g本品含胰蛋白酶不得少于600活力单位,含胰淀粉酶不得少于7000活力单位,含胰脂肪酶不得少于4000活力单位。必要时可采用乳糖、蔗糖或低倍胰酶进行稀释,但三种酶的比例不得低于1:11.7:6.7。

二、胃蛋白酶

胃蛋白酶(pepsin)是脊椎动物胃液中最主要的蛋白酶,由Schwam于1836年命名,1930年获得胃蛋白酶结晶,是第二个结晶酶。胃蛋白酶主要是在胃黏膜基底部的主细胞部位合成,首先是胃蛋白酶原前体的合成,经修饰后转化为胃蛋白酶原,并分泌至胃腔中,在酸性胃液中经自身的催化作用,激活为胃蛋白酶。

药用胃蛋白酶是从猪、牛、羊等家畜的胃黏膜中提取得到的,是由胃液中多种蛋白水解酶组成的混合物,如胃蛋白酶、组织蛋白酶和胶原酶等。胃蛋白酶有A、B、C、D四种同工酶,其中胃蛋白酶A是其中的主要成分。

药用胃蛋白酶为粗酶制剂,其外观为淡黄色的粉末,有肉类的特殊气味及微酸味,吸湿性强,其易溶于水,水溶液呈酸性,难溶于氯仿、乙醚、乙醇等有机溶剂。

①胃蛋白酶结晶呈针状或板状:分子量为34500,等电点为1.0,最适pH值在1.8左右。可通过电泳从胃蛋白酶中分出四个组分,其组成元素除了N、C、H、O、S外,还含有P和Cl。结晶胃蛋白酶可溶解于70%的乙醇和pH值为4.0的20%乙醇中,但在pH值为1.8~2.0时不溶解。在冷的磺基水杨酸中不产生沉淀,而加热后可产生沉淀。

②干燥的胃蛋白酶性质较稳定:在100℃加热10分钟无明显失活。在水中其性质不稳定,70℃以上或pH值大于6.2开始失活,pH值8.0以上则呈不可逆性失活。胃蛋白酶在酸性溶液

中较稳定，但在2mol/L以上浓度的盐酸中也会慢慢失活。

③胃蛋白酶可水解多数天然蛋白质底物：可水解的肽键种类较多，尤其易水解芳香族氨基酸残基形成的肽键或具有大侧链的疏水性氨基酸残基形成的肽键，也容易水解羧基末端或氨基末端的肽键。胃蛋白酶对蛋白质的水解不彻底，其水解产物有胨、肽和氨基酸。

④胃蛋白酶的最适温度：胃蛋白酶的最适温度为37~40℃，《中国药典》规定应在37℃±0.1℃测定胃蛋白酶的活力，在生产上用作催化剂时常选用45℃。

（一）工艺原理

1. 原料的选择与处理　由于胃蛋白酶原主要存在于胃黏膜基底部，所以，一般宜剥取直径10cm、深约2.3mm的胃基底部黏膜作为原料。对冷冻的黏膜应自然解冻，不宜用水淋解冻，因为该处理方式会损失部分黏膜，影响收率。

2. 激活条件的优选　在消化激活的过程中，对所加的盐酸量、温度及时间三个因素进行优选，结果是每1kg猪胃黏膜需加盐酸19.4mL、温度为46~47℃、时间为2.5~3小时，可得到较高的酶活力与收率。

3. 影响因素　丙酮对蛋白质有变性作用，所以成为影响收率的主要因素之一。在分段沉淀时，浓缩液与丙酮均需冷却至5℃以下，并在5℃以下静置分离。用丙酮沉淀胃蛋白酶时，需要严格控制pH值，当溶液的pH值为1.08时，丙酮中析出的胃蛋白酶几乎丧尽；但当pH值为2.5时，与丙酮接触48小时，胃蛋白酶的活力也不变；pH值为3.6~4.7的情况与pH值为2.5基本相同；pH值为5.4的溶液与丙酮接触15小时以上，酶活力开始下降，溶液越接近中性，酶活力下降也越快。联产法生产胃蛋白酶时，应尽可能缩短沉淀时间，降低丙酮对酶的变性作用，提高酶的活力。

在制备结晶胃蛋白酶时，可将药用胃蛋白酶原粉溶于20%乙醇中，硫酸调节pH值为3.0，5℃静置20小时，过滤，往滤液中加入硫酸镁至饱和进行盐析，盐析沉淀物用pH值为3.8~4.0的乙醇溶解，过滤，滤液用硫酸调节pH值至1.8~2.0，即有针状胃蛋白酶析出。将沉淀再溶于pH值为4.0的20%乙醇中，过滤，滤液用硫酸调节pH值至1.8，20℃放置，可得到针状或板状的结晶。

（二）工艺过程

[激活、提取]　在夹层蒸汽锅内预先加水100kg、化学纯盐酸3600~4000mL，搅匀，加热至50℃，搅拌下加入猪胃黏膜200kg，快速搅拌至酸度均匀，然后保持45~48℃，消化3~4小时，过滤，收集滤液，除去未消化的组织蛋白。

[脱脂、去杂质]　将所得滤液降温至30℃以下，加入15%~20%的氯仿或乙醚，搅匀，然后转入沉淀脱脂器内、静置24~48小时（氯仿在室温、乙醚在30℃以下），使杂质沉淀。

[浓缩、干燥]　分取脱脂后的清酶液，40℃以下减压浓缩，直至原体积的1/4左右，然后将浓缩液真空干燥。干品用球磨机粉碎，过80~100目筛，即得胃蛋白酶粉。

（三）胃蛋白酶和胃膜素联产工艺

上述是采用猪胃黏膜单独生产胃蛋白酶的工艺过程，近年有厂家通过在分层脱脂后的上清液中加入丙酮，进行分段沉淀胃膜素和胃蛋白酶，采用这一工艺路线，可同时获得胃膜素和胃蛋白酶。下面就胃蛋白酶和胃膜素的联产工艺过程进行简单介绍。

1. 消化　将绞碎的胃黏膜糊放入耐酸的夹层蒸汽锅中，在不断搅拌下加入适量水，用化学纯的盐酸调节 pH 值为 2.8 左右,在 40~45℃下搅拌,消化 4 小时,使胃黏膜消化至半透明的液浆。消化过程中每隔半小时测定一次温度和 pH 值,并随时调节温度和 pH 值。

2. 去除杂质　将消化液过滤,收集滤液,冷却至 30℃以下,然后加入胃黏膜投料量 8% 的氯仿,搅拌 10 分钟,室温静置 4 小时。

3. 浓缩　将脱脂后的上清液转移至浓缩罐中,于 40℃以下真空浓缩,直至原体积的 1/3,将下层残渣回收氯仿。

4. 沉淀分离　将浓缩液冷却至 5℃以下,边搅拌边缓慢加入预冷至 5℃以下的丙酮,至比重为 0.96~0.94,即有白色长丝状的胃膜素析出,静置 1 小时,捞出胃膜素,用适量的丙酮(比重为 0.96)清洗两次,真空干燥,即得胃膜素。将清洗液并入母液中,搅拌下加入冷丙酮至比重为 0.91,即有淡黄色的胃蛋白酶沉淀析出,5℃静置 4~5 小时,吸除上清液,沉淀于 40℃以下真空干燥,球磨机粉碎,过 80~100 目筛,即得胃蛋白酶干粉。《中国药典》规定每 1g 中所含蛋白酶活力不得少于 3800 单位。

三、超氧化物歧化酶

超氧化物歧化酶(super oxide dismutase,SOD)是需氧生物中以超氧阴离子为底物的一种抗氧化酶,广泛存在于自然界中,在抗衰老、抗肿瘤、治疗免疫疾病等方面都起着重要的作用,并作为药用酶已在美国、德国、澳大利亚等国家上市。由于 SOD 对底物显示出绝对的专一性,能专一性地去除超氧阴离子自由基,催化效率比自发反应快 10^{10} 倍,因而引起国内外生化界和医药界的极大关注,已建立较为系统的制备方法和分析方法,并对其种类、组成、组织特异性、药理作用和临床应用等方面进行了大量的研究。

超氧化物歧化酶属于金属酶,其性质不仅取决于蛋白质部分,还取决于金属离子活性中心。按照金属离子的不同,SOD 可分为 Cu,Zn-SOD、Mn-SOD 和 Fe-SOD。Cu,Zn-SOD 常存在于真核细胞的胞液中;Mn-SOD 不仅存在于真核细胞的线粒体中,还存在于人和狒狒的肝细胞胞液和线粒体中;Fe-SOD 主要存在于原核细胞内。细胞外液中的 SOD 主要是 Cu,Zn-SOD。

人类铜锌超氧化物歧化酶(Cu,Zn-SOD)是由两个同聚亚基通过非共价结合而组成的蛋白二聚体,其中每个亚基由 153 个已知序列的氨基酸所组成,其分子质量为 16kD,能结合一个 Cu 原子和一个 Zn 原子。根据对牛和人红细胞中 Cu,Zn-SOD 组成的分析表明:①两种来源的 SOD 均不含有蛋氨酸,而甘氨酸的含量不仅类似,而且是所有氨基酸中含量最高的。②牛红细胞的 SOD 不含色氨酸,每个分子含有 2 个酪氨酸残基;人红细胞的 SOD 既不含色氨酸,也不含酪氨酸。③SOD 的活性中心具有较为特殊的构象,金属辅基 Cu 和 Zn 与组氨酸中的咪唑基等形成配位键。

超氧化物歧化酶属于金属蛋白,因此其对热、pH 值等及在某些性质上表现出异常的稳定性。

①热稳定性:SOD 对热稳定,天然牛血 SOD 75℃条件下加热数分钟,其酶活性的丧失很小。牛红细胞 Cu,Zn-SOD 的构象解聚温度(T_m)为 83℃,为迄今为止热稳定性最高的球蛋白之一。但 SOD 的热稳定性与溶液的离子强度有关,若离子强度很低,即使 95℃加热数分钟,其活性的丧失也很少。金属辅助因子对 SOD 的热稳定性有明显的增强作用。

②pH 值的影响:pH 值对 SOD 活性的影响较大。实验表明,天然 Cu,Zn-SOD 在 pH 值为 3.6 时,约 95% 的 Zn 会脱落;在 pH 值小于 6.0 时,Cu 的结合位点将会移动;当 pH 值大于

12.2时，SOD的构象将会发生不可逆转变而导致酶的失活。通常SOD在pH值5.3~10.5的范围内较为稳定，其催化反应的速度不受影响。

③吸收光谱：Cu,Zn-SOD具有独特的紫外吸收光谱，其在280nm处无最大吸收峰，是由于色氨酸和酪氨酸缺乏所致。对于不同来源的Cu,Zn-SOD，其可见光最大吸收波长均在680nm左右，这是因为酶分子中含有铜，其吸收光谱反映了二价铜离子的光学特性。

④金属辅基与酶活性：SOD含有金属配基Cu与Zn，采用电子顺磁共振测得每1mol酶含1.93mol的Cu，含1.80mol的Zn（牛血SOD）。实验表明，Cu是酶活性中心的必需组分，其与催化活性直接相关。采用透析法除去Cu，则酶活性全部丧失；若重新加入Cu，则酶活性又可恢复。Zn与催化活性无关，其仅与酶分子结构有关，对酶分子结构起到稳定的作用。对于Mn-SOD和Fe-SOD，其中Mn和Fe与Cu一样，对酶的活性必不可少。

⑤变性剂和还原剂的影响：对含有十二烷基磺酸钠（dodecyl sucfat sodium salt，SDS）、依地酸（EDTA）的脲溶液（6mol/L）加热，发现牛红细胞Cu,Zn-SOD的活性很快丧失，若单独使用8mol/L的脲溶液处理，其酶活性不变。还原剂的主要作用部位是酶的巯基或二硫键，如加入巯基乙醇后SOD会发生解聚，从而导致酶活性下降。

（一）工艺原理

SOD广泛存在于自然界中的各种生物体中，原料来源十分广泛，如动物血、组织、微生物和某些植物等都可作为提取SOD的原料。提取所用原料不同，提取工艺各异。目前大都以血红细胞为原料来提取Cu,Zn-SOD。

1. 温度对SOD的影响 虽然SOD对热较稳定，但也有一定的耐热时间，同样地在制备过程中要注意温度的控制，一般来说，从投料到制备的整个工艺过程不能超过3天，并要在5℃下操作。

2. 沉淀对SOD的影响 有机溶剂沉淀蛋白质时应注意有机溶剂的用量和温度，以达到最佳的分离效果。

3. 离子交换剂的选择 制备本品常选用DEAE-Cellulose32、EDTA-Sephadex A-50等作为离子交换剂。国产DEAE-Cellulose32、DEAE-Sephadex A-50的质量不太理想，而进口产品的价格昂贵。有用自制硅胶作为吸附剂，用法如下：用水玻璃加水至比重1.07，取出150mL，加入尿素2.85g，再加入36%的甲醛4.8mL，电磁搅拌30分钟，再加入10%碳酸氢铵溶液30mL，然后倒入200mL石蜡油中，再加入结晶调节剂（化学纯规格的油酸0.1g），搅拌40分钟，分离出石蜡油，并用水洗去硅胶表面的石蜡油，低温烘干，600℃灼烧1.5小时，即得。采用此硅胶作为吸附剂，成本较低，SOD回收率为90%。

4. 洗脱条件的选择 洗脱时要注意洗脱剂的pH值和盐的浓度，因为pH值可控制酶分子的带电性，盐浓度可控制结合键的强弱。另外，采用梯度洗脱可提高SOD的纯度。

（二）工艺过程

[血红细胞的分离] 取新鲜牛血，加入枸橼酸钠（100kg牛血加入3.8g），搅拌均匀，3000r/min离心15分钟，分离并收集血红细胞。

[溶血、去血红蛋白] 将收集到的血红细胞用生理盐水洗涤三次，得到干净的红细胞。在红细胞中加入等体积的去离子水，0~4℃搅拌30分钟，溶血后得到溶血液。缓慢加入0.25倍溶血液体积的95%乙醇和0.15倍体积的氯仿（乙醇和氯仿预先冷却至4℃以下），搅拌均匀，

静置 20 分钟，离心 30 分钟，去除血红蛋白，收集上清液。

［分级沉淀、热变性］将 1.2~1.5 倍体积的丙酮加至上述上清液中，并搅拌均匀，然后放至冷处静置 20 分钟，即会产生大量的絮状沉淀，离心，收集沉淀物，加入 1~2 倍体积的去离子水溶解沉淀物，并在 60~70℃ 的水浴中保温 10 分钟，离心，去除不溶物，收集上清液。冷却后，加入 1.5 倍冷丙酮，静置过夜，离心，收集沉淀，得到 SOD 粗品。

［透析、柱层析］将得到的 SOD 粗品溶解于 0.005mol/L 的磷酸钾缓冲液（pH=7.8）中，采用相同的缓冲液进行平衡透析。将透析液加至 DEAE-纤维素（DEAE-32）柱（φ5cm×40cm）上吸附，加样后，先用 0.005mol/L 的磷酸钾缓冲液（pH=7.8）洗脱，去除杂蛋白，然后用 0.005~0.02mol/L 的磷酸钾缓冲液（pH=7.8）梯度洗脱，收集具有 SOD 活性的洗脱液。

［超滤、冷冻干燥］将上述含有 SOD 的洗脱液进行超滤浓缩、除菌过滤和冷冻干燥，即得 Cu,Zn-SOD 冻干粉。

（三）其他超氧化物歧化酶工艺简介

Mn-SOD、Fe-SOD 可分别在人肝脏和大肠杆菌中提取得到，这里进行简单地介绍。

1. Mn-SOD Mn-SOD 提取可直接从肝脏中提取，也可从细菌和藻类中提取得到。其在纯化过程中极易受到破坏，产率比 Cu,Zn-SOD 低很多。国外已从人肝脏中提取得到了高纯度的 Mn-SOD，其主要的工艺过程如下：

（1）组织匀浆的制备 取一定量的人肝脏，匀浆后加入 3 倍量的 0.05mol/L 磷酸缓冲液（pH=7.8），离心，收集上清液。

（2）热处理 将上述上清液加热至 65℃，5 分钟后放入冰盒中冷却，离心，去除沉淀，收集上清液。

（3）离心 将硫酸铵加至热处理后的上清液中，使其饱和度达到 65%，室温搅拌 90 分钟，12000r/min 离心 10 分钟，收集上清液；在此上清液中继续加入硫酸铵，使其饱和度达到 80%，室温搅拌 90 分钟，12000r/min 离心 10 分钟，收集上清液；在此上清液中继续加入硫酸铵，使其饱和度达到 80%，室温搅拌 120 分钟，离心得到沉淀，用少量缓冲液溶解，然后透析，彻底除去溶液中的硫酸铵。

（4）DE-52 柱层析 将透析后的粗酶液上样至 DE-52 柱，采用同一缓冲液洗脱。由于 Mn-SOD 不被吸附而被洗脱，收集活性高的部分，超滤浓缩，冷冻干燥，得到成品。采用上述方法制备 Mn-SOD 的得率为 16.4%，酶比活为 3600 单位/毫克蛋白。

2. Fe-SOD Fe-SOD 主要存在于需氧的原核生物中，也存在于少数的真核生物体内。Fe-SOD 酶蛋白性质类似于 Mn-SOD，所以其纯化方法与 Mn-SOD 基本相似。从大肠杆菌中提取制备 Fe-SOD 的主要工艺过程如下，本工艺收率约为 44%，酶比活约为 2470 单位/毫克蛋白。

（1）细胞破碎 将一定量的大肠杆菌悬浮在 1500mL 0.05mol/L 磷酸钾缓冲液（pH=7.8）中。用超声波发生器破碎细胞，离心，去除沉淀，收集上清液。

（2）链霉素硫酸盐处理 将链霉素硫酸盐加入上述上清液中，使浓度达到 2.5%，20℃ 搅拌 30 分钟，离心，收集上清液。

（3）硫酸铵分级沉淀 在链霉素硫酸盐处理后的上清液中加硫酸铵，使其饱和度达 50%，然后放置 60 分钟，离心，收集上清液，继续缓慢加入硫酸铵，使其饱和度达 75%，静置 60 分钟，离心，去除上清液，得到沉淀。

(4) 透析　将沉淀溶于少量 0.002mol/L 醋酸钾缓冲液（pH=5.5）中，4℃透析 48~72 小时。

(5) 柱层析分离　将上述透析液分别上样至 CM-52 和 DE-52 柱，采用磷酸钾缓冲液进行梯度洗脱，收集活性部分，加入硫酸铵使达到饱和，离心，收集所得沉淀，即为纯 Fe-SOD。

四、尿激酶

1861 年 Vonbrucke 发现尿中有可溶解蛋白的活性物质，1885 年 Sahii.W 报道了此活性物质具有溶解纤维蛋白凝块的功能，1952 年 Sobeltf 等人将人尿中纤维蛋白溶酶原的激酶正式命名为尿激酶（urokinase，UK）。

尿激酶是由肾细胞产生的一种碱性蛋白酶，主要存在于人和哺乳动物的尿中，在人尿中的平均含量为 5~6IU/mL。尿激酶属于丝氨酸蛋白酶，丝氨酸和组氨酸是尿激酶活性中心的必需氨基酸。

天然尿激酶的分子量为 54000，称为高分子尿激酶（H-UK），其对蛋白质水解酶比较敏感。尿中含有尿胃蛋白酶原（uropepsinogen），其在偏酸条件下可激活成为尿胃蛋白酶（uropepsin），可将天然 UK 降解为分子量为 33000 的低分子尿激酶（L-UK）。这两种 UK 的分子结构和氨基酸成分有所差别，且 H-UK 的比活力低于 L-UK，但溶栓能力却高于 L-UK。

UK 是具有很强专一性的蛋白水解酶，为纤维蛋白溶酶原的激活剂，血纤维蛋白溶酶原为其唯一的天然蛋白质底物，可作用于纤维蛋白溶酶原的赖氨酸或精氨酸所形成的肽键，使其裂解成纤维蛋白酶。此外，UK 还具有酯酶活性及水解胺类底物的能力。

根据电泳推断，H-UK 含有 5 种等电点形式（pI 分别为 8.7、8.9、9.1、9.2、9.4），L-UK 也包含 5 种形式（pI 分别为 7.5、8.3、8.8、9.4、9.7），其中具有最高活性的是 H-UK 的 pI 值为 9.4 的组分和 L-UK 的 pI 值为 8.3 及 8.8 的组分。一般认为 UK 的 pI 值为 8.0~9.0，其主要成分为 pI 值为 8.6 左右的组分，最适 pI 值为 7.4~7.5。

尿激酶的稳定性与温度、酶浓度和 pH 值关系密切。UK 溶液 2℃保存时较为稳定；UK 的稀溶液不稳定，若将 UK 的浓度提高至 10 万 IU/mL，则可在 4℃保持数月；UK 在酸性环境下比较稳定，若将温度提高至 70℃，pH 值大于 9，则不稳定，活性下降。在有稳定剂存在的条件下，冻干制剂可在 4℃保存数月甚至数年，其活性不变。二硫代苏糖醇、ε-氨基己酸、二异丙基氟磷酸等对酶有抑制作用。1% EDTA、人血白蛋白或明胶可防止酶表面变性，0.005%鱼精蛋白及其盐对 UK 有良好的稳定作用，在制备时加入可明显提高收率。

（一）工艺原理

药用尿激酶主要是从新鲜人尿中提取的，其生产工艺的关键是如何从低含量的尿中富集 UK。目前主要有三种方法：一是发泡法，即通过高速搅拌使尿液发泡，然后泡沫液化，再加入硫酸铵，使 UK 沉淀，得到粗品；二是沉淀法，是通过在尿液中加入沉淀剂（如鞣酸、苯甲酸、重金属离子等），使 UK 沉淀；三是吸附剂法，即通过吸附剂选择性地吸附 UK 而进行分离纯化。吸附剂的种类很多，如硅胶、硅藻土、724 树脂、活性炭等。吸附法为最常用的一种制备方法。

1. 选择尿液时，不能选择变质尿液和女性尿液。尿液须在 10℃以下尽快处理，以避免产生热原和破坏酶的活性。

2. H-UK 含量是质量标准中的检测项目之一。采用颗粒硅胶吸附法制备 UK，H-UK 含量可达 95%以上，优于硅藻土吸附法（H-UK 含量约为 50%）。

3. 尿中的盐及酸性、碱性和中性蛋白都会影响 UK 的吸附,以黏蛋白的影响更大。

4. 低 pH 值、低蛋白浓度、低离子强度、无稳定剂、较高的环境温度及尿中某些蛋白酶均易引起酶的失活。在生产过程中应尽量消除这些因素的影响,以防止酶的降解。

5. 从人尿中制备的 UK 可能会带有肝炎病毒,所以在生产过程中需经 60℃ 加热 10 小时,以使肝炎病毒灭活。在这一过程中,即使加入酶保护剂,酶活力还是会下降 10% 左右。为了避免这一现象,也可通过在 pH 值为 2.0~2.5 条件下进行盐析或超滤处理来有效地清除肝炎病毒。

(二) 工艺过程

[原料处理] 将人尿用尼龙网筛滤去尿中的杂物,在搅拌下缓慢加入 4mol/L 的氢氧化钠,调节 pH 值至 9.0,继续搅拌 10 分钟,静置 1 小时,弃去沉淀的碱性蛋白,收集清尿液。在清尿液中缓慢加入 4mol/L 盐酸调节 pH 值至 6.0~7.0(每 5 吨尿液约得 4.5 吨清液)。

[硅胶吸附] 将已用蒸馏水浸泡过的 60 目~120 目的湿硅胶(漂去过细的硅胶粒)投入尿液中(硅胶量为尿液重量的 2%),搅拌 2 小时,静置 30 分钟,弃去尿液,将吸附 UK 的硅胶用布袋过滤,然后用自来水漂洗,直至 $E_{280nm}<0.1$,甩干,称重。

[洗脱] 在硅胶中加入 2% 氢氧化钠-1.5% 氯化钠-0.03% EDTA 的洗脱液(每千克湿硅胶加入 1L),搅拌 45 分钟,装入涤纶布袋中,在脱水机中过滤并甩干,收集滤液(硅胶回收)。

[盐析] 按洗脱液体积计算固体硫酸铵的加入量,搅拌使溶解,并达到 65% 的饱和度。用 4mol/L 的盐酸调节 pH 至 2.0~2.5,并根据加酸量补加硫酸铵,使其保持 65% 的饱和度,并在 5℃ 以下静置过夜,然后用纸浆过滤,收集沉淀,并用 0.3%~0.4% 的溶解液(0.05mol/L,pH=6.6 的磷酸钾缓冲液:1% 氨水=2:3,$V:V$)溶解。

[去杂质、盐析] 将上述溶解液装入透析袋中,用 10 倍体积 0.05mol/L 的磷酸盐缓冲液(pH=6.4,含 0.01mol/L EDTA)平衡 3 小时,纸浆过滤,去除不溶物。上 DEAE-纤维素柱,用上述磷酸盐缓冲液洗脱,流速为 10~15mL/min,合并流出液和洗脱液,按照体积加入硫酸铵至 65% 的饱和度,0℃ 沉淀 4 小时,离心,收集沉淀,得到 UK 的粗制品,比活力约为 5000 单位/毫克蛋白。

[离子交换] 取粗制的 UK 溶解于 0.1mol/L 的磷酸钠缓冲液(含 1% EDTA,pH=6.4)中,上样至 80~100 目 724 弱酸型的阳离子交换树脂柱(ϕ4cm×45cm),流速为 1.5mL/min,上样后,用无热原水洗柱,流速为 3mL/min,洗至无蛋白为止。用 0.01mol/L 的磷酸氢二钠溶液(含 3% 的氯化钠和 0.1mol/L 的 EDTA)洗脱,流速为 2.5~3mL/min,收集含有蛋白的流出液,直至流出液中不含蛋白为止。再用 0.05mol/L 的磷酸盐缓冲液(pH=8.75)透析平衡 4 小时后,上 724 树脂柱,流速为 1.5mL/min,上完样品后,用 0.1mol/L 的磷酸盐缓冲液(pH=6.4)洗至无蛋白,再用 0.05mol/L 的磷酸盐缓冲液(含 0.05mol/L 氯化钠,pH=8.75)洗脱,收集 UK 活力部分,调节 pH 至 7.0,即得精制的 UK,比活力可达 1.5 万~2 万单位/毫克蛋白。

[制剂] 按制剂要求在无菌室内超滤、分装、冻干,得到注射用的 UK 成品。产品要注意避光,密封,10℃ 以下保存。

《中国药典》规定:本品系从新鲜人尿中提取得到的一种能激活纤维蛋白溶酶原的酶,在生产过程中需经 60℃ 加热 10 小时,使病毒灭活,它是由高分子量尿激酶和低分子量尿激酶组成的混合物,其中高分子量尿激酶含量不得少于 90%,每 1mg 蛋白中尿激酶的活力不得少于 12 万单位。

第十一章 核酸类药物

核酸（nucleic acid）存在于一切生物细胞中，是由许多核苷酸以 3′,5′-磷酸二酯键连接而成的大分子化合物。核苷酸又由碱基、戊糖和磷酸三部分组成，碱基与戊糖组成的单元叫核苷。核酸又分为脱氧核糖核酸（deoxyribonucleic acid，DNA）和核糖核酸（ribonucleic acid，RNA），DNA 主要存在于细胞核的染色体中，RNA 主要存在于细胞的微粒体中。

1868 年瑞士生化学家 Miescher 首先从脓细胞中分离出细胞核，进而从中提取到含有氮、磷特别丰富的酸性物质，当时 Miescher 称其为核素（nuclein）。20 年后，人们根据该物质来自细胞核且呈酸性，故改称为核酸。德国生化学家 Kossel 率先系统地研究了核酸的分子结构，并且从核酸的水解产物中分离出一些含氮的化合物，分别命名为腺嘌呤、鸟嘌呤、胞嘧啶、胸腺嘧啶，Kossel 因此而获得了 1910 年的诺贝尔医学与生理学奖。Kossel 的学生、美国生化学家 Levine 进一步证明了核酸中含有两种由 5 个碳原子组成的糖分子，并证明了这两种五碳糖的不同性质，酵母核酸含有核糖，而胸腺核酸里的糖类似核糖，只是分子中少了 1 个氧原子，故称其为脱氧核糖，含磷化合物是磷酸。大约半个世纪以后，生化学家 Todd 把这三个"元件"比较简单的碎片，相互连接组合起来，称之为核苷酸，并且通过化学反应将各种核苷酸连接起来，从而获得了 1957 年的诺贝尔化学奖。英国物理学家 Crick 和美国生化学家 Watson 则划时代地提出核酸分子模型，从而揭开了研究核酸的崭新序幕。

第一节 核酸类药物分类与性质

随着近代分子生物学的发展，人们对于核酸类物质在调控机体生理平衡作用的认识加深，应用于临床的核酸及其衍生物类生化药物愈来愈多，初步形成了核酸生产工业。随着对核酸秘密的揭示，对生命现象认识的不断深入，利用核酸治疗危害人类健康的各种疾病，将会有新的突破，核酸类药物的应用将更加广泛。

一、核酸类药物分类

核酸类药物是指具有药用价值的核酸、核苷酸、核苷、碱基及其衍生物。除了具有天然结构的核酸类物质以外，具有自然结构碱基、核苷、核苷酸结构类似物或聚合物也属于核酸类药物。依据核酸类药物的来源不同，可将此类药物主要分为两类。

（一）天然结构的核酸类药物

具有天然结构的核酸类药物本身即是生物体合成的原料，或是蛋白质、脂肪、糖等生物合成、降解以及能量代谢的辅酶。这类物质主要包括肌苷、腺苷三磷酸（ATP）、辅酶 A、脱氧核苷酸、肌苷酸、鸟苷三磷酸（GTP）、胞苷三磷酸（CTP）、尿苷三磷酸（UTP）、腺嘌呤、腺苷、5′-核苷酸混合物、2′,3′-核苷酸混合物、辅酶Ⅰ等。机体缺乏这类物质会使生物体代谢造成障碍，发生疾病。提供这类药物有助于改善机体的物质代谢和能量代谢平衡，加速受损组织的修复，促使机体恢复正常生理机能。此类药物临床广泛应用于血小板减少症、白细胞减少症、急慢性肝炎、心血管疾病、肌肉萎缩等代谢障碍性疾病的治疗。

（二）核苷、核苷酸结构类似物或聚合物

核苷、核苷酸结构类似物或聚合物具有碱基、核苷、核苷酸等自然结构，属于其类似物或聚合物，是当今治疗病毒、肿瘤、艾滋病的重要药物，也是产生干扰素、免疫抑制剂的临床药物。这类药物大部分由自然结构的核酸类物质通过半合成生产。临床上用于抗病毒的这类药物有氟代胸苷、叠氮胸苷、5′-碘脱氧尿苷、三氮唑核苷、无环鸟苷、丙氧鸟苷、阿糖腺苷、双脱氧肌苷等8种。此外还有氮杂鸟嘌呤、巯嘌呤、氟胞嘧啶、肌苷二醛、聚肌胞、阿糖胞苷等都已用于临床。

二、核酸类药物性质

核酸类药物性质可以分为五大类，第一大类是性状、溶解性、电离性等理化性质；第二大类是核酸类药物的水解产物可以和酚类、苯胺类化合物产生颜色反应；第三大类是核酸类药物受到某些理化因素的作用，会发生变性；第四大类是核酸类药物如核苷酸由磷酸、碱基和核糖组成，为两性电解质，在一定pH条件下可解离而带有电荷；第五大类由于核酸、核苷酸类物质都含有嘌呤、嘧啶碱，因此都具有共轭双键，故对紫外光有强烈的吸收。

（一）理化性质

RNA和核苷酸的纯品都呈白色结晶性粉末，DNA则为白色类似石棉样的纤维状物。除了肌苷酸、鸟苷酸具有比较鲜的味道外，其余的核酸和核苷酸大都呈酸味。

RNA、DNA和核苷酸都是极性化合物，一般能溶于水，不溶于乙醇、氯仿等有机溶剂。它们的钠盐比游离酸更易溶于水，其中RNA钠盐在水中的溶解度可达到40g/L（4%）。在酸性溶液中，RNA、DNA和核苷酸分子中的嘌呤易被水解下来，分别成为具有游离糖醛基的无嘌呤核酸和磷酸酯。而在中性或弱酸性溶液中较稳定。

RNA、DNA在生物细胞内都与蛋白质结合成核蛋白，RNA蛋白、DNA蛋白在盐溶液中的溶解度受盐浓度的影响不同。DNA蛋白在低浓度盐溶液中，如在0.14mol/L的氯化钠液中溶解度最低，几乎不溶解，随着盐浓度的增加溶解度也增加，在1mol/L氯化钠中的溶解度很大，比在纯水中要高2倍。相反，RNA蛋白在盐溶液中的溶解度受盐浓度的影响较小，在0.14mol/L氯化钠中溶解度较大。因此，在提取时，常用此法分离这两种核蛋白。

RNA、DNA和核苷酸既含有磷酸基又含有碱性基团，故为两性电解质，在一定pH条件下，可以解离而带有电荷，因此，都具有一定的等电点，能进行电泳。核酸由于酸性比较强，能与Na^+、K^+、Mg^{2+}等金属离子结合成盐，也容易与碱性化合物结合而生成复合物，如能与甲苯胺蓝、派罗红、甲基绿等碱性染料结合，其中甲苯胺蓝能使RNA和DNA染上蓝色，派罗红能转染RNA成红色，而甲基绿能转染DNA成绿色。

应用较广的菲锭溴红（或称溴乙锭）（3,8-二氨基-5-乙基-6-菲锭溴盐，ethidium bromide，EB）荧光染料，可插入到核酸碱基对之间，与双链的DNA以及具有双螺旋区的RNA

有特异的结合能力，使 EB·核酸配合物的荧光强度比游离的 EB 显著增强，可达到 80~100 倍。因此，在一定的条件下，一定浓度 EB 溶液的荧光增量与双链区的浓度成正比。根据这个原理，可测定双链核酸的浓度，灵敏度高达 0.01μg/mL。

由于核酸分子的高度不对称，故核酸具有很强的旋光性，这是核酸的一个重要特性，如 DNA 的比旋值为 $[\alpha]_D+15°$，比组成它的核苷酸的比旋值要大得多。当核酸变性时，比旋值会大大降低。

（二） 核酸的颜色反应

RNA 和 DNA 经核酸水解后，嘌呤易脱下形成无嘌呤的醛基化合物，这些物质与某些酚类、苯胺类化合物结合成有色物质，可用来做定性分析或根据颜色的深浅作定量测定。

孚尔根染色法是一种对 DNA 的专一染色法，其原理是 DNA 的部分水解产物能使已被亚硫酸钠褪色的无色品红碱（Schiff 试剂）重新恢复颜色。用显微分光光度法可定量测定颜色强度。

核酸中糖的颜色反应是利用苔黑酚（3,5-二羟甲苯）法，将 RNA 与浓盐酸、3,5-二羟甲苯一起于沸水浴中加热 20~40 分钟，产生绿色化合物。这是由于 RNA 脱嘌呤的核糖与酸反应生成糠醛，再与 3,5-二羟甲苯作用而显蓝绿色。

脱氧核糖用二苯胺法测定，DNA（脱氧核糖）在酸性条件下与二苯胺一起水浴加热 5 分钟，产生蓝色，这是脱氧核糖遇酸生成 ω-羟基 γ-酮基戊醛，再与二苯胺作用而呈现的蓝色反应。

（三） 核酸的变性

核酸和蛋白质一样也有变性现象，即在物理和化学因素的作用下，维系核酸二级结构的氢键和碱基堆积力受到破坏，DNA 由双链解旋为单链的过程。核酸变性时，先局部双螺旋松散，解旋，然后整个双螺旋松散解旋。当变性条件继续时，则两条链解脱而分离成不规则卷曲的单链，但一级结构不发生破坏。变性因素去除后，在变性的 DNA 多核苷酸链内或链间会形成局部的氢键结合区。在一定条件下，互补的两条链可以完全可逆地重新结合，恢复成原来的双螺旋 DNA 分子。

引起核酸变性的因素很多，升高温度、过酸、过碱、纯水以及加入变性剂（如尿素、胍和某些有机溶剂）等都能造成核酸变性。

核酸变性时，物理化学性质将发生改变，生物活性丧失，物化性状改变，如黏度下降、沉降系数增加、比旋度值降低以及紫外线吸收能力显著增加（增色效应）等。

热变性是核酸的重要性质，当核酸稀溶液加热到某一狭窄温度范围时，会发生分子熔解和螺旋向线团转变的现象。热变性一半时的温度称为熔点或变性温度，以 T_m 表示。在 T_m 时，表现出 260nm 的光吸收值急剧上升的增色效应、比旋度值显著降低和黏度下降等现象。通常 RNA 的 T_m 为增色效应达 30%~40% 时的温度，DNA 的 T_m 是增色效应达 40%~50% 时的温度。

T_m 的大小与 DNA 的碱基组成有关。G-C 之间的氢键联系要比 A-T 之间的氢键联系强得多，故 G-C 含量高的 DNA 其 T_m 值亦高。用不同来源的 DNA 的 T_m 对其 G-C 含量作图，能得到一条直线，测定 T_m 值可知其 G-C 碱基含量。

DNA 双螺旋的两条链，经变性分离后，在一定条件下可以重新组合复原，这是以互补的碱基排列顺序为基础的，可以用来进行分子杂交，即不同来源的多核苷酸链，变性后分离，经"退火"处理，若有互补的碱基排列顺序，就能形成杂合的双螺旋体，甚至可以在 DNA 和

RNA之间形成杂合螺旋体。当两种不同来源的DNA分子杂交时，形成双螺旋的倾向愈强，说明他们之间的碱基互补顺序愈强。可利用分子杂交方法来分离纯化DNA基因，研究基因转录和调控等。

（四）核苷酸的解离性质

核苷酸由磷酸、碱基和核糖组成，为两性电解质，在一定pH条件下可解离而带有电荷，这是电泳和离子交换分离各种核苷酸的重要依据。各种核苷酸分子上可解离的基团有氨基、烯醇基和第1磷酸基、第2磷酸基。烯醇基的pK值常在9.5以上，一般不适用于核苷酸的分离。第1磷酸基解离的pK值在0.7~1之间，第2磷酸的pK值在6左右，磷酸基的解离主要可以使核苷酸带负电荷，但不能用来作为分离的依据。氨基解离则不同，在pH=2.5~5的范围内，所带净电荷差异较大，在电泳和离子交换法分离核苷酸时起着决定性的作用。例如在pH=3.5时核苷酸CMP、AMP、GMP、UMP上氨基的正电荷离子化程度依次为0.84、0.54、0.05、0。各核苷酸的第1磷酸基完全解离，各带来一个负电荷，结果UMP、GMP、AMP、CMP将所带净电荷依次为1、0.95、0.46和0.16。因此，在pH=3.5条件下进行电泳可将这四种核苷酸分开，电泳速度的大小排列顺序为UMP>GMP>AMP>CMP。将斑点用稀盐酸洗脱下来，用紫外分光光度法测定，然后利用已知核苷酸的摩尔消光系数就可算各种核苷酸的含量。该法简便迅速，灵敏度高，干扰因素少。

（五）核苷酸的紫外吸收性质

由于核酸、核苷酸类物质都含有嘌呤、嘧啶碱，因此都具有共轭双键，故对紫外光有强烈的吸收。在一定的pH条件下，各种核苷酸都有特定的紫外吸收的吸光度值。当定性测定某一未知碱基或核苷酸样品时，可在250nm、260nm、280nm、290nm波长处先测得吸光度值，再计算出相应的比值（A_{250nm}/A_{260nm}、A_{280nm}/A_{260nm}、A_{290nm}/A_{260nm}），与已知核苷酸的标准比值比较，判断出属于哪种碱基或核苷酸。四种核苷酸的一些理化性质见表11-1。

表11-1 四种核苷酸的一些理化性质

性质	5′-AMP	5′-GMP	5′-CMP	5′-UMP
最大吸收波长 λ_{max}（nm）	259 (pH=7~12)	252 (pH=7)	271 (pH=6~12)	262 (pH=2~7)
最小吸收波长 λ_{max}（nm）	227 (pH=7~12)	225 (pH=7)	259 (pH=6~12)	230 (pH=2~7)
吸收光谱标准A比值				
A_{250nm}/A_{260nm}	0.84 (pH=2)	1.16 (pH=7)	0.45 (pH=1~2.5)	0.73 (pH=2~7)
A_{280nm}/A_{260nm}	0.22 (pH=2)	0.68 (pH=7)	2.10 (pH=1~2.5)	0.39 (pH=2~7)
A_{230nm}/A_{260nm}	0.038 (pH=2)	0.4 (pH=2)	1.55 (pH=1~2.5)	0.03 (pH=2~7)
摩尔消光系数 E_{260}（pH=7）	15.0×10³	11.4×10³	7.4×10³	10.0×10³
E_{260}（pH=2）	14.2×10³	11.8×10³	6.2×10³	10.0×10³
相对分子质量	347.22	363.24	323.31	324.18

第二节 核酸类药物作用与用途

核酸是由数十个到数十万个核苷酸连接而成的高分子化合物。它是生物遗传的物质基础，与生物的生长、发育、繁殖、遗传和变异有密切关系，又是蛋白质合成不可缺少的物质。核酸的改变可引起一系列性状和功能的变化，如恶性肿瘤、放射病、遗传性疾病等都与核酸生物功能改变有关。

20世纪50年代开始，以基因重组技术为基础带动的分子生物学和结构生物学的飞速发展，使人们对生命活动的基本规律和各种疾病的起因有了较深入的了解，同时也为药物的合理设计提供了大量的生物靶分子。随着人类基因组计划（human genome project，HGP）30亿个碱基的全部序列测定的完成以及随之开展的功能基因组学的研究，调节和抑制基因的表达和翻译的过程越来越显示其在生命过程中以及疾病过程中的重要性。因此，DNA和RNA的特定序列也将成为药物作用的重要靶点。一些具有多糖链的抗生素已经知道是以mRNA为作用靶的，同时第一个合成的反义寡核苷酸Formivisen于1997年也被美国FDA批准上市用于治疗巨细胞病毒引起的视网膜炎。因此以核酸为作用靶的药物研究将成为21世纪的一个重要研究方向。

核酸是新一代的生物药物，具有遗传、催化、能量贮存、能量供给以及增强免疫力等多种功能。利用核酸能进行新药的设计，在制造抗癌、抗病毒、治疗心肌梗死以及干扰素诱导剂等方面具有广阔的前途。

一、核酸类药物主要用途

核酸类药物的主要用途除了具有抗病毒、抗肿瘤以及免疫增强等作用外，还可以治疗帕金森症、抑郁症等精神疾患。

（一）抗病毒

病毒（virus）是一类个体微小，无完整细胞结构，含单一核酸（DNA或RNA）型，必须在活细胞内寄生并复制的非细胞型微生物。病毒同所有生物一样，具有遗传、变异、进化，是一种体积非常微小，结构极其简单的生命形式，病毒有高度的寄生性，完全依赖宿主细胞的能量和代谢系统，获取生命活动所需的物质和能量，离开宿主细胞，它只是一个大化学分子，停止活动，可制成蛋白质结晶，为一个非生命体，遇到宿主细胞它会通过吸附、进入、复制、装配、释放子代病毒而显示典型的生命体特征，所以病毒是介于生物与非生物的一种原始的生命体。病毒主要由核酸和蛋白质外壳组成。现在临床上使用的抗病毒药物主要有以下几个：

1. 阿糖腺苷 其化学名称为9-β-D-阿拉伯呋喃糖腺嘌呤，或称腺嘌呤阿拉伯糖苷，分子中含有一个结晶水，呈白色结晶，熔点259~261℃，$[\alpha]_D^{27} -5°$（$C=0.25g/mL$），紫外光最大吸收峰260nm，阿糖腺苷的结构式如（11-1）所示。

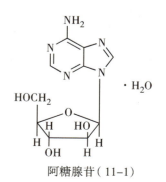

阿糖腺苷（11-1）

阿糖腺苷在体内生成阿糖腺三磷,起拮抗脱氧腺三磷(dATP)作用,从而阻抑了dATP掺入病毒DNA聚合酶,而且阿糖腺三磷对病毒DNA聚合酶的亲和性比宿主DNA聚合酶高,从而选择性地抑制病毒的增殖。

阿糖腺苷属于广谱DNA病毒抑制剂,对单纯疱疹病毒Ⅰ型、单纯疱疹病毒Ⅱ型、带状疱疹病毒、巨细胞病毒、痘病毒等DNA病毒,在体内外都有明显抑制作用。临床上用于治疗疱疹性角膜炎,静脉注射可降低由于单纯疱疹病毒感染所致的脑炎的病死率,从70%降到28%。20世纪70年代开始用来治疗乙型肝炎,使病毒DNA、DNA聚合酶明显下降,HBsAg转阴,并可使带病毒患者失去传染能力。在种类繁多的治疗乙肝的药物中,能够直接作用于病毒的,效果最好的有干扰素和阿糖腺苷,而且阿糖腺苷还是治疗单纯疱疹脑炎最好的抗病毒药物。

2. 阿昔洛韦 其化学名为9-(2-羟乙氧基甲基)鸟嘌呤,为无色白色结晶粉末,无味,无臭,微溶于水,熔点256~257℃。阿昔洛韦(11-2)为开环的核苷类抗病毒药物,为第一个上市的非糖苷类核苷类类似物,又称无环鸟苷,系广谱抗病毒药物。现已作为抗疱疹病毒首选药物,广泛用于治疗疱疹病性角膜炎、生殖器疱疹病毒、全身带状疱疹和疱疹性脑炎及治疗病毒性乙型肝炎。

3. 叠氮胸苷 其化学名称为3′-叠氮-2′-脱氧胸腺嘧啶核苷,结构式如下。叠氮胸苷(11-3)呈类白色粉末或针状结晶,无臭,易溶于乙醇,难溶于水,其水溶液pH约为6,遇光分解,需避保存。$[\alpha]_D^{25}$ +99°($C=0.5g/mL$,H_2O),分子式为$C_{10}H_{13}N_5O_4$,相对分子质量为267.244。

叠氮胸苷是世界上第一个治疗艾滋病的新药,又名齐多夫定(AZT),商品名称Refrovir,是胸腺苷的类似物,由英国Wellcome公司美国分公司首先开发,于1987年美国FDA批准上市,为临床第一个抗HIV的药物。现已在印度尼西亚、比利时、泰国、墨西哥、南非、意大利、沙特阿拉伯、日本等40多个国家临床应用。1989年世界销售额最大的药品中,AZT排列第42位。临床验证表明,对感染HIV而出现症状的人,AZT能够推迟疾病的进展,使艾滋病患者生存时间延长1倍。

药理实验表明,在体外,叠氮胸苷能抑制HIV的复制;在体内,叠氮胸苷经磷酸化后生成3′-叠氮-2′-脱氧胸腺嘧啶核苷酸,取代了正常的胸腺嘧啶核苷酸参与DNA的合成,使DNA不能继续复制,从而阻止病毒的增生。在法国和英国,AZT进行了大规模的临床研究,分别在1000名已感染上HIV者中进行实验,起到了延迟发病的治疗效果。对早期艾滋病与艾滋病的有关症状,有临床疗效,对病情严重者疗效更好,但不能阻止复发。临床发现有5%甚至多达40%出现不良反应,表现为头痛、肌痛、恶心、失眠、眩晕等。严重者产生骨髓抑制而发生贫血。临床使用时,必须在医生严格指导下进行。

药物剂型为胶囊剂,口服后,迅速被肠道吸收,生物利用度为50%~70%,能够穿透血脑屏障,血中半衰期为1小时,每日剂量为200~300mg,分4次服用。

（二）抗肿瘤

肿瘤是一系列以异常细胞失控增生和扩散为特征的疾病，机体的内因（激素、免疫状况、遗传变异）和外因（化学、光学因素和病毒）都可能是致癌因素。肿瘤的治疗方法包括手术治疗，放射治疗和化学治疗，但在很大程度上仍以化学治疗为主。抗肿瘤药物的研究开始于20世纪40年代用氮芥治疗恶性淋巴瘤，几十年来已经有了很大的发展，由单一的化学治疗进入了联合化疗和综合化疗的阶段，并且能成功地治愈病人或明显地延长病人的生命，因此抗肿瘤药物在肿瘤治疗中受到越来越多的重视。具有抗肿瘤作用的核酸类代表药物有用于治疗消化道癌的氟尿嘧啶以及用于治疗各类急性白血病的阿糖胞苷等。

1. 6-氨基嘌呤 是嘌呤的6位碳原子上的H被NH_2基取代的衍生物，又称腺嘌呤（11-4），维生素B_4，是RNA和DNA分子中的组成部分，也是某些辅酶的活性组分，结构如下。

6-氨基嘌呤呈白色结晶性粉末，无臭，无味，溶于酸、碱性溶液，微溶于乙醇，难溶于冷水，几乎不溶于乙醚，氯仿。相对分子质量是135.13，熔点360~365℃（分解）。

6-氨基嘌呤（11-4）

6-氨基嘌呤有升高白细胞的功能，临床上用于治疗由化疗或放疗引起的白细胞减少症等。并广泛应用于血液贮存，以维持红细胞内的ATP水平，延长贮存血液中红细胞的存活时间。

2. 6-巯基嘌呤 亦称乐宁（11-5），为单水合物，呈微黄色结晶性粉末或棱片状结晶，无臭，味微甜，含1分子结晶水，在140℃时失去结晶水，结构如下。6-巯基嘌呤易溶于碱性水溶液，但不稳定，会缓慢水解，置空气中光照会变成黑色。可溶于沸水、热乙醇，微溶于水，几乎不溶于冷乙醇、乙醚、丙酮和氯仿，熔点313~314℃。

6-巯基嘌呤（11-5）

1940年Woods和Fildes提出了抗代谢物学说，解释了磺胺对细菌的作用是竞争性地拮抗对氨基苯甲酸，而对氨基苯甲酸又是细菌合成必需营养物叶酸的原料，因此发挥抑菌作用。在这一理论引导下，美国生化学家Hitchings提出借助于某些核酸碱基的拮抗物，选择性地阻止细菌、原虫和癌细胞等核酸的合成，不影响正常细胞的生长。Hitchings和著名药学家Elion从嘌呤路径合成抗核酸代谢药物，1948年合成出抗白血病的二氨基嘌呤，1951年合成了6-巯基嘌呤。1988年Hitchings和Elion因此而荣获诺贝尔医学奖。

6-巯基嘌呤是次黄嘌呤类似物，能竞争性地抑制次黄嘌呤转变成肌苷酸，阻止鸟嘌呤转变为鸟苷酸，从而抑制RNA和DNA的合成，杀伤各期增生细胞。6-巯基嘌呤是嘌呤抗代谢物，进入体内转变成6-巯基嘌呤核苷酸，阻止肌苷酸转变为腺苷酸、黄嘌呤核苷酸，抑制CoI的生物合成。临床用于急性白血病，对儿童患者的疗效优于成人。亦用于治疗绒毛膜上皮癌、乳腺癌、直肠癌、结肠癌及其他内脏肿瘤。

3. 阿糖胞苷 又称胞嘧啶阿拉伯糖苷（11-6），与正常的胞嘧啶核苷及脱氧胞嘧啶核苷不同，其差别在于糖的组成部分是阿拉伯糖，而不是核糖或脱氧核糖，阿糖胞苷盐酸盐的结构式如下。

阿糖胞苷呈白色或类白色结晶性粉末，无臭，易溶于水，略溶于甲醇、乙醇，极微溶于乙醚，其盐酸盐熔点为186~190℃

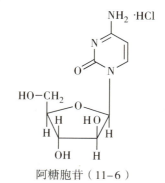

阿糖胞苷（11-6）

（分解）。在酸性及中性水溶液中脱氨水解变成阿糖尿苷，pH=2.8时水解速度较快，pH=6.9时最稳定，pH=10以上水解速度又急剧加快。

阿糖胞苷由于易被胃肠道黏膜和肝中胞嘧啶核苷脱苷酶作用而失活，故口服无效，只能注射，临床采用阿糖胞苷盐酸盐，阿糖胞苷进入体内转变为阿糖胞苷酸，抑制DNA聚合酶，阻止胞二磷转变为脱氧胞二磷，从而抑制DNA的合成，干扰DNA病毒繁殖和肿瘤细胞的增殖。用于治疗急性粒细胞白血病，具有见效快、选择性高的特点，单独使用不如与其他抗癌药合用疗效高。

（三） 免疫增强剂

免疫增强剂主要用于抗病毒及抗肿瘤的辅助治疗。许多研究者认为，饮食核酸是维持机体正常免疫功能的必需营养成分。国外大量研究表明，当机体缺乏核苷酸时，免疫细胞的数量减少，免疫细胞的活性下降，抗体的形成也明显下降；而补充核苷酸则有利于恢复免疫细胞功能和抗体的产生。国内有人对核酸口服液的药理作用和安全性进行实验，发现核酸口服液具有调节机体免疫机能和植物神经系统功能的作用；急性毒性试验和长期毒性试验提示，核酸口服液无明显毒副作用，应用安全，为长期应用提供了实验依据。国内外大量实验证明，给动物或人补充外源性核苷酸，不仅可以增强机体的免疫功能，有助于维持细胞和体液免疫应答，而且还能部分解除免疫抑制。

1. 免疫核糖核酸　其iRNA亦存在于淋巴细胞中，其分子量较转移因子（TF）为大（13500），可以用人肿瘤组织免疫的羊或其他动物的脾脏、淋巴结提取（也可从正常人周围血白细胞和脾血白细胞中提取）。它使未致敏的淋巴细胞转变为免疫活性细胞。由于iRNA具有一定的特异性，且不受动物种属的影响，又不存在输注免疫活性细胞的配型及排异问题，所以受到广泛重视。但iRNA可被RNA酶破坏，目前这种方法所产生的免疫力尚不够强，特异性也是相对的，所以还需进一步研究。其临床适应证与转移因子相似。目前主要用于恶性肿瘤如肾癌、肺癌、消化道癌及神经母细胞瘤和骨肉瘤等的辅助治疗。也曾试用于慢性乙型肝炎和流行性乙脑，可使细胞免疫功能低下的部分患者恢复正常。

2. 异丙肌苷　是一种新型的生物学反应调节剂，其结构式见（11-7）。原为抗病毒药，对人体疱疹、流感、鼻病毒感染有效，用于单纯疱疹病毒感染的患者疗效显著。体外实验表明，它能增强PH（植物血凝素）或抗原的免疫反应，促进T淋巴细胞的分化和增强，且可通过激活TH细胞或巨噬细胞而刺激B淋巴细胞分化和产生抗体。在体内具有抗病毒和抗肿瘤活性。临床研究证明，口服该药可减少各种病毒感染的发病持续时间和严重性。它对艾滋病及肿瘤病人免疫功能的恢复较显著。该药片剂或滴眼剂可使疱疹病毒角膜炎、葡萄膜炎的症状和体征有较大的改善。该药还具有代谢迅速、毒副反应轻微、服用方便等优点。

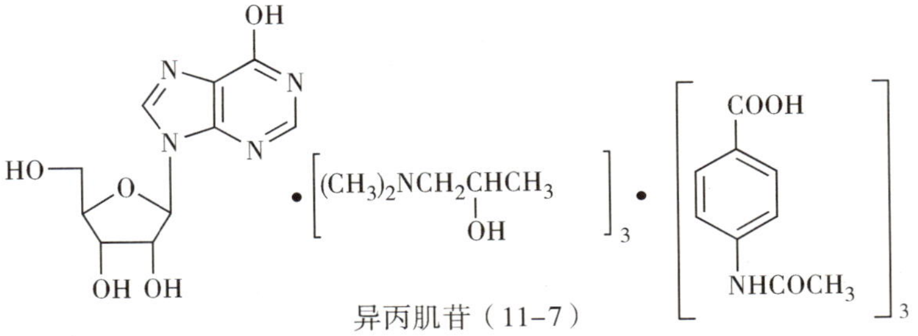

异丙肌苷（11-7）

该药也可作为肿瘤的辅助治疗剂。用于恶性淋巴瘤、骨髓瘤、早期恶性黑色素瘤有一定疗效。与手术合用治疗食道癌、胃癌、直肠癌、甲状腺癌术后患者,可提高细胞免疫功能,使其恢复到术前健康水平。与放疗、化疗合用,可减轻毒副反应,提高疗效。也用于艾滋病、免疫缺陷病等。用于多发性口角炎、病灶性生殖器炎。

(四) 治疗帕金森症、抑郁症等精神疾患

代表药物如胞二磷胆碱(11-8),其化学名称为胞嘧啶核苷-5′-二磷酸胆碱,有氢型和钠型两种。其钠盐呈白色无定形粉末,易吸湿,极易溶于水,不溶于乙醇、氯仿、丙酮等多数有机溶剂,具有旋光性。经 X 射线衍射测定,整个分子高度卷曲,多个分子聚合在一起,以 5′-磷酸胞嘧啶核苷酸为核心,磷酸和胆碱部分暴露于外,与周围的水分子松散地结合。比较稳定,注射液在 40℃ 放置 180 天后测定,含量为 95.53%。

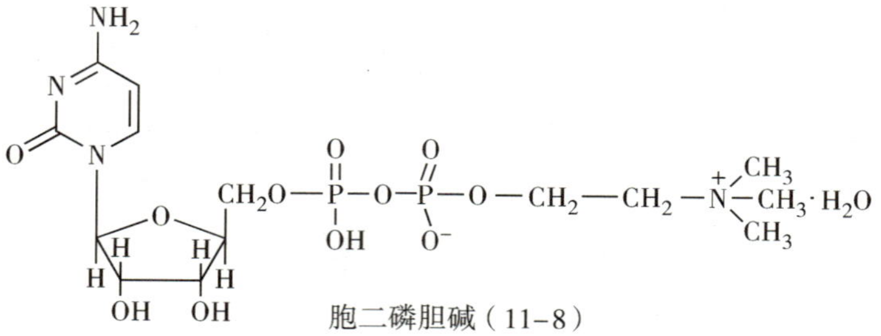

胞二磷胆碱(11-8)

1954 年 Kennedy 博士等发现了胞二磷胆碱,随后化学合成并确定了分子结构。1957 年 Rossiter 研究发现,胞二磷胆碱与磷脂代谢十分密切,是卵磷脂生物合成的重要辅酶。1963 年由日本武田公司首次开发,用于治疗意识障碍,商品名 Nicholin,译名尼可林。

胞二磷胆碱是神经磷脂的前体之一,能在磷酸胆碱神经酰胺转移酶的催化作用下,将其携带的磷酸基团转给神经酰胺,生成神经磷脂和 CMP。当脑功能下降时,可以看到神经磷脂含量的明显减少。胞二磷胆碱通过提高神经磷脂含量,从而兴奋脑干网状结构,特别是上行网状联系,提高觉性反应,降低"肌放电"阈值,恢复神经组织机能,增加脑血流量和脑耗氧量,进而改善脑循环和脑代谢,大大提高患者的意识水平。临床用于减轻严重脑外伤和脑手术伴随的意识,治疗帕金森症、抑郁症等精神疾患。

二、核酸类药物其他用途

核酸类其他用途可以用于减肥、治疗脱发、溶解胆结石、防止老化、预防肝病、预防高血压和动脉硬化、治疗糖尿病、改善贫血和皮肤美容等方面。

1. 核酸用于减肥 年轻女性服用各种减肥药物减肥,虽有收效,但肌肤干燥、便秘的烦恼不断出现,有的甚至会影响生育。如果在减肥时摄取核酸,可以从根本上改善体质,而不必刻意的限制饮食。摄取核酸使新陈代谢旺盛,细胞的分裂与功能旺盛。当新陈代谢需要热量时,就能够提高基础代谢量,当基础代谢量提高时,虽然吃的仍然不少,但消耗的热量更大,所以身体不会发胖。核酸中的腺苷具有扩张血管的作用,同时还有抑制糖分分解酶的作用,会延迟糖分的吸收,因此,甜食摄取过度导致肥胖者可达到减肥效果。

2. 用于治疗脱发 人的发根有很多 RNA,一旦肝功能减退,或受紫外线影响时,RNA 会减少,也就无法制造出由蛋白质所构成的发根,自然会引起脱发,所以核酸缺乏也会导致

秃顶。

3. 用于溶解胆结石 胆结石形成的原因是由于末梢血管的血液循环不顺畅。当血液循环不顺畅时，体内二氧化碳积存，体液会呈酸性，容易引起腰痛或肩膀痛。核酸会使末梢血管扩张，具有促进血液循环的作用。由于摄取核酸会使血液循环畅通，身体呈弱碱性，就能溶解胆结石。

4. 用于防止老化 人类随着年龄的增长，肝功能减弱，合成核酸的力量会减退。因此，如果适量的补充核酸，可减轻肝脏的负担，从而使新陈代谢旺盛，修复受损的遗传信息。

5. 用于预防肝病 核酸能提高肝功能，因此，在引起肝脏病变前摄取核酸食品，能够防止肝病的发生。肝病，包括饮酒过度所引起的酒精性肝炎与饮食生活所引起的脂肪肝，以及病毒入侵所引起的B、C型肝炎，发病时接受适当的治疗，同时充分摄取核酸，非常有效。

6. 用于预防高血压和动脉硬化 高血压和动脉硬化是常见的成人病之一。在美国动脉硬化成为死亡原因的第一位，在国内也居前几名。引起动脉硬化的最大原因是胆固醇或血栓积存，使血管狭窄。此外，血液循环不畅也会引起高血压。要防止高血压或动脉硬化，则应尽可能避免盐分较多或胆固醇较多的食品，同时摄取核酸食品，就更能提高效果。核酸中所含的腺苷具有降血压效果。而高核酸饮食能促进ATP合成，抑制胆固醇的合成。核酸缺乏时，能够使血液柔软的植物油或鱼油变成使血液凝固的动物脂肪，成为动脉硬化的原因，而核酸能防止动脉硬化。

7. 用于糖尿病 糖尿病的病因，大都是由于遗传或过胖所造成的。遗传性的糖尿病的确存在，如果饮食生活没有问题，可能一生都不会发病。糖尿病的症状包括：容易口渴，尿量增加，身体倦怠，眼睛模糊，性欲减退，湿疹或发痒，手脚发麻等，若在这个阶段好好治疗，就能够治愈。若放任不管，则可能引起网膜症、神经障碍、心肌梗死等各种并发症。核酸中所含的腺苷，能延迟糖的吸收。对于糖尿病非常有效，要使糖尿病尽快复原，就要有效地摄取核酸食品。

8. 用于改善贫血 血量不足就是贫血，尤其红细胞中的血红蛋白或铁缺乏时，造成的"缺铁性贫血"最多，原因是由于铁质缺乏而引起的。此外，铁以外的营养素缺乏时，也无法正常制造出红细胞来。总之，当自由基增加时，红细胞就会受到破坏，因此要充分摄取抗氧化物质，才能消除贫血，另外还要充分摄取蛋白质、维生素与含铁物质以及能使骨髓机能活化的核酸。

9. 用于皮肤美容 皮肤由表皮与真皮构成，并且不断地进行细胞的新旧交替。但是随着年龄的增长，掌管新陈代谢的核酸不足时，细胞更新的速度会变得迟缓。这样表皮会变薄，也会出现斑点或松弛等现象。并且老化的表皮残留在皮肤中，会使皮肤表面凹凸不平，并造成肌肤干燥。此外，填补细胞空隙的"胶原"物质，老化之后会缺乏弹力，也会引起皱纹。要防止这些老化现象，平常就要多摄取核酸。

此外，核酸还可添加于营养保健品中，对促进儿童的生长发育，增强智力，提高成年人抗病抗衰老能力及手术病人的身体康复均有显著作用，特别对老年人的健康长寿效果更为明显。

第三节 核酸类药物的制备方法

核酸类药物的制备方法有很多,包括提取法、水解法、化学合成法、酶合成法和微生物发酵法等。

一、常用的制备方法

一切生物,小至病毒大至高等动植物都含有核酸。真核生物的核酸,其 RNA 主要存在于细胞质中,约占总 RNA 的 90%,另 10% 存在于细胞核里的核仁内,核浆及染色体中只有少量;DNA 则主要存在于细胞核中,占总 DNA 的 98%,另 2% 存在于线粒体和叶绿体中。由于 DNA 是遗传物质,所以对同一种生物而言,每个细胞(生殖细胞除外)中的 DNA 含量是恒定的;而 RNA 的含量则与细胞的活跃程度有关,在蛋白质合成旺盛的细胞中,其 RNA 的含量也相应地较高。

由于核酸的含量与细胞的大小无关,所以制备核酸时常采用生长较旺盛的组织,如胰、脾、胸腺等。这类组织比同样体积的其他组织(如肌肉、脑)含有更多的细胞数,因而有更高的核酸含量。

1. 直接提取法 此法类似于 RNA 和 DNA 的制备,可直接从生物材料中提取。此法的关键是去杂质,被提取物不管是呈溶液状态还是呈沉淀状态,都要尽量与杂质分开。为了制得精品,有时还需多次溶解、沉淀。从兔肌肉中提取 ATP 和从酵母或白地霉中提取辅酶 A 即是采用此法。

2. 水解法 核苷酸、核苷和碱基都是 RNA 或 DNA 的降解产物,可通过相应的原料水解制得。水解法又分酶水解法、碱水解法和酸水解法 3 种。

(1) 酶水解法 在酶的催化下水解称酶水解法。如用 5′-磷酸二酯酶将 RNA 或 DNA 水解成 5′-核苷酸,就可用来制备混合 5′-(脱氧)核苷酸。酶的来源不同其特性也往往有些不同,因此提及酶时常常指明其来源,如牛胰核糖核酸酶(RNaseA),蛇毒磷酸二酯酶(VPDase),脾磷酸二酯酶(SPDase)等。桔青霉 A. S. 3.2788 产生的 5′-磷酸二酯酶的最佳催化条件是:pH6.2~2.7,温度 63~65℃,底物浓度 1%,酶液用量 20%~30%,反应时间 2 小时。

(2) 碱水解法 在稀碱条件下可将 RNA 水解成单核苷酸,产物为 2′-核苷酸和 3′-核苷酸的混合物。这是因为水解过程中能产生一种中间环状物 2′,3′-环状核苷酸,然后磷酸环打开所致。DNA 的脱氧核糖 2′ 位上无羟基,无法形成环状物,所以 DNA 在稀碱作用下虽会变性,却不能被水解成单核苷酸。

(3) 酸水解法 用 1mol/L 的盐酸溶液在 100℃ 下加热 1 小时,能把 RNA 水解成腺嘌呤和嘧啶碱核苷酸的混合物。DNA 的嘌呤碱也能被水解下来。在高压釜或封闭罐中酸水解,可使嘧啶碱从核苷酸上释放下来,但此时胞嘧啶常常会脱氨基而形成尿嘧啶。

3. 化学合成法 利用化学方法将易得到的原料逐步合成为产物,称化学合成法。腺嘌呤即可用次黄嘌呤或丙二酸二乙酯为原料合成,但此法多用于以自然结构的核酸类物质做原料,半合成为其结构改造物,且常与酶合成法同时使用。

4. 酶合成法　即利用酶系统和模拟生物体条件制备产物，如酶促磷酸化生产ATP等。

5. 微生物发酵法　利用微生物的特殊代谢使某种化谢物积累，从而获得该产物的方法称发酵法。如微生物在正常代谢下肌苷酸是中间产物，不会积累，但当其突变为腺嘌呤营养缺陷型后，该中间物不能转化成AMP，于是在前面的代谢不断进行下，大量的肌苷酸就成为终产物而积累在发酵液中。事实上肌苷酸的制备正是采用了此法。

二、重要核酸类药物的制备

核酸类药物可用水解相应蛋白质、核酸的方法来制备，有些非天然或是含量较少的核苷酸、核苷和碱基，则可用酶法合成，或用特异的发酵方法制备。

（一）肌苷

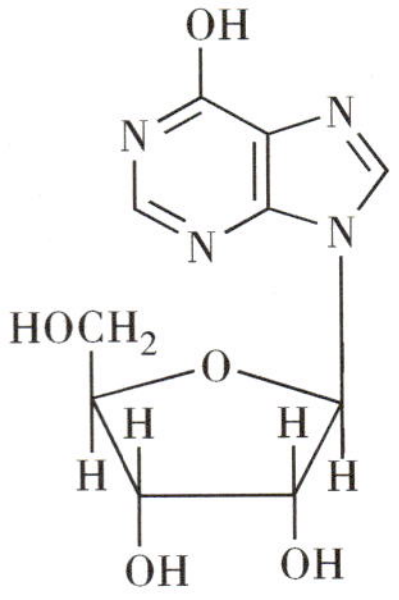

肌苷（11-9）是由次黄嘌呤与核糖结合而成的核苷类化合物，又称次黄嘌呤核苷。呈白色结晶粉末，溶于水，不溶于乙醇、氯仿。在中性、碱性溶液中比较稳定，酸性溶液中不稳定，易分解成次黄嘌呤和核糖。

1. 临床用途　肌苷能直接进入细胞，参与糖代谢，促进体内能量代谢和蛋白质合成，尤其能提高低氧病态细胞的ATP水平，使处于低能、低氧状态的细胞顺利地进行代谢。临床主要用于各种急、慢性肝脏疾病、洋地黄中毒症、冠状动脉功能不全、风湿性心脏病、心肌梗死、心肌炎、白细胞或血小板减少症及中心性视网膜炎、视神经萎缩等。还可解除或预防因用血吸虫药物所引起的心、肝损害等不良反应。几乎无毒性，静脉注射LD_{50}大于3g/kg体重。

2. 生产工艺

（1）肌苷酸脱磷酸法　肌苷酸是嘌呤核苷酸的合成中心，各种微生物合成肌苷酸的途径都是一样的，但由肌苷酸转化为其他嘌呤核苷酸的途径则不一样，微生物这种分段合成核苷酸是很普遍的，对于发酵有重要的实际意义，可以在细胞外进行。

应用棒状杆菌发酵制取肌苷酸，再用化学法脱掉磷酸制备肌苷，其反应式见图11-1。

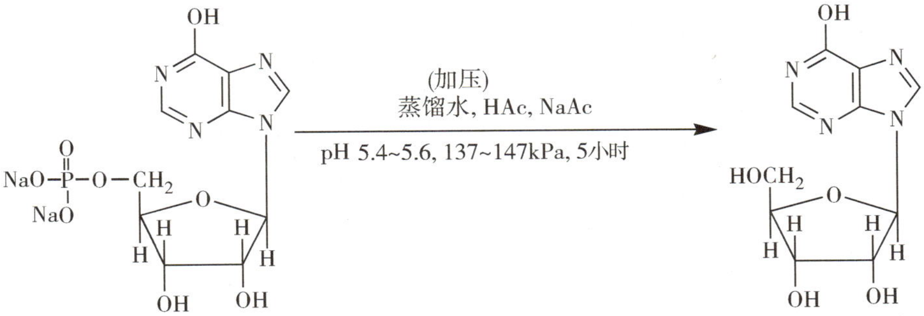

图11-1　肌苷酸用化学法脱掉磷酸制得肌苷的反应式

工艺过程是棒状杆菌269发酵，发酵液去菌体、吸附、洗脱、浓缩，在乙醇存在下，pH=7~7.5冷却结晶，即得肌苷酸二钠（11-10）。再将结晶溶于乙酸缓冲液中，pH=5.4~5.6，加压5小时脱磷酸，反应液过滤，滤液冷却结晶，得白色或米黄色的肌苷粗品。粗品加蒸馏水溶解，pH=6，加热脱色，冷却结晶，过滤，结晶用80%乙醇洗涤数次，40~50℃烘干，得白色结晶肌苷，收率70%左右。

(2) 直接发酵法

工艺路线（图11-2）：

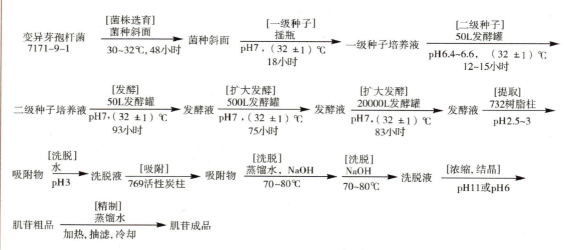

图11-2　直接发酵法制备肌苷的工艺路线

工艺过程：

[菌株选育] 将变异芽孢杆菌7171-9-1移接到斜面培养基上（斜面培养基成分为葡萄糖1%、蛋白胨0.4%、酵母浸膏0.7%、牛肉浸膏1.4%、琼脂2%），30~32℃培养48小时。在4℃冰箱中，菌种可保存1个月。

[种子培养]

①一级种子：培养基成分为葡萄糖2%、蛋白胨1%、酵母浸膏1%、玉米浆0.5%、尿素0.5%、氯化钠0.25%。灭菌前pH=7，用1L三角瓶装150mL培养基，115℃灭菌15分钟。每个三角瓶中接入白金耳环菌苔，放置在往复式摇床上，冲程7.6cm，振荡频率100次/分钟，(32±1)℃培养18小时。

②二级种子：培养基同一级种子，放大50L发酵罐，定容体积25L，接种量3%，(32±1)℃培养12~15小时，搅拌速度320r/min，通风量1:0.25L/(L·min)，生长指标菌体浓度$A_{650nm}=0.78$，pH=6.4~6.6。

[发酵] 50L不锈钢标准发酵罐，定容体积35L。培养基成分为淀粉水解糖10%、干酵母水解液1.5%、豆饼水解液0.5%、硫酸镁0.1%、氯化钾0.2%、磷酸氢二钠0.5%、尿素0.4%、硫酸铵1.5%、有机硅油（消泡剂）0.5mL/L（0.05%）。pH=7，接种量0.9%，(32±1)℃培养93小时，搅拌速度320r/min，通风量1:0.5L/(L·min)。

500L发酵罐，定容体积350L。培养基成分为淀粉水解糖10%、干酵母水解液1.5%、豆饼水解液0.5%、硫酸铵1.5%、硫酸镁0.1%、磷酸氢二钠0.5%、氯化钾0.2%、碳酸钙1%、有机硅油小于0.3%。pH=7，接种量7%，(32±1)℃培养75小时，搅拌速度230r/min，通风量1:0.25L/(L·min)。

扩大发酵进入20000L发酵罐，培养基同上，接种量2.5%，(35±1)℃培养83小时。

[提取、吸附、洗脱] 取发酵液30~40L，调节pH=2.5~3，连同菌体通过2个串联的3.5kg 732H$^+$树脂柱吸附。发酵液上柱后，用相当树脂总体积3倍的pH=3.0的水洗1次，然后

把2个柱子分开，用pH=3的水把肌苷从柱上洗脱下来。上769活性炭柱吸附后，先用2~3倍体积的水洗涤，再用70~80℃水洗，1mol/L氢氧化钠液浸泡30分钟，最后用0.01mol/L氢氧化钠液洗脱肌苷，收集洗脱液真空浓缩，在pH=11或6.0下放置，结晶析出，过滤，得肌苷粗制品。

[精制] 取粗制品配成50~100g/L（5%~10%）溶液，加热溶解，加入少量活性炭作助滤剂，热滤，滤液放置冷却，得白色针状结晶，过滤，少量水洗涤1次，80℃烘干得肌苷精制品，收率44%，含量99%。

3. 注释

（1）发酵碳源采用葡萄糖，产品质量最好。另外，肌苷含氮量高（20.9%），故在发酵培养基中要保证充足的氮源，通常用硫酸铵、尿素或氯化铵，如能使用氨气，则既可作氮源，又可调节发酵培养基的pH。

（2）提取工艺的改进：发酵液沉菌以后再上732H^+型阳离子交换树脂柱，改为不沉菌直接上柱，再用自来水反冲树脂柱。其优点是缩短周期，节约设备。其反冲作用可把糖、色素、菌体由柱顶冲走，使吸附肌苷树脂充分地暴露在洗脱剂中，并能适当地松动树脂，利于解吸的进行。不经反冲的洗脱液收率为54.9%，经反冲的洗脱液收率则为79.6%。树脂用量为：树脂∶发酵液＝1∶（20~30）（体积比）。

（3）温度对肌苷提取的影响：在温度较高且pH较低时，有部分肌苷分解成次黄嘌呤。季节影响总收率，冬夏收率低春秋收率高，提取周期冬季较长，夏季较短。32℃放置15小时后进行洗脱，收率降低10%左右，48小时后洗脱，收率降低30%左右；室温20℃放置48小时洗脱，收率降低5%左右。

国内选用强酸性732阳离子交换树脂，从发酵液中提取肌苷。其树脂对肌苷的吸着为非极性吸引作用，这种非极性吸引作用明显地会受温度的影响。实验表明，冬天从732树脂柱中洗脱肌苷时，改用人工控制洗脱液的温度，可提高洗脱收率和缩短周期，其肌苷总收率可提高15%~20%；夏季采用冷却发酵液、避免暴晒、增添冷库设备等降温措施，能提高总收率10%~15%。

（4）采用产氨短杆菌发酵生产肌苷酸（5′-IMP），关键酶是PRPP转酰胺酶，此酶受ATP、ADP、AMP及GMP反馈抑制（抑制度达70%~100%），被腺嘌呤阻遏。因此，第一步用诱变育种的办法，筛选缺乏SA-MP合成酶的腺嘌呤缺陷型菌株，在发酵培养基中提供适量的腺嘌呤，这些腺嘌呤除了补救合成菌体适量生长所需的DNA及RNA之外，没有多余的腺嘌呤衍生物能够产生反馈抑制和阻遏，从而解除了对PRPP转酰胺酶的活性影响。产氨短杆菌自身的5′-核苷酸降解酶活力低,故产生的肌苷酸不会再被分解变成其他产物。另一个是细胞膜的通透性，在培养基中有限量Mn^{2+}情况下，产氨短杆菌的成长细胞呈伸长、膨润或不规则形，此时的细胞膜不仅易透过肌苷酸，而且嘌呤核苷酸补救合成所需的几个酶和中间体5′-磷酸核糖都很易透过，在胞外重新合成大量的肌苷酸。在大型发酵罐工业生产中，利用诱变育种的方法选育了对Mn^{2+}不敏感的变异株，在发酵培养基中含Mn^{2+}高达1000μg/mL时，也不影响肌苷酸的生物合成。发酵水平已达40~50g/L，对糖转化率达15%，总收率达80%。

（5）最初，生产肌苷用棒状杆菌发酵制得肌苷酸，再以化学法加压脱掉磷酸得到肌苷，其工艺复杂，产量低，成本高。后来以腺嘌呤及硫胺素双重营养缺陷型的变异芽孢杆菌株，一步发酵制备肌苷获得成功,进罐产量可达 4~5g/L。现多采用直接发酵法生产。

(二) 三磷酸腺苷

自然界中,三磷酸腺苷(ATP)广泛分布在生物细胞中,以哺乳动物肌肉组织中含量最高,为 0.25%~0.4%。

三磷酸腺苷(ATP)由腺嘌呤、核糖和三个磷酸化合而成,含 2 个高能磷酸键,有 66.99kJ(16kcal)自由能。药用 ATP 是其二钠盐,带三个结晶水($ATP-Na_2 \cdot 3H_2O$),结构式见(11-11)。

ATP 呈白色结晶性粉末,无臭,微有酸味,有吸湿性,易溶于水,难溶于乙醇、乙醚、苯、氯仿。在水中的溶解度具有氢型>钠盐>钡盐>汞盐的顺序。在碱性溶液中(pH=10)比较稳定,在酸性或者中性溶液中则易分解为 AMP。在稀碱作用下能分解成 $5'-AMP$,在酸作用下则水解产生核苷和碱基。在低温条件下稳定,一般在 25℃时每月分解 3%。pH=5 时,加热 90℃,70 小时完全水解为腺苷。

三磷酸腺苷(11-11)

1. 以兔肌肉为原料的提取法

(1) 工艺路线(图 11-3)

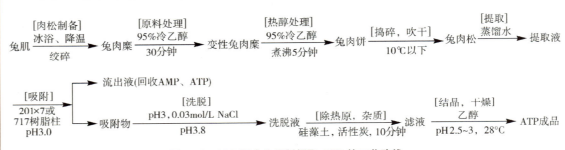

图 11-3 以兔肌肉为原料提取 ATP 的工艺路线

(2) 工艺过程

[兔肉松的制备] 将兔体冰浴降温,迅速去骨,绞碎,加入兔肉量为 3~4 倍的 95% 冷乙醇,搅拌 30 分钟过滤,压榨,制成肉糜。再将肉糜捣碎,以 2~2.5 倍的 95% 冷乙醇同上操作处理 1 次,然后迅速倒入预沸的乙醇中(乙醇为用过 2 次的),继续加热至沸,保持 5 分钟,取出兔肉,迅速置于冷乙醇中降温至 10℃以下,过滤,压榨,肉饼再捣碎,分散在盘内,冷风吹干至无乙醇味,即得兔肉松。

[提取] 取肉松加入 4 倍量的冷蒸馏水,搅拌提取 30 分钟,过滤压榨成肉饼,捣碎后再加 3 倍量的冷蒸馏水提取 1 次,合并 2 次滤液,按总体积加冰醋酸至 4%,再用 6mol/L 盐酸调 pH 至 3,冷处静置 3 小时,经布氏漏斗过滤至澄清,得提取液。

[吸附] 用处理好的氯型 201×7 或 717 阴离子交换树脂装入色谱柱,柱高与直径之比为 (3:1)~(5:1),用 pH=3 的水平衡柱后,将提取液上柱,流速控制在 0.6~1mL/($cm^2 \cdot$ min) 左右,吸附 ATP。上柱过程中用 DEAE-C* 薄板检查,待出现 AMP 或 ADP 斑点时,即开始收集(从中回收 AMP 和 ADP)。继续进行,待追踪检查出现有 ATP 斑点时,说明树脂已被 ATP 饱和,停止上柱。

[洗脱] 饱和 ATP 柱，用 pH=3、0.03mol/L 氯化钠液洗涤柱上滞留的 AMP、ADP 及无机磷等，流速控制在 1mL/（cm²·min）左右。薄层检查无 AMP、ADP 斑点并有 ATP 斑点出现时，再用 pH=3.8、1mol/L 氯化钠液洗脱 ATP，流速控制在 0.2~0.4mL/（cm²·min），收集洗脱液。在 0~10℃进行操作，以防 ATP 分解。

[除热源与杂质] 将洗脱液按总体积计，以 0.6% 的比例加入硅藻土，以 0.4% 的比例加入活性炭，搅拌 10 分钟，用 4 号垂熔漏斗过滤，收集 ATP 滤液。

[结晶、干燥] 用 6mol/L 的盐酸调 ATP 滤液至 pH=2.5~3，在 28℃水浴中恒温，加入滤液量 3~4 倍体积的 95% 乙醇，不断搅拌，使 ATP 二钠结晶，用 4 号垂熔漏斗过滤，分别用无水乙醇、乙醚洗涤 1~2 次，收集 ATP 二钠结晶，置五氧化二磷干燥器内真空干燥，即得 ATP 成品。

2. 光合磷酸化法 叶绿体于 1954 年由美国生化学家阿诺恩（Danicl Iarnon）从碎菠菜叶的细胞里分离出来的。在叶绿体中含有整套的酶和有关物质（细胞色素）。叶绿素结构中卟啉环中间有一个镁原子。它能把捕到的太阳能，依靠细胞色素氧化磷酸化法转变为 ATP，这个过程称为光合磷酸化作用。采用绿色植物中的叶绿体，吸收和利用光能，制造 ATP 的方法称为光合磷酸化法。也就是在离体条件下利用植物叶中的叶绿体，把光能转变成高能磷酸键，固定在 ADP 上，使 ADP 变为 ATP。

（1）反应原理

第一步　AMP + ATP（引子） $\xrightarrow{\text{肌激酶}}$ 2ADP

第二步　2ADP + 2Pi $\xrightarrow[\text{叶绿体，PMS}]{\text{光，2Mg}^{2+}}$ 2ATP

总反应　AMP + 2Pi $\xrightarrow[\text{叶绿体，Mg}^{2+}\text{，PMS}]{\text{光，肌激酶}}$ ATP

（2）工艺路线（图 11-4）

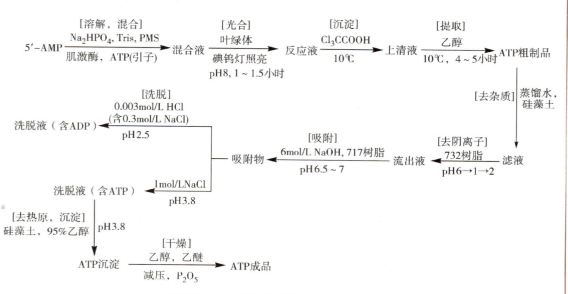

图 11-4　光合磷酸化制备 ATP 的工艺路线

(3) 工艺过程

[光合反应] 叶绿体悬浮液的制备：取新鲜菠菜叶 7kg，用水洗净，加入 Tris 缓冲液 10L，倾入捣碎机中捣碎，2~3 分钟，离心甩滤，即得叶绿体悬浮液。

取 85cm×185cm 反应盘，反应液层厚约 0.5cm，每个反应盘 1 次可投料 55g AMP。光照用 1000W 碘钨灯 15 个，光强为 130000lx。反应温度为 18℃（14~22℃）。灯与反应盘之间加一玻璃盘，通流动的冷水隔热，反应盘下面装有冷冻盐水管冷却。

取 150g 磷酸氢二钠，用 2L 蒸馏水加热溶解，另取 Tris 50g、AMP 55g，加入其中，搅拌溶解后，加水稀释成 4L，再用 6mol/L 盐酸调节 pH 至 7.8~7.9。另取 ATP 4~5g（含量 50%~60%，作为引子）、0.308% 二氮蒽甲硫酸盐（PMS）溶液 50mL 和肌激酶 250mL。混合后加入叶绿体悬浮液中，溶液的 pH 为 7.9~8，搅匀抽样测定游离磷反应，开始光照，温度控制在 18℃ 左右，每隔 15 分钟抽样测定游离磷变化情况，至不变为反应完成，1~1.5 小时。停止照光，降温至 10℃ 以下，在搅拌中加入 400g/L（40%）三氯乙酸 1kg 凝固蛋白质，用纱布过滤，得上清液。

[树脂法提纯] 取上清液加入 3~4 倍体积的 95% 乙醇，稍稍搅拌均匀，雪花状白色沉淀物迅速下降，在 10℃ 左右放置 4~5 小时，倾去乙醇上清液，过滤得 ATP 粗品。将粗品溶于少量蒸馏水中，加硅藻土（为粗品质量的一半），吸附去杂质，搅拌 1 分钟，过滤，得浅杏黄色澄清透明液。然后，上 732 氢型阳离子树脂柱，去阳离子，流出液 pH 至 6.5~7 后，上 717 氯型阴离子树脂柱，流速控制在 6~10mL/min，用 250g/L（25%）乙酸钡检查流出液，若出现白色沉淀，则吸附饱和。每 100g 湿树脂约吸附 20g ATP。

[ADP 的洗脱] 用 pH=2.5、0.003mol/L 盐酸（内含 0.03mol/L 氯化钠）溶液洗脱至电泳检查流出液中 ADP 消失，测定 A_{260nm} 读数降至稳定，并略有回升，即有 ATP 出现，停止洗脱 ADP，待洗脱 ATP。洗脱下的 ADP 溶液，调节 pH 至 7，用阴离子树脂柱浓缩回收。

[ATP 的洗脱] 用 pH=3.8、1mol/L 氯化钠溶液洗脱，至流出液不再被乙醇沉淀为止。洗脱下的 ATP 溶液，加硅藻土去热源（1g ATP 加 0.5~1g 硅藻土），过滤，调节 pH 至 3.8，加 3~4 倍体积的 95% 乙醇，放置过夜。倾去上清液，用 3 号垂熔玻璃漏斗过滤，先后用无水乙醇、乙醚各洗涤 3 次，进行脱水，成白色粉末状，置五氧化二磷的真空干燥器中干燥，即得 ATP 精制品。按 AMP 质量计算，收率 50%~60%，含量 85% 以上。

3. 氧化磷酸法 氧化磷酸化法是利用酵母为工具，加入 AMP、葡萄糖、无机磷，经 37℃ 培养发酵，把葡萄糖氧化成乙醇和二氧化碳，同时放出大量的能量，转变成化学能，促使 AMP 生成 ATP。在酵母中的腺苷酸激酶几乎可以定量地把 AMP 转变成 ATP，其转化率达 90%，理论收率达 85%。

(1) 反应原理

第一步 AMP + ATP（引子） $\xrightarrow{\text{酵母腺苷酸激酶}}$ 2ADP

第二步 葡萄糖 + 2ADP + 2Pi $\xrightarrow{Mg^{2+}}$ $2C_2H_5OH + 2CO_2 + 2ATP$

总反应 AMP + 2Pi $\xrightarrow[\text{葡萄糖, }Mg^{2+}]{\text{腺苷酸激酶}}$ ATP

（2）工艺路线（图11-5）

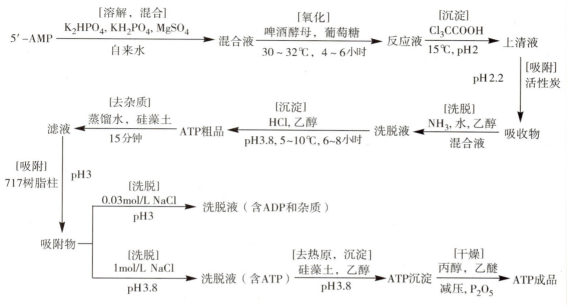

图11-5　氧化磷酸法制备ATP的工艺路线

（3）工艺过程

[氧化反应] 取AMP（含85%以上）50g用2L水溶解，必要时用6mol/L氢氧化钠溶液调至全部溶解。另取磷酸氢二钾（$K_2HPO_4 \cdot 3H_2O$）184.4g、磷酸二氢钾（KH_2PO_4）57.5g、硫酸镁（$MgSO_4 \cdot 7H_2O$）17.5g溶于5L的自来水中。再将两溶液混合后，投入离心甩干的新鲜酵母1.8~2kg及葡萄糖175g，立即在30~32℃下缓慢搅拌，发酵起泡，每30分钟抽样1次，用电泳法（或测定无机磷方法）观察转化情况，约2小时，部分AMP转化成ADP或ATP时，提高温度至37℃，至AMP斑点消失为止，全部反应时间4~6小时。然后将反应冷却至15℃左右，加入400g/L（40%）三氯乙酸500mL，并用盐酸调pH至2，用尼龙布过滤，去酵母菌体和沉淀物，得上清液。

[分离纯化] 在上清液中加入处理过的颗粒活性炭，于pH=2下缓慢搅动2小时，吸附ATP。用倾泻法除去上清液后，用pH=2的水洗涤活性炭，漂洗去大部分酵母残体后，装入色谱柱中，再用pH=2水洗至澄清，用V（氨水）：V（水）：V（95%乙醇）=4：6：100的混合液洗脱ATP，流速为30mL/min。

将ATP氨水洗脱液置于冰浴中，用盐酸调pH至3.8，加3~4倍体积的95%乙醇，在5~10℃静置6~8小时，倾去乙醇，沉淀即为ATP粗品。将粗品溶于1.5L蒸馏水中，加硅藻土50g搅拌15分钟，布氏漏斗过滤，取滤液。

将上述滤液调pH至3，上717氯型阴离子柱（一般100g树脂可吸附10~20g的ATP），吸附饱和后用pH=3的0.03mol/L氯化钠液洗柱，去ADP和杂质。然后用pH=3.8、1mol/L氯化钠液洗脱，收集乙醇沉淀部分的洗脱液。

[精制] 洗脱液加硅藻土25g，搅拌15分钟，抽滤，清液调pH至3.8，加3~4倍体积的95%乙醇，立即产生白色ATP沉淀，置冰箱中过夜。次日倾去上清液，用丙酮、乙醚洗涤液沉淀，脱水，用垂熔漏斗过滤，置五氧化二磷干燥器中，减压干燥，即得ATP成品。按AMP质

量计算，收缩100%～120%，含量80%左右。

4. 产氨短杆菌直接发酵法 某些微生物在适量浓度的 Mn^{2+} 存在时，其5-磷酸核糖、焦磷酸核糖、焦磷酸核糖酶和核苷酸焦磷酸化酶，能从细胞内渗出来，若在培养基中加入嘌呤碱基，可分段合成相应的核苷酸。已知棒状杆菌、小球杆菌、接杆菌等都能在含有腺嘌呤的培养基中合成ATP成品。能源供应与氧化磷酸化法一样。

（1）工艺路线（图11-6）

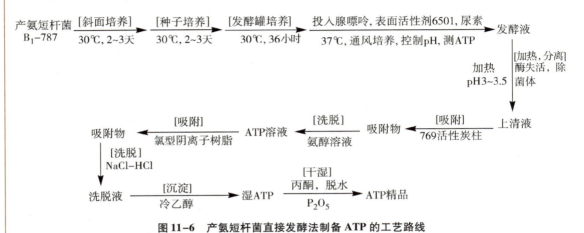

图11-6 产氨短杆菌直接发酵法制备ATP的工艺路线

（2）工艺过程

[菌种培养] 培养基组成葡萄糖10%、硫酸镁（$MgSO_4 \cdot 7H_2O$）1%、尿素0.3%，氯化钙（$CaCl_2 \cdot 2H_2O$）0.01%、玉米浆适量、磷酸氢二钾1%、磷酸二氢钾1%，pH=7.2。种龄通常为20～24小时，接种量7%～9%，pH控制在6.8～7.2。

[发酵培养] 500L发酵罐培养28～30℃，24小时前通风量1∶0.5（体积比），24小时后通风量1∶1（体积比），40小时后投入腺嘌呤0.2%、6501（椰子油酰胺）0.15%、尿素0.3%，升温至37℃，pH=7.0。

[提取、精制] 发酵液加热使酶失活后，调节pH至3～3.5，过滤去菌体，滤液通过769活性炭柱，用氨醇溶液洗脱，洗脱液再经氯型阴离子柱，经氯化钠-盐酸溶液洗脱，洗脱液加入冷乙醇沉淀，过滤，丙酮洗涤，脱水，置五氧化二磷真空干燥，得ATP精品。发酵液体积计算，收率为2g/L。

第十二章　糖类药物

糖生物学的概念在1988年提出，它的提出标志着人类对糖及糖类化合物的研究已经成为世界药学和生物学界研究的热点。糖是自然界存在最丰富的生物分子之一，是体内细胞重要的能源；糖还对机体细胞和组织起到机械保护作用，如肽聚糖、脂多糖、甘露聚糖、蛋白聚糖等；糖与机体的免疫关系密切，在动物免疫系统调和过程中起到了重要作用；另外，糖也是一类重要的信息分子。糖类药物一直是药物的一个重要组成部分，在过去的几十年里，随着有机化学家和生物学家对糖的结构、合成和生物学功能等方面进行了大量探索性研究，糖类药物的设计、发现和制备也得到了不断的发展。糖类药物应用范围非常广泛，对治疗各种疾病都显示了巨大的前景，如免疫系统疾病、心血管系统疾病、神经系统疾病、感染性疾病、癌症和炎症等。目前，广义的糖类药物已达500多种，如肝素、阿卡波糖等，并且糖类药物的市场使用量在不断攀升。而针对糖类药物的研制和开发也空前活跃，已从天然产物中分离出多种糖类化合物，进行了药理研究，有的正在进行抗肿瘤、糖尿病治疗的临床试验。而随着糖生物学的发展，每一种糖的新功能的发现都会引发一场药物研究的大竞赛，如疫苗、药用辅料、诊断试剂等。

第一节　糖类药物的发展

目前，糖类药物概念已由一般的含糖结构药物拓展到以糖类为基础的药物。含糖结构的药物包括基于糖类的药物、糖修饰药物、用于药物寻靶和药物转运的糖类化合物。基于糖类的药物主要包括低分子量肝素（12-1）、阿卡波糖（12-2）、葛根素（12-3）、罗红霉素（12-4）、多糖疫苗等。糖修饰药物指的是出于提高生物利用度、调节血浆半衰期、改变母体药物活性目的，使用多种生物技术对母体进行糖修饰的药物，如葡萄糖醛酸与5-氟尿嘧啶结合后，能降低毒副作用，提高抗肿瘤活性，结构各异的糖基在糖复合物的生物活性上起着重要作用。而用于药物寻靶和药物转运的糖类化合物主要包括环糊精（12-5）等，一种优良的药物载体，被广泛应用于药剂学领域中。目前，国内外许多大型药企已致力于糖类药物的开发，许多以糖类为基础的药物，如伏格列波糖、泰利霉素、多糖抗流脑疫苗等相继投入市场，抗癌、抗艾滋病疫苗等多种相关糖类药物也正在研发中。总的来说，糖类药物应用范围广泛，它的未来发展前景非常广阔。

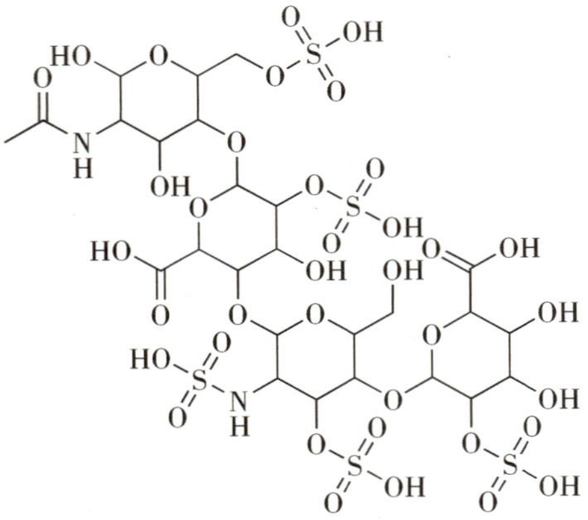

一种低分子量肝素（12-1）

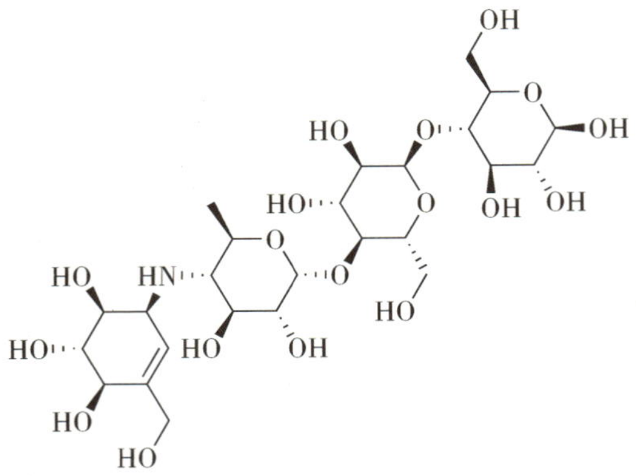

阿卡波糖（12-2）

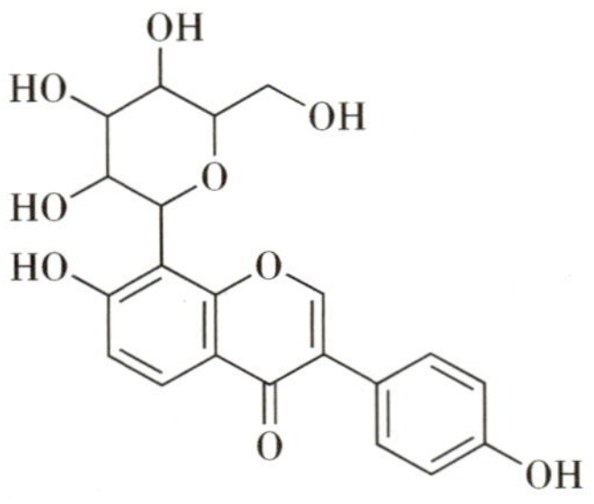

葛根素（12-3）

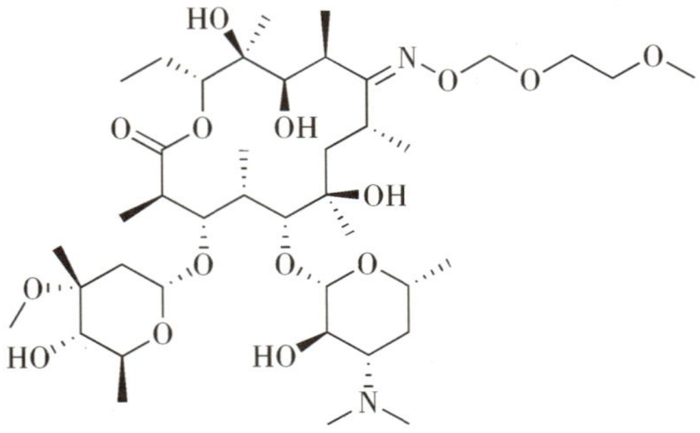

罗红霉素（12-4）

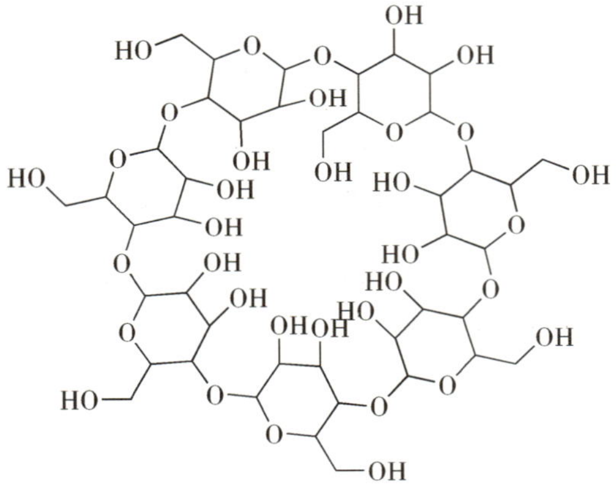

环糊精（12-5）

一、天然产物中发现的糖类药物

天然药物是指从植物、动物、矿物、微生物及海洋生物等资源中提取分离出来的药物，它一直是人类获取药物治疗的主要途径。几千年前，我国就有神农氏尝百草的传说，唐代医药学家孙思邈的《千金方》，明代李时珍编写的《本草纲目》等古代医药学著作体现了中华民族一直从中草药中发现药物，这也是人类繁衍昌盛的一个重要原因。近几十年来，我国以中草药为原料开发出了多种新药，如黄连素、麻黄碱、天麻素等。尤其是近年来，随着现代药理学、分子生物学、分析化学、药物设计学等理论及相关技术的发展，天然药物的研究开发也在不断现代化，已揭开了新的篇章。

自然界的多糖分布丰富，结构复杂且种类繁多。最早被中华民族用作补益类中草药的地黄、黄精、黄芪等被证明含有大量的多糖。另外，桑叶多糖、刺五加多糖、南瓜多糖、大黄多糖、麻黄多糖等均被证明有药理活性。真菌的药用历史悠久，分离出来的灵芝多糖具有抗肿瘤活性，增强细胞免疫等功能。另外，香菇多糖、茯苓多糖、猴头多糖也是抗癌等药理研究的热点。从动物体内也发现了多种多糖，如从牛眼中分离的透明质酸被广泛用于眼科和外科手术。肝素是动物多糖的代表药，是由两种多糖交替连接而成的多聚体，其中，低分子量肝素片段分子质量范围从 2500~8000Da 不等，其阴离子活性基团能与抗凝血酶 III 的阳离子基团结合并使之激活，加速抗凝血酶-凝血酶复合体形成，因而在体内外均具有抗凝作用，临床上主要用于血栓栓塞性疾病、心血管疾病、体外循环、血液透析等。

糖苷类化合物在自然界分布也广泛，第一个用于心脏病的药物，就是从植物洋地黄中分离出来的洋地黄苷，一种强心苷。百年老药阿司匹林也源于柳树分离出的水杨苷的结构改造。此外，从天然药物中陆续分离出具有药理活性的糖苷类化合物，如人参总皂苷、三七总皂苷、桔梗总皂苷、苦杏仁苷、黄芪甲苷、熊果苷、橙皮苷及红景天苷。其中，人参总皂苷包含人参皂苷 R_a、R_b、R_c、R_d、R_e、R_f、R_g 等，桔梗总皂苷包含桔梗皂苷 D、去芹菜糖桔梗皂苷 D、远志皂苷 D 等，这些化学成分都得到了深入的研究。

微生物也是发现糖类药物的天然产物来源之一。链霉素分子结构中含糖结构，也是糖类药物，是由链霉菌产生的一类氨基糖苷类抗生素；红霉素是从放线菌红色链球菌中分离得到；万古霉素从东方链球菌发酵中分离获取。这些抗生素也具有糖苷类化合物的特点，由非糖部分和糖基两部分组成，如红霉素，非糖部分一般具有 12~16 元碳骨架的大环内酯，而糖基包含 1~3 个氨基糖。红霉素的作用机制是它能与细菌核蛋白体的 50s 亚基结合，抑制转肽及信使核糖核酸移位，进一步抑制蛋白质合成。替考拉宁为游动放线菌属发酵液中产生的抗生素，也是一种糖类药物，结构与万古霉素相似，通过抑制黏肽的形成而抗菌。

另有以糖、糖蛋白、糖酶为药物靶标的天然药物，如凝集素，糖酶抑制剂等。

除陆地生物外，海洋生物种类繁多，在糖类药物开发中有着广阔的前景。例如，从藻类提取出的许多酸性多糖，具有抗炎、抗肿瘤及其他生物活性。

二、药物设计中发现的糖类药物

有些天然药物活性成分结构复杂、含量低、毒副作用大，因此，药学家们以母体化合物为先导物合成结构简单、毒副作用小的产物，这些结构修饰、合成、半合成或生物合成为人类提供了不依赖大自然的新药。一个经典例子，由普通肝素经化学或生物降解得到的低分子量肝素同样具有抗凝作用，且比普通肝素皮下注射生物利用度高，体内半衰期为普通肝素 8 倍，且副作用少。但是，随着不同生产工艺的应用，各工艺产品也体现出各自的特点，如存在不同的末端结构、分子量及活性，因此其药理作用和临床适应证也会有所不同，目前常见的低分子量肝素制剂有达肝素钠（dalteparin）、依诺肝素钠（enoxaparin sodium）、亭扎肝素（tinzaparin）、帕肝素钠（parnaparin sodium）、那曲肝素钙（nadroparin calcium）等。另一个经典例子，1880年，鬼臼毒素首次从植物中提取，在经过长期的药物设计、结构修饰及药理实验后，美国食品药品监督管理局最终于 1983 年批准足叶乙苷上市，这是一种半合成鬼臼脂素衍生物，为细胞周期特异性的抗肿瘤药，抗癌谱较广。而针对一些抗生素的结构修饰，如红霉素，先后有罗红霉素、阿奇霉素等上市，这些衍生物相比母体，药物疗效增加，副作用降低。目前，随着计算机辅助药物设计的进步，药物新靶标的发现及多向药理学的提出，相信会有越来越多的新糖类药物被发现。

糖类疫苗也会随着科学技术的发展，从纯化和提取有效抗原、基因重组抗原发展到人工合成抗原。针对各种恶性肿瘤、人类免疫缺陷性病毒等表面碳水化合物抗原决定簇，可以进行合适的疫苗设计，使用化学合成的手段获取这些常规手段难得到的抗原，再进行生物学评估。目前，化学合成疫苗的研制已取得了一定的进展，展现了广阔的应用前景。

生物分子库在药物筛选中显现了非常重要的作用，因此要建立糖库来开辟糖类药物来源，乳汁有可能成为有开发用途的糖库。建立不同类型的糖库，可采用酶解、化学降解和部分水解法。另外，糖类药物副作用比其他药物小，可以通过改造现有药物，延长药物在体内的半衰期，或使药物靶向定位到机体特定部位，从而提高药物的疗效。

第二节　糖类药物分类

含糖结构的药物类型繁多，可以根据药效、作用机制、来源及组成等方法进行分类，如根据适应证可以分为抗菌、抗病毒、抗肿瘤、抗高血糖、抗凝血、免疫调节药物等，这种方法有较好的直观性，但一种药物往往具有多种药理作用及机制。因而，我们按照糖类药物的组成进行分类。

一、简单糖类药物

简单糖类药物属于典型的糖类药物，主要包括单糖、低聚糖、多聚糖等组成的糖类药物。这类化合物最早从动、植物中提取、分离和纯化，被人类用作食物和药物，数量巨大且分布最为广泛。人类是在被动获取食物后，经过长期的经验总结，慢慢地探索出这些典型糖类药物。特别是近代医学、化学的开拓，现代分子生物学、药理学、糖类化学、糖基化工程学的不断发展和进步，更加系统地阐述简单糖类药物的结构、理化性质和药理作用，并予以制备方法的改进。目前，简单糖类药物已广泛地应用于各种疾病治疗，服务于人类社会。

1. 单糖　单糖是组成糖类药物的基本单元，是多羟基醛或多羟基酮类化合物。目前发现的单糖有200多种，如葡萄糖（12-6）、果糖（12-7）、甘露糖（12-8）、木糖（12-9）、半乳糖（12-10）、山梨醇（12-11）等。常见的结构形式可分为五（六）碳醛糖、六碳酮糖、支碳链糖、氨基糖、去氧糖、糖醛酸、糖醇及环醇等。

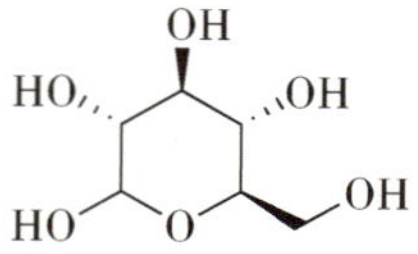

葡萄糖（12-6） 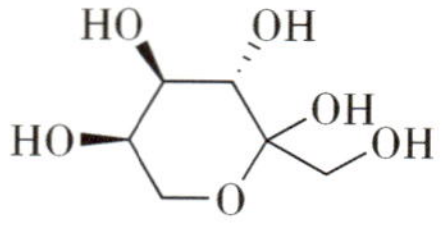　　　　果糖（12-7）

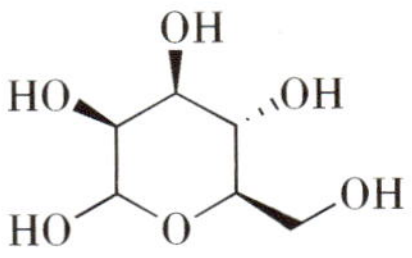

甘露糖（12-8） 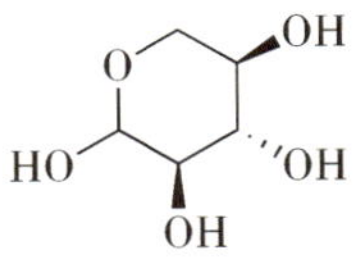　　木糖（12-9）

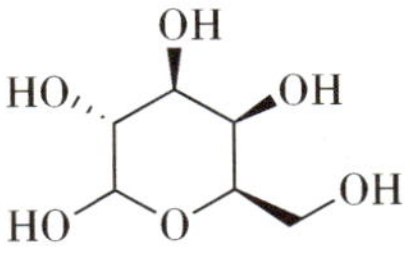

半乳糖（12-10） 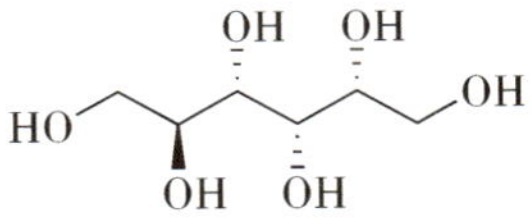　　山梨醇（12-11）

2. 低聚糖　低聚糖也称为寡糖，是一类由 2~9 个单糖经脱水缩合形成糖苷键连接成的直链或支链聚合糖，其构成单元一般为五碳或六碳糖，包括蔗糖（12-12）、海藻糖（12-13）、樱草糖（12-14）等。根据单糖组分的不同，寡糖可以分为两类，即由一种单糖结合而成的均一寡糖和由 2 种或 2 种以上单糖结合而成的杂寡糖。根据寡糖的生物学功能又将其分为功能性寡糖和普通寡糖两大类。普通寡糖中有人们熟悉的蔗糖、麦芽糖、乳寡糖、寡葡萄糖、半乳寡糖、寡乳糖等。

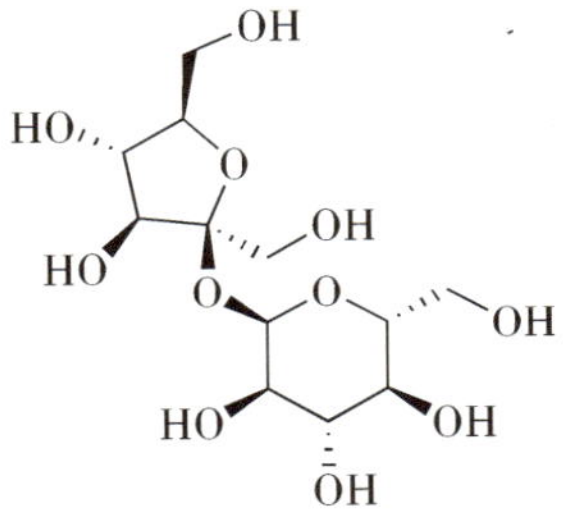

蔗糖（12-12） 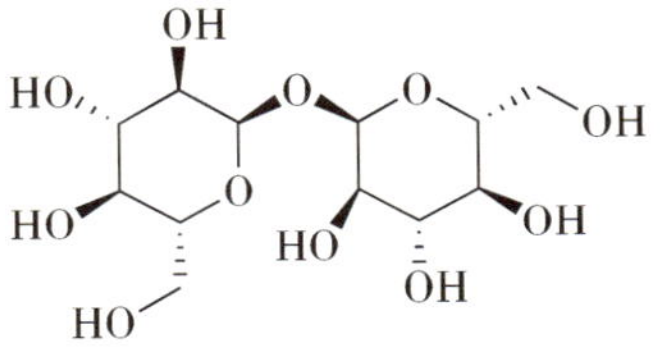　　海藻糖（12-13）

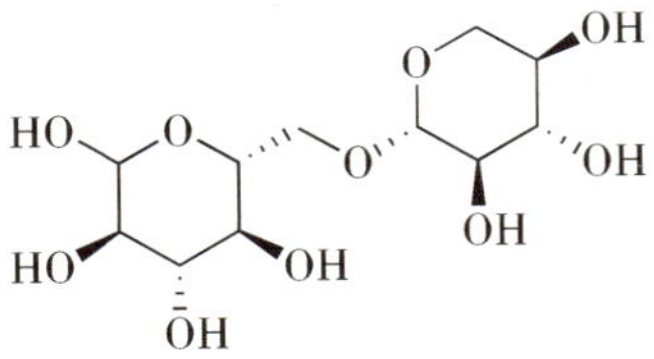

樱草糖（12-14）

3. 多聚糖　多聚糖又称为多糖，是由 10 个以上单糖通过糖苷键连接而成，其分子式可以表示为 $C_x(H_2O)_y$，其单糖数目为数百甚至数千个。由一种单糖组成的多糖称作均多糖，有两种以上单糖组成的多糖称作杂多糖。多糖在自然界分布极广，高等植物、藻类、菌类及动物体内均有存在，是自然界含量最丰富的生物聚合物。天然产物中糖类往往具有生物活性，植物多糖有枸杞子多糖、桔梗多糖、茶叶多糖、当归多糖、黄芪多糖、人参多糖、刺五加多糖等；微生物多糖有香菇多糖（12-15）、灵芝多糖、银耳多糖、猪苓多糖、酵母多糖、裂褶多糖等；动物多糖有壳聚糖等。这些从天然药物中提取得到的多糖通常具有生物活性，其活性通常与立体结构等有关。

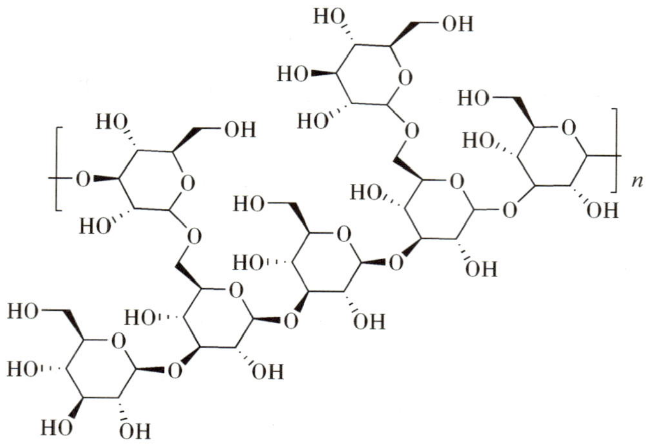

香菇多糖（12-15）

二、糖苷类药物

简单糖类只含有糖类，不含有其他成分。然而，在广义的糖类药物中，非糖部分能和糖或糖的衍生物通过羟基与苷元脱水反应形成糖苷类，并且生物效应由糖基与苷元协同作用。如甘草酸（12-16）、苦杏仁苷（12-17）、天麻苷（12-18）、人参皂苷 Rb_1（12-19）、芒果苷（12-20）、地高辛（12-21）、链霉素（12-22）、红霉素（12-23）等。此外，我们根据苷键原子可以将苷类分为氧苷、硫苷、氮苷和碳苷等，种类繁多。

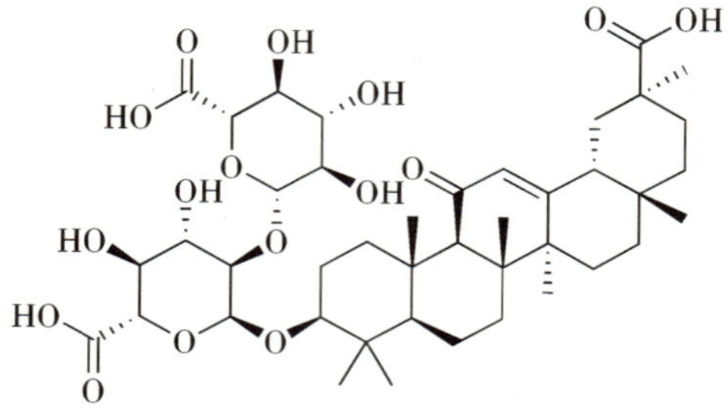

甘草酸（12-16）

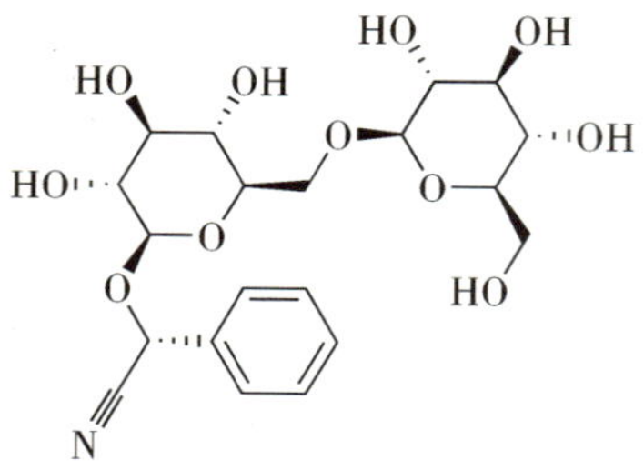

苦杏仁苷（12-17）

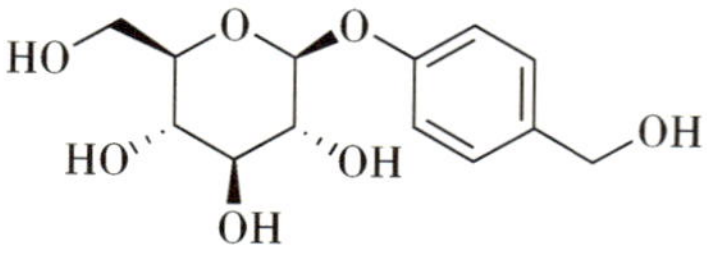

天麻苷（12-18）

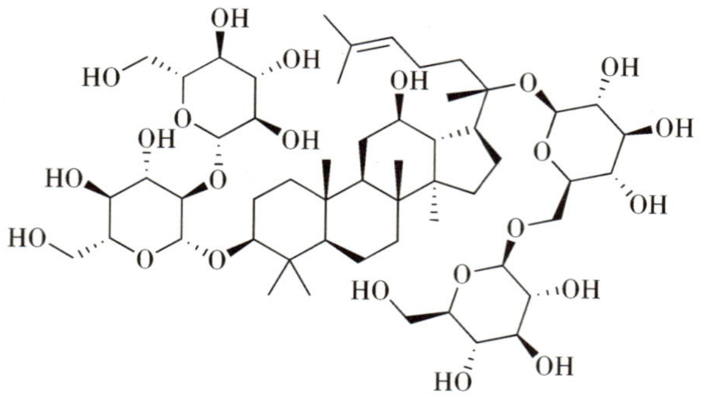

人参皂苷 Rb_1（12-19）

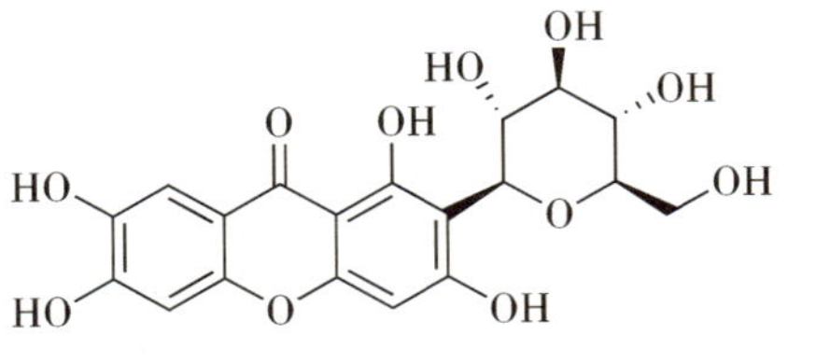

芒果苷（12-20）

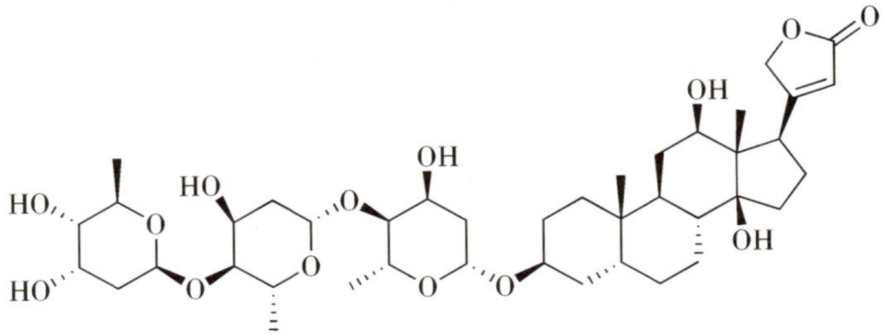

地高辛（12-21）

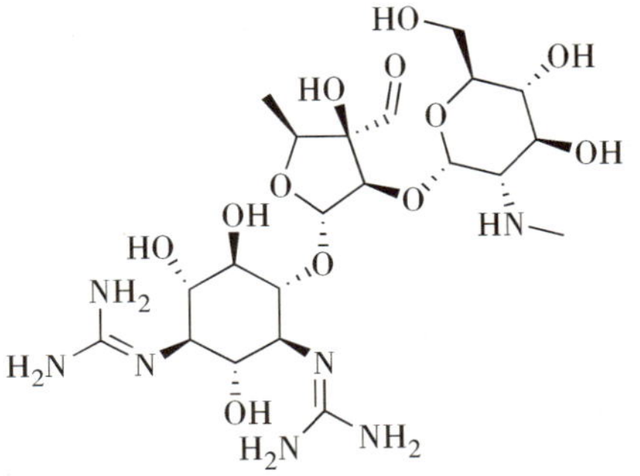

链霉素（12-22） 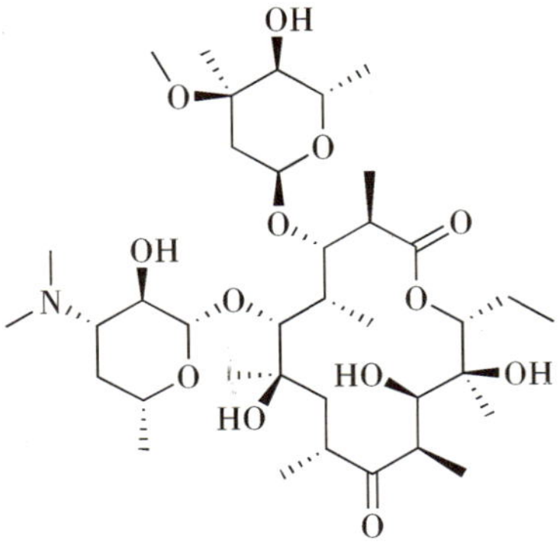　　　红霉素（12-23）

三、糖蛋白、蛋白聚糖和人工合成糖复合物

在生物体内，很多寡糖和多糖是与蛋白或脂肪等物质结合存在的，即糖蛋白、蛋白聚糖或糖脂，如肝素、硫酸软骨素、透明质酸等糖胺聚糖通常以蛋白聚糖状态存在。

糖蛋白是以蛋白质为主，在蛋白质多肽链骨架上共价连接寡糖链形成的生物大分子。主要分布在细胞外液、血浆、细胞膜等处。糖蛋白发挥生物学作用主要是蛋白质部分，但寡糖链影响了蛋白质部分的构象稳定性；同时保护糖蛋白不受蛋白酶的水解，延长其半衰期；并参与分子的识别作用。

蛋白聚糖指的是一条或多条糖胺聚糖以共价键与核心蛋白形成的化合物。与糖蛋白存在差别，蛋白聚糖中糖的比例大，约为95%以上，且在寡糖链结构上与糖蛋白存在根本差别，具有多糖性质。蛋白聚糖主要分布在软骨、结缔组织、角膜基质、关节滑液等组织，由糖胺聚糖和核心蛋白组成。常见的糖胺聚糖有硫酸软骨素类、透明质酸、肝素等。

另外，以糖链或含糖片断修饰蛋白、糖脂等大分子，形成新结构、新功能的糖复合物，在糖生物学研究中有着广泛的应用。

第三节 糖类药物的作用与用途

糖类药物在体内的药物靶标较多,起到不同的药理作用,而且很多糖类药物在体内可以分解为单糖,补充机体的糖分,具有一定的保健作用。治疗糖尿病的糖类药物主要作用于胃肠内酶类,起到控制血糖作用;部分糖类药物作用于血清内糖结合蛋白,起到免疫、凝血作用,如肝素;部分糖类药物作用于细胞表面,参与细胞和细胞、细胞和活性分子的相互作用,干扰细胞的整体活动,起到抗炎、抗感染作用等;部分糖类药物作用于细胞内受体或细胞外间质,起到抗肿瘤、抗菌和抗病毒作用,如氨基糖苷类抗生素、高分子量多糖。总之,糖类药物相比其他药物,药理作用较广泛,副作用较低。

一、简单糖类药物

目前临床常用的单糖及其衍生物主要有葡萄糖、甘露糖、山梨醇、葡萄糖醛酸内酯、葡萄糖酸钙、植酸钙、肌醇和1,6-二磷酸果糖等。

(一) 单糖

单糖的主要生理作用及药理活性包括:提供人体所需的能量;调节渗透压;作用于肝脏,减轻肝脏负担,具有解毒作用;作用于心肌,改善心肌缺血症状等。

1. 葡萄糖 葡萄糖(12-6)是人体主要的热量来源之一,每1g葡萄糖可产生16.7kJ热能,故被用来补充热量,治疗低糖血症。当葡萄糖和胰岛素一起静脉滴注,糖原的合成需钾离子参与,从而钾离子进入细胞内,血钾浓度下降,故被用来治疗高钾血症。高渗葡萄糖注射液快速静脉推注有组织脱水作用,可用作组织脱水剂。另外,葡萄糖是维持和调节腹膜透析液渗透压的主要物质。

临床上葡萄糖主要用于补充热能、全静脉营养疗法、低糖血症、饥饿性酮症、失水、高钾血症、组织脱水等。该药的主要不良反应包括静脉炎、局部肿痛、反应性低血糖、高血糖非酮症昏迷及电解质紊乱等。糖尿病酮症酸中毒未控制者及高血糖非酮症性高渗状态禁用。

2. 甘露醇 甘露醇(12-24)在体内不被代谢,经肾小球滤过后在肾小管内甚少被重吸收,减少肾小管对水及Na^+、Cl^-、K^+、Ca^{2+}、Mg^{2+}和其他溶质的重吸收;并促进前列腺素分泌,从而扩张肾血管,增加肾血流量,起到渗透利尿作用。由于输注甘露醇后肾小管血流量增加,当某些药物和毒物中毒时,这些物质在肾小管内浓度下降,对肾脏毒性减小,而且经肾脏排泄加快;此外,甘露醇还具有组织脱水作用,可以提高血浆渗透压,导致组织内(包括眼、脑、脑脊液等)水分进入血管内,从而减轻组织水肿,降低眼内压、颅内压和脑脊液容量及其压力。

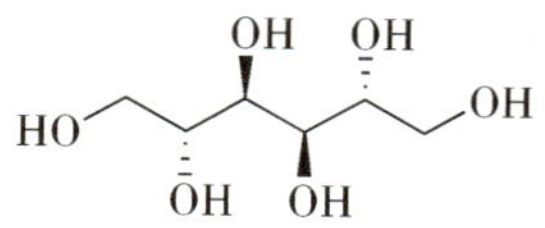

甘露醇(12-24)

在临床应用上,甘露醇主要用作组织脱水药,治疗各种原因引起的脑水肿,降低颅内压,防止脑疝;降低眼内压;可作为渗透性利尿药;用于某些药物过量或毒物中毒(如巴比妥类药物、锂、水杨酸盐和溴化物等);作为冲洗剂,应用于经尿道内作前列腺切除术;术前肠道准备。该药的不良反应有水和电解质紊乱、血容量减少、加重少尿、可致组织脱水,并可引起中枢神经系统症状。

3. 山梨醇 山梨醇（图12-11）为甘露醇的异构体，作用与甘露醇相似但较弱。静脉注入本品浓溶液（25%）后，除小部分转化为糖外，在体内不被代谢，经肾小球滤过后在肾小管内甚少被重吸收，形成血液高渗，大部分以原型经肾排出，起到渗透利尿作用，可使周围组织及脑实质脱水，从而降低颅内压，消除水肿。

山梨醇作用峰值出现在注射后2小时，明显地使脑水肿逐渐平复，紧张状态消失，脑脊液压下降。该药适用于治疗脑水肿及青光眼，也可用于心肾功能正常的水肿少尿。该药的主要不良反应有水和电解质紊乱、寒战、发热、排尿困难、血栓性静脉炎、皮疹、荨麻疹、呼吸困难、过敏性休克及口渴。

4. 1,6-二磷酸果糖 1,6-二磷酸果糖（12-25）为葡萄糖代谢过程中的中间产物。外源性的二磷酸果糖可作用于细胞膜，通过激活细胞膜上的磷酸果糖激酶，增加细胞内高能磷酸键和三磷酸腺苷的浓度，从而促进钾离子内流，恢复细胞静息状态，增加红细胞内二磷酸甘油酸的含量，

1,6-二磷酸果糖（12-25）

抑制氧自由基和组织胺释放，有益于休克、缺血、缺氧、组织损伤、体外循环、输血等状态下的细胞能量代谢和对葡萄糖的利用，起到促进修复、改善细胞功能的作用。

临床常用于心肌缺血、休克、缺氧、组织损伤的辅助治疗。该药耐受性良好，但可有滴注部位疼痛、皮疹、口唇麻木，偶见头晕、胸闷及过敏反应。

（二）寡糖

寡糖是由2~9个单糖经糖苷键缩聚而成的低分子糖类聚合物，具有低热、稳定、安全无毒等性质。寡糖药物主要有壳寡糖、木寡糖和甘露寡糖等，在疾病诊断与预防、营养与保健、畜牧养殖、植物生长调节及抗病等方面具有一定的作用。

1. 改善消化道菌群和肠道内环境 由于人体肠道内没有水解这些低聚糖的酶，因此寡糖药物经过肠道时不能被消化而直接进入大肠，可以优先被肠道内的双歧杆菌利用，能够促进消化道有益细菌的生长，提高机体抵抗力；同时，发酵产生的酸性物质使整个肠道的pH值下降，抑制了有害菌的生长；功能性寡糖也能够吸附肠道病原菌，对机体起到保健作用。最终，寡糖药物调节胃肠功能，防治便秘和腹泻。

2. 提高机体免疫 寡糖药物可以作为一种免疫原刺激机体产生免疫应答，增强机体免疫功能、延缓衰老和抗肿瘤。如壳聚寡糖具有刺激提高动物细胞免疫和防御功能的功能，从而抗病毒。另外，具有免疫决定作用的糖的结构确定，以及糖合成方法的改进，也使以糖为基础的疫苗发展成为可能。

3. 降低血清胆固醇 寡糖药物能促进机体内有益菌的增殖，而双歧杆菌、嗜酸杆菌等有益菌可使胆固醇转化为机体不吸收的类固醇，降低血清胆固醇，降低血脂。

4. 其他 寡糖能促进钙、镁、锌、铁等矿物元素的吸收；预防龋齿。

另外，寡糖在生命体主要是以糖蛋白、糖脂和糖肽的形式存在，而这些糖缀合物在发挥生物学功能起决定作用的是那些寡糖残基。

（三）多糖

多糖数量巨大且广泛存在于动物、植物和微生物中，具有复杂且作用机制不完全明确的生

物活性和功能,是糖类药物的主要研究方向,其代表药物有香菇多糖、肝素、阿卡波糖等。多糖结构受到多种因素影响,如单糖的组成与连接方式等,因此,多糖的生物活性也受到了生物来源等诸多因素影响。尽管现代分析测试技术的进步,如色谱、光谱、质谱和核磁共振等,但完全阐明多糖的结构仍然是个难题。多糖主要作用机制之一是其非特异性的免疫调节作用,从而导致细胞因子的产生。

1. 抗肿瘤活性 目前,许多文献已报道多种多糖显现了明显的体内和体外抗肿瘤活性。多糖的抗肿瘤活性一般是通过增强免疫细胞的活性来实现。多糖不仅能激活T细胞、B细胞、巨噬细胞等免疫细胞,还能促进白细胞介素、肿瘤坏死因子和干扰素等细胞因子的生成,调节抗体和补体,从多个方面抑制肿瘤。多糖的抗肿瘤作用并非通过细胞毒作用完成的,所以对人体正常细胞的损害较小,毒副作用较低。近年来,氧化与炎症被证明卷入了癌细胞的形成和生长,植物多糖对抗氧化应激被认为是预防与治疗癌症的机制之一。

2. 抗病毒活性 研究表明,某些多糖对各种病毒有抑制作用,如艾滋病毒、单纯疱疹病毒、巨细胞病毒、流感病毒、囊状胃炎病毒、劳斯肉瘤病毒和鸟肉瘤病毒。多糖的抗病毒作用现已引起医药界的高度重视,尤其是硫酸多糖的强抗病毒活性,显示了多糖广阔的药用前景。目前,对细菌中引起特异性保护作用的细菌多糖进行提取纯化或制备抗癌、抗艾滋病疫苗。

3. 调节免疫功能 多糖主要影响免疫系统中的网状内皮系统、巨噬细胞、淋巴细胞及白细胞,促进RNA、DNA及蛋白质的合成,对补体、抗体及干扰素具有一定的诱生作用,从而增强人体免疫功能,增强机体的抗炎、抗氧化和抗衰老功能。

4. 降血脂、抗动脉粥样硬化作用 类肝素结构与肝素类似,能促进脂蛋白脂肪酶释放,使血液中大分子的脂质分解成小分子,因而对血脂过多引起的血清浑浊有澄清作用,也能明显降低血胆固醇。硫酸软骨素A也能使血清澄清,临床能较好降低高血脂患者血清胆固醇、三酰甘油,减少冠心病患者发病率和死亡率。肝素主要通过增强抗凝血酶的作用来抗凝血,用于凝血性疾病的治疗和预防。

5. 疫苗 糖基化是人体生理生化过程中普遍存在的现象,而糖缀合物中的糖链在病理过程中的异常和高表达,再加上异种生物糖链的特殊性,使糖类化合物作为抗原决定簇而引起特异性免疫反应,已被证实。基于此理论,在20世纪50年代起,伤寒Vi多糖疫苗、肺炎球菌多糖疫苗等被分离纯化,用于人群免疫接种,紧接着,合成糖类疫苗也用于临床前与临床研究。特别是近十年来,已有针对新生儿肺炎、脑膜炎、疟疾、肿瘤、艾滋病和多种真菌、细菌感染的糖类疫苗取得了突破性的结果,显示出了糖类疫苗广阔发展的前景。

二、糖苷类药物

糖苷是糖或糖醛酸与非糖部分组成以糖苷键连接的化合物,糖苷键是指特定类型的化学键,可分为氧苷键、氮苷键、硫苷键和碳苷键等。分子中非糖部分称作苷元,常见有黄酮、蒽醌、三萜类化合物,具有多种药理作用,在心血管系统、消化系统、呼吸系统、神经系统、机体免疫及抗炎抗肿瘤方面都有显著的活性。糖苷类药物在糖类药物中数量最多,很多中药的有效成分是糖苷,例如柴胡、桔梗、人参、甘草、远志等。另外很多的抗生素都属于糖苷类药物,代表药物有氨基糖苷类抗生素、大环内酯类抗生素、万古霉素类等。在这些糖苷类药物中,糖部分所起的作用目前不是很清楚,普遍的观点认为它影响到苷元的药物动力学特性,如吸收、转运等，最终形成整个分子结构的生物活性。

（一）微生物来源的氨基糖苷类抗生素

氨基糖苷类抗生素是由2个或多个氨基糖与氨基环醇通过氧桥连接而成的苷类抗生素。代表药物有来自链霉菌的链霉素、来自小单孢菌的庆大霉素等，还有阿米卡星、奈替米星等半合成氨基糖苷类药物。其抗菌机制是药物进入胞质，与细菌核糖体结合，干扰细菌蛋白质合成。

1. 直接对抗需氧革兰阴性杆菌 如大肠杆菌、痢疾杆菌、流感杆菌、肺炎杆菌、变形杆菌、鼠疫杆菌等，对结核杆菌也有效。对少数革兰阳性球菌也有效，单用无活性。对厌氧菌、真菌、立克次体、病毒无效。

2. 氨基糖苷类抗生素低浓度抑菌 高浓度杀菌；对繁殖期和静止期细菌均有较强作用；与青霉素合用对某些细菌有协同作用。

3. 临床主要用于治疗结核病 鼠疫、各种革兰阴性菌感染及败血症、肠球菌和草绿色链球菌所致的心内膜炎。

（二）植物来源的糖苷类药物

糖苷类化合物又称为配糖体，它是糖或糖醛酸等与另一非糖物质通过其端基的碳原子连接而成，其结构往往根据各类波谱进行测定。在植物中，原存于植物体内的苷称为原生苷，水解后失去一部分糖就称为次生苷，如苦杏仁苷与野樱苷。一些糖苷类化合物往往具有多种药理活性，如强心苷等。因此，植物来源的糖苷类药物常常作为药物使用。

1. 苦杏仁苷 苦杏仁苷（12-17）内服后，可在体内分解为氢氰酸和苯甲醛，氢氰酸对呼吸中枢可产生一定的抑制作用，使呼吸运动趋于安静而达到镇咳平喘的作用。苦杏仁苷也具有良好的抗肿瘤作用，被用作治疗癌症的辅助药物，可使症状改善，存活期延长。苦杏仁苷分解的苯甲醛可抑制胃蛋白酶的活性，从而影响消化功能。

2. 黄芩苷 黄芩苷（12-26）是从中药黄芩中提取分离出来的一种化合物，具有显著的抗肺炎衣原体作用、脑缺血和心肌缺血再灌注损伤的保护作用、肝保护等生物活性。

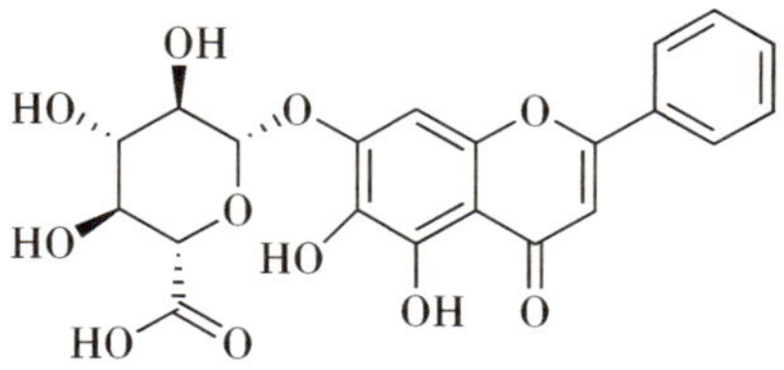

黄芩苷（12-26）

3. 香叶木苷 香叶木苷（12-27）具有维生素P样的作用，能降低血管脆性及异常的通透性，用于痔疮，慢性静脉功能不全、高血压及动脉硬化的辅助治疗等。

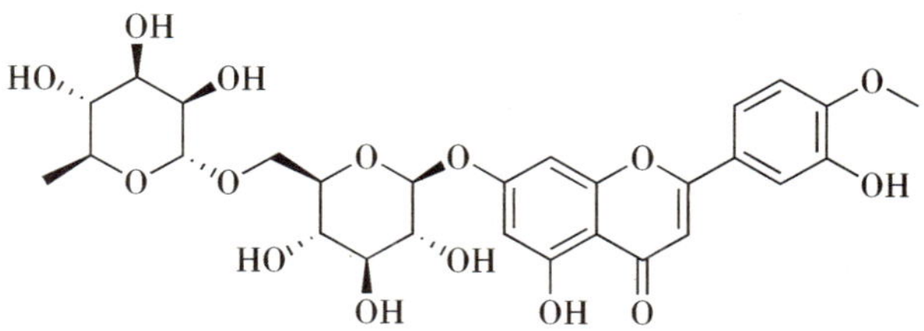

香叶木苷（12-27）

4. 熊果苷 熊果苷（12-28）是一种美容增白剂，能迅速渗入肌肤，有效地抑制皮肤中的酪氨酸酶的活性，阻断黑色素的形成，加速黑色素的分解与排泄，从而减少皮肤色素沉积；同时还有肠道杀菌、消炎等作用。但熊果苷的用量与安全性有一定的关系。

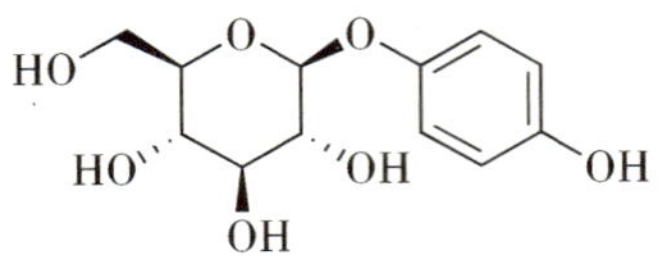

熊果苷（12-28）

5. 木犀草苷 木犀草苷（12-29）有较强的呼吸道杀菌作用，能止咳、祛痰、平喘；具有解热抗炎的活性；具有增强毛细血管的舒张，降低胆固醇的作用。

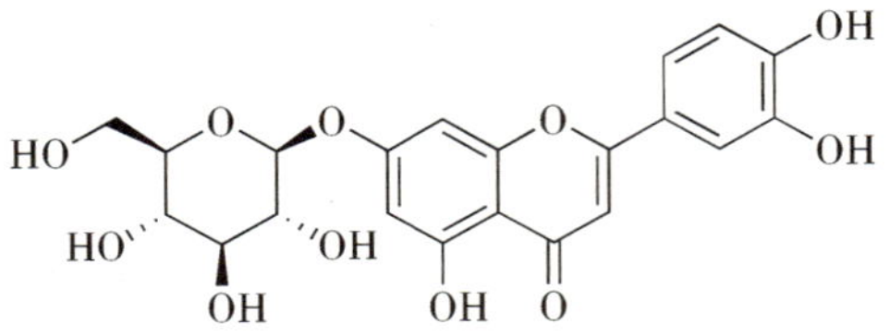

木犀草苷（12-29）

第四节 糖类药物的制备方法

糖类药物原料的天然来源有动植物和微生物，部分糖类药物采用化学合成的方法进行生产。对于动植物来源的糖类药物，多采用直接提取的方法，而对于微生物来源的多用发酵或酶催化法生产。

一、单糖、寡糖及相关衍生物的制备

一些动植物体内存在高含量的单糖、寡糖，采用直接提取的方法可使这些糖类药物从天然来源中获取。游离单糖和小分子寡糖易溶于冷水和温乙醇，可以采用直接水提或在中性条件下用50%乙醇方法提取，也可以在70~78℃回流状态下使用80%乙醇提取。一般来说，固液比为1:20左右，且进行多次提取。流程如下：将药材粉碎，置于提取器中，加适量乙醚或石油醚浸泡一定时间进行脱脂，将有机溶剂倾泻；药材再拌加碳酸钙，并使用50%乙醇温浸一定时间，将浸液合并后，于40~45℃下减压浓缩至适当体积；用中性醋酸铅去除杂蛋白及其他杂质，再通硫化氢气体去除铅离子，浓缩至黏稠状；用甲醇或乙醇温浸，去除一些无机盐或残留蛋白质等不溶物；醇液经活性炭脱色、浓缩和冷却，滴加乙醚或置入硫酸干燥器中旋转，析出晶体；使用吸附层析法或离子交换法进行粗制晶体的纯化。

二、多糖药物的制备

目前，由于多糖具有广泛且有效的药理作用，因而成为国内外研究的热点，大量的文献报道了多糖的提取、分离、纯化技术等。多糖的来源比较广泛，主要有高等植物多糖、动物多糖、微生物多糖等。而随着糖化学、分离新技术及糖生物学等科技的建立与发展，目前，可以通过传统提取分离与纯化、基因工程、微生物发酵、全合成、多糖结构修饰的方法来制备所需

要的多糖。以下就工业生产中常见的制备方法简单叙述。

（一）动植物来源的多糖分离和纯化

多糖的提取方法与单糖有很大的不同，这是因为随着聚合度的增加，性质与单糖相差越来越大。多糖一般难溶于冷水，溶于热水而不溶于乙醇。酸性多糖、半纤维素可溶于稀碱，碱性多糖可溶于稀酸，而纤维素在以上溶剂均不溶。因为植物体内含有可水解多糖及其衍生物的酶，在提取之前必须抑制或破坏酶的活性，否则多糖会受到内源性水解酶的作用而分解。动植物及微生物细胞内多糖的组织细胞大多数有脂质包围，一般处理方法为粉碎材料后，加入甲醇或乙醇-乙醚（体积比1∶1）混合溶液或石油醚进行脱脂。针对含色素较多的根、茎、叶、果实类等材料，还需要进行脱色处理。除此之外，动物中的多糖大多数与蛋白质结合，故常采用碱液提取法、中性盐溶液提取法和蛋白酶水解法。其中，酶法具有产物降解少、产量高、产物抗氧化活性高等优点。另外，为了防止苷键断裂，一般不在酸性条件下提取多糖。

1. 多糖的提取　药材经粉碎、脱脂和水溶液浸泡后合并，浓缩，加入乙醇醇沉，醇沉的醇浓度根据多糖的结构和性质而不同，一般在70%~85%的范围内。加入乙醇静置24小时后，分取沉淀，然后进行小分子杂质、蛋白质、色素等的去除处理。水层再进行醇沉，沉淀分别用95%乙醇、无水乙醇、丙酮洗涤，60℃减压干燥。

（1）稀碱液提取　对于不溶于冷水和热水，但可溶于稀碱的多糖，可采用此方法进行粗提。这类多糖一般是一些胶类，如木聚糖、半乳聚糖等。提取时先用冷水浸润药材，使其溶胀后，再用0.5mol/L的NaOH溶液提取。提取液使用盐酸中和至中性后，减压浓缩至一定体积，加乙醇醇沉，得多糖。对于在稀碱中不易溶出的多糖，可以加入硼砂，使其与多糖形成配位化合物后溶解。

（2）热水提取法　适用于那些不溶于冷水和乙醇，易溶于热水的多糖。方法是经冷水浸润的药材用80~90℃热水搅拌提取。

（3）酶水解法　相比碱提取法，酶水解法可以避免苷碱的断裂。因此，蛋白酶水解法已经成为多糖的常用提取方法。理想的工具酶是专一性低、具有广谱水解作用的蛋白水解酶，如木瓜蛋白酶，被广泛用于蛋白质水解。酶消化后，提取液经处理除去小分子杂质及蛋白质（Sevag法、三氟三氯乙烷法、三氯醋酸法等），加入乙醇静置，分取沉淀即得多糖，如灵芝多糖、槐耳多糖等。

此外，多糖还可以采用稀盐酸法、超声波和微波辅助提取法。值得注意的是，同一种原料，用不同提取方法提取所得多糖往往是不相同的。

2. 多糖的纯化　多糖的纯化方法包括乙醇沉淀法、分级沉淀法、季铵盐络合法和离子交换层析法等。但由于多糖种类较多，性质各异，所以要选择合适的纯化方法。有时候一种方法很难达到理想的结果，需要多种方法联合应用。

（1）乙醇沉淀法　乙醇可以改变溶液的极性，致使多糖溶解度下降，是制备黏多糖最常用的方法。通常来说，采用乙醇沉淀法的多糖溶液，糖浓度以1%~2%为佳。如果乙醇充分过量，黏多糖浓度少于0.1%时也可以完全沉淀。同时，向溶液中加入一定量的盐，如醋酸钠、醋酸钾、醋酸铵或氯化钠等，有助于黏多糖的析出，盐的最终浓度为5%即可。醋酸盐在乙醇中的溶解度较大，即使乙醇过量时，也不会发生这类盐的共沉淀，所以常常采用醋酸盐沉析。对于大多数的黏多糖，只要浓度不太低，并有足够的盐存在，加入4~5倍体积的乙醇后，搅拌数小时,黏多糖就可完全沉淀。为避免盐同时析出,可采用多次乙醇沉淀法使糖脱盐,也可以采用超滤法或分子筛法进行糖脱盐。沉淀后的多糖可使用乙醇、丙酮、乙醚等脱水,真空干燥后即可得到疏松粉末状产品。

(2) 分级沉淀法　这种方法采用不同浓度的有机溶剂,分级沉淀分子大小不同的黏多糖。因为各种多糖在不同浓度的甲醇、乙醇或丙酮中的溶解度不同,所以采用分级沉淀法可以获得较好的分离沉淀效果。若同时有二价的金属离子的存在,如 Ca^{2+}、Zn^{2+},纯化效果会更好。

(3) 季铵盐络合法　应用季铵盐沉淀法沉淀多糖是分级分离复杂黏多糖、从稀溶液中回收黏多糖的最常用方法之一。黏多糖可以和一些阳离子表面活性剂形成季铵盐络合物,常用的表面活性剂包括十六烷基三甲基溴化铵和十六烷基氯化吡啶等。这些络合物最开始在低离子浓度溶液中不溶解,而随着离子浓度的增加,络合物却可逐渐解离、溶解和释放。这种使络合物发生明显溶解度改变的离子浓度称为临界盐浓度。根据临界盐浓度的差异可以将黏多糖分为若干组(表 12-1)。

表 12-1　用季铵盐络合法分级分离黏多糖

组别		每个单糖残基具有的阴离子化基团	硫酸基与羧基的比值
组 I	透明质酸软骨素	0.5	0
组 II	硫酸软骨素硫酸乙酰肝素	1.0	1.0
组 III	肝素	1.5~2.0	2.0~3.0

临界盐浓度取决于多种因素,包括黏多糖中聚阴离子的电荷密度,而其电荷密度被黏多糖的硫酸化程度影响。降低体系的 pH 值,可以抑制羧基的解离,有利于增强硫酸黏多糖的选择性沉淀。

季铵盐的沉淀能力又与其烷基链中的亚甲基单位数量有关,故可以选择不同链长的季铵盐的混合物作为酸性黏多糖的分离沉淀剂。

(4) 离子交换层析法　黏多糖分子中具有酸性基团,如糖醛酸和各种硫酸基,因此在溶液中以聚阴离子形式存在。因此,可用阴离子交换剂进行交换吸附,达到黏多糖纯化目的。目前,多种阴离子交换剂已经被开发,如 D254、Dowex-X_2、DEAE-C、DEAE、ECTEOA$_1$A-纤维素等。具体操作方案:将黏多糖配成低盐溶液,使其吸附在阴离子交换剂上,然后使用梯度洗脱的方法进行纯化分离。

此外,区带电泳法、超滤法、金属络合法等都会在多糖的分离纯化中使用。

(二) 微生物来源的多糖类药物的生产

对于微生物来源的多糖类药物,可采用发酵法或酶转化法进行生产。微生物发酵法是近几十年才发展的方法,细菌在生长代谢中会合成多糖,有些多糖成为细菌的组成部分,而一部分多糖则存在于发酵液中,如乳酸菌发酵可以获得乳酸菌胞外多糖,用肠膜样明串珠菌发酵蔗糖,可以获取右旋糖酐。这时,利用现代发酵技术与设备,可以大规模生产多糖类药物,这种方法与传统方法比较,生产周期减短、得率增加。真菌多糖也可以采用发酵法制备,如香菇多糖,采用液体深层培养发酵法生产,获得香菇菌丝体和香菇多糖。

液体发酵技术是指在生化反应器中,模拟自然界,将食用菌在培育过程中所必需的糖类、有机和无机含有氮素的化合物、无机盐等以及其他营养物质溶解在水中作为培养基,灭菌后接入菌种,并通入无菌空气,加以搅拌,提供食用菌菌体呼吸代谢所需要的氧气,并控制适宜的外界条件,进行菌丝大量培养繁殖的过程。工业化大规模的发酵培养即为发酵生产,亦称深层培养。该法在市场竞争中占据很大优势,如原料来源广泛、价格低廉、无季节性、生产周期短、活性物质多等,符合现代工业生产方式。但是,整个工艺流程中的无菌控制是液体深层培养发酵法的关键。

三、糖苷类药物的制备

糖苷类药物大部分为固体,其溶解度与糖基数目成正比,糖基越多,在水中的溶解度越大。因此,大部分的糖苷类药物通常采用水或醇作为溶剂从植物中提取,在现代工艺中,超声波和微波也常被用于糖苷类药物的强化提取。回收溶剂后,用氯仿、乙醚等萃取可获取苷元,用乙酸乙酯可获单糖苷,用水饱和的正丁醇提取低聚糖苷,如桔梗总皂苷。此外,针对提取对象为原生苷、次生苷或苷元,应采用不同的方案抑制或利用酶的活性。一般常用的方法是在天然药物中加入一定量的碳酸钙,或采用甲醇、乙醇或沸水提取。

提取后,植物中糖苷类化合物常用的分离纯化方法有:溶剂处理法、铅盐处理法、大孔树脂纯化法、色谱分离法等。其中,溶剂处理法是一种传统且有效的方法,在大量的综述和专著中能查阅到经典方案,这种方法是根据研究对象的理化性质差异来制定方案,如溶解度、酸碱性等。另外,大孔树脂是对有机物具有浓缩、分离作用的高分子聚合物,起源于20世纪60年代末,树脂的内部在干燥状态下具有较高的孔隙率,且孔径较大。因此,大孔树脂依靠它和被吸附的分子之间的范德华引力,通过它巨大的比表面进行物理吸附,使植物中有效成分根据吸附力及其分子量大小,经一定溶剂洗脱分开,从而达到分离、纯化、除杂、浓缩等不同目的。这种方法具有吸附容量大、分离速度快、容易解析的特点,且填料可以重复使用,因而被广泛应用于糖苷类药物的工业分离和纯化。目前,国产的大孔吸附树脂根据极性大小和所适用的单体分子结构不同,可分为非极性、中极性和极性三类。其中,D-101型大孔吸附树脂是苯乙烯型非极性共聚体,对非极性或弱极性化合物吸附力强,适用于皂苷类和黄酮类化合物的分离纯化,如桔梗总皂苷、人参总皂苷等。这种大孔吸附树脂物理化学性质稳定,耐高温,不溶于任何酸、碱及有机溶剂,再生容易,且吸附剂、解吸剂容易选择。另外,离子交换树脂也可以用于糖苷类药物的分离和纯化。

随着科技的进步,近代化工出现的一些新技术,如超临界流体萃取,它是目前国际上较为先进的一种物理萃取技术。它将传统的蒸馏和有机溶剂萃取结合一体,以高压的超临界流体为溶剂,将基质与萃取物有效分离、提取和纯化。这种技术采用超临界CO_2对物料进行萃取,具有高效安全、无毒、提取物不易氧化的特点。目前,我国已实现了超临界萃取技术的产业化工作,在苷元等中药有效成分提取分离过程中得到了广泛应用。高速逆流色谱技术是一种可以在短时间内实现高效分离和制备的新型液-液分配色谱技术,这种技术具有操作简单易行、应用范围广、无需固体载体、产品纯度高、适用于制备型分离等特点,特别适合于天然活性成分的分离。这些新的分离技术将大大促进糖苷类药物的分离和纯化。

此外,微生物来源的糖苷类抗生素,代表药物有氨基糖苷类抗生素、万古霉素类、大环内酯类抗生素,这是些具有高分子量或复杂结构的,且无法使用化学方法全合成,大部分由放线菌产生或再经化学改造的抗菌药。这些抗菌药工业化生产原理包括发酵工程、提取两部分。发醇所用设备和培养基都应灭菌，管路应无泄露，通入空气应为无菌空气。

首先，具备工业化生产要求，性能良好的菌种是抗生素的质量保证。好的菌种体现在以下几个方面：生长繁殖快、发酵单位高；遗传性能稳定，能保持持久的、高质量、高产量的抗生素生产能力；发酵过程易于工业化控制。获得足够数量的质量合格孢子后，使孢子发芽、繁殖来获得足够的菌丝，再接种到发酵罐中，在种子罐中逐级扩大培养。发酵是抗生素生产的重要环节，接种量为5%~20%，发酵周期为4~5天，并不断通入无菌空气和搅拌，维持罐温、罐压，使微生物分泌大量的抗生素，在这个阶段，任何一个工艺参数都会影响抗生素质量和产量。最后，发酵液过滤、结晶、洗涤、干燥和成品检验。

第五节 糖类药物的制备工艺

由于糖类药物的生产发展迅速，已经有多个药物在临床上使用。现根据其来源、性质和工艺特点，主要介绍一些具有代表性的品种的制备工艺。

一、D-甘露醇

甘露醇（12-24）又称 D-甘露糖醇、木蜜醇，为白色针状结晶，无臭，有甜味，熔点166℃，相对密度1.489（20℃），沸点290~295℃（467kPa）。1g该品可溶于约5.5mL水、83mL醇，溶于热水，溶于吡啶和苯胺，不溶于醚。水溶液呈碱性。该品是山梨糖醇的异构化体，山梨糖醇的吸湿性很强，而甘露醇完全没有吸湿性。

海带、海藻富含甘露醇，是提取甘露醇的重要来源。此外，甘露醇也可以采用发酵法、高温高压催化加氢法和葡萄糖电解转化法生产。

1. 提取法

（1）工艺流程（图12-1）

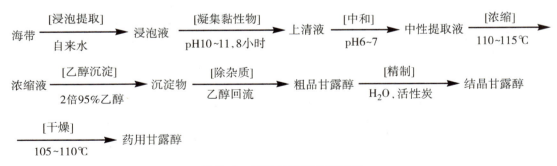

图12-1 甘露醇提取法工艺流程

（2）工艺过程

[浸泡提取、凝结黏性物、中和] 海带加10~20倍自来水，室温下浸泡2~3小时，同时用手擦洗，将表面的甘露醇洗入水中，3~4次，洗液中的甘露醇含量可达1.5%以上。浸泡液使用第二批原料的提取溶剂进行二次提取。将上述洗液用30%的氢氧化钠溶液调节pH值为10~11，并静置8小时，使胶状多糖类黏性物充分沉淀。虹吸上清液，用硫酸酸化pH值至6~7，进

一步除去胶状物，得中性提取液。

[浓缩、乙醇沉淀] 将中性提取液沸腾浓缩，同时防止烧焦，除去胶状物，直到浓缩液含甘露醇30%以上，冷却至60~70℃，趁热加入2倍量95%乙醇，搅拌均匀，冷至室温，离心后收集沉淀物。

[精制、干燥] 沉淀物用8倍量的95%乙醇回流30分钟，出料，冷却过夜，离心，得粗品甘露醇，含量达70%~80%。重复操作一次，经乙醇重结晶后，含量可提高至90%以上，氯化物含量低于0.5%。将此样品溶于适量蒸馏水后，加十分之一左右的活性炭脱色，80℃下保温半小时，滤过。滤液再冷却至室温，结晶，抽滤，洗涤，105~110℃干燥，得精品甘露醇。

2. 发酵法

（1）工艺流程（图12-2）

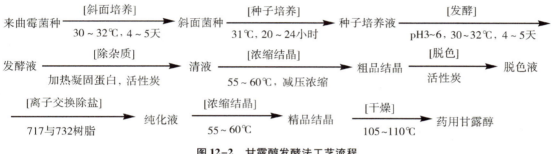

图12-2 甘露醇发酵法工艺流程

（2）工艺过程

[斜面培养] 取麦芽1kg，加水4.5L，于55℃保温1小时，升温至62℃，再保温5~6小时，加温煮沸后，用碘液检测糖度应在12Bé以上，pH5.1以上，即可存于冷室备用。取此麦芽汁加2%琼脂，灭菌后制成斜面，于4℃冰箱保存备用。将来曲霉菌种接种于斜面培养基中，在30~32℃培养4天。斜面可在4℃冰箱中储存，2~3个月需传代一次，使用前重新活化培养。

[种子培养] 取经活化培养4天的斜面菌种2个，转接于17.5L种子培养基中，在30~32℃搅拌下通气培养20~24小时。通风比为1∶5（m^3/min），搅拌速度为350r/min，罐压为0.1MPa。

种子培养基：$NaNO_3$ 0.3%，KH_2PO_4 0.1%，$MgSO_4$ 0.05%，KCl 0.05%，$FeSO_4$ 0.001%，玉米浆0.5%，淀粉糖化液2%，玉米粉2%，pH6~7。

[发酵] 在500L发酵罐中，加入350L发酵培养基，于0.15MPa下蒸汽灭菌30分钟，移入种子培养液，接种量5%，30~32℃发酵4~5天，通风比为1∶0.3（m^3/min），发酵24小时后改为1∶0.4（m^3/min），罐压101MPa，搅拌速度230r/min，配料时添加适量豆油，防止产生泡沫。发酵培养基与种子培养基相同。

[提取、分离] 发酵液加热至100℃，5分钟凝固蛋白，加入1%活性炭后，在80~85℃下加热30分钟，离心，澄清滤液于55~60℃真空浓缩至糖度31Bé，于室温结晶24小时，甩干得甘露醇结晶。将结晶溶于0.7倍体积水中，加2%活性炭，70℃加热30分钟，过滤。清液通过717强碱阴离子型树脂与732强酸阳离子型树脂进行洗脱，至洗脱液无氯离子存在

为止。

[浓缩、结晶、干燥] 精制液在55～60℃下真空浓缩至糖度25Bé，浓缩液于室温结晶24小时，甩干晶体，置于105～110℃烘干，获精制甘露醇。

3. 高温高压催化加氢法 以蔗糖为原料生产甘露醇，先将蔗糖水解得果糖和葡萄糖，然后再催化加氢得甘露醇和山梨醇的混合物，然后结晶分离得甘露醇的混合物。

（1）工艺流程（图12-3）

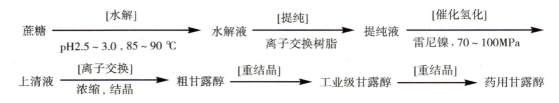

图12-3　甘露醇高温高压催化加氢法工艺流程

（2）工艺过程

[水解与提纯] 食用蔗糖与水以质量比为1∶1的比例投入溶解锅中，加热搅拌溶解，用HCl调pH2.5～3.0，85～90℃恒温水解2.5～3小时，冷却备用。水解液经阴离子树脂或阳离子树脂提纯。

[催化氢化] 提纯液倾入氢化釜催化氢化。以雷尼镍为催化剂，氢化压力为70～100MPa，温度为100～105℃，pH值在9～10之间，时间为1小时。加氢后物料置沉降釜内静置沉降，催化剂返回加氢釜重复使用。上清液经过滤离子交换除杂，以除去残余的催化剂和反应生成的色素，然后进入真空浓缩器，将物料浓缩到质量分数为65%～70%，送至第一结晶锅结晶，结晶温度控制在10～30℃，然后离心分离，结晶为粗甘露醇。

[精制] 将上述第一次结晶的粗甘露醇投入二次结晶锅，加入蒸馏水配成50%～60%浓度进行第二次重结晶，离心分离，晶体在90～100℃下烘干，再经粉碎，过筛，即得工业级甘露醇。如需制备药用级甘露醇，通过再次重结晶即可达到要求。

4. 电化学法

（1）工艺流程（图12-4）

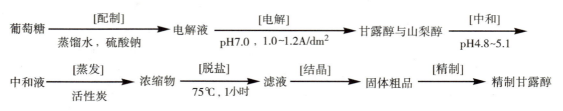

图12-4　甘露醇电化学法工艺流程

（2）工艺过程

[电解液配制] 取葡萄糖70kg，加蒸馏水75L，加热溶解后，再加入硫酸钠25kg，搅拌溶解，冷却至20～25℃，并稀释到150kg待用。

[电解] 调节溶液pH值为7.0，在隔膜电解槽中以表面涂汞的铅板作为阴极，以铅板作为阳极，阳极室中放入硫酸，电压调为5～6V，电流密度为1.0～1.2A/dm^2，进行电解。

［中和］将电解液用盐酸中和至 pH4.8~5.1，得中和液 210L。

［蒸发］先将中和液用活性炭脱色，即可蒸发。

［脱盐］趁热搅拌，并将 85% 乙醇 80kg 吸入锅内，在常压下加热到 75℃，保温搅拌下抽提，在 40~53kPa 压力下减压过滤，滤去硫酸钠，得滤液 160L 左右。

［精制］滤液经冷却结晶，得甘露醇粗品晶体 15kg 左右。粗品用蒸馏水溶解后，加活性炭煮沸过滤，调节相对密度和 pH 值，使产品析晶，得甘露醇精品。

二、1,6-二磷酸果糖

1,6-二磷酸果糖（12-25）是糖代谢的重要中间产物，外源性药物能恢复、改善休克、缺氧、缺血、损伤、体外循环和输血等状态下的细胞能量代谢及对葡萄糖的利用，以促进修复、改善功能。主要用于冠心病、心绞痛、急性心肌梗死、心力衰竭和心律失常等疾病的辅助治疗。

1. 酶转化工艺

（1）工艺流程（图 12-5）

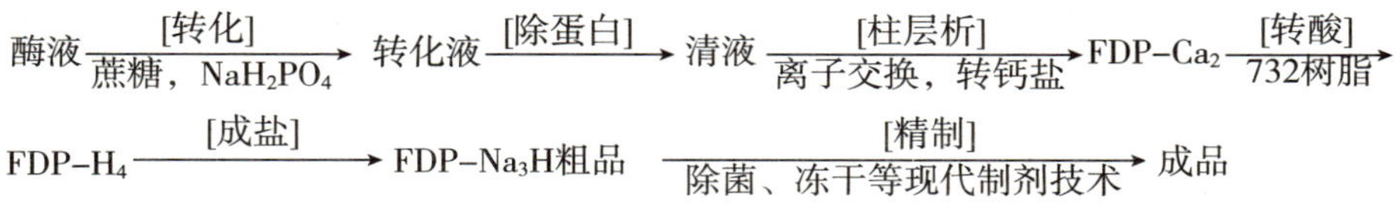

酶液 $\xrightarrow[\text{蔗糖, NaH}_2\text{PO}_4]{\text{[转化]}}$ 转化液 $\xrightarrow{\text{[除蛋白]}}$ 清液 $\xrightarrow[\text{离子交换, 转钙盐}]{\text{[柱层析]}}$ FDP-Ca$_2$ $\xrightarrow[\text{732树脂}]{\text{[转酸]}}$

FDP-H$_4$ $\xrightarrow{\text{[成盐]}}$ FDP-Na$_3$H粗品 $\xrightarrow[\text{除菌、冻干等现代制剂技术}]{\text{[精制]}}$ 成品

图 12-5　1,6-二磷酸果糖酶转化工艺流程

（2）工艺过程

［转化］将多代发酵过的酵母渣，悬浮于蒸馏水中，反复冻融或加入细胞渗透剂，加入底物（8% 蔗糖、4% NaH$_2$PO$_4$、30mmol/L MgCl$_2$，pH=6.5）后，在 30℃ 条件下充分反应 6 小时。

［除蛋白］转化液煮沸 5 分钟，离心去除杂蛋白，收集上清液。

［柱层析］转化液通过阴离子交换柱（如 DEAE-C 交换柱），再用蒸馏水洗至酸碱中性，然后分步洗脱，转成钙盐，过滤，收集沉淀。

［转酸与成盐］将钙盐悬浮于水中，用 732 树脂将钙盐转换为 FDP-H$_4$，再用 2mol/L NaOH 调 pH 至 5.3~5.8，得到粗品。再进一步精制，通过现代制剂技术获得成品。

2. 固定化细胞制备工艺

（1）工艺流程（图 12-6）

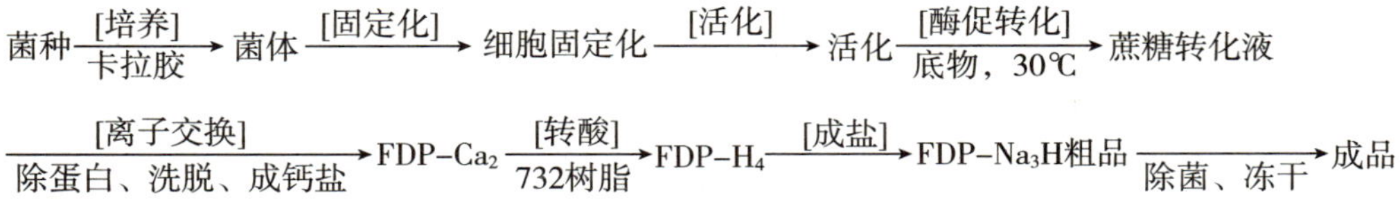

菌种 $\xrightarrow[\text{卡拉胶}]{\text{[培养]}}$ 菌体 $\xrightarrow{\text{[固定化]}}$ 细胞固定化 $\xrightarrow{\text{[活化]}}$ 活化 $\xrightarrow[\text{底物, 30℃}]{\text{[酶促转化]}}$ 蔗糖转化液

$\xrightarrow[\text{除蛋白、洗脱、成钙盐}]{\text{[离子交换]}}$ FDP-Ca$_2$ $\xrightarrow[\text{732树脂}]{\text{[转酸]}}$ FDP-H$_4$ $\xrightarrow{\text{[成盐]}}$ FDP-Na$_3$H粗品 $\xrightarrow[\text{除菌、冻干}]{\text{[成品]}}$ 成品

图 12-6　1,6-二磷酸果糖固定化细胞制备工艺流程

（2）工艺过程

［培养］将啤酒酵母菌接种于麦芽汁斜面培养基上，26℃ 培养 24 小时，转入种子培养基，当进入对数生长期时，转入发酵培养基中，28℃ 培养 24 小时，静置，离心，收集菌体。

［固定化］悬浮菌体的生理盐水预热至40℃，另外，加热卡拉胶（3.2g/100mL 生理盐水）。两者于45℃混合并搅拌10分钟，4～10℃使之在成形器中冷却30分钟，加入等量0.3mol/L KCl 浸泡硬化24小时，最终切成小块。

［活化］用含底物的表面活性剂，在35℃浸泡活化固定化细胞约12小时，再用0.3mol/L KCl 洗涤后，放于生理盐水中备用。

［酶促转化］加入底物（8%蔗糖、4% NaH_2PO_4、30mmol/L $MgCl_2$、5mmol ATP）后，在30℃条件下充分反应6小时，并收集反应液。

［离子交换］转化液煮沸5分钟，离心去除杂蛋白，收集上清液。上清液通过阴离子交换柱（如DEAE-C交换柱），再用蒸馏水洗至酸碱中性，然后分步洗脱，转成钙盐，过滤，收集沉淀。

［转酸与成盐］将$FDP-Ca_2$悬浮于水中，用732树脂将钙盐转换为$FDP-H_4$，再用2mol/L NaOH调至pH5.3～5.8，得到粗品。再通过现代制剂技术获得成品。

三、肝素

肝素是一种含有硫酸基的酸性黏多糖，其分子中具有由6～8个糖重复单位组成的线形链状结构。肝素相对分子量不均一，由高、中、低三类不同相对分子质量组成，平均相对分子量为12000±6000。肝素及肝素钠为白色至灰白色粉末，无臭无味，具有吸湿性，易溶于水，不溶于乙醇、丙酮、二氧六环等有机溶剂，其游离酸在乙醚中具有一定溶解性。

肝素为天然的抗凝血药，可以阻止血液的凝固过程，临床用于各种外科手术前、后防治血栓形成和栓塞，输血时预防血液凝固和作为保存血液的抗凝剂。小剂量肝素用于防治高血脂和动脉粥样硬化。

肝素广泛分布于哺乳动物的肝、肾、肺、心、脾、肠黏膜、肌肉和血液中，制备来源非常广泛。

1. 盐解离子交换制备工艺

（1）工艺流程（图12-7）

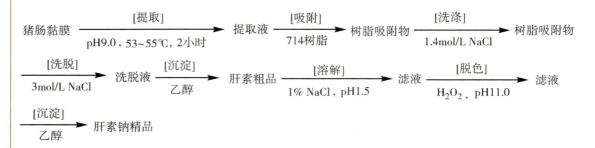

图12-7 肝素盐解离子交换制备工艺流程

（2）工艺过程

［提取］取新鲜猪肠黏膜投入反应锅内，按3%用量加入NaCl，用40% NaOH调节pH至9.0，等锅内温度升至50℃，停止加热，保温提取3～4小时。继续升温至90℃，维持15分钟。趁热筛除大的杂质，然后冷却至50℃以下后过滤，收集滤液。

［吸附］向上步滤液中加入714强碱性氯型树脂，树脂用量为提取液的2%。搅拌吸附8小时，搅拌速度不可过快，以免弄碎树脂，静置过夜。

［洗涤］收集树脂，用水冲洗至洗液澄清，滤干，用1.4mol/L NaCl搅拌2小时，滤干。

［洗脱］用2倍量3mol/L NaCl搅拌洗脱8小时，滤干，再用1倍量3mol/L NaCl搅拌洗脱2小时，滤干，除去蛋白质。

［沉淀］合并滤液，加入等量的95%乙醇，沉淀过夜。收集沉淀，丙酮脱水，真空干燥得粗品肝素。

［精制］粗品肝素溶于15倍量的1% NaCl，用6mol/L盐酸调节pH至1.5左右，过滤至澄清，再用5mol/L NaOH调节pH至11.0，按3%用量加入浓度为30%的H_2O_2，25℃放置。维持pH11.0，第二天再按1%用量加入30%的H_2O_2，调节pH至11.0，继续放置，48小时，用6mol/L盐酸调节pH至6.5，加入等量的95%乙醇，沉淀过夜。收集沉淀，经丙酮脱水真空干燥，得肝素钠精品。

2. 酶解-离子交换制备工艺

（1）工艺流程（图12-8）

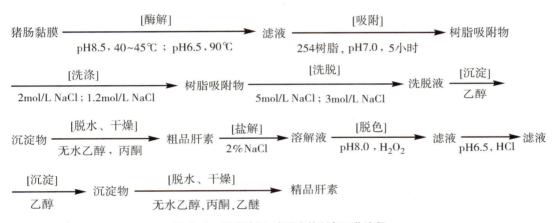

图12-8 肝素酶解-离子交换制备工艺流程

（2）工艺过程

［酶解］取100kg新鲜猪肠黏膜（总固体5%~7%），加苯酚200mL（0.2%），在搅拌状态下，加入绞碎的胰脏0.5~1kg（0.5%~1%），用40% NaOH调节pH至8.5。然后升温至40~45℃，保温2~3小时。维持pH在8.0，加入NaCl 5kg，升温至90℃，用6mol/L HCl调节pH至6.5，停止搅拌，保温20分钟，过滤，得酶解液。

［吸附］将酶解液冷却至50℃以下，用6mol/L NaOH调节pH至7.0，加入254强碱性阴离子交换树脂5kg，搅拌吸附5小时。收集树脂，用水冲洗，至洗液澄清，滤干。树脂用等体积2mol/L NaCl洗涤15分钟，滤干，再用2倍量1.2mol/L NaCl洗涤2次。

［洗脱］树脂吸附物用0.5倍量5mol/L NaCl搅拌洗脱1小时，收集洗脱液，再用1/3量3mol/L NaCl洗脱2次，合并洗脱液。

［沉淀］过滤洗脱液，滤液用活性炭处理过的95%乙醇冷却沉淀8~12小时，收集沉淀。向沉淀中加入蒸馏水，再加4倍量的95%乙醇，冷却，沉淀6小时。收集沉淀，分别用乙醇洗涤、丙酮脱水、真空干燥，得肝素粗品。

[精制] 将粗品肝素加 2% NaCl 溶液进行盐解，过滤后，将滤液加热至 50℃，用 NaOH 溶液调节 pH 至 8.0，加双氧水进行氧化脱色。过滤，滤液用 HCl 调 pH 至 6.5，加 95% 乙醇适量冷却沉淀。沉淀物经无水乙醇洗涤、丙酮脱水后，真空干燥，得精品肝素。

四、低分子量肝素

低分子量肝素由普通肝素酶解或化学降解的方法而得，其相对分子质量为 2000～10000 Da，平均为 5000 Da 左右的混合物。

低分子量肝素与普通肝素相比，具有皮下注射吸收好、半衰期长、生物利用度高、同质性较好、抗凝作用大致相同或更优、抗血栓作用强、副反应少、不需实验室监测等优点。将普通肝素粗品经降解后，进行分离纯化，就可获得一定分子量范围的低分子量肝素。

1. 工艺流程 （图 12-9）

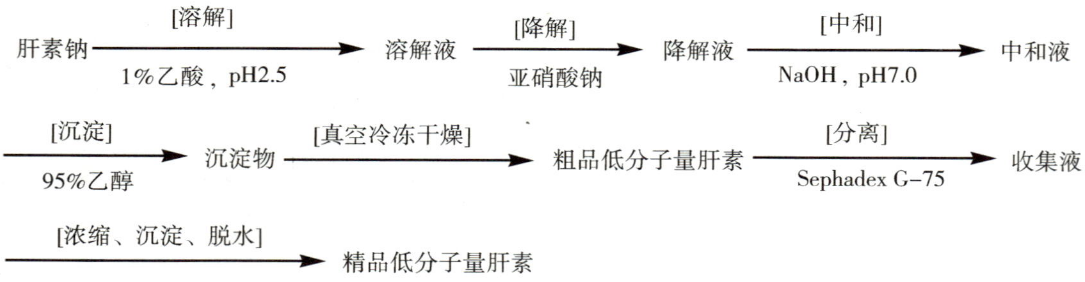

肝素钠 —[溶解]→ 溶解液 —[降解]→ 降解液 —[中和]→ 中和液
　　　1%乙酸，pH2.5　　　　亚硝酸钠　　　　NaOH，pH7.0

—[沉淀]→ 沉淀物 —[真空冷冻干燥]→ 粗品低分子量肝素 —[分离]→ 收集液
　95%乙醇　　　　　　　　　　　　　　　　　　　　　　Sephadex G-75

—[浓缩、沉淀、脱水]→ 精品低分子量肝素

图 12-9　低分子量肝素制备工艺流程

2. 工艺过程

[降解] 将肝素钠原料溶于 1% 乙酸溶液中，加入一定量的亚硝酸钠溶液，控制 pH2.5，室温下搅拌反应 1～4 小时，得降解液。

[中和、沉淀] 将降解液用 5mol/L NaOH 溶液调 pH 至 7.0，并加入反应液 2.5 倍体积的 95% 乙醇，于 4℃ 放置 24 小时，过滤，沉淀用丙酮脱水，真空干燥，得低分子量肝素粗品。

[精制] 粗品经 Sephadex G-75 凝胶色谱柱分离，分步收集洗脱液，合并浓度较高的组分，超滤浓缩，乙醇沉淀。沉淀物用丙酮脱水，真空干燥，得精品低分子量肝素。

五、硫酸软骨素

硫酸软骨素（12-30）是一种酸性黏多糖，广泛存在于哺乳动物的软骨、喉骨、鼻骨和气管中。它是由 D-葡萄糖醛酸和氨基己糖交替连接而成的双糖聚合物，通常与蛋白质结合成糖蛋白的形式存在。其分子量 25000～30000 Da，因此是一种高分子化合物。硫酸软骨素为白色或微黄色粉末，具有吸湿性，易溶于水而成黏度较大的溶液，难溶于甲醇、乙醇、乙醚、丙酮和冰醋酸等有机溶剂。

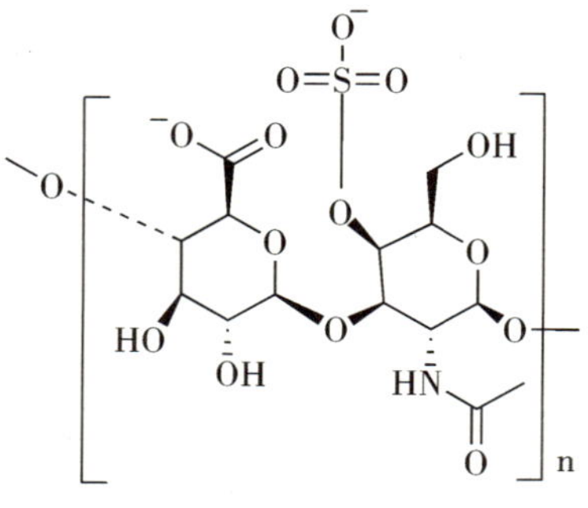

硫酸软骨素具有降血脂、抗凝血、抗炎症及抗肿

硫酸软骨素（12-30）

瘤等生理活性，临床上可用于预防动脉粥状硬化、提高机体免疫力、治疗风湿病和肾炎及由链霉素引起的听觉障碍。硫酸软骨素与铜等金属离子结合可用于治疗皮肤病，与硝酸铋或氢氧化铝反应得到的络合物可用于治疗消化性溃疡。

1. 稀碱-浓盐法

（1）工艺流程（图12-10）

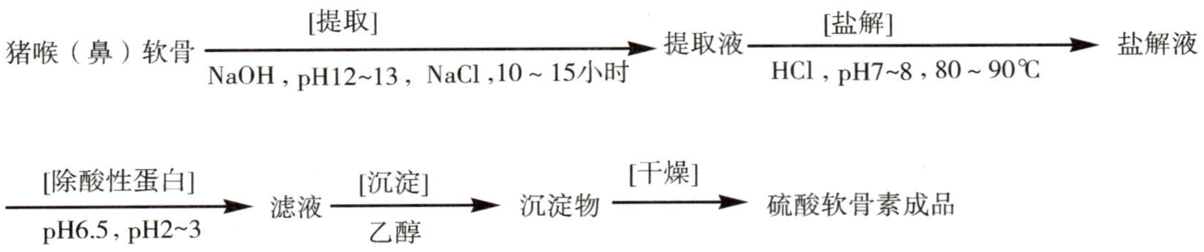

猪喉（鼻）软骨 —[提取]→ 提取液 —[盐解]→ 盐解液
NaOH，pH12~13，NaCl，10~15小时   HCl，pH7~8，80~90℃

—[除酸性蛋白]→ 滤液 —[沉淀]→ 沉淀物 —[干燥]→ 硫酸软骨素成品
pH6.5，pH2~3   乙醇

图12-10 硫酸软骨素稀碱-浓盐法制备工艺流程

（2）工艺过程

[提取] 将洗净的猪喉或鼻软骨粉碎，置于提取罐中，加入3~3.5mol/L NaCl浸泡，用50% NaOH调节pH至12~13，室温搅拌提取10~15小时。过滤，滤渣可重复提取一次，合并提取液。

[盐解] 提取液用2mol/L HCl调节pH至7~8，在80~90℃保温反应20分钟，冷却室温后过滤，得澄清液。

[除酸性蛋白] 将盐解液调pH至2~3，搅拌10分钟，静置后过滤，得澄清液，液体使用NaOH调pH至6.5，加去离子水调节盐浓度至1mol/L左右。

[沉淀] 向溶液中加入95%乙醇，至乙醇浓度为60%左右，沉淀过夜。

[干燥] 过滤，收集沉淀，沉淀用乙醇脱水，在60~65℃真空干燥，得硫酸软骨素成品。

2. 稀碱-酶解法

（1）工艺流程（图12-11）

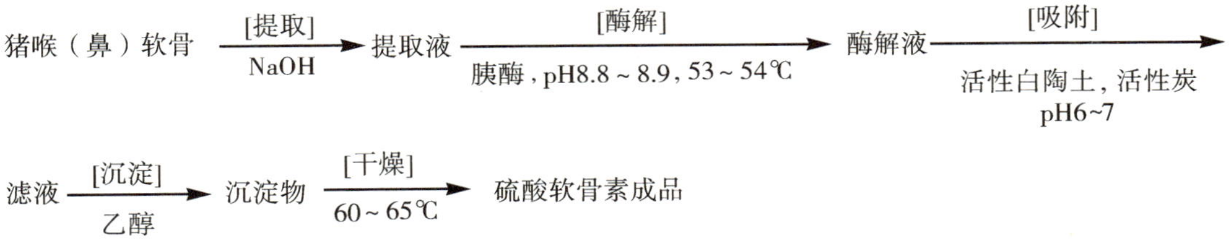

猪喉（鼻）软骨 —[提取]→ 提取液 —[酶解]→ 酶解液 —[吸附]→
NaOH   胰酶，pH8.8~8.9，53~54℃   活性白陶土，活性炭
                                                    pH6~7

滤液 —[沉淀]→ 沉淀物 —[干燥]→ 硫酸软骨素成品
      乙醇   60~65℃

图12-11 硫酸软骨素稀碱-酶解法制备工艺流程

（2）工艺过程

[提取] 取干净切碎的猪喉或鼻软骨40kg，加6倍重量的2% NaOH溶液于室温下搅拌反应4小时，待提取液密度达到5 Bé（20℃）时，过滤。滤渣再用2倍量的2% NaOH提取24小时以上，过滤，合并滤液。

[酶解] 提取液用HCl调pH至8.8~8.9，然后在50%下加入1/25用量的胰酶，并于53~54℃保温水解6~7小时，至水解液遇三氯乙酸反应呈微浑状态。

[吸附] 用HCl调节提取液pH至6.8~7.0，加入适量活性白陶土、活性炭保持酸碱度不

变,搅拌吸附1小时,再用HCl调pH至6.4,停止加热,静置过滤,得澄清液。

[沉淀、干燥] 用10% NaOH溶液调节pH至6.0,加入1%左右液体量的NaCl,溶解后过滤至澄清。向澄清液中加入95%乙醇,至乙醇浓度为75%,静置沉淀。收集沉淀,无水乙醇脱水,在60~65℃真空干燥,得硫酸软骨素成品。

六、透明质酸

透明质酸(12-31),又名玻璃酸,是一种大分子酸性黏多糖,广泛地存在于生物体的结缔组织中。透明质酸广泛存在于动物的各种组织间质中,如皮肤、脐带、关节滑液、软骨、眼玻璃体、鸡冠、鸡胚、卵细胞、血管壁等,其中以人脐带、公鸡冠、关节滑液、眼玻璃体含量较高。早期HA主要从人脐带和鸡冠中制备。而发酵液法生产HA的微生物学基础在于HA是链球菌和铜绿假单胞菌等菌株荚膜的主要成分。虽然由不同来源、不同精制方法获得的HA虽分子量不同,却无种属差异,对人及动物无抗原性。

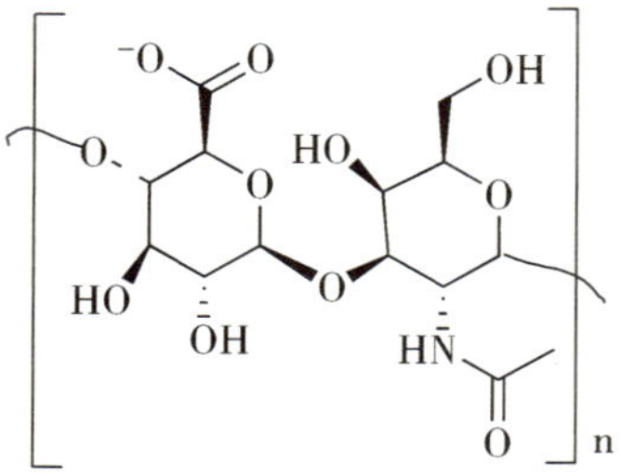

透明质酸(12-31)

透明质酸是由(1→3)-2-乙酰氨基-2-脱氧-β-葡萄糖(1→4)-O-β-D-葡萄糖醛酸双糖重复单位所组成的直链多聚糖,分子链的长度及分子量是不均一的,分子量范围一般为50万~200万,双糖单位数为300~1100对,属于生物大分子。商品透明质酸钠(sodium hyaluronic,SH)为白色纤维状或粉末状固体,有较强的吸湿性,溶于水,不溶于醇、酮、乙醚等有机溶剂。

透明质酸具有保湿、营养、润肤等作用,同传统的保湿剂相比保湿效果更好。它可吸收超过自身重量1000倍的水分,当外部环境湿度变化时,它的保湿效果还可调至适度。透明质酸在眼科、鼻科、喉科、骨科和普外科等方面的应用已取得可喜成绩,透明质酸凝胶作为必备的填充剂被广泛应用于白内障囊外摘除术、人工晶体植入术、视网膜剥离术和角膜移植术等多种眼科手术中,1%透明质酸稀溶液还可用于治疗干性角膜炎综合征;透明质酸与吡咯酮酸、山梨醇一起有防治鼻黏膜干燥的作用,可有效防治鼻鼽;透明质酸的润滑与缓冲作用可用于骨关节炎、肩周炎、类风湿关节炎的治疗。透明质酸作为一种载体,可将各种药物输送到各病理部位。

1. 工艺流程 (图12-12)

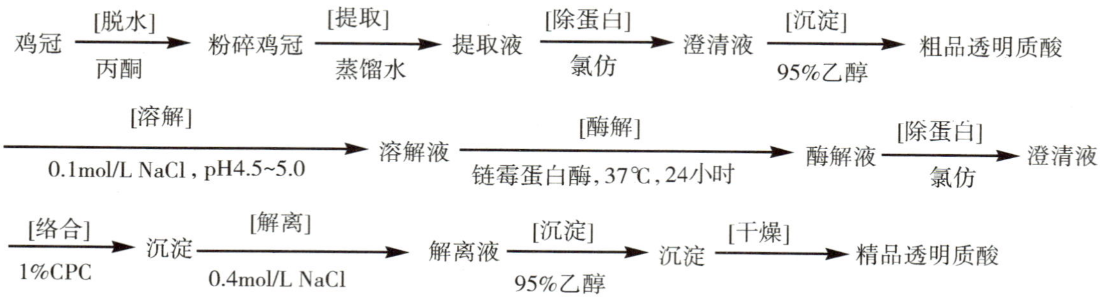

鸡冠 —[脱水]/丙酮→ 粉碎鸡冠 —[提取]/蒸馏水→ 提取液 —[除蛋白]/氯仿→ 澄清液 —[沉淀]/95%乙醇→ 粗品透明质酸 —[溶解]/0.1mol/L NaCl,pH4.5~5.0→ 溶解液 —[酶解]/链霉蛋白酶,37℃,24小时→ 酶解液 —[除蛋白]/氯仿→ 澄清液 —[络合]/1%CPC→ 沉淀 —[解离]/0.4mol/L NaCl→ 解离液 —[沉淀]/95%乙醇→ 沉淀 —[干燥]→ 精品透明质酸

图12-12 透明质酸制备工艺流程

2. 工艺过程

［脱水、提取］取新鲜鸡冠经丙酮脱水后粉碎，加蒸馏水浸泡 24 小时，重复 3 次，合并滤液。

［除蛋白、沉淀］提取液加等体积氯仿，混合搅拌反应 3 小时，有机相加入 2 倍 95% 乙醇沉淀。收集沉淀，丙酮脱水后于真空干燥箱中干燥，得粗品透明质酸。

［酶解］将粗品溶于 0.1mol/L NaCl 溶液中，用 1mol/L HCl 调节 pH 至 4.5~5.0，加入等体积氯仿萃取。水相用稀 NaOH 溶液调节 pH 至 7.5，加链霉蛋白酶，于 37℃ 酶解 24 小时。

［络合、解离、沉淀］酶解液用氯仿除蛋白后，加入等体积 1% CPC（氯化十六烷基吡啶）沉淀。收集沉淀，沉淀用 0.4mol/L NaCl 解离、离心。澄清液用 3 倍量 95% 乙醇沉淀，收集沉淀，经丙酮脱水后真空干燥，得精品透明质酸。

第十三章　脂类药物

脂类是由脂肪酸与醇作用生成的酯或类似物，广泛存在于生物体内，是动植物体的重要组成成分。由于脂类分子中碳氢比例较高，其共同的特性为不溶或微溶于水，易溶于乙醚、三氯甲烷、苯、二硫化碳、热乙醇等有机溶剂，可采用这些有机溶剂将脂类化合物从细胞或组织中提取出来。脂类具有重要的生物学功能，它是构成生物膜的重要物质，几乎细胞所含的全部磷脂类都集中在细胞膜中。生物膜的许多特性，如柔软性、对极性分子的不可通透性和高电阻性等都与脂类有关。脂类同时也是机体代谢所需燃料的贮存形式和运输形式。在机体表面的脂类，有防止机械损伤、防止热量散发等保护作用。脂类作为细胞表面物质与细胞识别、种特异性和组织免疫等生理过程有密切关系。

脂类在体内以游离或结合形式存在于组织细胞中，其中具有特定生理药理效应者称为脂类药物。脂类药物在生物化学上分为单纯脂类如甘油三酯、蜡等，复合脂类如磷脂、糖苷脂等，以及异戊二烯系脂如多萜类、固醇和类固醇等。脂类药物根据化学结构分类见表13-1。

表 13-1　脂类药物根据化学结构分类

结构类型	主要代表药物
脂肪类	亚油酸、亚麻酸、花生四烯酸、二十二碳六烯酸（DHA）等
磷脂类	卵磷脂、脑磷脂、豆磷脂等
糖苷脂	神经节苷脂
萜式脂类	鲨烯
固醇及类固醇	胆固醇、胆酸、胆汁酸、蟾毒配基等
其他	胆红素、辅酶 Q_{10}、人工牛黄、人工牛胆等

第一节　脂类药物的分离纯化及用途

从动植物体内提取分离脂类药物需要依据脂类化合物的种类、理化性质及在细胞中存在的状态来选择适合的分离纯化方法。各种脂类化合物的结构组成相差较大，性质上除微溶或不溶于水，易溶于氯仿、乙醚、苯及石油醚等有机溶剂外，其他性质相同之处甚少，无规律可循。因此其来源和生产方法也多种多样，有的可从动植物细胞或微生物细胞中直接提取，有的可通过化学全合成或半合成法制备，有的可由微生物发酵或酶转化法生产制得。脂类药物药理效应及临床应用也各不相同，如前列腺素 E_2（prostaglandin，PGE_2）有催产及引产作用，牛磺熊去氧胆酸有解热降温及消炎作用，而血卟啉则为癌症激光疗法辅助剂等。

一、脂类药物制备

脂类药物以游离或结合形式广泛存在于生物体的组织细胞中,可通过生物组织抽提、微生物发酵、动植物细胞培养、酶转化及化学合成等途径制得,工业生产中常依其存在形式及各组成成分性质采取不同的提取、分离及纯化方法。

1. 直接抽提法 在生物体或生物转化反应体系中,有些脂类药物是以游离形式存在的,如卵磷脂、脑磷脂、亚油酸、花生四烯酸及前列腺素等。通常根据各种成分在溶剂中溶解性的不同,采用相应溶剂系统从生物组织或反应体系中直接抽提出粗品,再经相应技术进行分离纯化获得纯品。

2. 水解法 自然界中脂类多是以与其他成分构成复合物的结合形式存在,含这些成分的组织需经水解或适当处理后再水解,然后采用适当方法分离纯化制得脂类药物。中性和非极性脂类以分子间力与脂类、蛋白质结合,极性脂类一般是靠氢键、静电力与蛋白质结合,脂肪酸类以酯、酰胺、糖苷键等与糖分子共价结合。疏水结合的脂类一般采用非极性溶剂抽取,与生物膜结合的脂类则用极性强的溶剂通过断开氢键达到提取分离效果,以共价结合的脂类多采用酸或碱水解。如脑干中胆固醇酯经丙酮抽提,浓缩后残留物用乙醇结晶,再用稀硫酸水解和结晶才能获得胆固醇。原卟啉以血红素形式与珠蛋白通过共价结合成血红蛋白,后者在氯化钠饱和的冰醋酸中加热水解得血红素,血红素于甲酸中加铁粉回流还原后除铁,经分离纯化得到原卟啉。辅酶 Q_{10}(CoQ_{10})与动物细胞内线粒体膜蛋白结合成复合物,因此从猪心提取辅酶 Q_{10} 时,需将猪心绞碎后用氢氧化钠水解,然后用石油醚抽提再纯化制得。在胆汁中,胆红素大多与葡萄糖醛酸结合成共价化合物,故提取胆红素需先用碱水解胆汁,之后用有机溶剂抽提。胆汁中胆酸大都与牛磺酸或甘氨酸形成结合型胆汁酸,要获得游离胆酸,需将胆汁用10%氢氧化钠加热水解后再分离纯化获得纯品。

3. 化学全合成或半合成法 来源于生物体内的某些脂类药物可以以有机化合物或来源于生物体的某些成分为原料,采用化学全合成或半合成法制备。如用香兰素及茄尼醇为原料合成 CoQ_{10},其过程是先将茄尼醇延长一个异戊烯单位,使成10个异戊烯重复单位的长链脂肪醇;另将香兰素经乙酰化、硝化、甲基化、还原和氧化合成2,3-二甲氧基-5-甲基-1,4-苯醌。上述二化合物在 $ZnCl_2$ 或 BF_3 催化下缩合成氢醌衍生物,经 Ag_2O 氧化得 CoQ_{10}。另外以胆酸为原料经氧化或还原反应可分别合成去氢胆酸、鹅去氧胆酸及熊去氧胆酸,称为半合成法。上述三种胆酸分别与牛磺酸缩合,制得具有特定药理作用的牛磺去氢胆酸、牛磺鹅去氧胆酸及牛磺熊去氧胆酸。血卟啉衍生物是以原卟啉为原料,经氢溴酸加成反应的再经水解后制得。

4. 生物转化法 微生物发酵、动植物细胞培养及酶工程技术可统称为生物转化法。来源于生物体的多种脂类药物可采用生物转化法生产。如用微生物发酵法或烟草细胞培养法生产 CoQ_{10};用紫草细胞培养生产紫草素,产品已商品化;另外以花生四烯酸为原料,用绵羊精囊、Achlya americana ATCC 10977 及 Achtya bisexualis ATCC 111397 等微生物以及大豆(Am soy 种)的类脂氧化酶-2 为前列腺素合成酶的酶源,通过酶转化合成前列腺素。其次以牛磺胆酸为原料,利用 Mottie-rella ramanniana 菌细胞羟化酶为酶源,使原料转化成具有解热、降温及消炎作用的牛磺熊去氧胆酸。

二、脂类药物的分离精制

脂类生化药物种类较多，结构多样化，性质差异较大，通常采用溶解度法及吸附分离法分离。

1. 溶解度法 溶解度法是依据脂类药物在不同溶剂中溶解度差异进行分离的方法。如游离胆红素在酸性条件溶于氯仿及二氯甲烷，故胆汁经碱水解及酸化后用氯仿抽提，其他物质难溶于氯仿，而胆红素则溶出，因此得以分离。又如卵磷脂溶于乙醇，不溶于丙酮，脑磷脂溶于乙醚而不溶于丙酮和乙醇，故脑干丙酮抽提液用于制备胆固醇，不溶物用乙醇抽提得卵磷脂，用乙醚抽提得脑磷脂，从而使三种成分得以分离。

2. 色谱分离法 吸附分离法是利用脂类各成分与吸附剂之间吸附力的不同进行分离的。通常是利用极性、离子力及分子间引力等把各种化合物结合到固体吸附剂上，再采用适当的洗脱剂将各组分分开。脂类混合物的分离条件是依据单个脂类组分的相对极性而确定的，也受分子中极性基团的数量、类型以及非极性基团的数量、类型的影响。一般通过极性逐渐增大的溶剂进行洗脱，可以从脂类混合物中分离出极性增大的各类物质，部分脂类的极性顺序为：蜡、固醇酯、脂肪、长链醇、脂肪酸、固醇、二甘油酯及卵磷脂。极性磷脂用一根柱层析分级分离，才能得到纯的单个脂类组分。常用的固体吸附剂有硅酸、氧化铝、大孔树脂和硅酸镁等。吸附分离法是脂类药物最常用的分离纯化方法。如从家禽胆汁中提取的鹅去氧胆酸粗品经硅胶柱色谱法（乙醇-氯仿溶液梯度洗脱）即可与其他杂质分离。前列腺素 E_2 粗品经硅胶柱色谱、硝酸银硅胶柱色谱分离得精品。CoQ_{10} 粗制品也可用硅胶柱色谱（石油醚和乙醚梯度洗脱）将其中杂质分开。胆红素粗品则可通过硅胶柱色谱（氯仿-乙醇梯度洗脱）进行分离。

离子交换色谱也是常用的纯化方法。脂类的离解分为三种情况，即非离解、两性离子和酸式离解，可以根据其极性和酸性的不同进行分离纯化。二乙氨乙基纤维素（DEAE-F）可对各种脂类进行一般分离，比如二乙氨乙基纤维素用于分离脂肪酸和胆汁酸。

近年来超临界流体萃取法也广泛用于脂类药物的分离纯化中。超临界流体（supercritical fluid，SF）是处于临界温度（T_c）和临界压力（P_c）以上，介于气体和液体之间的流体。超临界流体具有气体和液体的双重特性，SF 对许多物质有很强的溶解能力。如用 $SF-CO_2$ 提取番茄素及从蛋黄中分离卵磷脂。

3. 结晶及重结晶法 经分离后的脂类药物中常有微量杂质，需用适当方法精制，常用的精制方法有结晶法、重结晶法及有机溶剂沉淀法。如用柱色谱分离的 PGE_2 经醋酸乙酯-己烷结晶，及用柱色谱分离后的 CoQ_{10} 经无水乙醇结晶均可得相应纯品。柱色谱分离得到的鹅去氧胆酸及自牛羊胆汁中分离的胆酸需分别用醋酸乙酯及乙醇结晶和重结晶进行精制。而半合成的牛磺熊去氧胆酸经分离后可用乙醇-乙醚结晶再重结晶精制。

三、脂类药物在临床上的应用

天然脂类是广泛存在于生物体内的脂肪、类脂及衍生物的总称。作为药物应用的脂类种类繁多，化学结构和组成上有很大差异，生物活性各不相同，临床用途亦不同。按照化学结构可将常用脂类药物大致分为不饱和脂肪酸类、磷脂类及胆酸类等。临床常用脂类药物的来源及主要用途见表 13-2。

表 13-2 脂类药物的来源及主要用途

品名	来源	临床用途
胆固醇	脑或脊髓提取	人工牛黄原料
麦角固醇	酵母提取	维生素 D_2 原料，防治小儿软骨病
β-谷固醇	蔗渣及米糠提取	降低血浆胆固醇
脑磷脂	酵母及脑中提取	止血，防治动脉粥样硬化及神经衰弱
卵磷脂	脑、大豆及卵黄中提取	防治动脉粥样硬化、肝疾患及神经衰弱
卵黄油	蛋黄提取	抗铜绿假单胞菌及治疗烧伤
亚油酸	玉米胚及豆油中分离	降血脂
亚麻酸	自亚麻油中分离	降血脂，防治动脉粥样硬化
花生四烯酸	自动物肾上腺中分离	降血脂，合成前列腺素 E_2 原料
鱼肝油脂肪酸钠	自鱼肝油中分离	止血，治疗静脉曲张及内痔
前列腺素 E_1、E_2	羊精囊提取或酶转化	中期引产、催产或降血压
辅酶 Q_{10}	心肌提取、发酵、合成	治疗亚急性肝坏死及高血压
胆红素	胆汁提取或酶转化	抗氧剂、消炎，人工牛黄原料
原卟啉	自动物血红蛋白中分离	治疗急性及慢性肝炎
血卟啉及其衍生物	由原卟啉合成	肿瘤激光疗法辅助剂及诊断试剂
胆酸钠	由牛羊胆汁提取	治疗胆汁缺乏，胆囊炎及消化不良
胆酸	由牛羊胆汁提取	人工牛黄原料
α 猪去氧胆酸	由猪胆汁提取	降胆固醇，治疗支气管炎，人工牛黄原料
去氢胆酸	胆酸脱氢制备	治疗胆囊炎
鹅去氧胆酸	禽胆汁提取或半合成	治疗胆结石
熊去氧胆酸	由胆酸合成	治疗急性和慢性肝炎，溶胆石
牛磺熊去氧胆酸	化学半合成	治疗炎症、退烧
牛磺鹅去氧胆酸	化学半合成	抗艾滋病、流感及副流感病毒感染
牛磺去氢胆酸	化学半合成	抗艾滋病、流感及副流感病毒感染
人工牛黄	由胆红素、胆酸等配制	清热解毒及抗惊厥

1. 磷脂类药物临床应用 磷脂类药物主要有卵磷脂及脑磷脂，二者皆有增强神经组织及调节高级神经活动作用，又是血浆脂肪良好乳化剂，有促进胆固醇及脂肪运输作用。卵磷脂具有抗动脉硬化、降低血胆固醇和总脂、护肝等作用，临床上用于防治动脉粥样硬化、脂肪肝、神经衰弱及营养不良。卵磷脂还能维持胆汁中胆固醇的溶解度，有待进一步研究其在防治胆固醇结石方面的应用。脑磷脂能防止肝硬化、肝脂肪性病变及神经衰弱，此外脑磷脂还有止血作用。不同来源的磷脂，疗效有所差异，豆磷脂更适用于抗动脉硬化，还是制备静注脂肪乳的乳化剂。

2. 固醇类药物临床应用 固醇类药物包括胆固醇、麦角固醇及 β-谷固醇。胆固醇为人工牛黄原料，是机体细胞膜不可缺少成分，也是机体多种甾体激素及胆酸原料。麦角固醇是机体维生素 D_2 合成的原料，而 β-谷固醇可降低血浆胆固醇。

3. 胆酸类药物临床应用 胆酸类化合物是人及动物肝脏产生的甾体类化合物，从胆囊中排入肠道，对肠道脂肪起乳化作用，促进脂肪消化吸收，同时促进肠道正常菌丛繁殖，抑制致病菌生长，保持肠道正常功能，但不同胆酸又有不同药理效应及临床应用。如胆酸钠是天然的利胆药，口服给药后，可增加胆汁的分泌量促进脂类的被利用。乳化脂肪有利于胰脂酶对脂肪的水解，促进脂肪消化产物和脂溶性维生素的吸收，临床上用于治疗胆囊炎、胆汁缺乏症及消化不良等。鹅去氧胆酸及熊去氧胆酸均有溶胆石作用，用于治疗胆石症，后者也能用于治疗高压血、急性及慢性肝炎、肝硬化及肝中毒等。去氢胆酸有较强利胆作用，能够促进分泌稀胆汁，增加胆汁中的水分而不影响其固形成分，有助于脂肪和脂溶性维生素的消化吸收，作用迅速，但维持时间短，毒性比甘氨胆酸、牛黄胆酸小，且无溶血作用，临床用于治疗胆道炎、胆囊炎及胆结石，并可加速胆囊造影剂的排泄。猪去氧胆酸可降低血浆胆固醇，用于治疗高脂血症，也是人工牛黄的原料。牛磺熊去氧胆酸有解热、降温及消炎作用，用于退热、消炎及溶胆石。而牛磺鹅去氧胆酸、牛磺去氢胆酸及牛磺去氧胆酸有抗病毒作用，用于防治艾滋病、流感及副流感病毒引起的传染性疾病。

4. 色素类药物临床应用 色素类药物有胆红素、胆绿素、血红素、原卟啉、血卟啉及其衍生物。胆红素是由四个吡咯环构成的线性化合物，为抗氧剂，有清除氧自由基功能，用于消炎，也是人工牛黄重要成分之一，含量达到 72.0%~76.5%。胆绿素药理效应尚不清楚，但胆南星、胆黄素及胆荚片等消炎类中成药均含该成分。原卟啉可促进细胞呼吸，改善肝脏代谢功能，临床上用于治疗肝炎。血卟啉及其衍生物为光敏化剂，可在癌细胞中潴留，为激光治疗癌症的辅助剂，临床上用于治疗多种癌症。

5. 不饱和脂肪酸类药物临床应用 不饱和脂肪酸类药物包括前列腺素、亚油酸、亚麻酸、花生四烯酸及二十碳五烯酸等。前列腺素是多种同类化合物之总称，生理作用极为广泛，其中前列腺素 E_1、前列腺素 E_2（PGE_1 和 PGE_2）等应用较为广泛。各种前列腺素的结构不同，功能也不同。前列腺素在临床上可用于催产、早中期引产、抗早孕及催经等，有报道称前列腺素可能成为第三代避孕药。也有用于治疗哮喘、胃肠溃疡、鼻塞、男性不育的可能性，尤其在治疗心血管疾病、高血压、控制肾内水和钠离子的排泄，以及与肿瘤的关系方面，更广泛地引起人们的注意。亚油酸、亚麻酸、花生四烯酸及二十碳五烯酸均有降血脂作用，用于治疗高脂血症，预防动脉粥样硬化。

6. 人工牛黄临床应用 人工牛黄是根据天然牛黄（牛胆结石）的组成而人工配制的脂类药物，其主要成分为胆红素、胆酸、猪胆酸、胆固醇及无机盐等，是多种中成药的重要原料药。具有清热、解毒、祛痰及抗惊厥作用，临床上用于治疗热病谵狂、神昏不语、小儿惊风及咽喉肿胀等，外用治疗疔疮及口疮等。

7. 辅酶 Q 类药物临床应用 辅酶 Q 是一类生物体中广泛存在的脂溶性醌类化合物，来源不同其侧链异戊烯单位的数目不同。人类和哺乳动物是 10 个异戊烯单位，故称辅酶 CoQ_{10}。可用于轻度和中度充血性心力衰竭所致的浮肿、肺瘀血、肝肿大和心绞痛等，能够增加心血排量，促使心肌氧化磷酸化恢复正常，改善心力衰竭及瘀血等自觉症状。与强心苷、利尿药合用，改善心力衰竭的效果更佳。临床用于治疗病毒性亚急性肝坏死、慢性肝炎、持续抗原症及爆发性肝炎。还用于降血压、延长癌症病人的寿命、胃及十二指肠溃疡、牙周炎等疾病的辅助治疗。

第二节 脂类药物制备工艺

脂类药物的制备方法有直接抽提法、水解法、化学合成或半合成法及生物转化法。天然脂类是一类非常复杂的混合物，要获得较纯的脂质较为困难。目前主要方法是从天然资源中提取、分离制备，即直接抽提法和水解法。如磷脂及胆固醇从脑干中提取，胆红素及胆酸从胆汁中提取得到。也可利用化学原料或天然原料通过化学全合成或半合成制得，如化学半合成制备血卟啉和去氢胆酸。牛磺去氧胆酸及前列腺素 E_2（PGE_2）用酶转化法生产，CoQ_{10} 则由烟草细胞培养法生产，这些属于生物转化法。

一、磷脂类药物

磷脂类药物中除神经磷脂等少数成分外，其结构中大多含甘油基团，如磷脂酸、磷脂酰胆碱、磷脂酰乙醇胺、磷脂酰甘油、磷脂酰丝氨酸、溶血磷脂及缩醛磷脂等，故统称为甘油磷脂。其中磷脂酰胆碱即卵磷脂应用较广。本节重点介绍卵磷脂结构、性质及其生产工艺。

（一）卵磷脂的结构与用途

卵磷脂（lecithin）化学名为磷脂酰胆碱（phosphatidylcholine），是由甘油、胆碱、磷酸、饱和及不饱和脂肪酸组成的一种磷脂类物质，其中磷酸的两个羟基分别与甘油的一个羟基及胆碱的 β-羟基之间形成磷酸二酯键，且因甘油羟基有 α 位及 β 位之分，固有 α-卵磷脂（13-1）及 β-卵磷脂（13-2）之分。它是构成细胞膜、核膜、质体膜等生物膜的基本成分。具有延缓衰老、促进神经传导、提高大脑活动、增强记忆力、促进脂肪代谢、防止出现脂肪肝、降低胆固醇等药理作用，被誉为与蛋白质、维生素并列的"第三营养素"。

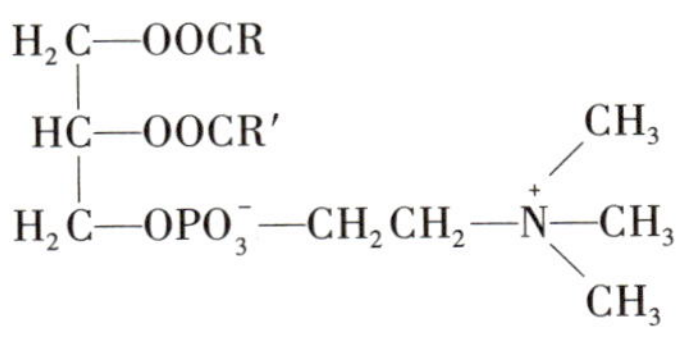

α-卵磷脂（13-1） 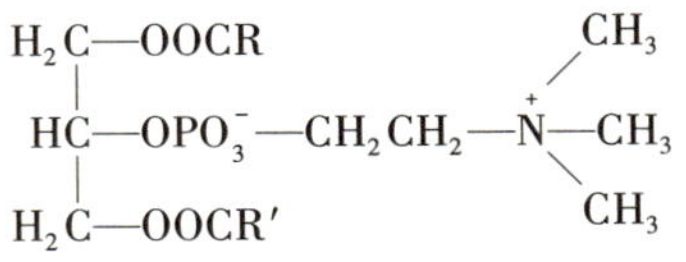　　　　β-卵磷脂（13-2）

（二）卵磷脂性质

卵磷脂存在于各组织及器官中，脑、精液、肾上腺及红细胞含量最多，卵黄中含量高达 8%~10%，故得名；其在植物组织中含量甚少，唯大豆中含量甚高。卵磷脂为白色蜡状物质，无熔点，有旋光性，在空气中因不饱和脂肪酸烃链氧化而变色。有吸湿性，极易溶于乙醚及乙醇，不溶于水和丙酮。等电点 pH6.7，有两性离子存在，分子中的亲水基团主要是磷酸、胆碱，不解离的甘油部分也有一定的亲水性，故乳化于水，与蛋白质、糖结合后这种降低表面张力的能力更强，因此是较好的乳化剂。而脂肪酸的烃基为疏水基团，故又可溶于有机溶剂。

（三）卵磷脂制备工艺

卵磷脂是最早从蛋黄中提取得到的磷脂，故称为卵磷脂。在动物的心、脑、肾、肝、脊髓以及禽蛋的卵黄中含有很丰富的卵磷脂，大豆、菜子中也含有。常用于制备卵磷脂的原料有动物脑、大豆、酵母等。

1. 以脑干为原料的提取工艺

（1）工艺路线（图13-1）

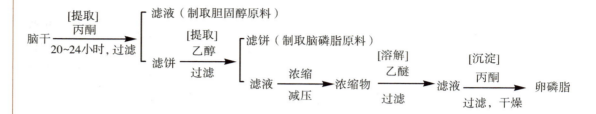

图13-1 以脑干为原料的提取工艺路线

（2）工艺过程　取动物脑干加3倍体积（V/W）丙酮循环浸渍20～24小时，过滤，滤液备他用（待分离胆固醇）。滤饼蒸去丙酮，加2～3倍体积（V/W）乙醇浸渍提4～5次，每次过滤的滤饼用于制备脑磷脂。合并滤液，减压浓缩，趁热放出浓缩液。

上述浓缩液冷却至室温，加入半倍体积（V/V）乙醚，不断搅拌，放置2小时，令白色不溶物完全沉淀，过滤，取滤液于激烈搅拌下加入粗卵磷脂重量1.5倍体积（V/W）的丙酮，析出沉淀，滤除溶剂，得膏状物，以丙酮洗涤两次，真空干燥后得卵磷脂成品。

2. 以羊脑为原料的提取工艺

（1）工艺路线（图13-2）

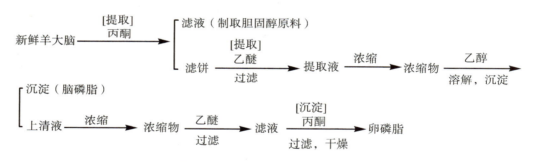

图13-2 以羊脑为原料的提取工艺路线

（2）工艺过程　绞碎地新鲜羊大脑，分别用3倍、2.5倍、1.5倍体积（V/W）丙酮浸渍3次，每次24小时，经常搅拌，过滤，滤液供作胆固醇用。滤饼真空干燥，除去残留丙酮，依次用3倍、2.5倍、1.5倍体积（V/W）乙醚提取3次，每次24小时，经常搅拌，过滤后，滤渣压榨，弃去废渣，合并滤液，浓缩，得浓缩物。在冷室中用95%乙醇浸渍浓缩物3～4次，每次3倍量，加热溶解，冷却，沉淀24小时，底部沉淀为脑磷脂，卵磷脂溶于乙醇中。倾出上清液，真空浓缩，浓缩物加半倍量乙醚，不断搅拌，放置24小时，过滤，将乙醚澄清液急速搅拌下倒入丙酮中，析出沉淀，滤去丙酮、乙醚混合液，用丙酮洗涤两次，真空干燥，即得成品卵磷脂。

3. 以脑及脊髓为原料的氯化镉沉淀工艺

（1）工艺路线（图13-3）

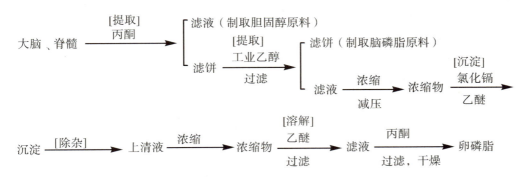

图13-3　以脑、脊髓为原料的氯化镉沉淀工艺路线

（2）工艺过程　取新鲜或冷冻大脑、骨髓50kg，去膜及血丝等杂质，绞碎。原料用冷丙酮浸渍5次，每次用60L，时间4.5小时。滤液供作胆固醇用。滤饼真空干燥，除去残留丙酮。将干燥滤饼用90L的95%乙醇渣浸12小时，30~40℃不断搅拌，过滤，重复提取一次，合并滤液，滤渣供制备脑磷脂。将滤液真空浓缩至原来体积的1/3，浓缩液置冷室过夜，过滤，得滤液。于滤液中加入足够的氯化镉饱和溶液，使卵磷脂沉淀完全。过滤，沉淀加2倍量乙醚，振摇，如此重复8~10次，合并乙醚层并浓缩。将浓缩物溶于最少量的乙醚中，然后倒入丙酮中，静置，过滤。沉淀物真空干燥，成品卵磷脂装于棕色瓶中。

4. 以酵母为原料的提取工艺

（1）工艺路线（图13-4）

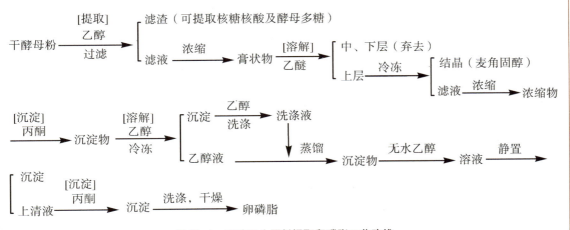

图13-4　以酵母为原料提取卵磷脂工艺路线

（2）工艺过程　将过60~80目筛的干酵母粉200kg，用600kg 82%~84%乙醇中浸提18~24小时，在68~70℃保温3小时，过滤，反复浸提3次，合并滤液，真空浓缩至结粒膏状物，温度不超过70℃，时间不超过24小时，滤渣可用来提取核糖核酸及酵母多糖。

膏状物加5%~10%的水及3~5倍量乙醚，剧烈搅拌2~3小时后静置16~20小时澄清，弃去中层液体，上层醚液放入-5℃冰箱内20~24小时，麦角固醇结晶析出，过滤，滤液回收，浓缩除去1/2乙醚，再放入冰箱18~22小时，加1~2kg无水硫酸钠，过滤，除去麦角固醇，滤液浓缩除去约 2/3 乙醚，得浓缩物。

浓缩物加 3~5 倍量（V/V）丙酮，边加边搅拌，放置片刻，倾出醚酮混合液，反复用无水丙酮洗涤 3~4 次，得沉淀物，加 2 倍量无水乙醇在 70℃保温，搅拌 1~2 小时至全部溶解，静置过夜。倾取上层乙醇液，沉淀用乙醇洗涤，上清液与洗涤液合并，蒸馏回收乙醇，得沉淀物，加无水乙醇搅拌至溶解，静置沉淀 7 天。除去沉淀，吸取上清液，加粗制卵磷脂重量 1.5 倍的丙酮析出沉淀，除去丙酮，反复洗涤沉淀 3~4 次，加乙醇保温 70℃左右，溶解去掉丙酮气味，烘干，得卵磷脂成品。

（四）检查

卵磷脂含磷酸为 2.5%，水分小于 5%，乙醚不溶物为 0.1%，丙酮不溶物大于 90%。

（五）应用

卵磷脂可做乳化剂、抗氧剂、润湿剂等，临床上用于治疗婴儿湿疹、营养不良、神经衰弱、脂肪肝、肝炎、肝硬化及动脉粥样硬化等。

二、胆酸类药物

胆酸类药物大多为 24 个碳原子构成的胆烷酸。人及动物体内存在的胆酸类物质是有胆固醇经肝脏代谢产生，其中胆酸及鹅去氧胆酸为初级胆酸，在肠道微生物作用下生成去氧胆酸、猪去氧胆酸及石胆酸等次级胆酸。体内胆酸类化合物在肝脏大都与甘氨酸或牛磺酸形成结合型胆酸，总称胆汁酸（bile acid），经胆囊排至肠道在微生物作用下大都分解为游离胆酸和甘氨酸或牛磺酸，一部分经粪便排出体外，大部分为肠道吸收进行肠肝循环。

胆酸类化合物分子结构中，由于甾环上羟基的数量、位置及构型的差异，形成多种化合物，如胆酸、去氢胆酸、猪胆酸、鹅去氧胆酸及熊去氧胆酸、猪胆酸及石胆酸等。其中胆酸、去氢胆酸、猪胆酸、鹅去氧胆酸及熊去氧胆酸均已用于临床。另外，有些胆酸类化合物与牛磺酸形成的结合型胆汁酸具有特殊疗效，如牛磺熊去氧胆酸有解热降温、消炎及利胆作用，牛磺鹅去氧胆酸及牛磺去氢胆酸具有抗艾滋病毒、流感及副流感病毒作用，是具有良好发展前途的治疗药物。现仅介绍猪去氧胆酸、胆酸及熊去氧胆酸的结构、性质及生产工艺。

（一）猪去氧胆酸

猪去氧胆酸（hyodeoxycholic acid，HDCA）化学名称为 $3\alpha,6\alpha$-二羟基-5β-胆烷酸，是猪胆酸（3α，6α，7α-三羟基-5β-胆烷酸）经肠道微生物催化脱氧而成，存在于猪胆中，分子量为 392.6，分子式为 $C_{24}H_{40}O_4$，其结构见（13-3）。本品为白色或类白色粉末，熔点 197℃，$[\alpha]_D^{20}+8°$，无臭或微腥，味苦，易溶于乙醇和冰醋酸，在丙酮、醋酸乙酯、乙醚、氯仿或苯中微溶，几乎不溶于水。

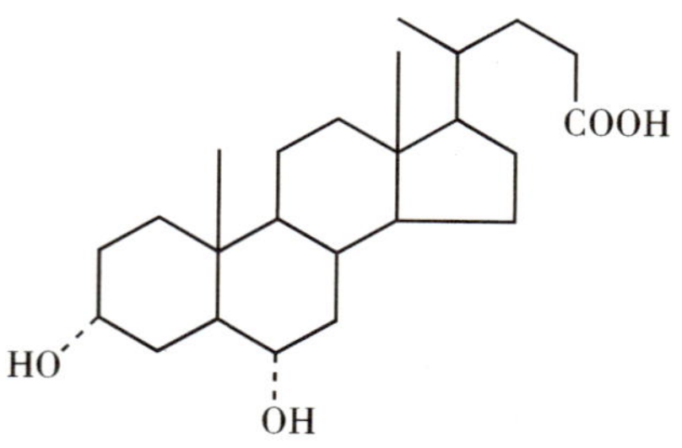

猪去氧胆酸 (13-3)

1. 猪去氧胆酸的制备工艺

（1）工艺路线（图13-5）

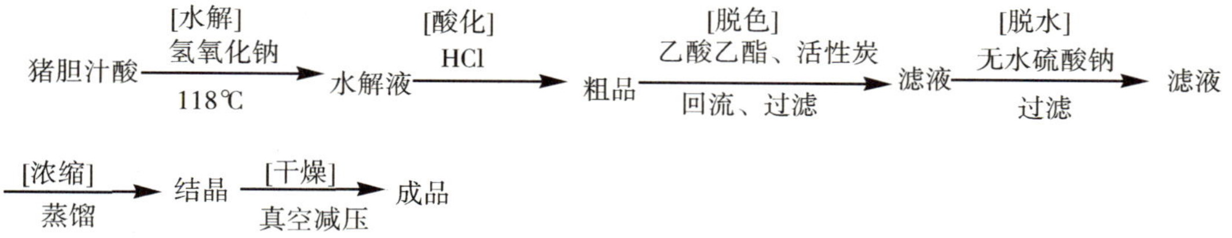

猪胆汁酸 →[水解]氢氧化钠 118℃→ 水解液 →[酸化]HCl→ 粗品 →[脱色]乙酸乙酯、活性炭 回流、过滤→ 滤液 →[脱水]无水硫酸钠 过滤→ 滤液 →[浓缩]蒸馏→ 结晶 →[干燥]真空减压→ 成品

图13-5 猪去氧胆酸的制备工艺路线

（2）工艺过程 取猪胆汁制取胆红素后滤液（见本节胆红素项下）加盐酸酸化至pH1~2，倾去上层液体得黄色膏状粗胆汁酸。将粗胆汁酸加1.5倍（W/W）氢氧化钠和9倍体积（V/W）水，加热水解16~18小时，冷却后静置分层，虹吸上层淡黄色液体，沉淀物加少量水溶解后合并，用6mol/L HCl酸化至pH1~2，过滤，滤饼用水洗至中性，真空干燥得猪去氧胆酸粗品。

将粗品用5倍体积（V/W）乙酸乙酯溶解，15%~20%活性炭脱色，冷却，过滤，滤渣再用3倍体积乙酸乙酯回流，过滤。合并滤液，加20%（W/V）无水硫酸钠脱水，过滤后，滤液浓缩至原体积1/5~1/3，冷却结晶，过滤，结晶用少量乙酸乙酯洗涤，真空干燥得成品。熔点160~170℃。若以乙酸乙酯重结晶，可得精品，熔点195~197℃。

2. 检验 本品熔点190~201℃（熔距不超过3℃）；$[\alpha]_D^{20}$为+6.5~+9.0°；干燥失重不超过1.0%；灼烧残渣不超过0.2%；含量测定法为取本品0.5g，精密称定，加中性乙醇30mL溶解后，加酚酞指示剂2滴，用0.1mol/L氢氧化钠滴定即得，每毫升0.1mol/L氢氧化钠液相当于39.26mg的$C_{24}H_{40}O_4$，按干品计算出总胆酸含量，按分子式$C_{24}H_{40}O_4$计算，不得少于98%。

3. 作用与用途 本品有降低血浆胆固醇作用，为降血脂药。同时也是配置人工牛黄的重要成分。

（二）鹅去氧胆酸

鹅去氧胆酸（chenodeoxycholic acid，CDCA）是一种天然胆酸，化学名称为3α,7α-二羟基-5β-胆烷酸，其分子式$C_{24}H_{40}O_4$，分子量为392.6，其结构式见（13-4）。为白色或淡黄色粉末；味苦，有异臭。熔点141~142℃。在乙醇、氯仿和冰醋酸中易溶，几乎不溶于水。存在于动物胆汁中。鹅去氧胆酸能使胆固醇合成及分泌减少，使胆汁内总胆固醇的排出量减少，从而提高胆汁对胆固醇的溶解能力，促进已结石的胆固醇解离而达到溶石效应，口服后在胆囊中的浓度很高，且可多次肝肠循环。在肠道中易被细菌分解，产生具有肝毒性的代谢产物。

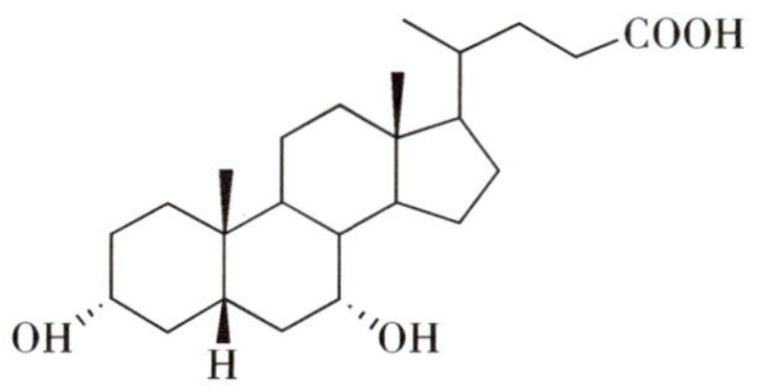

鹅去氧胆酸（13-4）

1. 鹅去氧胆酸的制备工艺

(1) 氯化钡盐法之制备鹅去氧胆酸

①工艺路线（图13-6）：

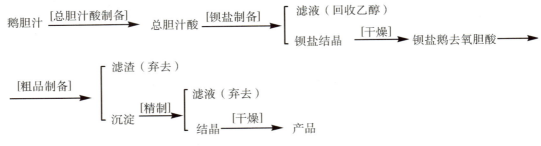

图13-6　氯化钡法制备鹅去氧胆酸工艺路线

②工艺过程：将新鲜或冷冻的鹅胆汁倾入不锈钢锅中，然后在搅拌的条件下加入1/10量（W/V，指溶液的重量容积比）的工业氢氧化钠，加热16小时以上，不断补充蒸发耗去的水量，冷却后以1：1（V/V，指容积比）盐酸调pH 2~3，取出膏状物，水洗至中性，得总胆汁酸。

将以上总胆汁酸倾入回流罐中，然后加入2倍量95%乙醇，加热回流2小时，加入5%~10%活性炭脱色，趁热过滤。取滤液浓缩回收乙醇，或向滤液加适量的水，使乙醇浓度达到65%左右，加等体积120号汽油萃取脱脂2~3次，取下层溶液减压浓缩，回收乙醇，得膏状物。水洗至洗涤液无色，加2倍量95%乙醇及5%氢氧化钠溶液，加热回流1~2小时，调至pH8~8.5，加膏状物2倍量的15%氯化钡水溶液，加热回流2分钟，趁热过滤。滤液回收乙醇，放冷析出针状结晶。过滤，水洗，减压干燥。

将干燥的钡盐研细移入回流罐中，悬浮于15倍量水中，加钡盐量12%的碳酸钠，加热回流使其溶解，趁热过滤，冷后再滤1次。滤液用10%盐酸缓缓调至pH 2~3，析出沉淀过滤，水洗至中性，沉淀干燥得粗品。

将以上粗品移入不锈钢锅中，然后加入10倍量（W/V，指溶液的重量容积比）乙酸乙酯，搅拌使粗品溶解，静置分层，取乙酸乙酯层浓缩，放置析出结晶，过滤，干燥得成品。

(2) 氯化钙盐法制备鹅去氧胆酸

①工艺路线（图13-7）：

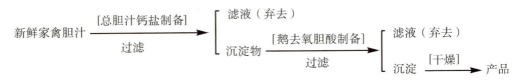

图13-7　氯化钙盐法制备鹅去氧胆酸工艺路线

②工艺过程：将新鲜家禽胆汁100kg，置于不锈钢锅中，按胆汁量100g/L加入固体氢氧化钠，搅拌溶解，加热煮沸24小时，搅拌加入氯化钙12kg，析出沉淀，离心弃去滤液，得总胆酸钙盐湿重45kg。将总胆酸钙盐用水反复溶解，弃去水不溶物，水溶液用6mol/L盐酸调pH至3.0，析出鹅脱氧胆酸沉淀，过滤，浓缩，结晶，80℃真空干燥，即得鹅去氧胆酸3.2kg精品。

2. 鉴别 取本品20mg，加3mL 15∶1的乙酸乙酯与硫酸混合液，使其溶解，加2mL醋酐，溶液先呈红色，在转蓝绿色。

3. 检查 熔点为140～146℃，干燥失重不超过2%，炽灼残渣不得超过0.2%。取本品1g，加等量无水硫酸钠，熔融，灼烧碳化后加5～10mL盐酸溶解，中和过滤，滤液加水至25mL，加稀硫酸1mL，溶液不得发生浑浊。

4. 含量测定

（1）硫酸-醋酐法　先精确称取鹅去氧胆酸标准品配成12mg/mL的无水乙醇溶液，取6支试管分别加入0、0.2、0.4、0.6、0.8、1.0mL，于沸水浴上蒸发尽溶剂，冷至室温，加3mL乙酸乙酯-硫酸试液，充分振摇使全溶，置21℃恒温水浴中，向各试管加入2mL醋酐，充分混合，于加入醋酐15分钟后，用1cm带塞比色杯在615nm处测定吸收度，并以空白试剂做对照，读取吸收度，绘制标准曲线。再称取待测样品约10mL，加3mL乙酸乙酯-硫酸试液充分振摇使全溶，同上操作读取吸收度，在标准曲线上查出其含量。

（2）滴定法　精密称取0.5g样品，加中性乙醇25mL，样品溶解后，加酚酞指示剂2滴，用0.1mol/L的氢氧化钠滴定至终点。每毫升0.1mol/L的氢氧化钠液相当于39.26mg的鹅去氧胆酸。

5. 用途 本品可用于治疗胆固醇型胆石症。

（三）胆酸

除猪属胆汁外，胆酸（cholic acid，CA）存在于许多脊椎动物胆汁中，牛、羊及狗胆汁中含量最为丰富，并以结合型胆汁酸形式存在。其分子式为$C_{24}H_{40}O_4$，分子量为408.6，结构式见（13-5）。

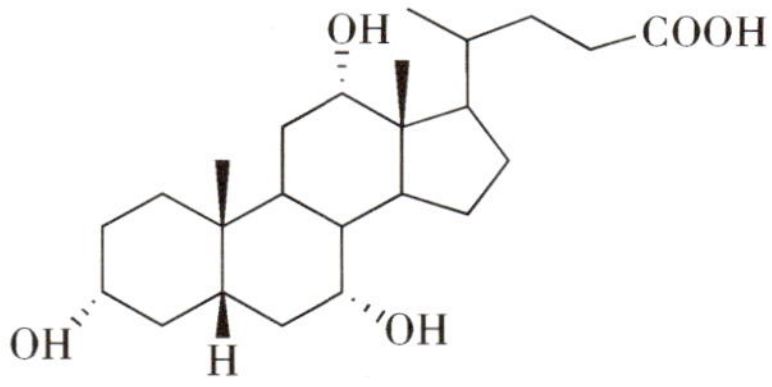

胆酸化学名称为$3\alpha,7\alpha,12\alpha$-三羟基-5β-胆烷酸，从稀醋酸中得白色片状结晶，味先甜而后苦。熔点198℃；$[\alpha]_D^{20}$为+37℃；pK_a为6.4；在15℃时，水中溶解度（g/L）为0.28，乙醇中为30.56，乙醚中为1.22，氯仿中为5.08，苯中为0.36，丙酮中为28.24，冰醋酸中为152.15，其钠盐在水中为568.9g/L。

胆酸（13-5）

1. 胆酸的制备工艺

（1）乙醇结晶法制备胆酸

①工艺路线（图13-8）：

牛羊胆汁 —[水解]/氢氧化钠→ 水解液 —[酸化]/硫酸→ 粗胆酸 —[溶解、结晶]/乙醇→ 粗胆酸结晶 —[重结晶]/乙醇→ 精品胆酸

图13-8　乙醇结晶法制备胆酸工艺路线

②工艺过程：将牛、羊胆汁（或胆膏）加入1/10量（V/W）氢氧化钠（胆膏为1∶1，另加9倍水），加热回流水解18小时，静置冷却，倾出上层液，下层过滤，合并清液与滤液，用30%硫酸调pH 2～3，形成膏状粗胆酸沉淀，取出沉淀，加等量水煮沸10～20分钟，成颗粒状沉淀，反复水洗至中性，50～60℃；干燥得粗牛、羊胆酸。

取上述粗胆酸加0.75倍体积（W/V）75%乙醇，加热回流，搅拌溶解，过滤，滤液置0～

5℃结晶过夜，离心甩干并用少量80%乙醇洗涤，干燥得粗品牛、羊胆酸结晶。

取上述粗品加4倍体积（W/V）95%乙醇和4%~5%活性炭，加热回流搅拌溶解，趁热过滤，滤液浓缩至原体积1/4，置0~5℃结晶，滤取结晶，用少量90%的乙醇洗涤，干燥得精制牛、羊胆酸。

(2) 乙酸乙酯分离法制备胆酸

①工艺路线（图13-9）：

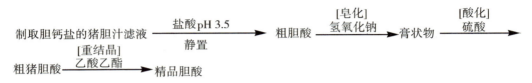

图13-9 乙酸乙酯分离法制备胆酸工艺路线

②工艺过程：取制备胆钙盐时的猪胆汁滤液，加盐酸调至pH3.5后，产生绿色胶体状的粗胆汁沉淀，静置12小时以上，得粗胆汁酸。取出用水冲洗，加入氢氧化钠1.5倍，加水9倍，加热煮沸，皂化12~18小时，不断补足蒸发水分，放冷，静置过夜，分成两层，底部成膏状，上部呈淡黄色液状。吸去上部清液，取膏状物补充少量水，用硫酸酸化至pH1，猪胆酸悬于水面，呈金黄色，放冷，取出，置冷水中打碎，漂洗至无酸性，滤干得粗制猪胆酸。

将上述粗制品加入4倍量等体积的乙酸乙酯，150~200g/L（15%~20%）的活性炭，溶解，加热回流半小时，放冷，过滤，滤饼再用1.5~2.5倍乙酸乙酯处理1次，冷却后过滤。合并两次滤液，加入200g/L（20%）无水硫酸钠（按粗胆汁计）进行脱水，静置过夜，提取液浓缩回收乙酸乙酯至原体积的三分之一，放出，冷却结晶，过滤，结晶用乙酸乙酯洗涤，75℃干燥，即得猪胆酸。

2. 含量测定 胆酸与其他甾醇一样，在酸性条件下与糠醛产生Gergary-Pascoe反应，产生紫色物质。此反应无专一性，并需严格控制糠醛与硫酸浓度以及加热温度和时间，才能获得较稳定结果。目前常用该法测定胆酸含量。

(1) 标准曲线制备 精密称取胆酸标准品12.5mg，用60%醋酸溶解并定容至25mL制成标准溶液。分别吸取0.4、0.6、0.8、1.0mL，置具塞试管中，以60%醋酸溶液补充至各管总体积为1.0mL。各管分别加新配制1%糠醛溶液1.0mL，冰浴5分钟，各管加硫酸溶液（$H_2SO_4:H_2O=50:65$）13.0mL，于70℃水浴中加热10分钟，取出立即冰浴2分钟，测定620nm处吸收度。以吸收度为纵坐标，胆酸浓度为横坐标绘制标准曲线。

(2) 胆酸含量测定 精密称定供试品胆酸样品10~15mg，用60%醋酸溶解并定容至25.0mL。取供试品溶液1.0mL，加新配制糠醛溶液1.0mL，冰浴5分钟，加硫酸溶液13.0mL，70℃水浴保温10分钟，取出立即冰浴2分钟，测定620nm处吸收度，从标准曲线上查出相应胆酸含量，并依式(13-1)计算之：

$$供试品胆酸含量（\%）=\frac{标准曲线查得的毫克数}{供试品毫克数}\times 25\times 100\% \qquad 式(13-1)$$

3. 用途 本品为配制人工牛黄原料，能乳化脂肪并促进其消化。

（四）熊去氧胆酸

熊去氧胆酸（ursodeoxycholic acid，UDCA）存在于人及多种脊椎动物胆汁中，熊胆中含量最为丰富，并以结合型胆汁酸形式存在。化学名称为 $3\alpha,7\beta$-二羟基-5β-胆烷酸。其分子式为 $C_{24}H_{40}O_4$，分子量为392.6，结构式见（13-6）。70%乙醇中形成白色粉末状结晶，味苦，熔点203℃，$[\alpha]_D^{20}$ 为+57°。易溶于醇、氯仿、冰醋酸、丙酮及稀碱液；微溶于乙醚及醋酸乙酯；难溶于水及稀矿酸。

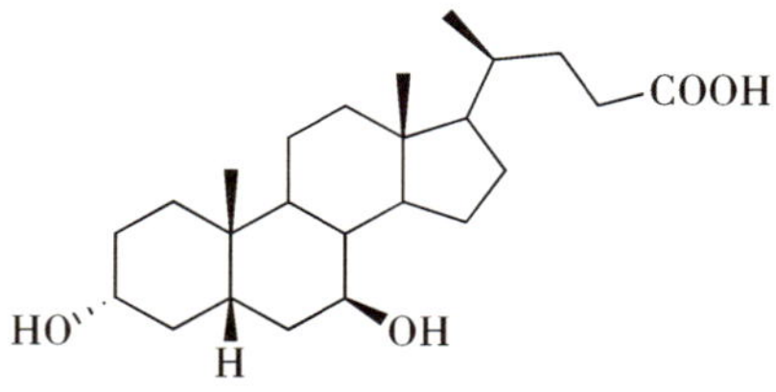

熊去氧胆酸（13-6）

中药熊胆为割取熊的胆囊而制成，来源有限，而且有违于动物保护。我国现在采取人工养殖，活体提取UDCA，但步骤多、周期长、收得率低，不能满足医疗要求，因而人工合成UDCA具有重要意义，医药工业上采用胆酸为原料，经酯化、酰化、氧化、还原、再氧化及再还原六步反应制备。

1. 熊去氧胆酸制备工艺

（1）工艺路线（图13-10）

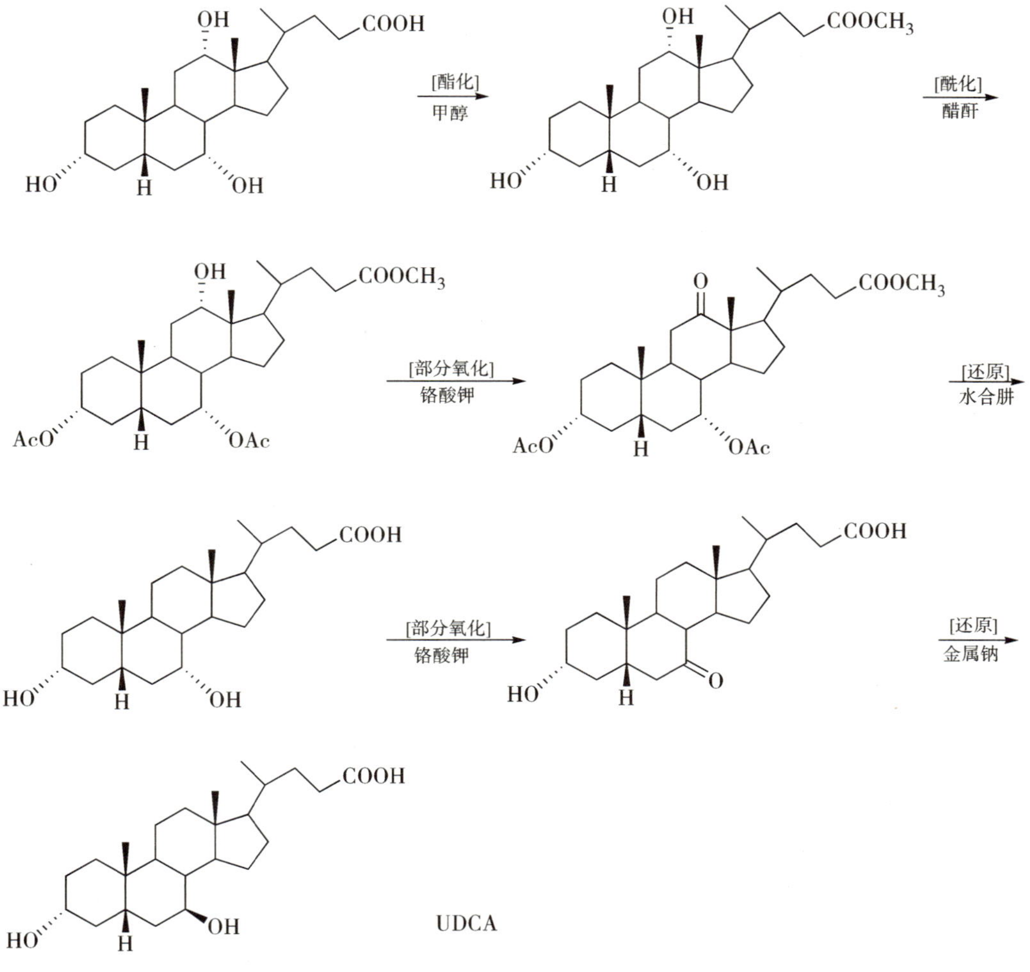

图13-10 熊去氧胆酸制备工艺路线

（2）工艺过程　向无水甲醇中通入1/30重量（W/V）干燥氯化氢气体，投入1/3甲醇量（W/V）的胆酸，加热搅拌回流20~30分钟，室温放置结晶6小时以上，0℃放置过夜，过滤，结晶用乙醚洗涤滤干，烘干得胆酸甲酯。

将胆酸甲酯加7倍体积（V/W）苯-吡啶-乙酐（4:1:1）溶液振摇15分钟，20~25℃放置20小时，倾入7倍体积（V/V）水中，分出苯层，用蒸馏水洗涤，蒸去苯，固体物用石油醚洗涤一次，滤干，滤饼用甲醇-水溶液结晶得3,7-二乙酰胆酸甲酯。

3,7-二乙酰胆酸甲酯加16倍（V/W）乙酸和1/10体积（V/V）30%铬酸钾溶液，于40℃反应8小时，加6体积（V/V）水搅拌均匀，放置过夜，过滤收集沉淀，水洗至中性，烘干得3,7-二酰-12-酮-胆酸甲酯。

上述3,7-二酰-12-酮-胆酸甲酯加等量固体氢氧化钾和10倍体积（V/V）乙醚及1体积（W/V）80%水合肼溶液，130℃回流15小时，蒸除水分同时升温至195~200℃，并回流2.5小时，继续蒸除水分同时升温至217℃反应20分钟，降温至190℃再补加0.5体积（W/V）80%水合肼，再蒸除未反应物，同时升温，在3小时内使反应液从215℃升至220℃，冷却后加4倍体积冷蒸馏水（V/V），用10%硫酸酸化至pH 2~3析出结晶，滤取结晶，水洗至中性，溶于乙酸乙酯中，分去水层。有机相用水洗1~2次，分出上层有机相，回收乙酸乙酯得鹅去氧胆酸。

鹅去氧胆酸加50倍（V/W）乙酸及10倍（W/W）乙酸钾，搅拌溶解，加入5倍体积（V/W）15%铬酸钾溶液，搅拌均匀，静置过夜，加总反应物4倍体积（V/V）的水析出沉淀，滤取沉淀，水洗至中性，抽干，烘干得3α-羟基7-酮-胆烷酸。

上述3α-羟基7-酮-胆烷酸加25倍体积（V/W）正丁醇，搅拌升温至溶解，于115℃左右分次加入2倍重量（W/W）金属钠块，当金属钠块完全消失后析出白色浆状物，再反应30分钟，加等体积水，加热搅拌溶解，减压蒸馏除去有机溶剂。浓缩物加5倍体积（V/V），过滤，滤液用10%硫酸调pH 2~3，形成块状物，粉碎水洗至中性，烘干，用乙酸乙酯洗涤，70%乙醇结晶和重结晶，得精品UDCA。

2. 检查　熔点为200~204℃；$[\alpha]_D^{20}$为+59°~+62°；氯化物小于0.02%；硫酸盐小于0.05%；干燥失重小于1%；灼烧残渣小于0.2%；重金属小于20ppm；砷含量小于20ppm。

3. 熊去氧胆酸含量测定　精密称定本品0.5g，加中性乙醇40mL与新煮沸过的冷蒸馏水20mL，溶解后，加苯酚酞指示剂2滴，用0.1mol/L氢氧化钠液相当于39.2mg的$C_{24}H_{40}O_4$，含量应大于98.5%。

4. 用途　熊去氧胆酸具有利胆、溶胆石及改善肝功能作用。用于治疗高血压症、急性及慢性肝炎、肝硬化、肝中毒及治疗胆固醇结石症。

三、胆色素类药物

胆色素（bile pigments）是由四个吡咯环通过亚甲基及次甲基相连之线性分子。通常分为胆色烷、次甲胆色素、二次甲胆色素及三次甲胆色素。其中除胆色烷外皆呈色。在体内皆由血红蛋白分子中原卟啉α-氧化断裂而成三次甲胆色素（即胆绿素），再经还原而成其他胆色素成员。

1. 胆红素结构与性质　胆红素（bilirubin）存在于人及多种动物胆汁中，亦为胆结石主要成分。乳牛及狗胆汁中含量最高，猪及人胆汁次之，牛胆汁更次之，羊、兔及禽胆汁多含胆绿素。胆红素为二次甲胆色素,其分子式为 $C_{33}H_{36}N_4O_6$,分子量为 584.65,结构式见(13-7)。

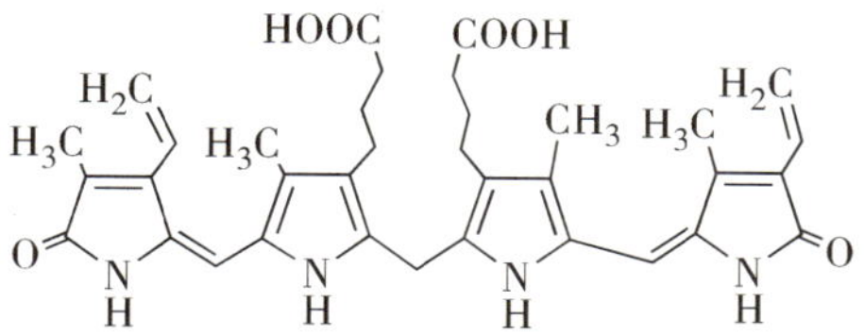

胆红素（13-7）

胆红素在动物肝脏中存在形式较复杂,大都与葡萄精醛酸结合成酯,也有与葡萄糖或木糖成酯者,游离者甚少。结合胆红素为弱酸性,溶于水,带电荷,难透过细胞膜,游离者溶于脂肪,不溶于水而易透过细胞膜。哺乳动物不能排泄游离胆红素,在肠道中可被吸收进入肝脏再结合,形成肠肝循环,结合胆红素经胆汁排入肠道后变为尿胆原排出体外。

药用胆红素为游离型,其为淡橙色或深红棕色单斜晶体或粉末,加热逐渐变黑而不溶。干品较稳定,其氯仿溶液放暗处亦较稳定。在碱液中或遇 Fe^{3+} 极易被氧化成胆绿素；含水物易被过氧化脂质破坏。血清蛋白、维生素 C 及 DETA 可提高其稳定性。游离胆红素溶于二氯甲烷、氯仿、氯苯及苯等有机溶剂和稀碱溶液。微溶于乙醇,不溶于乙醚及水。其钠盐溶于水,不溶于二氧甲烷及氯仿,其钙、镁及钡盐不溶于水。

2. 胆红素的制备

（1）工艺路线（图13-11）

猪胆汁 —[制钙盐] 氢氧化钙 过滤→ 胆红素钙盐 —[酸化] 盐酸→ 酸化物 —[抽提] 水,二氯甲烷 分液→ 二氯甲烷溶液 —浓缩 蒸馏→ 粗品胆红素 —[洗涤、干燥] 乙醇、乙醚→ 精品胆红素

图13-11 胆红素的制备工艺路线

（2）工艺过程　取新鲜猪胆汁加等体积 2.5% 氢氧化钙乳液,搅拌均匀,煮沸 30 分钟。捞取上层漂浮之胆色素钙盐沥干,其余溶液趁热过滤,滤液用于制备猪胆酸,收集沉淀之钙盐,合并两次胆色素钙盐,用90℃去离子水充分沥洗,滤干得胆色素钙盐。

将胆色素钙盐投入 5 倍量（V/W）去离子水中,搅拌均匀,加钙盐量 0.5%（W/W）亚硫酸氢钠,搅拌下缓缓滴加 10% 盐酸调 pH1~2,静置 20 分钟,用尼龙布过滤至干,再用去离子水洗至中性,得胶泥状酸化物。将其投入 5 倍量（V/W）去离子水中同时加 5 倍量（V/W）二氯甲烷和 0.1% 亚硫酸氢钠,剧烈搅拌并用 10% 盐酸调 pH1~2 静置分层,放出下层二氯甲烷溶液,去离子水洗 3 次。分出下层有机相。浓缩回收二氯甲烷,残留物加胆汁量 1% 乙醇,搅拌均匀,5℃放置 1 小时,倾去上层液,下层悬浮渡过滤,收集胆红素粗品,用少量无水乙醇洗 2~3 次,乙醚洗 2 次,抽干,真空干燥得胆红素精品。

3. 胆红素含量测定　胆红素含量测定有重氮化显色法及摩尔吸收系数法,后者简便准确,具体操作如下：精密称取供试品 10.0mg,用少许分析纯氯仿研磨溶解,移入 100mL 量瓶中定容。再精密量取该溶液 5.0mL,于 50mL 量瓶中容至,摇匀,在 450nm 处测定吸收度 A,依式

(13-2) 计算供试品中胆红素含量：

$$胆红素（\%）= A \times 104.3 \qquad 式（13-2）$$

式中 104.3 为胆红素分子量（584.65）与其在氯仿中摩尔吸收系数（56200）之比值与 100 的乘积。目前国际上一般认为胆红素在氯仿中摩尔吸收系数为 $\varepsilon_M = 60700$。

4. 作用与用途 胆红素有解热、降压、促进红细胞新生等作用。本品为配制人工牛黄原料。

四、固醇类药物

固醇类药物包括胆固醇、麦角固醇及 β-谷固醇等，均为甾体化合物。其他如可的松及皮质酮等肾上腺皮质激素，睾丸酮及脱氢异雄性激素以及雌二醇与炔诺酮等雌性激素亦属固醇类药物。现重点介绍胆固醇结构、性质与生产工艺。

1. 胆固醇的结构与性质 胆固醇（cholesterol）是最重要的动物甾醇，为动物细胞膜重要成分，亦为体内固醇类激素、维生素 D 及胆酸之前体，存在于所有组织中，脑及神经含量最高，每 100g 组织约含 2g，其次肝脏、肾上腺、卵黄及羊毛脂中含量亦甚丰富，同时亦为胆结石之主要成分。胆固醇化学名称为胆甾-5-烯-3β-醇，其分子式为 $C_{27}H_{46}O$，分子量 386.64，其分子结构中含一条 8 个碳原子之饱和侧链；C_5 位为一个双键；C_3 位为一个羟基。其化学性质及生理功能均与上述特征有关。结构式如（13-8）。

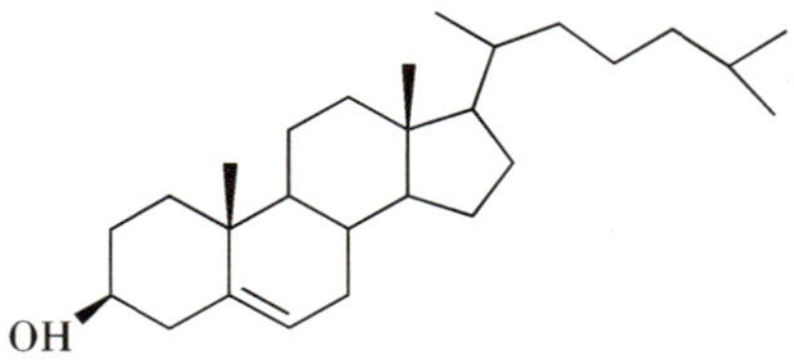

胆固醇（13-8）

胆固醇自稀醇中可形成白色闪光片状一水合物晶体，于 70~80℃ 为成为无水物，其熔点为 148~150℃，$[\alpha]_D^{20}$ 为 -31.5°（$C=2$，乙醚中）；$[\alpha]_D^{20}$ 为 -39.5°（$C=2$，氯仿中）。难溶于水，易溶于乙醇、氯仿、丙酮、吡啶、苯、石油醚、油脂及乙醚。

2. 胆固醇的制备

（1）工艺路线（图 13-12）

猪脑或脊髓 —[提取]丙酮过滤→ 滤液 —[浓缩]蒸馏→ 固体物 —[溶解]乙醇,回流,过滤→ 滤液 —[结晶]乙醇,0~5℃→ 粗胆固醇酯 —[水解]乙醇,浓硫酸,回流,结晶→ 粗胆固醇结晶 —[重结晶]乙醇过滤,干燥→ 胆固醇成品

图 13-12 胆固醇的制备工艺路线

（2）工艺过程 取新鲜动物脑及脊髓（除去脂肪和脊髓膜），绞碎，于 40~50℃ 烘箱烘干，制成脑粉。

浓缩与溶解：上述脑干丙酮提取液蒸馏浓缩至出现大量黄色固体物为止，向固体物中加 10 倍体积（W/V）工业乙醇，加热回流溶解，过滤，弃去滤渣。

上述滤液于 0~5℃ 冷却结晶，滤取结晶得粗胆固醇酯。结晶加 5 倍量（W/V）工业乙醇和

5%~6%硫酸加热回流8小时,置0~5℃结晶。滤取结晶并用95%乙醇洗至中性。

上述结晶用10倍量(W/V)工业乙醇和3%活性炭加热溶解并回流1小时,保温过滤,滤液置0~50℃冷却结晶,如此反复三次。滤取结晶,压干,挥发除去乙醇后,70~80℃真空干燥得精制胆固醇。

3. 检验 熔点为148~150℃;$[\alpha]_D^{20}$为-34°~-38°($C=2$,在二噁烷中);60℃真空干燥6小时其减失重量不大于0.3%;炽灼残渣不大于0.1%;其次酸度与溶解度均需合格。

4. 鉴别

(1) 于1%胆固醇氯仿溶液中加硫酸1mL,氯仿层显血红色,硫酸层显绿色荧光;

(2) 取胆固醇5mg溶于2mL氯仿中,加1mL醋酐及硫酸1滴即显紫色,再变红,继而变蓝,最后呈亮绿色,此为不饱和甾醇特有显色反应,亦为比色法测定胆固醇含量之基础。

5. 用途 胆固醇为人工牛黄重要成分之一,也是合成维生素D_2及D_3起始材料和化妆品原料,是制造激素的重要原料,亦可做乳化剂,并且是药物剂良好的表面活性剂。

五、人工牛黄

牛黄为病牛胆囊、胆管及肝管中结石,称为天然牛黄。上古即为名贵中药材之一,《神农本草经集注》中即已收载,其主要成分为胆红素、多种胆酸及胆固醇等,其次为脂肪酸、卵磷脂、钙、镁、铁、钾及钠等,此外尚有微量黏蛋白、肽类、氨基酸、胡萝卜素、锰、硫、磷、氯及维生素D等。不过其组成成分及其含量随产地、季节及动物个体不同而已,相差甚大。但因天然牛黄来源甚少而需求甚大,为满足需求,我国自20世纪50年代以来即据天然牛黄之化学组成,采用人工方法配制牛黄,称为人工牛黄,并进行了药理研究和临床验证工作。故本文介绍人工牛黄组成、处方、生产工艺及用途。

1. 人工牛黄组成 人工牛黄的成分是参照天然牛黄的主要成分配制的,并对其中各成分质量作出了严格规定。其组成成分为胆红素、胆酸、α-猪脱氧胆酸、胆固醇、磷酸氢钙、硫酸镁及硫酸亚铁等。

2. 人工牛黄处方 人工牛黄处方中各原料质量及比例,见表13-3。

表13-3 人工牛黄处方中各原料质量及比例

原料名称	标准规格	比例(%)
胆红素	含量≥60%	0.70
胆酸	含量≥80%	12.50
α-猪脱氧胆酸	mp.(熔点)>150℃	15.00
胆固醇	mp.>140℃	2.00
磷酸氢钙	药用	3.00
硫酸镁	药用	1.50
硫酸亚铁	药用	0.50
淀粉	含水量<4%	加至全量

3. 人工牛黄制备工艺

(1) 工艺路线（图13-13）

按处方比例称取各成分 —[配料] 乙醇-氯仿→ 湿固体 —[干燥] 真空减压→ 颗粒 —[粉碎，过筛] 球磨→ 细粉 —[检验]→ 包装得成品

图13-13　人工牛黄制备工艺路线

(2) 工艺过程　按处方称取各原料，先将胆红素用氯仿∶乙醇（1∶3，V/V）溶液充分搅拌混匀，再依次加入各无机盐成分、淀粉、胆酸及胆固醇，充分搅拌成糊状，50℃真空干燥除去氯仿和乙醇，再于75℃干燥至含水量小于4%为止。

上述干燥物加入全量α-猪脱氧胆酸进行球磨，过80～100目筛，检验包装即得成品。

4. 检验
人工牛黄质量标准为干燥失重不超过4%；胆酸含量应为标示量的90%～110%；胆红素含量应为标示量的90%～110%；其他各项指标应符合1972年部颁标准。

5. 作用与用途
人工牛黄是一种重要中药材，亦为生化药。有清热解毒、祛痰及定惊作用。临床上用于治疗热病谵妄、神昏谵语、咽喉肿痛及小儿急热惊风。外用治疗疔疽及口疮等。

六、前列腺素

前列腺素（prostaglandin，PG）为二十碳五元环前列腺烷酸的一族衍生物，共分八类。目前主要有PGE_1、PGE_2、PGE_3、$PGF_1\alpha$、$PGF_{2\alpha}$、$PGF_{3\alpha}$六种。在体内前列腺素（PG）皆由花生三烯酸、花生四烯酸及花生五烯酸等经前列腺素（PG）合成酶转化而成，如8,11,14全顺式花生三烯酸，5,8,11,14全顺式花生四烯酸及5,8,11,14,17全顺式花生五烯酸经前列腺素合成酶可分别转化为PGE_1、PGE_2、PGE_3、PGF_α。前列腺素合成酶存在于动物组织中，如羊精囊、羊睾丸、兔肾髓质及大鼠肾髓质等，以羊精囊含量为最高。另外大豆类脂氧化酶-2 & achlya americana ATCC 10977 和 achlya bisexualis ATCC 11397 等微生物也可将花生四烯酸转化为前列腺素。目前多采用羊精囊为酶源以花生四烯酸为原料生产PGE_2，其反应最适温度为30～38℃，最适pH为7.5～8.5，反应辅助因子有谷胱甘肽和抗氧剂，抗氧剂有噁酸丙酯、氢醌、肾上腺素、对苯二酚、色氨酸及血红蛋白等。此外双甲基金霉素也有促进前列腺素E合成作用。现重点介绍前列腺素E_2结构、性质、生产工艺、作用及用途。

1. 前列腺素E_2　（prostaglandin E_2，PGE_2）结构和性质 PGE_2为含羰基及羟基的二十碳五元环不饱和脂肪酸，化学结构为11α,15（S）-二羟基-9-羰基-5-顺-13-反前列双烯酸，分子式为$C_{20}H_{32}O_5$，分子量为352，结构式见（13-9）。

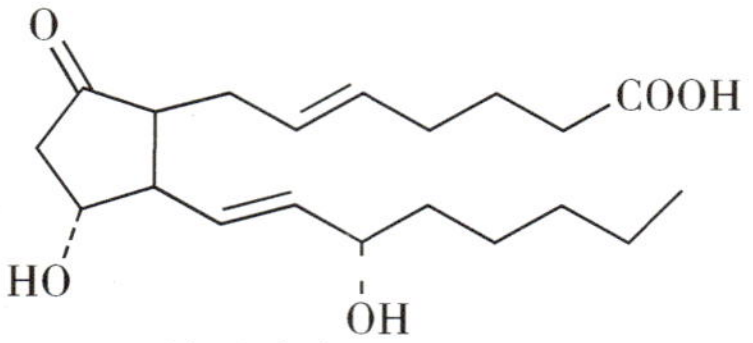

前列腺素E_2（13-9）

前列腺素E_2为白色结晶，熔点68～69℃，溶于醋酸乙酯、丙醇、乙醚、甲醇及乙醇等有机溶剂，不溶于水。在酸性和碱性条件下可分别异构化为前列腺素A_2和前列腺素B_2，后二者紫外吸收最大波长分别为217nm和278nm。

2. 前列腺素 E_2 的制备

（1）工艺路线（图 13-14）

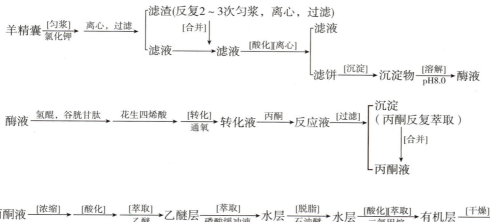

图 13-14　前列腺素 E_2 的制备工艺路线

（2）工艺过程　取 -30℃ 冷冻羊精囊去除结缔组织及脂肪，按每千克加 1L 0.154mol/L 氯化钾溶液，分别加入匀浆机，然后 4000r/min 离心 25 分钟，取上层液双层纱布过滤，滤渣再用氯化钾溶液匀浆，如上法离心及过滤，合并滤液。用 2mol/L 柠檬酸溶液调至 pH5.0±0.2，如上法离心弃去上层液。用 100mL 的 0.2mol/L 磷酸缓冲液（pH8.0）析出沉淀，再加 100mL 6.25μmol/L EDTA-2Na 溶液搅匀，以 2mol/L 氢氧化钾溶液调 pH8.0±0.1 即得酶液备用。

取上述酶制剂混悬液，按每升悬液称取 40mg 氢醌和 500mg 谷胱甘肽计，用少量水溶解后并入酶液。再按每千克羊精囊量加 1g 花生四烯酸，搅拌通氧，升温至 37℃ 并于 37~38℃ 转化 1 小时，加 3 倍体积（V/V）丙酮终止反应并去酶。

上述反应液经过滤，压干。滤渣再用少量丙酮抽提一次，于 45℃ 减压浓缩回收丙酮，浓缩液用 4mol/L HCl 溶液调 pH3.0，以 2/3 体积（V/W）乙醚分三次萃取，取醚层再以 2/3 体积（V/V）0.2mol/L 磷酸缓冲液分三次萃取。水层再以 2/3 体积（V/V）石油醚（沸程 30~60℃）分三次萃取脱脂。水层以 4mol/L HCl 调 pH3.0，以 2/3 体积二氯甲烷（V/V）分三次萃取，二氯甲烷用少量水洗涤，去水层。二氯甲烷层加无水硫酸钠密封于冰箱内脱水过夜，滤出硫酸钠，滤液于 40℃ 减压浓缩得黄色油状物即为 PGS 粗品。

前列腺素 E_2 分离：按每克 PGS 粗品称取 15g，100~160 目活化硅胶混悬于氯仿中，装柱。PGS 粗品用少量氯仿溶解上柱，依次以氯仿、98:2（V/V）的氯仿-甲醇、96:4（V/V）氯仿-甲醇洗脱，分别收集前列腺素 A 和前列腺素 E 洗脱液（硅胶薄层鉴定追踪），35℃ 下减压浓缩除有机溶剂得前列腺素 E_2 粗品。

前列腺素 E_2 纯化：按每克 PGE_2 粗品称取 20g，200~250 目活化硝酸银硅胶（1:10，W/W）悬浮于乙酸乙酯:冰醋酸:石油醚（沸程 90~120℃）:水（200:22.5:125:5，V/V）

展开剂中装柱。样品以少量上述展开剂溶解上柱,并用上述展开剂洗脱,分别收集前列腺素 E 和前列腺素 E_2 洗脱液(以硝酸银硅胶 G,1:10,W/W,薄层鉴定追踪),分别于 35℃下充氮减压浓缩至无醋酸味,用适量乙酸乙酯溶解,少量水洗酸,生理盐水除银。乙酸乙酯用无水硫酸钠充氮密封于冰箱中脱水过夜,过滤,滤液于 35℃下充氮减压浓缩除尽有机溶剂得 PGE_2 纯品。经乙酸乙酯-己烷结晶可得前列腺素 E_2 结晶。前列腺素 E_1 可用少量乙酸乙酯溶解后置冰箱的结晶(熔点 115~116℃)。

3. 质量标准 前列腺素为无色或微黄色无菌澄明醇溶液,每 0.5mL 内含 2mg PGE_2,其含量应不低于标示量的 85%。

4. 鉴别 ①取本品适量溶于无水甲醇中于 278nm 应无特征吸收峰,若加等体积(V/V)1mol/L KOH,室温异构化 15 分钟,278nm 处应有特征吸收峰;②本品经硝酸银硅胶 G(1:10,W/W)薄层鉴定,PGE_2 注射液应只有 PGE_2 点和微量 PGA;③取本品 1 滴,加 1% 间二硝基苯甲醇液 1 滴,再加 10% KOH 甲醇溶液 1 滴,摇匀,即显紫红色。

5. 检查 ①含银量不得超过 0.02%;②安全试验为取 18~22g 健康小鼠 5 只,按 50μg/20g 体重,每小时肌肉注射一次,连续注射三次,观察 72 小时,应无死亡,若有一只死亡,应另取 10 只复试。热原检查为按每千克注射 60μg(以生理盐水稀释),照《中国药典》(2015 年版)四部通则 1142 热原检查法项下进行,应符合规定。无菌试验应符合《中国药典》(2015 年版)四部通则 1101 无菌检查项下有关规定。

6. 含量测定 取本品一支,用无水乙醇稀释成 20μg/mL,加等体积 1mol/L KOH 甲醇液,室温下异构化 15 分钟,以 0.5mol/L KOH 甲醇液作空白对照,于 278nm 处测定吸收值,依式(13-3)计算 PGE_2 含量:

$$PGE_2 含量(\%) = \frac{\frac{E_{278}}{\varepsilon_{278}} \times M}{样品浓度(mg/mL)} \times 100\% = \frac{\frac{E_{278}}{2.68} \times 352}{0.01} \times 100 \qquad 式(13-3)$$

式中:E_{278} 为 PGE_2 测定消光值;ε_{278} 为 PGE_2 克分子消光值(2.68);M 为 PGE_2 分子量。

7. 作用与用途 前列腺素 E_2 有促进平滑肌收缩、扩张血管及抑制胃液分泌作用,也有松弛支气管平滑肌作用。临床上用于治疗哮喘及高血压,亦用于催产,早期及中期引产。

七、辅酶 Q_{10}

辅酶 Q_{10} 是辅酶 Q 类的重要成员之一,它是一类醌类化合物,参与细胞呼吸的关键成员之一,也在氧化酶酸化中起着重要的作用。

1. 辅酶 Q_{10} 的结构与性质 辅酶 Q_{10} 广泛存在于酵母、植物的叶子和种子,以及动物的心脏、脾脏、肝脏和肾脏中,分子式为 $C_{59}H_{90}O_4$,分子量为 863.37,结构式见(13-10)。纯品为黄色或淡橙黄色的结晶性粉末,无臭无味。溶于氯仿、苯、丙酮、石油醚、乙醚,在乙醇中极微溶解,不溶于水、甲醇。结构式中有异戊烯基,遇光易分解,使颜色变深(微红色物质)。在还原剂存在下,能转化成为无色的还原型辅酶 Q_{10},还原型辅酶 Q_{10} 又能被氧化成氧化型辅酶 Q_{10},易被碱破坏。

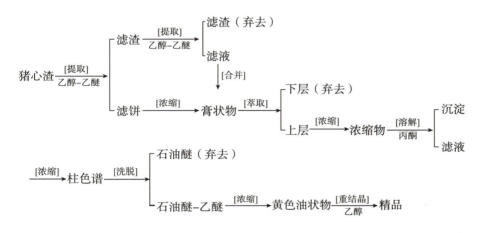

辅酶 Q_{10} (13-10)

2. 辅酶 Q_{10} 的制备　辅酶 Q_{10} 可由合成法或微生物发酵法生产，也可从猪心肌中提取。目前国内主要从肝及生产细胞色素 C 后的猪心渣中提取辅酶 Q_{10}。从猪心渣中提取辅酶 Q_{10} 是猪心综合利用的一条重要途径，其收率与新鲜猪心相当，具有很高的提取价值。

（1）制备方法一

①工艺路线（图 13-15）：

图 13-15　辅酶 Q_{10} 的制备方法一

②工艺过程：把生产细胞色素 C 后的猪心残渣压干，放入回流罐中，加入 1.6 倍（V/W）左右乙醇-乙醚混合液（乙醇：乙醚 = 3：1），加热回流提取 30 分钟左右，然后冷却至室温，用布过滤，收集滤液，滤渣反复用乙醇-乙醚混合液提取 2~3 次，合并提取液，滤渣冲洗后作饲料用。

把提取液移入蒸馏罐中，加热蒸馏浓缩到原来体积的 1/10 时，再加入适量的水和 1/10（V/V）体积的石油醚，搅拌均匀后静置分层，分取上层液。下层再以同量石油醚萃取 2~3 次，合并萃取液。将萃取液浓缩至黄色油状物，用 1 倍量左右的丙酮溶解，盖好容器置于 -10℃ 处过夜，滤除析出杂物，保留滤液。

把上述滤液移入蒸馏罐中，加热蒸除丙酮，加入适量石油醚溶解，然后将溶解液经硅胶吸附柱色谱进行分离除杂。先用石油醚洗脱，除去杂质，再用 10% 乙醚-石油醚（V/V）混合液洗脱，收集黄色部分，合并，浓缩得黄色油状物。

上述油状物移入搪瓷桶中，加入无水乙醇。加热溶解，然后趁热过滤，滤液静置结晶，再用无水乙醇溶解，静置析晶后可得精品。

(2) 制备方法二

①工艺路线（图13-16）：

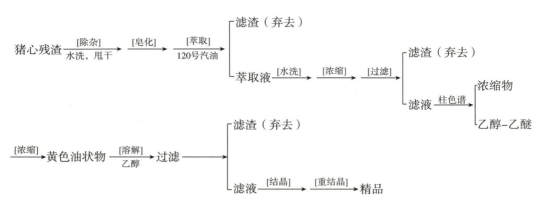

图13-16 辅酶Q_{10}的制备方法二

②工艺过程：提取细胞色素C后的猪心残渣移入搪瓷缸中，以水漂洗去除硫酸铵和脂肪，甩干备用。

将以上处理的猪心渣移入不锈钢回流罐中，加入焦没食子酸搅拌均匀，再加入2倍量（V/W）体积的乙醇和适量的固体烧碱，搅拌溶解，配制成浓度约为10%（W/V）的醇碱溶液，然后迅速加热至沸，回流25~30分钟。迅速冷却至室温。

将冷却的皂化物倾入不锈钢取罐中，加入120号汽油适量，萃取3次，合并萃取液，以水反复洗涤至中性，倾入减压浓缩罐中，浓缩至原体积的1/10左右。

浓缩液在低温条件下过滤除去析出的杂质（主要是胆固醇），收集滤液。采用硅胶柱色谱分离除杂，先用120号汽油洗去杂质，用乙醚-汽油混合液（1:10，V/V）洗脱，收集黄色部分的洗脱液。合并后倾入减压浓缩罐中，减压蒸除溶剂，得黄色油状物。

黄色油状物中加适量无水乙醇，温热使溶解完全，趁热过滤。将滤液置于冰箱中使结晶完全，滤得结晶，在无水乙醇中结晶或经硅胶柱色谱再次精制，可得纯度较高的辅酶Q_{10}。

3. 质量标准 辅酶Q_{10}原药的质量标准为：熔点47~50℃，干燥失重不超过1%，薄层层析均一性（100μg点样，仅显一个斑点，主要检查乙氧基衍生物），用紫外分光光度法做含量测定不得低于95%。

4. 鉴别 紫外吸收光谱和氰基乙酸乙酯显色法。

5. 含量测定 辅酶Q_{10}在无水乙醇中的1%溶液，在波长275nm处，氧化型（Ox）和还原型（Red）的吸收差为142，利用此特征性吸收系数，可进行辅酶Q_{10}的含量测定。测定时，用无水乙醇做空白对照，另将供试品以无水乙醇溶解，并稀释至一定浓度（为25~40μg/mL），于波长275nm处先测定氧化型吸收度，供试品中辅酶Q_{10}的百分含量可按式（13-4）计算：

$$CoQ_{10}含量（\%）=\frac{(A_1-A_2)\times n}{142\times S}\times 100\% \qquad 式（13-4）$$

式中：A_1为氧化型吸收度，A_2为还原型的吸收度，n为稀释倍数，S为样重。

6. 用途 辅酶Q_{10}是重要的抗氧化剂和免疫增强剂。临床上主要用于心脏病、高血压和癌症的辅助治疗，还用于急慢性病毒性肝炎、亚急性肺坏死的综合治疗。

第十四章　制药发酵工艺

世界上的发酵工艺是由食品酿造开始的，具有悠久的历史。我们熟知的啤酒、葡萄酒、酱油、酱等，都是人类巧妙地利用微生物对果实或食物进行天然发酵后获得的产品。制药发酵工艺是指利用微生物的培养而获得具有医疗价值的产物的过程。通常用产物说明，冠以某发酵，如青霉素发酵、维生素发酵等。

在发酵工艺中，除某些转化过程外，典型的发酵工艺可以划分成六个基本组成部分：①繁殖种子和发酵生产所用的培养基组分设定；②培养基、发酵罐及其附属设备的灭菌；③培养出有活性、适量的纯种，接种入生产的容器中；④微生物在最适合于产物生长的条件下，在发酵罐中生长；⑤产物萃取和精制；⑥过程中排出的废弃物的处理。发酵工艺六部分之间的关系如图 14-1 所示。

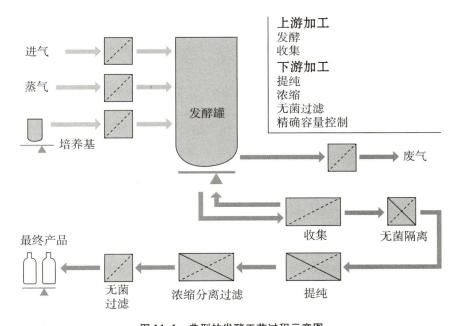

图 14-1　典型的发酵工艺过程示意图

第一节　发酵的含义及特点

狭义的发酵是指微生物在无氧条件下，分解各种有机物质产生能量的一种方式，或者严格地说，发酵是以有机物作为电子受体的氧化还原产能反应。如葡萄糖在无氧条件下被微生物利用产生酒精并放出二氧化碳，同时获得能量；丙酮酸被还原为乳酸而获得能量等。

广义的发酵，即工业上所称的发酵是泛指利用生物细胞制造某些产品或净化环境的过程，它包括厌氧培养的生产过程，如酒精、丙酮、丁醇、乳酸等，以及通气（有氧）培养的生产过程，如抗生素、氨基酸、酶制剂等的生产。产品既有细胞代谢产物，也包括菌体细胞、酶等。

发酵工程（fermentation engineering）是应用微生物学等相关的自然科学以及工程学原理，利用微生物等生物细胞进行酶促转化，将原料转化成产品或提供社会性服务的一门科学。

一、发酵的类型

根据发酵的特点和微生物对氧的不同需要，可以将发酵分成若干类型：

1. 按发酵原料来分　可分为糖类物质发酵、石油发酵及废水发酵等类型。

2. 按发酵产物来分　可分为氨基酸发酵、有机酸发酵、抗生素发酵、酒精发酵、维生素发酵等。

3. 按发酵形式来分　可分为固态发酵和深层液体发酵。

4. 按发酵工艺流程来分　可分为分批发酵、连续发酵和流加发酵。

5. 按发酵过程中对氧的不同需求来分　一般可分为厌氧发酵和通气（有氧）发酵两大类型。

二、发酵的特点

发酵和其他化学工业的最大区别在于它是生物体所进行的化学反应。其主要特点如下：

1. 发酵过程一般都是在常温常压下进行的生物化学反应，反应安全，要求条件比较简单。

2. 发酵所用的原料通常以淀粉、糖类或其他农副产品为主，只需加入少量有机和无机氮源就可进行反应。根据微生物的不同类别有选择地利用它所需要的营养。基于这一特性，还可以利用废水和废物等作为发酵的原料进行生物资源的改造和更新。

3. 发酵过程是通过生物体的自动调节方式来完成的，反应的专一性强，因而可以得到较为单一的代谢产物。

4. 由于生物体本身所具有的反应机制，能够专一地和有选择性地对一些较为复杂的化合物进行特定部位地氧化、还原等化学转化反应，可以生产较为复杂的高分子化合物。

5. 发酵过程中对杂菌污染的防治至关重要，除了必须对设备进行严格消毒处理和空气过滤外，反应必须在无菌条件下进行。如果污染了菌体，生产上就会遭受巨大的经济损失；如果感染了噬菌体，对发酵还会造成更大的危害。因而维持无菌条件是发酵工艺的关键。

6. 微生物菌种是发酵工艺的根本因素，通过变异和菌种筛选，可以获得高产的优良菌株并使生产设备得到充分利用，也因此获得按常规方法难以生产的产品。

7. 工业发酵与其他工业相比投资少、见效快，还可以取得显著的经济效益。

基于以上特点，发酵工业越来越引起人们重视。和传统的发酵工艺相比，现代发酵工程除了上述的发酵特征之外更有其优越性。除利用微生物外，还可以利用动植物细胞和酶，甚至可以利用人工构建的"工程菌"来进行反应；反应设备也不再仅限于常规的发酵罐，而是以各种各样的生物反应器而代之，自动化连续化程度高，使发酵工艺水平在原有基础上有大幅的提高和创新。

发酵制药就是利用制药微生物，通过发酵培养，在一定条件下生长繁殖，同时在代谢过程中产生药物，然后从发酵液中提取分离、纯化、精制，获得药品。菌株选育（mutation and selection breeding）、发酵（fermentation）和提纯（isolation and purification）是发酵制药的三个主要工艺阶段。

第二节　菌种选育技术

制药发酵生产的过程中，决定生产水平最主要的三个因素：优良菌种选育、发酵工艺和提纯工艺，其中最重要的是优良菌种选育。从自然界中分离得到的菌种，生产能力低，不能满足工业上的需要。同时，制药菌种的选育不是随机的，受到其遗传特性的严格控制和调节。菌种选育就是用人工的方法去破坏或改变菌种的自主控制系统，引起某些细胞物质代谢障碍，使其产生人类所需要的药品。制药工业上菌种选育的目的如图14-2所示。

生产上广泛应用的选育技术有：经验育种的自然选育、诱变育种；现代菌种选育的原生质体融合技术、DNA重组技术等。

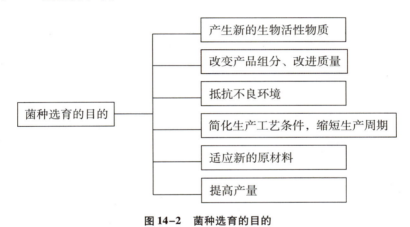

图14-2　菌种选育的目的

一、自然选育

自然选育是一种纯种选育的方法。在生产过程中，不经过人工处理，利用菌种的自发突变的原理，通过分离，筛选排除衰退型菌株，进行优良菌种选育的过程，就是自然选育。自然选育是种简单易行的选育方法，它可以达到纯化菌种、防止菌种衰退、稳定生产、提高产量的目的。但是自然选育的最大缺点是效率低、进展慢。因此，经常把自然选育和诱变育种交替使用，这样可以收到良好的效果。

自然选育的常用方法是单菌落分离，需要反复筛选，确定生产能力比原菌株高的菌种。其一般程序是把菌种制备成单孢子悬浮液，经适当稀释后，在固体平板上进行分离，然后挑选单个菌落进行生产能力测定，从中选出优良菌株。或对菌种进行单细胞分离，从中获得优良细胞。

自然选育基本流程：生产菌种斜面→制备单孢子悬浮液→分离单菌落→移种至初筛斜面→摇瓶初筛→高产菌株→沙土管菌种→斜面种子→摇瓶复筛→高产纯化株→生产试验或进一步选育或保藏。

二、诱变育种

诱变育种指用人工的方法处理微生物，大大提高菌种的突变频率，扩大变异幅度，从中筛选出符合要求的突变菌株，供生产和科学实验用。诱变育种与其他育种方法相比，具有操作简便、速度快和收效大等优点，至今仍是一种重要的、广泛应用的微生物育种方法。诱变育种包括出发菌种选择、诱变处理和筛选突变株三个部分。

（一）出发菌种选择

出发菌种是指用于诱变的原始菌种。出发菌种可以是从自然界的土样或水样中分离出来的野生型菌种，也可以是生产中正在使用的菌种，还可以从菌种保藏机构中购买。选择的原则是菌种要对诱变剂的敏感性强、变异幅度大、产量高。

（二）诱变处理

凡是能引起生物体遗传物质发生突然或根本的改变，使其基因突变或染色体畸变超过自然突变水平的物质，统称为诱变剂。诱发突变的因素有物理、化学和生物三类如表14-1所示。

表14-1 常用诱变试剂

物理诱变剂		紫外线、快中子、X射线、β射线、γ射线、激光
化学诱变剂	碱基类似物	2-氨基嘌呤、5-溴尿嘧啶、8-氮鸟嘌呤
	与碱基反应的物质	硫酸二乙酯（DES）、甲基磺酸乙酯（EMS）、亚硝基胍（NTG）、亚硝基甲基脲（NMU）、亚硝基乙基脲（NEU）、亚硝酸（NA）、氮芥（NM）、4-硝基喹啉-氧化物（4-NQO）、乙烯亚胺（EI）
	在DNA分子中插入或缺失一个或几个碱基物质	羟胺吖啶类物质、吖啶类的氮芥衍生物
生物诱变剂		噬菌体、转座子（transposon）

1. 物理诱变剂 物理诱变剂应用较多的是辐射诱变，即用α射线、β射线、γ射线、X射线、中子和其他粒子、紫外线以及微波辐射等物理因素诱发变异。当通过辐射将能量传递到生物体内时，生物体内各种分子便产生电离和激发，接着产生许多化学性质十分活跃的自由原子或自由基团。它们继续相互反应，并与其周围物质特别是大分子核酸和蛋白质反应，引起分子结构的改变。由此又影响到细胞内的一些生化过程，如DNA合成的终止、各种酶活性的改变等，使部分结构进一步深刻变化，其中尤其重要的是染色体损伤。由于染色体断裂和重接而产生的染色体结构和数目的变异，即染色体突变，而DNA分子结构中碱基的变化则造成基因突变。那些带有染色体突变或基因突变的细胞，经过细胞世代将变异了的遗传物质传至性细胞或无性繁殖器官，即可产生生物体的遗传变异。

2. 化学诱变剂 化学诱变除能引起基因突变外，还具有和辐射相类似的生物学效应，如引起染色体断裂等，常用于处理迟发突变，并对某特定的基因或核酸有选择性作用。

化学诱变剂主要有：①烷化剂，这类物质含有一个或多个活跃的烷基，能转移到电子密度较高的分子中去，置换其他分子中的氢原子从而使碱基改变。常用的有甲基磺酸乙酯（ethyl methyl sulfone，EMS）或（methyl sulfonic acid ethylester，EMS）、乙烯亚胺（ethylene imine，EI）、亚硝基乙基脲烷（nitro ethyl urea，NEU）、亚硝基甲基脲烷（nitro methyl urea，NMU）、硫酸二乙酯（diethyl sulfate，DES）等。②核酸碱基类似物，为一类与DNA碱基相类似的化合物。渗入DNA后，可使DNA复制发生配对上的错误。常用的有5-溴尿嘧啶（5-bromouracil或5-bromo uracil，BU）、5-溴去氧尿核苷（5-bromodeoxyuridine，BudR）等。③抗生素，如重氮丝氨酸、丝裂毒素C等，具有破坏DNA和核酸的能力，从而可造成染色体断裂。化学诱变剂大都具有潜在致癌性，使用时必须谨慎。

3. 生物诱变剂 生物诱变剂包括噬菌体、质粒等。人们在使用某些噬菌体来筛选抗噬菌体突变菌株时，发现常伴随着出现抗生素产量明显提高的抗性变株，因此，认为这种溶源性噬菌体是一种诱变剂。在后来选育放线菌抗噬菌体菌种时，同样显示出噬菌体具有明显的诱变效应。另外，许多质粒携带有能影响宿主细胞类型的基因，可用来控制抗生素的产生。

为了使菌体和诱变剂均匀接触，通常要将出发菌种制成细胞（或孢子）悬浮液，再进行诱变处理。在生产的过程中，诱变剂的选择、剂量大小、处理时间等，都要经过预实验后，根据生产的具体情况和条件才能确定。

（三）筛选突变株

菌种经诱变处理后，会产生各种各样的突变类型。一般要经过初筛和复筛两个阶段，从中挑选出所需要的突变类型。在抗生素产生菌高产突变菌种的筛选过程中，一般采用随机筛选的初筛方法，即将经诱变处理的菌液按一定浓度稀释后，涂布在平板培养基上，经过培养后，不加选择地将单个菌落挑到斜面培养基上，再经培养后，将斜面上的菌落逐个接种到摇瓶中振荡培养，测其抗生素效价，此为初筛。初筛中所得到的超过对照效价10%以上的菌种，再进行复筛。复筛的过程与初筛基本相同，不同的是一般将斜面上的单个菌落接种到三个摇瓶中，得出平均效价，复筛可进行1~3次。由此筛选出的高产稳定菌种还要经过进一步的中试试验，才能用到发酵生产中。

三、杂交育种

微生物工程的优良菌种的选育主要采用诱变育种，但长期使用诱变剂处理，会使菌种的生活能力逐渐下降，如生长周期延长，代谢速度减慢，孢子量减少，产量增加缓慢等，因此，有必要利用杂交育种的方法，提高菌种的生产能力。微生物杂交的本质是基因重组。杂交育种的目的是将不同菌株的遗传物质进行交换、重组，使不同菌株的优良性状集中在重组体中，克服长期诱变引起的生活力下降等缺陷，通过杂交扩大变异范围、改变产品的产量和质量，甚至创造出新品种。而且可以分析杂交结果，总结出杂交物质的转移和传递规律，促进杂交育种的发展。

原始亲本是微生物杂交育种中具有不同遗传背景的优良出发菌株。根据杂交目的选择性能产量高、代谢快、产孢子能力强、无色素、泡沫少、黏度低等以及具有野生性遗传标记（如孢子颜色、可溶性色素、抗性等）的菌株。

直接亲本指具有遗传标记和能力而直接用于杂交配对的菌株，即微生物杂交育种所使用的配对菌株。直接亲本应具有适当的遗传标记，如常用遗传标有颜色、营养要求（即营养缺陷型标记）或抗药性、嗜热性等。

杂交育种是指将两个基因型不同的菌株经吻合或接合使遗传质重新组合从中分离和筛选具有新性状的菌株育种方法。

杂交育种的一般程序：选择原始亲本→诱变筛选直接亲本→直接亲本之间亲和力鉴定→杂交→分离（基本培养基，选择培养基）→筛选重组体→重组体分析鉴定。

四、原生质体融合技术

原生质体是植物或微生物细胞去掉细胞壁以后的内含物。在传统育种技术中，进行杂交育种必须经过有性生殖过程（即精子、卵细胞结合形成合子体）。现代科技打破了这一常规，人们先把细胞外层的细胞壁去除得到原生质体，将两种生物的原生质体混合放到培养基上或培养液里，加入融合诱导剂或施加特殊的物理刺激，如高压直流电脉冲，两种生物的体细胞即可杂交，这就是原生质体融合技术，又称体细胞杂交技术。

原生质体融合育种一般包括如下步骤：①标记菌株的筛选；②原生质体的制备；③原生质体的再生；④原生质体的融合；⑤融合子的选择。

（一）标记菌株的筛选

在原生质体融合的过程中，通常所用的亲株均要有一定的遗传标记以便于筛选。当然，所需的目的基因并不一定与标记基因连锁，但它可以大大减少工作量，提高育种效率。融合亲株获得遗传标记的方法可采用常规的诱变育种方法，一般可以以营养缺陷或抗药性等遗传性状为标记。在此必须注意的是标记必须稳定。采用抗药性菌株时，抗药性除可以作为标记外，还可以排除杂菌污染的干扰。至于标记的数量，每个亲株都各带有两个隐性性状的营养缺陷标记，就可以排除实验结果中获得的原养型融合子是恢复突变的可能。因此，选择性标记也无须过多。如已知融合频率较高，为了减少标记对菌株正常代谢的干扰，也可以采用仅有一个标记的菌株作为融合亲本。当然，最好选择对菌株生产性能没有影响的标记。特别是对于工业生产菌来说，用诱变方法获得标记，往往对该菌株的生产性能影响甚大。因此，在选择标记时，尽可能采用该菌株自身已带的各种遗传标记。

（二）原生质体的制备

获得有活力和去壁较为完全的原生质体是原生质体融合育种技术的先决条件。在细菌和放线菌中制备原生质体主要采用溶菌酶；在酵母菌和霉菌中一般可用蜗牛酶和纤维素酶。影响原生质体制备的因素有许多，主要有以下几个方面：

1. 菌体的预处理 为了使酶的作用更好，可对菌体做一些前处理。例如，可在细菌中加入依地酸二钠（edetate disodium，EDTA）、甘氨酸、青霉素和D-环丝氨酸等；在放线菌的培养液中加入1%~4%的甘氨酸等；在酵母菌中加入EDTA和巯基乙醇等；在粟酒裂殖酵母中加入2-脱氧葡萄糖等。加入这些物质的目的，是使菌体的细胞壁对酶的敏感性增加。

2. 菌体培养时间 为了使菌体细胞易于原生质化，一般选择对数生长期的菌体进行酶处理。这时的细胞正在生长，代谢旺盛，细胞壁对酶解作用最为敏感。此时的原生质体形成率高，再生率亦很高，对于细菌采用对数生长后期为好，对于放线菌，采用对数生长期到平衡期之间的转换期最为合适。

3. 酶浓度 不同种属的微生物，对酶的种类要求不同，同时，酶的浓度也有差异。一般来说，酶浓度增加，原生质体的形成率亦增大，超过一定范围，则原生质体形成率的提高不明显。酶浓度过低，则不利于原生质体的形成；酶浓度过高，则导致原生质体再生率的降低。由于影响原生质体形成和再生的因素相互有关，若原生质体形成率很高而再生率很低，对于原生质体融合育种来说不大适合。因此,可采用使原生质体形成率和再生率之积达到最大时的酶浓度作为最佳酶浓度。

4. 酶解温度 温度对酶解作用有双重影响,一方面随着温度的提高,酶解反应速度加快;另一方面,随着温度的增加,酶蛋白逐渐变性而使酶失活。另外,酶解温度对原生质体的再生影响甚大。因此,在选择最佳酶解温度时,除了要考虑酶的最适温度外,还要以原生质体再生率加以校正。一般地说,酶解温度应控制在 20~40℃。

5. 酶解时间 随着酶解时间的延长,菌体去壁程度愈完全,表现为原生质体形成率逐渐上升。当酶解达到一定时间后,绝大多数的菌体细胞均已形成原生质体。此时,再进行酶解作用,酶便会进一步对原生质体发生作用而使细胞质膜受到损伤,造成大量原生质体破裂,而使原生质体失活,表现为原生质体再生率急剧降低,即原生质体的质量与酶解时间密切相关。酶解时间过短,原生质体形成不完全,会影响原生质体间的融合;酶解时间过长,原生质体的再生率降低,最终亦不利于原生质体融合。因此,必须选择合适的酶解时间。

6. 渗透压稳定剂 渗透压在原生质体制备中,不仅起到保护原生质体免于膨胀的作用,而且还有助于酶和底物的结合。渗透压稳定剂多采用 KCl、NaCl 等无机物和甘露醇、山梨醇、蔗糖、丁二酸钠等有机物。菌株不同,最佳稳定剂亦有差异。在细菌中多用蔗糖、丁二酸钠、NaCl 等,在酵母菌中多用山梨醇、甘露醇等,在霉菌中多用 KCl 和 NaCl 等。稳定剂的使用浓度一般在 0.3~0.8mol/L 之间。

除此以外,破壁时的 pH 值、培养基成分、培养方式、离子强度和种类等对原生质体的形成亦有一定的影响。

(三) 原生质体的再生

酶解去壁后得到的原生质体应具有再生能力,即能重建细胞壁,恢复细胞完整形态并能生长、分裂,这是原生质体融合育种的必要条件。由于原生质体已经失去了坚韧的外层细胞壁,是失去了原有细胞形态的球状体。因此,尽管具有生物活性,但它毕竟不是一种正常的细胞,在普通培养基平板上也不能正常地生长、繁殖。为此,必须想办法使其细胞壁再生出来,以恢复细胞原有的形态和功能。

由于仅有细胞膜的原生质体对渗透压很敏感,很容易破裂致使原生质外流而使细胞死亡。所以,再生培养基必须与原生质体内的渗透压相等,这就要在再生培养基中加入一定渗透压的基质即渗透压稳定剂,这与原生质体制备一样。对于不同的微生物来说,其原生质体的高渗再生培养基的主要成分是不同的。

原生质体的再生是一个十分复杂的过程,至今了解不多。据一些学者研究认为,若原生质体的细胞壁剥离不彻底,则有助于细胞壁的再生。大量实验亦证明,破壁太彻底会引起原生质体再生率的降低。影响原生质体再生的因素主要有菌种本身的再生特性、原生质体制备条件、再生培养基成分及再生培养条件等。

(四) 原生质体的融合

仅仅将原生质体等量地混合在一起,融合率很低,当加入表面活性剂聚乙二醇 (polyethylene glycol, PEG),融合频率就会出现较大提高。融合促进剂 PEG 具有强制性地促进原生质体融合的作用,其分子量有多种,在微生物原生质体融合时多用分子量为 4000~6000 的 PEG。在原生质体融合过程中,除了要加入 PEG 外,还要加入 Ca^{2+}、Mg^{2+} 等阳离子,它们对融合亦有促进作用。

(五) 融合子的选择

在选择性培养基上，通过两个亲本的遗传标记互补确定融合子。原生质体融合后产生两种情况，一种是真正的融合，即产生杂合二倍体或单倍重组体；另一种是暂时的融合，形成异核体。两者均可在选择性培养基上生长，一般前者较稳定，后者不稳定，会分离成亲本类型，有的甚至以异核状态移接几代。因此，要获得真正的融合子，必须在融合原生质体再生后，进行几代自然分离和选择才能确定。

五、基因工程技术

基因工程技术又称遗传工程，其基本过程是将含有目的基因 DNA 片段在体外重新组合，并使它们在适当的细胞中增殖的遗传操作。这种操作可把特定的基因组合到载体上，并使之在受体细胞中增殖和表达。因此它不受亲缘关系限制，为遗传育种和分子遗传学研究开辟了崭新的途径。

DNA 重组技术的整个操作过程包括以下几个方面的内容：①目的基因 DNA 片段的获取；②载体的选择；③目的基因的 DNA 片段与载体 DNA 分子相连接；④重组 DNA 分子导入宿主细胞；⑤筛选含重组 DNA 分子的宿主细胞；⑥鉴定外源基因的表达产物。

基因工程菌产生的主要程序包括：目的基因的克隆，DNA 重组体的体外构建，重组 DNA 导入宿主细胞以及基因工程菌的选择。对工业生产有重要意义的是基因的表达产物、表达产物的稳定性、产物的生物活性和产物的分离纯化。因此进行基因表达设计时，必须考虑各种影响因素，选择最佳的基因表达系统。理想的微生物基因工程育种的方案：分离目的基因，选用合适的载体克隆目的基因片段并将其转化到受体菌中。为了提高受体菌产物的水平，可通过基因操作来提高计量水平或强化启动子功能，达到提高菌株生产能力的目的。

理想的微生物基因工程育种的方案：分离目的基因，选用合适的载体克隆目的基因片段并将其转化到受体菌中。为了提高受体菌产物的水平，可通过基因操作来提高计量水平或强化启动子功能，达到提高菌株生产能力的目的。

基因工程技术在微生物遗传学和分子生物学基础理论上发展起来的新兴技术，是生命科学研究发展的里程碑，也使现代生物技术产业发生了革命性的变化。自 1973 年第一个目的基因重组成功以来，利用微生物细胞表达产生了许多重组基因产物，仅用工程菌表达并已获得批准的新型药物就有 40 多种。例如许多在疾病诊断、预防和治疗中有重要价值的内源生理活性物质作为药物已应用了多年，像治疗糖尿病的胰岛素，治疗侏儒症的人生长激素，还有激素、细胞因子、神经多肽、调节蛋白、酶类、凝血因子以及某些疫苗等，由于此类药物或是材料来源困难，或是制造技术问题，或是造价过于昂贵，而无法大量生产并在临床上广泛付诸应用。利用微生物生长繁殖迅速，人工培养方便等特点，将重组基因导入微生物细胞来生产这些生理活性物质，从根本上解决了上述问题。1982 年第一个基因工程产品——人胰岛素在美国问世，吸引和激励了大批科学家投身这一领域的研究和开发，获得了大批的成果，也产生了巨大的经济效益和社会效益。

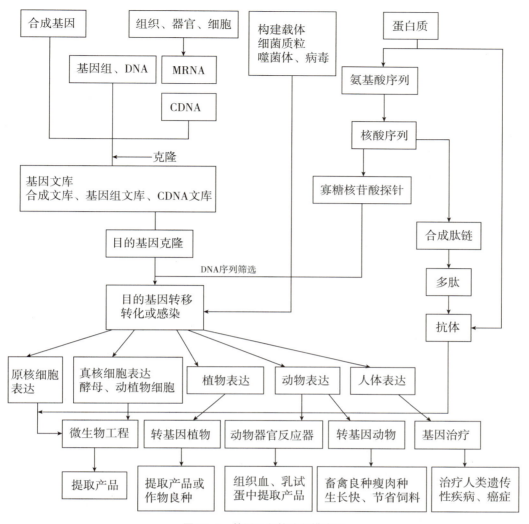

图 14-3 基因工程的流程模式图

第三节 发酵的基本工艺

现有的发酵培养方法，基本分为两类：表面（浅层）培养法和深层培养法。表面培养法是将微生物接种于基质的表面层上进行培养，可分为固体表面发酵培养和液体表面发酵培养。深层培养法是微生物细胞在液体培养基深层（需氧或厌氧）中进行培养的方法。目前，制药发酵工业领域运用较多的是深层发酵培养法。

深层发酵的基本过程是：菌种→种子制备→发酵→发酵液预处理→提取精制→成品检验→成品包装。

一、菌种

菌种的生长情况、繁殖能力以及代谢特性是决定发酵工艺水平高低的重要内在因素，优良的菌种自身生长繁殖快，能大量生物合成目的产物，性能稳定，发酵过程易于控制。目前，国内外发酵工业中所采用的菌种大多是经过人工选育的优良菌种。一般来说,生产菌种经过多次移植易发生变异而衰退,因此在生产过程中必须经常进行菌种的选育工作。一个优良的菌种被选育出来以后,要保持其生产能力和质量,必须重视菌种的保藏。保藏时,一般利用菌种的繁殖体和休眠体(孢子、芽孢等),在低温、干燥、隔绝空气或氧气、缺乏营养物质的情况下,使菌种遗传特性稳定。

二、种子制备

种子制备一般包括两部分,分别是在固体培养基上生产大量孢子的制备过程和在液体培养基中生产大量菌丝或营养体的种子制备过程。

1. 孢子制备 孢子制备是发酵工程开始的一个重要环节,是种子制备的开始。孢子的质量、数量对以后菌丝的生长、繁殖和发酵产量都有明显的影响。制备孢子时,先将处于休眠状态的冷藏孢子通过严格的无菌操作接种于灭菌固体斜面培养基上,然后按生产工艺要求进行培养。

2. 种子制备 种子制备是将固体培养基上培养出的孢子或菌体转入液体培养基中培养,使其繁殖成大量菌丝或菌体的过程。这一培养过程的目的是使孢子发芽、生长繁殖以获得足够数量的菌体供发酵罐接种。种子制备有两种形式:①从摇瓶培养开始,再接入种子罐中进行逐级扩大培养;②孢子直接接入种子罐开始种子培养,再进行逐级扩大培养。种子制备一般在小型发酵罐中进行,扩大培养级数一般为两级。种子制备过程中要定时取样做无菌检查,菌浓度测定,菌丝形态观察和生化指标分析,以确保种子质量。

三、发酵过程

发酵的主要目的是使微生物积累大量的目的产物,是整个发酵过程的关键环节。这里要有严格的无菌生长环境,包括发酵开始之前采用高温高压对培养基和发酵罐以及各种连接管道进行灭菌处理,采用无菌接种技术;在发酵过程中通入的空气必须要过滤除菌,补加的各种料液和消泡剂要高温灭菌。总之,整个发酵过程始终处于纯种培养状态。发酵过程中用于过程控制的参数主要有培养温度、罐压、通气量、搅拌转速、菌丝形态和浓度、发酵液黏度和pH、溶解氧浓度、排气中二氧化碳含量、培养基中的糖含量以及发酵产物浓度等。影响发酵效果的因素错综复杂,各种因素相互影响,相互制约,要获得预期的发酵效果,需要各方面密切配合和严格操作。

四、产物提取和纯化

产物提纯包括发酵液预处理与过滤、提取和精制三个方面,是化学分离过程。

1. 发酵液的预处理与过滤 发酵完成后得到的发酵液中除含有产物外,还有过量的培养基、微生物菌体和微生物代谢产生的杂质,在提取前需对发酵液进行过滤,使产物从发酵液中分离出来。如果产物存在于菌体中,要用有机溶媒从菌体中萃取出,再采用相应的方法进行精制。如果存在于滤液中,澄清滤液,除去部分杂质,进一步提取。

2. 提取和精制 提取是指采用吸附、沉淀、溶媒萃取、离子交换等方法把药物从滤液中分离出来。精制是浓缩或进一步提纯粗制品并制成产品。

五、成品检验

发酵产品为药品时,要按照《中国药典》的质量标准对成品进行各项检验分析,包括产品的性状、定性鉴别、有关物质检查、含量测定、安全试验、降压试验、热原试验、无菌试验、酸碱度试验、效价测定等。

六、成品包装

合格的发酵产品进行包装。依产品的稳定性不同采用不同的包装材料和包装方法,如产品遇光易分解,要采用避光包装材料。

第四节 发酵方式

发酵过程是非常复杂的生物化学反应过程,有着许多不确定性,也受着许多环境条件的影响,其控制过程也比较复杂。因此,我们必须了解发酵过程的相关方式,进而更好地对发酵过程加以调节和控制。工业微生物发酵类型按不同的分类方式可以有多种:依据发酵与氧的关系可以分为需氧发酵和厌氧发酵;依据产品类别可以分为抗生素发酵、氨基酸发酵、维生素发酵和有机酸发酵等。为了从理论上更好的指导发酵生产,这里重点介绍依据投料方式的不同进行分类,可分为分批发酵和连续发酵两种。

一、分批发酵

分配发酵是相对于连续发酵而言,它包括简单分批发酵、补料分批发酵和反复补料分批发酵三种类型。

(一)简单分批发酵

简单分批发酵(batch fermentation)又称不连续发酵(discontinuous fermentation),是将菌体和培养液全部物料一次性投入发酵罐,在最佳条件下进行发酵培养。经过一段时间,完成菌体的生长和产物的合成与积累后,将全部培养物取出,结束发酵培养。然后清洗发酵罐,装料、灭菌后再进行下一轮发酵操作。

在分批发酵过程中,除了通氧气(好氧发酵)、消泡剂和为调节发酵液的 pH 而加入酸或碱溶液外,与外界没有其他物料交换,发酵体系的组成如基质浓度、产物浓度及细胞浓度都随发酵时间而变化。分批发酵是分批装料和卸料,其操作时间由两部分组成,一部分是进行发酵所需要的时间,即从接种后开始发酵到发酵结束为止所需时间,另一部分为辅助操作时间,包括装料、灭菌、卸料、清洗等所需时间之总和。

分批发酵的优点是:①对温度的要求低,工艺操作简单;②操作引起染菌的概率低;③不会产生菌种老化和变异等问题。

分批发酵的缺点是:①发酵体系中开始时基质浓度很高,到中后期,产物浓度很高,这对很多发酵反应的顺利进行是不利的;②分批发酵生产时间较长、设备利用率低。

(二) 补料分批发酵

补料分批发酵（fed-batch fermentation）是指在开始时投入一定量的基础培养基，到发酵过程的适当时期，开始连续补加能源、碳源、氮源或其他必需物质，直至发酵液体积达到发酵罐最大操作容积后，将发酵液一次全部放出的操作方式。由于不断补充新培养基，整个发酵体积与分批发酵相比是在不断增加。控制补料操作的形式有两种，即无反馈控制和反馈控制。无反馈控制包括定流量和定时间补料，而反馈控制根据反应系中限制性物质的浓度来调节补料速率。最常见的补料物质是葡萄糖等能源和碳源物质及氨水等控制发酵液的pH值。

补料分批发酵的优点是：①可以解除底物抑制、产物的反馈抑制和分解代谢物阻遏作用，当代谢产物收率或其生产速率明显地受某种底物组分浓度影响（如用醋酸、甲醇、苯酚等作为发酵基组分而存在底物浓度的抑制）时，采用补料分批发酵比分批发酵有利；②可以减少菌体生长量，提高有用产物的转化率；③菌种的变异及杂菌污染问题易控制；④便于自动化控制。

补料分批发酵的缺点是：①存在一定的非生产时间；②和分批发酵比，中途要添加新鲜培养基，增加了染菌的危险。

(三) 反复补料分批发酵

补料分批发酵由于发酵液体积不断增加，受发酵罐操作容积的限制，发酵周期只能控制在较短的范围内。如果通过降低初始发酵液的体积来延长周期，发酵罐的平均容积利用率较低。反复补料分批发酵是在补料分批发酵的基础上，每隔一定时间按一定比例放出一部分发酵液，使得发酵液体积不超过罐体最大操作容积，从而延长发酵周期，直至发酵产率明显下降，才将发酵液一次全部放出。这种操作方式既有补料分批发酵的优点，又避免了它的缺点，因而在工业发酵中应用越来越普遍。

二、连续发酵

连续发酵是指以一定的速度向发酵罐内添加新鲜培养基，同时以相同速度流出，包括培养液和菌体在内的发酵液，使发酵罐内的液量维持恒定，微生物在近似恒定状态（恒定的基质浓度、恒定的产物浓度、恒定的pH、恒定的菌体浓度和恒定的比生长速率）下生长的发酵方式。连续发酵的主要特征是，培养基连续稳定地加入到发酵罐内，同时产物也连续稳定地离开发酵罐，并保持反应体积不变。发酵罐内物系的组成将不随时间而变。由于高速的搅拌混合装置，使得物料在空间上达到充分混合，物系组成亦不随空间位置而改变，因此称为衡态操作。

连续发酵的优点是：①适合于菌体代谢生理的研究；②减少了分批式培养的每次清洗、装料、消毒、接种、放罐等操作时间，提高了设备利用率和单位时间的产量；③设备体积减小，投资较少，便于自动化控制；④产物稳定，人力物力节省，生产费用低。

连续发酵的缺点是：①对设备的合理性和加料设备的精确性要求甚高；②营养成分的利用较分批发酵差，产物浓度比分批发酵低；③杂菌污染的机会较多，菌种易因变异而发生退化。连续发酵目前在实际生产中应用的较少。

第五节 发酵工艺控制

在微生物发酵过程中，生物细胞按照自身的调控机制，在一定的营养因素和培养条件下，进行着各种复杂的生物化学反应。为了使发酵过程沿着人们预想的方向进行，即取得高产并保证产品的质量，可采用不同方法测定与菌体发酵条件和内在代谢规律有关的各种参数，以了解产生菌对环境条件的要求和菌体的代谢规律，并根据各种参数的变化情况，结合代谢调控的基本规律，对发酵工艺过程进行有效地控制。发酵控制是否得当，对发酵是否能取得预期的效果至关重要。

一、培养基的影响及其控制

培养基是供微生物生长繁殖和生物合成各种代谢产物所必需的按一定比例配制的多种营养物质的混合物。对于发酵过程首先要选择合适的培养基。培养基的组成和配比是否恰当对菌体的生长、产物的生成、提取工艺的选择、产品的质量和产量等都有显著的影响。培养基都是由水、碳源、氮源、无机盐等组成，具有一定 pH 和渗透压。对于不同的菌种和产品而言，培养基的组成和配比通常是不同的，需经过实验的摸索才能确定。一种良好的培养基配方还应随生产菌种的改良、发酵工艺条件的改进和发酵设备的变化而不断地完善。

微生物在生长和繁殖过程中需要碳水化合物、蛋白质、盐类等一系列外源物质提供能量和构成特定产物需要的成分。配制培养基的原材料包括碳源、氮源、水、无机盐和微量元素等物质。

（一）碳源

构成微生物细胞和代谢产物中碳素来源的营养物质称为碳源。微生物细胞含碳量约占细胞干重的 50%，碳源的作用是提供细胞骨架和代谢物质中碳素的来源以及生命活动所需要的能量，是组成培养基最基本的营养要素之一。

工业发酵中常用的碳源有糖类、醇类、脂肪、有机酸、碳氢化合物等。①糖类有单糖（葡萄糖、果糖）、双糖（蔗糖、乳糖）、多糖（淀粉、糊精）、淀粉质类和糖蜜等。葡萄糖是碳源中最易利用的糖，常作为培养基的一种主要成分，它是由淀粉加工制备而成，被广泛用于抗生素、多糖、甾类转化等发酵生产中。②脂肪有豆油、棉籽油、玉米油和猪油等。培养基中糖类缺乏或发酵至某一阶段时，菌体可以利用油脂，起补充碳源和消泡的双重作用。③醇类有甘油、乙醇、甘露醇、山梨醇、肌醇等。甘油是很好的碳源，常用于抗生素和甾类转化的发酵，乙醇和山梨醇分别是青霉素发酵和维生素 C 发酵生产中的重要原材料。④有机酸有乳酸、柠檬酸、乙酸和丙二酸等。它们氧化产生的能量能被菌体用于生长繁殖和代谢产物的合成，并对发酵液的 pH 起调节作用。⑤长链碳氢化合物以石油产品的正烷烃。一般采用从石油裂解中得到的 $C_{14} \sim C_{18}$ 直链烷烃的混合物。

根据菌体利用的速度不同，碳源可分为速效碳源（迅速利用的碳源）和迟效碳源（缓慢利用的碳源）。速效碳源能较迅速地产生能量、参与菌体代谢和合成，并产生分解产物，有利于菌体生长，但速效碳源对许多产物的合成产生抑制作用。迟效碳源大多为聚合物，能被菌体缓慢利用，有利于代谢产物的合成。在工业发酵过程中，通常将速效碳源和迟效碳源按一定比例制成混合碳源加入发酵培养基中，以控制菌体的生长和产物的合成，提高代谢产物的产量。

（二）氮源

构成微生物细胞或其代谢产物中氮素来源的营养物质称为氮源。微生物细胞含氮量占细胞干重的 12%~15%，氮源的作用是为微生物的菌体蛋白和核酸等结构的形成提供所需的氮素合成材料,一般不用作能源。

氮源可分为有机氮源和无机氮源两类。有机氮源有牛肉膏、蛋白胨、酵母膏、鱼粉、蚕蛹粉、黄豆饼粉、花生饼粉、玉米浆等。它们在微生物分泌的蛋白酶的作用下生成氨基酸,被菌体吸收后进一步分解代谢,合成菌体细胞物质和含氮的目的产物。天然原料中的有机氮源成分复杂,因产地和加工方法的不同导致质量有差异,常引起发酵水平波动。无机氮源有碳酸铵、硝酸盐、硫酸铵、尿素、氨等。其特点是成分单一,质量稳定,易被菌体吸收利用。无机氮源被菌体代谢后能产生酸性或碱性的营养成分,可以在培养基中加入适量的生理碱性或生理酸性物质,以调节发酵液的pH值。对于许多微生物来说,通常可以利用无机含氮化合物作为氮源,也可以利用有机含氮化合物作为氮源。

氮源也可被分为速效氮源和迟效氮源。速效氮源中的氮主要以较易吸收的蛋白质降解产物形式存在,被微生物细胞吸收后可直接利用,有利于菌体的生长。迟效氮源中的氮主要以大分子蛋白质形式存在,需进一步降解为小分子肽或氨基酸后才能被微生物细胞吸收利用,其利用速度缓慢,有利于代谢产物的形成。在工业发酵过程中,通常将速效氮源和迟效氮源按一定比例混合加到培养基中,以控制菌体生长期与代谢产物形成期的协调,达到提高产量的目的。

(三) 无机盐和微量元素

无机盐是微生物生长必不可少的营养物质,可分为主要元素和微量元素两大类,主要元素有P、S、Mg、K、Ca、Na和Fe等,微量元素有Cu、Zn、Mn等。无机盐的主要功能是:①构成细胞原生质的组成成分;②参与酶的组成或作为酶的激活剂;③调节细胞渗透压和pH值,控制细胞的氧化还原电位;④作为某些微生物生长的能源。

(四) 水

水是微生物生长中不可缺少的物质,是构成培养基的主要组成成分,对微生物的生存起着重要作用。水在细胞中的生理作用主要有:①起到溶剂与运输介质的作用,营养物质的吸收与代谢产物的分泌必须以水为介质才能完成;②是细胞内一系列生化反应得以进行的介质,并参与许多生化反应;③有利于蛋白质、核酸等生物大分子结构的稳定;④由于水的比热高,又是良好的热导体,能有效地吸收代谢过程中释放的热量,并将热量迅速地散发出去,从而有效地控制细胞内的温度;⑤水是维持细胞正常形态的重要因素。

二、温度的影响及其控制

微生物的生长繁殖和代谢产物的合成需要在适宜的温度下才能进行。发酵所用菌种大多为中温菌,它们的最适生长温度一般在20~40℃。温度偏离一定范围,菌体生长和代谢产物合成会受到抑制。

温度对发酵过程的影响体现在两个方面:一方面影响菌体本身的各种酶反应速率和蛋白质性质。温度对菌体生长的酶反应和代谢产物合成的酶反应的影响往往是不同的,偏离最适温度会引起产物产量的明显降低。此外,温度还能改变菌体合成代谢产物的反应方向,影响多组分次级代谢产物的组成比例和微生物的代谢调控机制。另一方面可影响发酵液的物理性质,如发酵液的黏度、基质和氧在发酵液中的溶解度和传递速率、某些基质的分解和吸收速率等,进而影响发酵产物的生物合成。

(一) 影响发酵温度变化的因素

在发酵过程中，随着菌体对培养基的利用和机械搅拌的作用，将产生一定的热能（生物热和搅拌热）。同时，发酵罐罐壁散热、水分蒸发和废气排放也带走部分热能（辐射热、蒸发热和显热）。产生的热能减去散失的热能就是整个发酵过程中释放的净热量，即发酵热，它是发酵温度变化的主要因素。

1. 生物热　生物热是菌体在生长繁殖过程中直接释放到体外的热能。培养基中的碳水化合物、脂肪和蛋白质被菌体分解代谢产生二氧化碳、氨、水和其他物质时释放出大量的热能，部分用于合成高能化合物三磷酸腺苷（adenosine triphosphate，ATP），供菌体生长和合成其他代谢产物，多余的热量则以热能的形式散发出来，形成了生物热。

生物热的大小随微生物菌种、培养基成分和发酵阶段的不同而变化。一般对某一特定菌株而言，在相同的培养条件下，培养基成分越丰富，营养被利用得越快，分解代谢越快，产生的生物热越多。在菌体生长的不同阶段，生物热也不同，当菌体处于孢子发芽期和延滞期，产生的生物热是有限的；进入对数生长期后，生物热就大量产生，并与细胞的生长量成正比，成为发酵热平衡的主要因素；对数生长期之后又开始减少，并随菌体逐步衰老而越趋低落。此外，生物热的大小与菌体的呼吸强度也有对应关系，呼吸强度越大，产生的生物热也越大。

2. 搅拌热　搅拌热是搅拌器引起的液体之间和液体与设备之间的摩擦所产生的热量。它受搅拌设备、搅拌方式、发酵液黏度等因素的影响。

3. 蒸发热　蒸发热是空气进入发酵罐后与发酵液广泛接触，进行热交换，引起水分蒸发所需的热能。废气排出时带走的热能为显热。蒸发热和显热受发酵温度、通气的温度、湿度和流量等因素的影响。

4. 辐射热　由于发酵罐壁与大气之间存在温度差异，因此发酵液中的部分热量能通过罐体向大气辐射，这部分热量称为辐射热。罐内外温差越大，散热越多，辐射热越大。

(二) 温度的控制

在发酵过程中，菌体的生长和产物的合成处于不同阶段，生长阶段应选择最适宜的菌体生长温度，产物合成阶段应选择最适宜的产物合成温度，进行变温控制。

1. 最适温度的选择　最适发酵温度是指既适合菌体生长，又适合代谢产物合成的温度。

然而最适菌体生长温度与最适产物合成温度往往不一致，理论上，应该根据发酵不同阶段对温度的不同要求，选择最适温度。

最适发酵温度还与菌种、培养基成分和发酵条件有关。例如在通气较差的条件下，降低温度对发酵是有利的，因为低温可以提高氧的溶解度、降低菌体的生长和代谢、减少菌体对氧的消耗，弥补通气不足对微生物发酵的不利影响。再如，在使用较稀薄或较易利用的培养基时，应适当降低发酵温度，以免营养物质代谢加快，过早耗尽，导致菌体过早自溶，影响代谢产物的合成。

然而在工业发酵中，由于发酵液体积很大，升温和降温控制起来比较困难，因此在整个发酵过程中，往往采用一个比较适宜的温度，使代谢产物的产量最高。因此最适发酵温度的选择很重要，要考虑各种相关因素的综合平衡。

2. 温度的控制　工业生产中，所用的大型发酵罐一般不需要加热，因为发酵过程中产生大量的发酵热，往往还需要降温冷却，控制发酵温度。利用自动控制或手动调整的阀门，给发酵罐夹层或蛇形管中通入冷却水，通过热交换降温，保持发酵温度的恒定。夏季时，外界气温较高，冷却水效果较差，可采用冷冻盐水进行循环式降温，以迅速降到发酵温度。

三、pH 的影响及其控制

发酵培养基的 pH 值对微生物菌体的生长和产物的合成具有很明显的影响，也是影响发酵过程中各种酶活力的重要因素。pH 不当将严重影响菌体生长和产物合成。不同微生物的最适生长 pH 和最适产物合成 pH 往往不同。大多数微生物适宜生长的 pH 范围为 3~6，最大生长速率的 pH 变化范围为 0.5~1.0。多数微生物生长都有最适 pH 范围及其变化的上下限，上限为 pH 8.5 左右，超过此上限，微生物将无法忍受而自溶，下限以酵母菌为最低，pH 2.5 左右。菌体细胞内的 pH 值一般认为是在中性附近。pH 对代谢产物的合成也有明显影响，因为微生物代谢途径中的各种酶都有其最适 pH 范围，pH 能影响酶促反应和代谢途径的变化。因此，菌体生长阶段的 pH 范围和代谢产物合成阶段的 pH 范围对发酵过程控制来说都是很重要的参数。

（一） pH 对发酵的影响

培养基的 pH 对菌体生长和代谢产物合成的影响在于：①培养基中的 H^+ 或 OH^- 作用于菌体细胞外的弱酸或弱碱，使之成为易于透过细胞膜的分子状态的弱酸或弱碱，它们进入细胞后解离产生 H^+ 或 OH^-，改变胞内的中性状态，从而改变酶的结构和功能，引起酶活性的改变；②影响菌体细胞膜的带电荷状况，使膜的通透性发生改变，从而影响菌体对营养物质的吸收和代谢产物的分泌；③对发酵液或代谢产物产生物理或化学方面的影响，进而影响产物的稳定性。

pH 值的变化会引起各种酶活力的改变，影响菌体对基质的利用速度和细胞结构，以致影响菌体的生长和代谢产物的合成，因此，在发酵工业中确定发酵过程中培养基的最适 pH 并采取有效控制措施已成为生产成败的关键因素之一。

（二） pH 的变化

发酵液 pH 变化是菌体产酸或产碱等代谢反应的综合结果，它与菌种遗传特性、培养基的成分和发酵条件有关。菌种本身对培养体系的 pH 有一定的自我调节能力，建立最适 pH 环境，但这种自主调节能力是有一定限度的。培养过程中菌体对碳源、氮源等营养物质的分解代谢也是引起培养体系 pH 变化的重要原因。糖类和脂肪代谢产酸，蛋白质代谢产碱。碳氮比例高的培养基，经培养后其 pH 值常会明显下降，而碳氮比例低的培养基，经培养后，其 pH 值常会明显上升。此外，在发酵后期，菌体自溶也会造成培养体系 pH 的上升。

（三） 发酵 pH 的控制

微生物发酵的最适 pH 范围一般是在 5~8 之间，随菌种和产物不同而有所变化。由于发酵是多酶复合反应体系，各酶的最适 pH 也不相同，因此，同一菌种，生长最适 pH 与产物合成最适 pH 是不相同的。最适 pH 应根据实验结果来确定。具体操作是：将发酵培养基调节成不同的出发 pH 进行发酵，定时测定和调节体系的 pH，或者利用缓冲溶液配制培养基以维持出发 pH 值，实时观察菌体生长和代谢产物合成情况，以菌体生长和代谢产物合成达到最大值的 pH 值分别作为菌体生长和产物合成的最适 pH。但是同一产品的最适 pH 还与所用菌、培养基组成和培养条件有关。在确定最适 pH 时，还要充分考虑培养温度的影响，若温度改变，最适 pH 也可能发生变动。在确定了发酵不同阶段的最适 pH 后，需采用各种方法控制，以使发酵过程在预定的 pH 范围进行。

1. 培养基的基础配方　首先需要考虑和试验发酵培养基的基础配方，使发酵过程中的pH变化在合适范围。培养基中含有经过代谢能产酸（如葡萄糖和硫酸铵）和产碱（如尿素和硝酸铵）的物质以及缓冲剂（如碳酸钙和磷酸盐缓冲液等），它们在发酵过程中会影响体系的pH，特别是碳酸钙与酮酸反应，起到了缓冲作用，因此碳酸钙的用量很重要。在分批发酵中，常用碳酸钙控制体系pH的变化。但是这种调节能力是有限的，有时达不到要求。

2. 酸碱调节　过去常用加酸（硫酸）和碱（氢氧化钠）来控制发酵体系的pH，效果虽然好，但对菌体的伤害很大，因此现在常用生理酸性物质（如硫酸铵）和生理碱性物质氨水来控制。它们不仅可以调节pH，还可以补充氮源。当发酵液的pH和氨氮含量都低时，补加氨水就可以达到调节pH和补充氨氮的目的，pH较高，而氨氮含量低时，补充硫酸铵。一般是使用压缩氨气或工业氨水（浓度20%左右）通氨，采用少量间歇添加或少量自动流加，避免一次加入过量造成局部偏碱。

3. 补料流加控制　目前采用补料方法调节pH是比较成功的，一种是直接补加酸碱物质，如在氨基酸和抗生素发酵中，补加尿素。这种方法既可以达到控制pH的目的，又可以补充营养物质。另一种方法是通过控制代谢途径的方法实现pH控制。在青霉素的发酵中，通过控制葡萄糖补加速率来控制pH，青霉素产量比用衡速率加糖或酸碱控制pH提高了25%。

四、溶氧的影响及其控制

多数工业发酵所用的微生物为需氧菌，培养这类微生物需要采取通气发酵，使培养液中保持适量的溶解氧，以维持微生物菌体的生长和代谢产物的合成。对大多数发酵来说，供氧不足会造成微生物代谢异常，影响产物的合成。因此，保证发酵液中的溶氧、保持发酵罐中气相、液相和微生物间的物质传递是提高发酵效率的关键。

（一）溶氧对发酵的影响

发酵液中的溶氧浓度是需氧发酵的重要控制参数之一。氧在水中的溶解度很小，在发酵过程中，需要不断通气和搅拌，才能满足溶氧的要求。发酵液中溶解氧浓度的高低对菌体生长、代谢产物合成以及产物的性质和产量都会产生不同的影响。不同菌种对溶解氧量的需求是不同的，有一个适宜的范围，并不是溶氧量越高越好，适当高的溶氧水平有利于菌体生长和代谢产物合成，但溶氧太高有时反而会抑制菌体生长和代谢产物合成。因此，为了正确控制溶解氧的浓度，需要考察每种发酵产物的临界溶氧浓度和最适溶氧浓度，并在发酵过程中维持最适溶氧浓度。最适溶氧浓度的高低与菌种和产物合成的特性有关，具体由实验确定。

（二）发酵过程的溶氧变化

发酵过程中，在已有设备和一定发酵条件下，每种产物发酵的溶氧浓度变化都有自身的规律。在发酵前期，产生菌生长繁殖旺盛，呼吸强度大，需氧量不断增加，超过供氧量，使溶氧浓度迅速下降，出现一个溶解氧低峰；产生菌的摄氧率同时出现一个高峰；发酵液中的菌体浓度也不断上升，菌浓度出现一个高峰；黏度在这一时期也会有一个高峰阶段，这些都说明产生菌正处于对数生长期。过了菌体生长阶段，进入代谢产物合成期，需氧量减少，溶氧浓度相对稳定，但会受发酵过程中补料、消沫油的影响，使浓度发生改变，变化的大小和持续时间的长短随补料时的菌龄、补入物质的种类、剂量不同而异。如补入糖后，发酵液的摄氧率增加，导致溶氧浓度下降，经过一段时间后又逐步回升；如继续补糖，溶氧浓度又会继续下降，甚至降至临界浓度以下，成为生产的限制因素。发酵后期，由于菌体衰老，呼吸强度减弱，溶氧浓度逐步上升，一旦菌体自溶，溶氧浓度上升更明显。

在发酵过程中，有时会出现溶氧浓度明显升高或明显降低的异常变化，其原因都是由于供氧或耗氧出现异常引起氧的供需不平衡所致。

引起溶氧异常下降的可能原因有：①污染好气性杂菌，大量的溶氧被消耗，可能使溶氧在短时间内下降到零附近，如果杂菌本身耗氧能力不强，溶氧变化可能就不明显；②菌体代谢发生异常，需氧要求增加，使溶氧下降；③某些设备或工艺控制发生故障或变化，也可能引起溶氧降低。

引起溶氧异常升高的原因：供氧条件没有发生改变的情况下，耗氧量的显著减少会引起溶氧异常升高。如菌体代谢出现异常，耗氧能力下降，使溶氧上升。特别是污染了烈性噬菌体，产生菌尚未裂解，呼吸就受到抑制，导致溶氧明显上升，菌体破裂后会完全失去呼吸能力，溶氧直线上升。

由上可知，从发酵液的溶解氧浓度变化可以了解微生物生长代谢是否正常，工艺控制是否合理，设备供氧能力是否充足等问题，为查找发酵不正常的原因和控制发酵生产提供依据。

（三）溶氧浓度的控制

发酵液中的溶氧浓度是由供氧和需氧两方面所决定的。在发酵过程中，当供氧量大于需氧量时，溶氧浓度就上升；反之就下降。因此，要控制发酵液中的溶氧浓度，需从供氧和需氧两方面入手。

在供氧方面，主要是设法提高氧传递的推动力和增大液相体积氧传递系数。在可能的条件下，采取适当措施提高供氧能力，如加快搅拌转速或通气流速，降低发酵液的黏度。但供氧量的大小必须与需氧量相协调，即要有适当的工艺条件来控制需氧量，使产生菌的生长和代谢产物的形成对氧的需求量不超过设备的供氧能力，从而使溶解氧浓度始终控制在临界溶氧浓度之上，使其不会成为产生菌生长和产物合成的限制因素。

发酵液的需氧量受菌体浓度、营养物质的种类和浓度以及培养条件等因素的影响。其中菌体浓度的影响最为明显。发酵液的摄氧率随菌浓的增加而按一定比例增加，但氧的传递速率是随菌浓的对数关系减少。因此可以控制菌浓的比生长速率在比临界值高一点的水平，达到最适浓度，从而控制需氧量。最适菌浓度既能保证产物的比生产速率维持在最大值，又不会使需氧大于供氧。在工业生产中，菌体浓度是通过控制培养基浓度来实现的。

五、二氧化碳的影响及其控制

发酵过程中，微生物在吸入大量溶解氧的同时，还不断的排出二氧化碳。CO_2浓度对微生物菌体的生长和产物的合成具有很明显的影响，也是影响发酵过程中各种酶活力的重要因素。因此，菌体生长阶段的CO_2浓度范围和代谢产物合成阶段的CO_2浓度范围对发酵过程控制来说都是很重要的参数。

（一）二氧化碳对发酵的影响

二氧化碳是微生物在生长繁殖过程中产生的代谢产物，同时也是合成某些产物的基质。发酵液中CO_2浓度对菌体生长和合成代谢物具有刺激或抑制作用，如大肠杆菌和链孢霉变株的生长因子，有时需含30%的CO_2气体，菌体才能生长。精氨酸发酵也需要一定的CO_2，才能得到最大产量。CO_2 除了对菌体生长、形态及产物合成有影响外,还对培养液的 pH 产生影响,过多 CO_2 的累积导致发酵液 pH 的明显降低。

(二) 二氧化碳浓度的控制

CO_2 在发酵液中的浓度受到多种因素影响,如菌体的呼吸强度,通气搅拌程度,发酵液流变特性,外界压力大小,设备规模等。控制 CO_2 浓度要根据它对发酵影响的情况而定,如 CO_2 对产物合成有抑制作用,则应设法降低其浓度;如是促进作用,则应提高其浓度。通气和搅拌速率的大小可调节 CO_2 的溶解度,从而控制 CO_2 浓度。

第六节 发酵产物的提取

微生物经过适当发酵培养后,菌体大量繁殖,合成并积累了相当浓度的代谢产物。提取过程是将目的产物分离纯化的过程,包括发酵液的预处理和过滤、提取、精制三个方面。提取方法主要有吸附法、沉淀法、溶媒萃取法、离子交换法四种。

一、吸附法

吸附法是利用合适的吸附剂(如硅胶、氧化铝、活性炭、硅藻土等),在一定 pH 条件下,使发酵液中的产物吸附在固体吸附剂上,然后改变 pH,再以适当的洗脱剂将产物从吸附剂上解吸下来,从而达到分离提纯的目的。

早期人们就应用吸附法分离各种产品如核酸、蛋白质、酶、氨基酸等。目前提取丝裂霉菌、放线酮等采用活性炭吸附法。此外,在抗生素的精制过程中也常用活性炭吸附法进行脱色和除热原。

吸附法主要有两种操作方式,一种为搅拌罐内的吸附操作,即在搅拌罐内,使吸附剂与发酵液均匀混合,充分接触,促使吸附的进行。另一种是吸附剂在容器中形成床层,发酵液从床层流过时被吸附,床层可以是固定床或移动床,操作方式多采用间歇式,也有采用多级串联式。

吸附法的优点是不用或少用有机溶剂,操作简便、安全,设备简单,成本较低,且吸附过程中 pH 变化不大,适用于稳定性较差的产物的分离。但吸附法选择性差,收率低,特别是无机吸附剂性能不稳定,不能连续操作,劳动强度大。因此,在工业生产中,吸附法逐渐被其他方法取代,随着大孔吸附树脂的合成和成功应用,吸附法又展现出了新的前景。

二、沉淀法

沉淀法是通过改变条件或加入某种沉淀剂,使发酵液中的目的产物生成不溶性颗粒而沉降析出的过程。由于沉淀法浓缩的作用大于纯化的作用,所以常被用作初步分离的一种手段,从经过预处理并过滤除去了菌体碎片等的发酵液中,沉淀获得生物物质,然后再做进一步的纯化。沉淀法具有成本低、收率高、设备简单、浓缩倍数高和操作简单等优点,不足之处在于过滤困难、产品质量较低,需要重新精制。根据加入沉淀剂的不同,沉淀法可分为有机溶剂沉淀法、等电点沉淀法、盐析法、聚电解质沉淀法、非离子型聚合物沉淀法等。

1. 盐析法 一般来说，所有的固体溶质都可因在溶液中加入中性盐而被沉淀析出，这一过程称为"盐析"。中性盐能破坏蛋白质、酶等的胶体性质，中和微粒上的电荷，促使其沉淀。

2. 有机溶剂沉淀法 许多有机溶剂如丙酮、乙醇、甲醇等能使溶于水的小分子生物物质以及核酸、多糖、蛋白质等生物大分子沉淀。这种沉淀作用是多种效应的结果，但其主要作用是降低水溶液的介电常数，使带电离子基团之间的作用力增大，导致带电溶质互相吸引凝集。此法在酶制剂、氨基酸、抗生素等发酵产物提取中被广泛采用。

3. 聚电解质沉淀法 一些聚电解质物质（如离子型的多糖化合物、阳离子聚合物和阴离子聚合物）可以用来沉淀蛋白质，其作用方式与絮凝剂类似，同时还兼有一定的盐析和简单水化的作用。

4. 等电点沉淀法 等电点沉淀法是利用两性电解质在电中性时溶解度最低的原理进行分离纯化。在低离子强度下，调节溶液的pH值至等电点，可以使各种两性电解质所带净电荷为零，大大降低其溶解度，不同的两性电解质具有不同的等电点，因而可以将其分离。蛋白质、酶、核酸等生物大分子物质都是两性电解质，可用此法进行分离。

5. 非离子型多聚物沉淀法 非离子多聚物包括各种不同分子量的聚乙二醇（polyethy-lene glycol，PEG）、壬基酚聚氧乙烯醚（nonylphenol ethoxylates，NPEO）、葡聚糖右旋糖酐硫酸钠等。应用最多的是聚乙二醇，其操作条件温和，不易引起生物大分子的变性，沉淀效能高，很少量的沉淀剂就可以使相当多的生物大分子沉淀，沉淀后的多聚物也容易除去，且无毒、不可燃，对大多数蛋白质有保护作用，因此广泛用于蛋白质、核酸、细菌和病毒等的分离纯化。

三、溶媒萃取法

将某种溶剂加入到发酵液中，根据发酵液中不同组分在溶剂中溶解度的不同，将所需要的代谢产物分离出来，称为萃取法。它作为产物提取和精制的一种重要的单元操作，已得到相当普遍的应用。萃取法分溶剂萃取和双水相萃取。

（一）溶剂萃取

溶剂萃取法是用一种溶剂将产物自另一种溶剂（如水）中提取出来，达到浓缩和提纯的目的。

1. 溶剂萃取技术原理及特点 溶剂萃取法是以分配定律为基础，利用欲分离代谢产物在溶剂中与发酵液中溶解度的差异来实现分离的。溶剂萃取法具有如下优点：①可以分离挥发度相近的物质。②两种流动相便于实现多级连续逆流操作。③两相可变的物理和化学因子多，可以实现多种组分的分离。④操作条件比较温和，可以避免对药物活性和生物大分子活性的破坏。⑤能量消耗低。

2. 溶剂萃取常用设备 溶剂萃取常用设备是混合-澄清器，混合器和澄清器可以单独使用，也可以复合使用。当两种溶液密度差较大时，逆向流动容易，可以采用柱式萃取器，操作时密度大的溶液从上向下流动，密度小的溶液逆流向上流动。

（二）双水相萃取

双水相萃取是向水相中加入溶于水的高分子化合物，如聚乙二醇（PEG）、葡聚糖（dextran，Dex），形成密度不同的两相，有时甚至是多相。因为两相均含有较多的水（一般含70%~80%），故称之为双水相。物质在两相中的选择性分配是疏水键、氢键、离子键等作用力的综合结果。

双水相萃取的优点为：①体系含水量高，不会引起生物活性物质活性的丧失；②可以从含有菌体细胞的发酵液或培养液中直接提取产物，如乳蛋白质或酶等，省略了细胞破碎和过滤等操作；③容易实现工业放大和连续化操作。

双水相萃取所需设备简单，一般用带搅拌的混合罐作为萃取器、通用的离心机分离两相即可。

四、离子交换法

离子交换法是根据发酵产物的酸碱度、极性和分子大小的差异而进行的分离纯化的技术。常用的离子交换剂是离子交换树脂，它表面有许多孔隙。离子交换树脂可分为两个组成部分：一部分是不能移动的高分子基团，构成了树脂的骨架；另一部分是可移动的离子，构成了树脂的活性基团，离子能够在骨架中进出。大多数发酵产物都具有酸性或碱性的功能团，并且在培养液中以离子状态存在。

用离子交换树脂进行分离纯化的大致过程是：当离子交换树脂浸泡在培养液中时，其中的代谢产物首先被吸附或扩散到离子交换树脂表面，然后，从离子交换树脂的表面扩散到内部，并与内部的离子互相交换，被交换出来的离子逐步从离子交换树脂的内部扩散到培养液中去。酸性的代谢产物，则用碱性的离子交换树脂；碱性的代谢产物，通常用酸性的离子交换树脂。交换完毕，再用少量的洗脱剂将代谢产物洗下来。

在发酵工业中，蛋白质、氨基酸、核酸、酶及抗生素常用离子交换树脂法进行分离提纯。这种方法具有成本低、操作方便、提取率高、设备简单等优点。

第七节　应用实例

发酵工程技术在抗生素、维生素、核酸、氨基酸、有机酸、免疫调节剂、酶抑制剂、激素以及其他具有生理活性药物的生产中得到广泛应用。

一、在抗生素生产中的应用

抗生素在目前的制药工业中依然占有举足轻重的地位，其工业生产包括发酵和提取两部分。工艺流程大致如下：菌种的保藏→孢子制备→种子制备→发酵→提取和精制。种子和发酵培养基的常用碳源是葡萄糖、淀粉、蔗糖、油脂、有机酸等，为菌体生长代谢提供能源，为合成菌体细胞和目的产物提供碳元素；有机氮源多用玉米浆、黄豆饼粉、麸质粉、蛋白胨、酵母粉、鱼粉等，硫酸铵、尿素、氨水、硝酸钠、硝酸铵则是常用的无机氮源。另外，培养基中还得添加无机盐、微量元素以及消沫剂，部分抗生素还得加入特殊前体，如青霉素的前体是苯乙酸，大环内酯类抗生素的前体是丙酸盐。发酵过程普遍补加一种碳源、氮源物质，如葡萄糖和硫酸铵。pH 值通过添加氨水进行调节，很多抗生素在发酵中后期添加前体，对提高产量非常有益。抗生素发酵绝大多数为耗氧培养，必须连续通入大量无菌空气，全过程大功率搅拌。发酵液的预处理，一般加絮凝剂沉淀蛋白，过滤去除菌丝体，发酵滤液的提取常用溶媒萃取法、离子交换树脂法、沉淀法、吸附法等提纯浓缩,然后结晶干燥得纯品。下面以青霉素为例对抗生素发酵生产的工艺流程进行具体说明。

(一) 青霉素生产流程

青霉素发酵生产的一般工艺流程如图14-4所示。

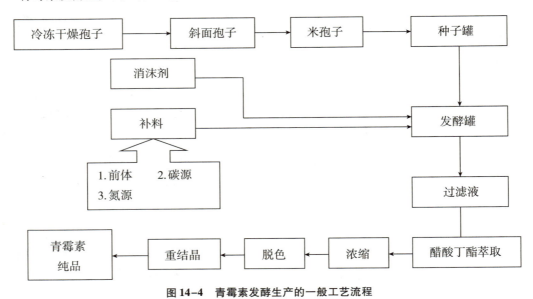

图14-4 青霉素发酵生产的一般工艺流程

(二) 发酵工艺过程

1. 生产孢子的制备 丝状菌的生产菌种保藏在沙土管内。将沙土孢子接入用甘油、葡萄糖、蛋白胨组成的培养基斜面上,经25~26℃培养6~8天,得单菌落,再接入培养基斜面培养7天,长成绿色孢子,制成孢子混悬液,移植到大米固体培养基上,经25℃,相对湿度45%~50%,培养7天,制得大米孢子,真空干燥,保存备用。

球状菌的生产种子是由冷冻管子孢子经混有0.5%~1.0%玉米浆的三角瓶培养原始亲米孢子,然后再移入罗氏瓶培养生产大米孢子(又称生产米),亲米和生产米均为25℃静置培养,需经常观察生长发育情况,在培养到3~4天,大米表面长出明显小集落时要振摇均匀,使菌丝在大米表面能均匀生长,待10天左右形成绿色孢子即可收获。亲米成熟接入生产米后也要经过激烈振荡才可放置恒温培养,生产米的孢子量要求每粒米300万只以上。亲米、生产米子孢子都需保存在5℃冰箱内。

2. 种子罐和发酵罐培养工艺 丝状菌生产时,按一定的接种量移种到含有葡萄糖、玉米浆、尿素为主的种子罐内,26℃培养56小时左右,菌丝浓度达6%~8%,菌丝形态正常,按10%~15%的接种量移入含有花生饼粉、葡萄糖为主的二级种子罐内,27℃培养24小时,菌丝体积10%~12%,形态正常,效价在700U/mL左右便可作为发酵种子移种到含有花生饼粉(高温)、麸质粉、玉米浆、葡萄糖、尿素、硫酸铵、硫酸钠、硫代硫酸钠、磷酸二氢钠、苯乙酰胺及消泡剂、$CaCO_3$为主的发酵罐内,接种量为12%~15%。发酵培养200小时左右,前60小时维持培养基pH6.8~7.2,以后稳定在6.5左右;前60小时培养温度为26℃,60小时后为24℃。

(三) 发酵过程控制

在青霉素的生产中,让培养基中的主要营养物质够维持青霉菌在前40小时生长,而在40

小时后,靠低速连续补加葡萄糖和氮源等,使菌处于半饥饿状态,延长青霉素的合成期,大大提高了产量。所需营养物限量的补加常用来控制营养缺陷型突变菌种,使代谢产物积累到最大。

1. 培养基 青霉素发酵中采用补料分批操作法,对葡萄糖、氨、苯乙酸进行缓慢流加,维持一定的最适浓度。葡萄糖的添加,波动范围较窄,浓度过低使抗生素合成速度减慢或停止,过高则导致呼吸活性下降,甚至引起自溶,葡萄糖浓度调节是根据pH,溶氧或CO_2释放率予以调节。

(1) 碳源 生产菌能利用多种碳源,如乳糖、蔗糖、葡萄糖、阿拉伯糖、甘露糖、淀粉和天然油脂等。由于乳糖能被青霉素产生菌缓慢利用而维持青霉素分泌的有利条件,为青霉素发酵最佳碳源,但因价格较高,工业生产中普遍使用会大大增加生产成本。目前普遍采用淀粉的酶水解产物葡萄糖化液进行流加。

(2) 氮源 玉米浆是最好的,是玉米淀粉生产时的副产品,含有多种氨基酸及其前体苯乙酸和衍生物,但是玉米浆质量不稳定,可用精制棉籽饼粉、麸皮或棉籽饼粉取代,并补加无机氮源(硫酸铵、氨水或尿素)。

(3) 前体 生物合成含有苄基基团的青霉素G时,需在发酵液中加入前体。前体可用苯乙酸、苯乙酰胺等,一次加入量不大于0.1%,并采用少量多次加入,以防止前体对青霉素的毒性。

(4) 无机盐 加入的无机盐主要包括硫、磷、钙、镁、钾、铁等,且用量要适度。另外,由于铁离子对青霉素发酵有毒害作用,必须严格控制铁离子的浓度,一般控制在$30\mu g/mL$。

(5) 添加控制 ①加糖控制,加糖量的控制是根据残糖量及发酵过程中的pH值确定,最好是根据排气中CO_2量及O_2量来控制,一般在残糖降至0.6%左右,pH值上升时开始加糖。②补氮及加前体,补氮是指加硫酸铵、氨水或尿素,使发酵液氨氮控制在0.01%~0.05%;补前体以使发酵液中残存苯乙酰胺浓度为0.05%~0.08%。

2. 温度 青霉素发酵的最适温度随所用菌株的不同可能稍有差别,但一般认为应在25℃左右。温度过高将明显降低发酵产率,同时增加葡萄糖的维持消耗量,降低葡萄糖至青霉素的转化率。对菌丝生长和青霉素合成来说,最适温度不是一样的,一般前者略高于后者,故有的发酵过程在菌丝生长阶段采用较高的温度,以缩短生长时间,到达生产阶段后便适当降低温度,以利于青霉素的合成。

3. pH 青霉素发酵的最适pH值一般认为在6.5左右,有时也可以略高或略低一些,但应尽量避免pH值超过7.0,因为青霉素在碱性条件下不稳定,容易加速其水解。在缓冲能力较弱的培养基中,pH值的变化是葡萄糖添加速度高低的反映。过高的添加速率造成酸性中间产物的积累使pH值降低;过低的加糖速率不足以中和蛋白质代谢产生的氨或其他生理碱性物质,代谢产生的碱性化合物而引起pH值上升。前期pH控制在5.7~6.3,中后期pH控制在6.3~6.6,通过补加氨水进行调节。pH较低时,可加入$CaCO_3$、通氨调节或提高通气量;pH上升时,加糖或天然油脂。

4. 溶氧 对于好氧的青霉素发酵来说,溶氧浓度是影响发酵过程的一个重要因素。当溶氧浓度降到30%饱和度以下时,青霉素产率急剧下降,低于10%饱和度时,则造成不可逆的损害。溶氧浓度过高,说明菌丝生长不良或加糖率过低,造成呼吸强度下降,同样影响生产能力的发挥。溶氧浓度是氧传递和氧消耗的一个动态平衡点,而氧消耗与碳能源消耗成正比,故溶氧浓度也可作为葡萄糖流加控制的一个参考指标。

5. 菌丝浓度 发酵过程中必须控制菌丝浓度不超过临界菌体浓度,从而使氧传递速率与氧消耗速率在某一溶氧水平上达到平衡。青霉素发酵的临界菌体浓度随菌株的呼吸强度(取决于维持因数的大小,维持因数越大,呼吸强度越高)、发酵通气与搅拌能力及发酵的流变学性质而异。呼吸强度低的菌株降低发酵中氧的消耗速率,而通气与搅拌能力强的发酵罐及黏度低的发酵液使发酵中的传氧速率上升,从而提高临界菌体浓度。

6. 菌丝生长速度 实验表明,在葡萄糖限制生长条件下,青霉素的比生产速率与产生菌菌丝的比生长速率之间存在一定关系。当比生长速率低于 0.015/h 时,比生产速率与比生长速率成正比,当比生长速率高于 0.015/h 时,比生产速率与比生长速率无关。因此,要在发酵过程中达到并维持最大比生产速率,必须使比生长速率不低 0.015/h。这一比生长速率称为临界比生长速率。对于分批补料发酵的生产阶段来说,维持 0.015/h 的临界比生长速率意味着每 46 小时就要使菌丝浓度或发酵液体积加倍,这在实际工业生产中是很难实现的。事实上,青霉素工业发酵生产阶段控制的比生长速率要比这一理论临界值低得多,却仍然能达到很高的比生产速率。这是由于工业上采用的补料分批发酵过程不断有部分菌丝自溶,抵消了一部分生长,故虽然表观比生长速率低,但真比生长速率却要高一些。

7. 菌丝形态 长期的菌株改良中,青霉素产生菌在培养中分化为主要呈丝状生长和结球生长两种形态。前者由于所有菌丝体都能充分和发酵液中的基质及氧接触,故一般比生产速率较高;后者则由于发酵液黏度显著降低,使气-液两相间氧的传递速率大大提高,从而允许更多的菌丝生长(即临界菌体浓度较高),发酵罐体积产率甚至高于前者。

在丝状菌发酵中,控制菌丝形态使其保持适当的分支和长度,并避免结球,是获得高产的关键要素之一。而在球状菌发酵中,使菌丝球保持适当大小和松紧,并尽量减少游离菌丝的含量,也是充分发挥其生产能力的关键要素之一。这种形态的控制与糖和氮源的添加状况及速率、搅拌的强度及比生长速率密切相关。

8. 消沫 在发酵过程中会产生大量泡沫,可以用天然油脂如豆油、玉米油等或用化学合成消泡剂来消泡,应当控制其用量,少量多次加入、尤其在发酵前期不宜多用,否则会影响菌体的呼吸。

9. 发酵液质量控制 青霉素的发酵过程控制十分精细,一般 2 小时取样一次,用显微镜观察菌丝形态变化来控制发酵,生产上惯称"镜检"。根据"镜检"中菌丝形态变化和发酵液的 pH、菌浓、残糖、残氮、苯乙酸浓度、青霉素效价等指标调节发酵温度,通过追加糖或补加前体等各种措施来延长发酵时间,以获得最多青霉素。当菌丝中空泡扩大、增多及延伸,并出现个别自溶细胞,这表示菌丝趋向衰老,青霉素分泌逐渐停止,菌丝形态上即将进入自溶期,须迅速停止发酵,立刻放罐,将发酵液迅速送往提纯工段。同时取样做无菌检查,发现染菌立即结束发酵,因为染菌后发酵液 pH 波动大,青霉素在几个小时内就会被全部破坏。

(四) 提取和精制

青霉素游离酸易溶于有机溶剂,而青霉素与碱金属生成的盐易溶于水。工业上利用这一性质,在酸性条件下将青霉素转入有机溶剂中,调节 pH 成碱性,再转入水相,经过反复几次萃取，即可提纯浓缩。

青霉素性质不稳定，发酵液预处理、提取和精制过程应在低温下快速进行，并应使 pH 保持在青霉素稳定的范围，防止降解。

1. 发酵液预处理　青霉素发酵液菌丝体较粗大（10μm），一般采用鼓式真空过滤机过滤，滤渣形成紧密饼状，容易从滤布上刮下。滤液 pH6.2～7.2、蛋白质含量 0.05%～0.2%，这些蛋白质的存在影响后续的各步提取，必须除去。通常用硫酸调节滤液 pH4.5～5.0，加入 0.07% 溴代十五烷吡啶（bromination pentadecane pridine，PPB），同时加入 0.7% 硅藻土作为助滤剂，通过板框式过滤机，得二次滤液。二次滤液澄清透明，可直接进行萃取。青霉素易降解，发酵液及滤液温度应冷至 10℃ 以下，过滤收率一般 90% 左右。

2. 萃取　选择对青霉素分配系数高的有机溶剂，工业上通常用醋酸丁酯和醋酸戊酯。发酵液多采用二次萃取，每次萃取 2～3 次。从发酵液萃取到醋酸丁酯时，pH 选择 1.8～2.0，从醋酸丁酯反萃取到水相时，pH 选择 6.8～7.4，用醋酸丁酯进行反萃取时，为了避免 pH 波动，常采用硫酸盐、碳酸盐缓冲液。反萃取时，因分配系数较大，浓缩倍数可以较高，一般为 3～4。几次萃取后，浓缩 10 倍左右，浓度几乎达到结晶要求，萃取总收率在 85% 左右。第一次醋酸丁酯萃取时，用 10% 硫酸调节 pH2.0～3.0，加入醋酸丁酯，用量为滤液体积的三分之一，反萃取时常用碳酸氢钠溶液调 pH7.0～8.0。在第一次醋酸丁酯萃取时，由于滤液含有大量蛋白，易发生乳化，需加入破乳剂，通常加 0.05mol，25℃ 培养 5～7 天后，0.1%PPB。为减少青霉素降解，整个萃取过程应在低温下进行（10℃ 以下），萃取罐采用冷冻盐水冷却，同时，在保证萃取效率的前提下，尽量缩短操作时间。

3. 脱色　萃取液中添加活性炭，除去色素、热源，过滤，除去活性炭。

4. 结晶　萃取液一般通过结晶提纯，青霉素常见的结晶方法如下：

（1）青霉素钾盐结晶　青霉素钾盐在醋酸丁酯中溶解度很小，在二次醋酸丁酯萃取液中加入醋酸钾-乙醇溶液，青霉素钾盐就结晶析出。然后采用重结晶方法，进一步提高纯度。具体方法是将钾盐溶于 KOH 溶液，调 pH 至中性，加无水丁醇，在真空条件下，共沸蒸馏结晶得纯品。

（2）青霉素钠盐结晶　肌注青霉素钾盐时局部疼痛较明显，其致痛原因是药品中的钾离子，而青霉素钠盐无此副作用。二次醋酸丁酯萃取液再用 0.5mol/L NaOH 萃取，pH6.4～4.8 下得到钠盐水浓缩液。加 2.5 倍体积丁醇，在 16～26℃，在 0.67～1.3kPa 下蒸馏。水和丁醇形成共沸物蒸出，钠盐结晶析出。结晶经过洗涤、干燥后，得到青霉素钠盐。

二、在花生四烯酸生产中的应用

花生四烯酸是二十碳多价不饱和脂肪酸，它具有很多独特的生物活性，是人体必需脂肪酸，与人类的健康密不可分。其主要来源有植物、动物组织、鱼油以及微生物和微藻类等，但花生四烯酸在动物组织中含量低，一般小于 0.2%，来源也有限，而微生物发酵法则为生产花生四烯酸开辟了新途径，近几年已成为国内外研究的热点。

（一）发酵工艺过程

微生物脂肪酸构成的质量和数量都受环境因素的影响，培养基的组成、温度、初始 pH 值和培养时间对大多数微生物的不饱和脂肪酸合成和积累起主要作用。

1. 种子制备　高山被孢霉（Mortierella alpina）经自然分离后，选择生长迅速，产孢子丰富的纯系菌株 N7 为原始出发菌株，经过反复离子注入诱变育种和不断的分离纯化，获得花生四烯酸高产菌株—高山被孢霉 I49-N18 保藏于沙土管内。沙土管菌种接种于试管斜面，25℃培养 5~7 天后，以无菌生理盐水洗下孢子，转接至茄子瓶斜面 28℃培养 7 天，按 5% 接种量接入种子培养基中，种子培养基成分为葡萄糖、蛋白胨、酵母膏、花生饼粉等，pH8.5，28℃培养 48 小时。挑选生长旺盛、菌丝球分散均匀的种子瓶用于接种。

2. 种子罐和发酵罐培养工艺

（1）种子罐发酵培养　即一级种子的制备，目的是扩大摇瓶种子的菌丝量。培养基成分为葡萄糖、蛋白胨、酵母粉、花生饼粉、消泡剂，用液碱调节 pH 至 8.5 依次投入种罐后进行实罐灭菌。由空气分布管、压出管、取样管三路进气，排气口、接种口排气，将培养基加热，待罐压升至 0.08~0.1MPa，罐温升至 118~121℃ 后保持 30 分钟，灭菌结束后进空气，开夹层水冷却，使温度降至 28℃±1℃，采用火圈法进行接种。接种后开始搅拌，送进无菌空气。为避免搅拌器将生长的菌丝打碎，影响菌体积累，搅拌 2 小时即停，而从罐底通入的空气也能起到一定的搅拌作用。发酵过程中，维持罐压在 0.03MPa，罐温在 28℃ 每 8 小时取样，测定 pH、还原糖、氨基氮等参数，观察菌丝浓度、菌丝阶段和无菌情况。培养 48 小时后，经检查无杂菌，合乎质量要求后分别压入繁殖罐。

（2）繁殖罐发酵培养　即二级种子的制备，目的在于进一步扩大种子的菌丝量，以满足发酵过程中的种子量。培养基成分为葡萄糖、蛋白胨、酵母粉、花生粉、消泡剂，搅拌均匀后用液碱调节 pH 至 8.5。送入种罐后进行实罐灭菌、冷却。接种前用蒸汽消毒接种管道 1 小时，利用压差将小罐种子压入中罐继续发酵。每 8 小时取样，测定 pH、还原糖、氨基氮等参数，观察菌丝浓度、菌丝阶段和无菌情况。48 小时后，中间体合乎质量要求时，经检查无杂菌，将二级种子移入主发酵罐。

（3）主发酵罐发酵生产　主发酵罐培养是花生四烯酸产生菌合成、积累氨基酸的过程发酵过程中适时适量补入碳源和水分，兼以调节发酵过程中适宜的 pH 值。培养基成分为葡萄糖、蛋白胨、酵母粉、花生粉、消泡剂，用液碱调节 pH 值至 8.5。仍采用实罐灭菌。接种前 1 小时消毒接种管道，保持压力 0.3MPa，将繁殖罐内的二级种子压入主发酵罐继续培养，进空气，维持罐压在 0.02MPa。发酵过程中，每 8 小时取样，测定 pH、还原糖、氨基氮、菌丝浓度、菌丝阶段和无菌情况等参数的变化，每 24 小时取样，测定生物量、油脂量和花生四烯酸含量的变化情况。

（二）发酵过程控制

微生物生长需要的营养成分包括碳源、氮源、无机盐、生长因子和水分。其中，碳源和氮源是最主要的两种营养成分。

1. 培养基中的碳源　微生物高产油脂的一个关键因素就是培养基中碳源充足而其他营养成分缺乏，在这种状况下，微生物菌株主要将过量的碳水化合物转化为脂类。葡萄糖是高山被孢霉 I49-N18 发酵生产花生四烯酸的最佳碳源，它既能得到最高的菌体得率又能获得较高的花生四烯酸得率。麦芽糖和淀粉也能得到较高的生物量，但菌丝体中的脂类和花生四烯酸含量较低，蔗糖和甘油作为碳源，则不利于菌体的生长和油脂及花生四烯酸的积累。

2. 培养基中的氮源　氮源的作用是促进细胞的生长，在严重缺氮的条件下，可观察到细胞内脂类的积累。酵母膏（粉）、花生饼粉和蛋白胨是高山被孢霉 I49-N18 生长和产酸的有效氮源，而牛肉膏和几乎所有的无机氮源都不利于花生四烯酸的获得。

3. 温度 培养温度对真菌产油脂有着极其重要的影响。在低温环境下能增加真菌的不饱和脂肪酸的合成，但温度低于 20℃ 不利于菌体生长，发酵周期要相对延长，且带来了高能耗，从而提高了生产成本。高山被孢霉 I49-N18 在 28℃ 时生长最适宜，而 25℃ 则最有利花生四烯酸的合成。

4. pH 真菌在合成油脂过程中，对环境 pH 值有着严格的要求，不同种类的产油真菌，其最佳产油 pH 值也不相同。高山被孢霉 I49-N18 在起始 pH 值为 8.0 时，生物量和菌体油脂含量达到最大值，而花生四烯酸的含量则在 pH8.5 时最高。但从 AA 在发酵液中的获得率的角度来看，pH8.5 时最高。

5. 工艺优化 微生物油脂的过程分为两个阶段，即细胞增殖阶段和产油阶段。这两个阶段所用培养基的 C/N 比有所不同，细胞增殖期要求氮源营养相对偏高，以获取足够量的菌体细胞，而产油期则是在获取足量菌体细胞后，改变培养基 C/N 比，增加碳源营养物质，为产油真菌大量积累油脂创造良好条件。因此，在主发酵中必须进行碳源的分批补料。发酵初期，氮源促进菌体的生长，发酵液中氮源的量应刚好满足菌体繁殖所需，在达到一定的菌体量后，应使发酵液中的氮源处于较低的水平，同时维持适当含量的碳源（葡萄糖）作为脂肪酸合成的原料，以提高菌体含油量。发酵培养时，先加入 5% 的葡萄糖，而余下的 3% 则在发酵过程中结合残糖的测定结果，分批补入。同时研究发现，限定发酵的 pH 值，维持高的通氧量，或两者结合可以缓解生长抑制。在高营养物浓度、低 pH 值（pH6~6.5）下进行的高山被孢霉发酵可促进菌体生长；同时提高油脂产量；但是，在这种条件下产出的微生物油脂，其中的花生四烯酸含量较低。相反，高 pH 值（pH7~7.5）可提高油脂中的花生四烯酸含量，但生长情况较差。因此，在主发酵中，采用限定 pH 值方法，即 pH 值在发酵的早期较低而在后期较高；罐压则在发酵早期较高（0.03MPa）而后期较低（0.01MPa）。早期包括对数生长期，该阶段中营养物代谢迅速；稳定期，此时细胞分裂被抑制，通常是由于一种或多种营养物质不足，而富含花生四烯酸的油脂的产生得以加强。可以在发酵过程中分两次或多次通过加入液碱调节 pH 值水平来进行限定，即将灭菌后的初始 pH 设定为 5.5，用液碱维持 pH5.5，第 72 小时，以每小时约 0.1pH 的速度缓慢地将 pH 升至 6.5，在必要时添加 H_2SO_4 维持 pH 低于 7.2。

6. 干燥 发酵菌体经检验符合质量要求后即可放罐、收获湿菌体。接下来是先将湿菌体进行干燥。但由于培养基中还含有残余糖分、花生饼粉、蛋白胨和酵母粉等有色物质，在干燥过程中易产生褐化、发黏等现象，加深菌体乃至菌油的色泽、所以发酵液中的菌体必须先经过充分水洗，然后进行板框压滤，制成菌丝饼，再将收获的湿菌体经流化床 70℃ 进行干燥。

7. 浸出法制油 油料的浸出可视为固-液萃取，它是利用溶剂对不同物质具有不同溶解度的性质，将固体物料中有关组分加以分离的过程。在浸出时，油料用溶剂处理，其中易溶解的组分（主要是油脂）就溶解于溶剂。浸出取油过程一般可分为五个基本工序：浸出前料胚的制备；溶剂浸出；从所得的萃取液（混合油）中将溶剂与油分离；从浸出后的物料（粕）中蒸发溶剂；溶剂的回收。

采用丁烷和丙烷混合溶剂对花生四烯酸油脂进行提取。经过流化床的干燥菌体（含水量约为10%），直接进入浸出工艺，浸出时温度在30~40℃，经过三次浸出后，湿粕含溶在30%左右，这时接通压缩机，将液化烃汽化，最后微量溶剂在真空条件下，加热到45℃，脱溶30分钟，即可达到成品油的质量标准。

8. 油脂精炼　通过菌体浸泡浸提出来的毛油，其中的某些杂质会影响油脂的安全贮藏，降低油脂的品质和使用价值。但是，并不是所有的杂质都是有害的，如生育酚和甾醇都是营养价值很高的物质，应尽量保存。因此，精炼的目的是根据不同的用途和要求，除去油脂中的有害成分，并尽量减少中性油和有益成分的损失。

目前在生产中采用的是化学精炼工艺。一般包括去除悬浮杂质、脱胶、脱酸、脱水、脱色和脱臭等几个步骤。首先经过离心的毛油进入水化罐进行低温超级脱胶，达到要求后将水化油泵入中和罐进行中温碱炼，离心除去皂化物后再水洗中和油，脱色之前要先进行脱水，这样不仅可以提高吸附剂的吸附能力，还可使油脂澄清透亮。减压脱水、脱色后，添加0.5%的柠檬酸作为螯合剂，再在高真空的环境下进行高温除臭。这样处理后的产品基本可以达到企业标准。采用该工艺已获得多批花生四烯酸成品油。

（1）去除悬浮杂质　浸出制得的花生四烯酸毛油会含有一定数量的固体悬浮物，主要包括饼渣、粕屑和纤维等。它们与油中的磷脂、色素、灰分等物质形成结合状或乳化状结构，使毛油在输送、贮存和后续精炼过程中发生困难，并直接影响精炼油的质量和得率。可通过澄油箱或板框压滤机将这些杂质分离出来。

（2）脱胶　脱除毛油中胶溶杂质的工艺过程称为脱胶，毛油中的胶质主要是磷脂。磷脂等胶质在油脂的精炼过程中会产生一系列不良的影响，导致成品油质量下降，因此必须先将胶质除去。在碱炼前先除胶质，可以减少中性油的损耗，提高碱炼油质量，可以节约用碱量，并能获得有价值的副产品——磷脂。脱胶的方法很多，油脂工艺中普遍应用水化脱胶、酸炼脱胶和碱炼脱胶等。其中最常用、最温和的是水化脱胶。利用磷脂等胶溶性杂质的亲水性，把一定数量的水或电解质稀溶液在搅拌下加入毛油中，使毛油中的水溶性杂质吸水膨胀，凝聚沉淀而与油脂分离的一种精炼方法即被称为水化脱胶。在这个过程中，能被凝聚沉降的物质以磷脂为主，另外还有与磷脂结合在一起的蛋白质、黏液物和微量金属离子等。

（3）脱酸　脱除毛油中游离脂肪酸的过程称为脱酸。脱酸是整个精炼过程中最为关键的阶段，因为这个阶段可能是导致中性油损失最高的一步，而且对精炼成品的最终质量影响也很大。脱酸的方法很多，在工业生产上应用最广泛的是碱炼法。碱炼是采用碱来中和游离脂肪酸，使脂肪酸生成肥皂而从油中分离析出。不仅可以降低酸价，同时肥皂具有很好的吸附作用，它能吸附相当数量的色素、蛋白质、黏液及其他杂质，甚至悬浮的固体杂质也可被絮状肥皂夹带，一起从油中分离。

碱炼的过程比较复杂，为了获得良好的碱炼效果，必须有适当的碱量、碱液浓度、合适的温度、搅拌速度、控制油和碱接触的时间等。碱主要是与游离脂肪酸反应，与游离脂肪酸作用所需要的碱量，可通过计算求得通常称其为理论碱。此外碱还会与中性油及其他一些杂质作用，还有一些无形损耗须另外补充一些碱，这部分补充的碱称为超量碱。超量碱与毛油的品种、颜色杂质含量及成品油的品质有关，超量碱越多，油的色泽越浅，但不能无限制添加超碱量，因为肥皂在带去色素的同时，也带去大部分中性油，使碱炼炼耗增大，成本升高。总之，要对超碱量灵活掌握，一般控制在油量的 0.5% 以下。在实际操作中根据毛油的酸价和色泽，采用"以酸定碱"和"以色定碱"相结合的方法。浓碱脱色能力强，但碱液过浓，油碱接触不好，增加中性油皂化。而碱液过稀，则易发生乳化。一般低酸价、颜色浅用低浓度理论碱量，高酸价、颜色深用高浓度理论碱量。

碱炼后的油一般需要经过水洗，使油呈中性。水洗时根据油皂分离的情况，第一遍最好采用稀盐水（2% W/W）进行水洗，用水量为油重 15%（W/W）左右，再用软水洗 1~2 遍，进行搅拌，以使水洗完全。每次停止搅拌后静置 2 小时，待油水分离后，放出下层水溶液。水温要与油温大致相同，或略高于油温。若相差悬殊，则易产生乳化。

水洗后的油中含有少量水分，不经干燥会影响后面的脱色工艺和油的透明度，且难以长期贮存，因此要先泵入脱色罐内进行真空干燥脱水，温度一般为 85~100℃，真空残压为 4kPa~7kPa，大约 20 分钟。检验油中水分是否除尽，可用试管取样置于冷水中冷却，油色透明即表示合格。干燥后的油冷却至 70℃ 以下即可进行脱色。

（4）脱臭　脱除包括溶剂在内的所有气味称为脱臭。纯净的甘油三酸酯是没有气味的，但用不同方法制取的天然油脂都具有不同程度的特殊气味，有些是天然的，有些则是在制油、加工过程中产生的。油脂由于含有大量的多不饱和脂肪酸，很容易被氧化，最终分解成醛酮等低分子化合物，而使油呈较难被接受的腥味，影响食用，因此必须进行脱臭。脱臭方法很多，有真空蒸汽脱臭法、气体吹入法、加氢法和聚合法等。目前应用最广、效果最好的是真空蒸汽脱臭法。这种方法是利用油脂内的臭味物质和甘油三酯的挥发度有很大的差异，而在高温高真空下借助水蒸气蒸馏脱除臭味物质的工艺过程。

三、在维生素生产中的应用

维生素是维持人体生命活动必需的一类有机物质，也是保持人体健康的重要活性物质。维生素在体内的含量很少，但在人体生长、代谢、发育过程中发挥着重要的作用。各种维生素的化学结构以及性质虽然不同，但它们却有着以下共同点：①维生素均以维生素原的形式存在于食物中；②维生素不是构成机体组织和细胞的组成成分，它也不会产生能量，它的作用主要是参与机体代谢的调节；③大多数的维生素，机体不能合成或合成量不足，不能满足机体的需要，必须从食物中获得；④人体对维生素的需要量很小，但一旦缺乏就会引发相应的维生素缺乏症，对人体健康造成损害。

植物一般有合成维生素的能力，微生物合成维生素的能力随其种属不同有很大差别。有些菌种能合成维生素，有些种属需要加入维生素的中间体才能合成维生素。酵母菌能合成维生素的整体，但一旦外界提供维生素，则会促进酵母菌的生长。霉菌有合成大部分维生素的能力。目前，可以用发酵方法生产的维生素有维生素 C、B_2、B_{12}、麦角甾醇等。

维生素 C 是目前世界上产销量最大，应用范围最广的维生素产品。工业上生产维生素 C 采用二步发酵法，此法是在 1975 年由中国科学院上海生物技术研究所研究出来的，属我国首创。发酵法生产维生素 C 可以分为发酵、提取和转化三大步骤。即以山梨醇、酵母膏、玉米浆、碳酸钠、甲醇、硫酸等为原辅料先从 D-山梨醇发酵，提取出维生素 C 前体 2-酮基-L-古龙酸，再用化学法转化为维生素 C。维生素 C 发酵工艺流程图如 14-5 所示。

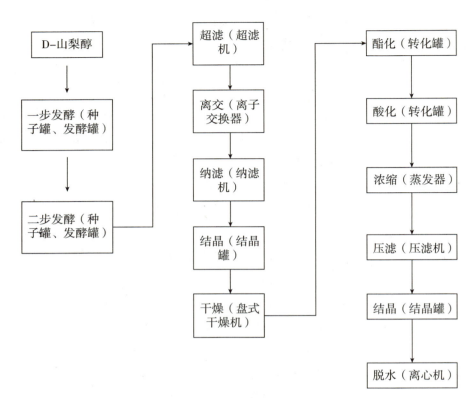

图14-5 维生素C发酵工艺流程图

第一步发酵：黑醋酸菌（*Acetobacter suboxydans*）经种子扩大培养，接入发酵罐，种子和发酵培养基主要包括山梨醇、玉米浆、酵母膏、碳酸钙等成分，pH5.0~5.2。醇浓度控制在24%~27%，培养温度29~30℃，发酵结束后，发酵液经低温灭菌，移入第二步发酵罐做原料。D-山梨醇转化为L-山梨糖的生物转化率达98%以上。

第二步发酵：氧化葡萄糖酸杆菌（*Gluconobacter oxydans*，小菌）和巨大芽孢杆菌（*Bacillus megdteriurn*，大菌）混合培养。生产维生素C的发酵罐均在100m^3以上，瘦长型，无机械搅拌，采用气升式搅拌。种子和发酵培养基的成分类似，主要有L-山梨糖、玉米浆、尿素、碳酸钙、磷酸二氢钾等，pH值为7.0。大、小菌经二级种子扩大培养，接入含有第一步发酵液的发酵罐中，29~30℃下通入大量无菌空气搅拌，培养72小时左右结束发酵，L-山梨糖生成2-酮基-L-古龙酸的转化率可达70%~85%。

2-酮基-L-古龙酸的分离提纯：经二步发酵法两次发酵以后，发酵液中仅含8%左右的2-酮基-L-古龙酸，且残留菌丝体、蛋白质和悬浮的固体颗粒等杂质，常采用加热沉淀法、化学凝聚法、超滤法分离提纯。传统工艺是加热沉淀法，发酵液经静置沉降后通过732氢型离子交换树脂柱，调节pH至蛋白质等电点，并加热使蛋白质凝固，然后用高速离心机分离出菌丝、蛋白和微粒，上清液再次通过阳离子交换柱，酸化2-酮基-L-古龙酸的水溶液，浓缩结晶后得到2-酮基-L-古龙酸。

2-酮基-L-古龙酸的化学转化：将维生素C前体2-酮基-L-古龙酸转化为维生素C，常采用碱转化法。2-酮基-L-古龙酸在甲醇中用浓硫酸催化酯化生成2-酮基-L-古龙酸甲酯，加$NaHCO_3$转化生成维生素C钠盐，经氢型离子交换树脂酸化得到粗品维生素C。粗品经结晶精制得维生素C成品。

四、在基因工程制药生产中的应用

基因工程菌生长培养基成分包括碳源、氮源、无机盐、生长因子和选择剂等 5 种营养要素。

（一）基因工程菌发酵培养基组成与控制

基因工程菌可利用的碳源与宿主菌相似，包括糖类、有机酸、脂类和蛋白质类。大肠杆菌能利用蛋白胨、酵母粉等蛋白质的降解物作为碳源，酵母只能利用葡萄糖、半乳糖等单糖类物质。在大肠杆菌等以蛋白胨为碳源的基因工程菌发酵中，添加低浓度的单糖（如葡萄糖、果糖、半乳糖）和双糖（如蔗糖、乳糖、麦芽糖）及其他有机物（如甘油等）对菌体生长具有一定的促进作用。低浓度葡萄糖的添加可以有效提高菌体的生长速率，但浓度稍高后就表现出底物抑制作用。另外葡萄糖的优先利用会造成培养基的酸化，在发酵控制中是一个值得注意的问题。

氮源为包括氨基酸和蛋白质、核苷和核酸及其他含氮物质。基因工程菌可直接很好地吸收利用铵盐，一般不能利用硝态氮，几乎都能利用有机氮源。不同工程菌对氮源利用能力差异很大，具有很高的选择性。有机氮源的利用程度与细胞是否产生分泌相应的降解酶有关。如果能分泌蛋白酶将蛋白胨等降解，就能吸收利用有机氮源。大肠杆菌、酵母等能利用大分子有机氮源，常用蛋白胨、酵母粉等作为培养基的成分。

无机盐包括磷、硫、钾、钙、镁、钠等大量元素和铁、铜、锌、锰、钼等微量元素的盐离子形态，为基因工程菌生长提供必需的矿物质。

基因工程菌往往是具有营养缺陷或携带选择性标记基因，这些特性保证了基因工程菌的纯正性和质粒的稳定性。选择标记有两类，营养缺陷互补标记和抗生素抗性选择标记。基因工程菌中大肠杆菌、芽孢杆菌、链霉菌、真菌含有抗生素抗性基因，常用卡那霉素、氨苄青霉素、氯霉素、博来霉素等抗生素作为选择剂（selective agent），基因工程酵母菌常用氨基酸营养缺陷型，如亮氨酸、组氨酸、赖氨酸、色氨酸等，因此在培养基必需添加相应的成分。

对于诱导表达型的基因工程菌，在细胞生长到一定阶段，必需添加诱导物（induces），以解除目标基因的抑制状态，活化基因，进行转录和翻译，生成产物。使用 Lac 启动子的表达系统，在基因表达阶段需要异丙基-β-D-硫代半乳糖苷（isopropyl-beta D thiogalactopyranoside，IPTG）诱导，一般使用浓度为 $0.1 \sim 2.0$ mmol/L。对于甲基营养型酵母，需要加入甲醇进行诱导。因此诱导物成为产物表达必不可少的。

复合培养基营养较丰富，质粒稳定性一般高于合成培养基。合成培养基中基因工程菌和宿主菌的比生长速率有差异，在复合培养基中，还存在质粒丢失概率的差异。培养基中添加酵母提取物和谷氨酸等有利于提高质粒稳定性。限制性基质对基因工程菌的比生长速率有不同影响。一般而言，大肠杆菌对葡萄糖和磷酸盐限制易发生质粒不稳定，有一些质粒对氮源、钾、硫等表现不稳定。对于酵母，极限培养基比丰富培养基更有利于维持质粒稳定性。

（二）基因工程菌发酵环境条件与控制

基因工程菌的生长离不开环境条件，生长发育的进程是营养要素和环境条件的综合结果。环境作为外部因素，对生长具有重要作用，往往可以改变生长状态、代谢过程及其强度。通过稳定生长期的环境因素保证营养生长适度进行，然后调节环境条件如降低或升高温度，保证产物的最大合成和释放。

1. 温度　不同微生物对温度点和范围的需求是不同的，大肠杆菌和酿酒酵母生长的最低温度为10℃，大肠杆菌生长的最适温度为37℃，最高温度为45℃。酿酒酵母生长的最适温度为30℃，最高温度为40℃。

基因工程菌生长的最适温度往往与发酵温度不一致，这是因为发酵过程中，不仅要考虑生长速率，还有考虑发酵速率、产物生产速率等因素。

外源蛋白表达时，在较高温度下表达包涵体的菌种，常常在较低温度下有利于表达可溶性蛋白质。对于温度以诱导的大肠杆菌表达系统，在生长期维持37℃，在产物生产期要提高温度，一般为42℃，启动外源基因转录、翻译等过程，实现产物的最大限度表达。对于热敏感的蛋白质，生产期可采用先高温诱导，然后降低温度，进行变温表达，避免蛋白质不稳定性降解。

对于大多数的基因工程菌，在一定温度范围内，随温度升高，质粒的稳定性在下降。对于大肠杆菌往往在30℃左右质粒稳定性最好。对于采用温敏启动子控制的质粒，大肠杆菌由30℃升高到42℃诱导外源基因表达目标产物时，经常伴随质粒的丢失。为此，可以建立基于温度变化的分步连续培养，在第一个反应器中，30℃下进行生长培养，增加质粒稳定性，然后流入第二个反应器中，在42℃下进行诱导产物表达。可见温度的控制相当重要，必须选择适当的诱导时期和适宜的诱导温度。

2. 溶解氧　基因工程菌都是好氧微生物，细胞内的其他一些反应也需要氧参与。无氧呼吸会导致大量的能量消耗，同时产生有机酸，对细胞生长极为不利，甚至有毒害。因此，发酵过程中保证充分的供氧显得十分重要。

当溶氧强度在非选择性培养基中呈周期变化时，连续培养酵母的质粒稳定性强烈依赖于生长速率，在较低生长速率下完全稳定。提高氧压力或增加氧浓度能引起细胞内氧化性胁迫，而过渡或稳定阶段缺氧条件使产物生成和质粒稳定性受到限制。通入纯氧，可增加质粒稳定性，可能是由于菌体生长速率下降所致。搅拌速率能影响细胞生长和产物合成，搅拌强度明显影响质粒丢失速率，质粒稳定性都随搅拌强度提高而下降，温和的搅拌速率有利于保持质粒的稳定性。在搅拌罐发酵时，质粒拷贝数通常低于摇瓶培养。搅拌罐中通气较好，生长速率较高，有利于质粒的复制。低溶解氧环境中，质粒稳定性差，可能是氧限制了能量的供应。

3. pH值　pH值对基因工程菌的生长有重要影响。环境的pH直接影响细胞膜和营养物质的电荷状态，也影响胞外酶的活性，从而改变细胞对营养物质的吸收和转运，进而影响细胞的生长。不同生物的最适pH是不同的，细菌喜欢偏碱性环境，如大肠杆菌适宜pH为6.5~7.5。酵母的适宜pH为5.0~6.0，pH高于10.0和低于3.0不能生长。基因工程菌发酵培养过程常常产酸，使环境pH不断下降，所以生产中要采用有效措施控制pH的变化。

与常规微生物发酵相似，基因工程菌的生长和生产期的pH值往往不同，基因工程菌的生长和质粒稳定性的最适pH值也不一致。了解发酵过程中各个阶段的适宜pH以后，需要进一步设法控制pH在合适的范围内。

（三）发酵终点控制

在质粒载体的基础上，在多克隆位点处插入外源基因构成表达载体。外源基因表达盒由启动子、目标功能基因和终止子组成。使用在上游或下游有运载蛋白基因、信号蛋白基因、标签寡肽等的载体，与目标基因融合，构成融合载体，有利于增加溶解性、防止产物的降解、定向分泌和亲和纯化。启动子是最关键的元件，它决定着表达的类型和产量。对于大肠杆菌为宿主菌时，最常见的启动子有 Lac、tac、T7 启动子、PL、PR 启动子等。

基因工程菌生产一般是诱导性表达产物，要根据目标基因产物的表达模式而定。对于 Lac、tac、T7 等化学诱导型启动子，PL、PR 等温度诱导型启动子，掌握适宜的时间进行诱导是非常重要的。通常采用两段培养发酵，一般在菌体生长的对数期或稍后一些，进行添加诱导物或升高温度，诱导目标基因开始转录，翻译合成产物。诱导物的浓度及其发酵温度会影响产物的表达量，甚至是产物的存在形式，在生产中应严格控制。对于高表达的包涵体蛋白质，适当降低温度，对包涵体的形成可能起改善作用。对于容易被降解的蛋白质产物，表达阶段降低温度也是有益的和值得使用的。

第十五章 制药工艺的放大

制药工艺的研究一般可分为实验室工艺研究（又称小试）、中试放大研究以及工业化生产三个阶段。

当药物工艺研究的实验室阶段任务完成后，一般都需要经过一个将小型试验规模放大50～100倍的中试放大（或称中间试验阶段），以便进一步研究在一定规模的装置设备中各步化学反应条件变化的规律，并解决小型实验所无法解决或未发现的问题。虽然化学反应的本质不会因小型实验、中试放大和大规模生产的不同而改变，但各步化学反应的最佳工艺条件，随试验规模和设备等外部条件的不同则有可能改变。如果把实验室玻璃仪器条件下所获得的最佳工艺条件原封不动地搬到工业生产中去，有时会影响收率和质量，或者发生溢料或爆炸等不良后果，甚至会使产品一无所得。

中试放大研究的任务是一方面验证和完善实验室工艺研究所确定的反应条件，另一方面研究确定工业化生产所需设备的结构、材质、安装以及车间布局等。同时，中试放大也为临床前的药学和药理毒理学研究以及临床试验提供一定数量的药品。通过中试放大，不仅可以得到先进、合理的生产工艺，且可获得较为确切的消耗定额，为物料衡算、能量平衡、设备设计以及生产管理提供必要的数据。因此，搞好中试放大研究是十分重要的。

在中试放大研究的基础上制定生产工艺规程，也就是把生产工艺过程的各项内容归纳形成文件。中试放大和生产工艺规程是互相衔接、不可分割的两个部分。

第一节 实验室研究与工业化生产的区别

一般来说，新药开发的成果首先是在实验室完成的，但实验室研究结果只能说明其设计方案的可行性，一般来说，不经过中试放大，则不能直接用于工业化生产。实验室研究与工业化生产有许多显著的不同之处，下面简单介绍制药工艺研究在实验室研究、中试放大研究以及工业化生产三个阶段的具体分工。

一、实验室研究阶段

实验室中主要应用小型玻璃仪器和小量原料，操作简便，热量的取得和散失比较容易，根本不存在物料输送、设备腐蚀、搅拌器型式等工艺技术问题。同时，实验室往往采用化学纯（chemically pure，CP）级、甚至分析纯级（analytically pure，AR）试剂，杂质受到较严格控制。

实验室研究进行到什么阶段才能开展中试放大，很难有一个统一标准，但至少应该具备下列条件：实验室小试收率稳定，质量可靠；操作条件已经确定，产品、中间体及原料的分析方法已经制定；某些设备、管道材质的耐腐蚀试验已经进行，并能提出所需的一般设备；进行过物料衡算，"三废"问题已有初步的处理方法；已提出所需原料的规格和单耗数量；已提出安全生产要求等。

本阶段的任务是通过实验找出科学合理的合成路线和最佳的反应条件，为放大研究提供技术资料。

二、中试放大阶段

中试车间是大型工厂的雏形。中试时，通常采用金属或玻璃制造的小型工业器械，应用工业级原料按照实验室最佳工艺条件进行操作。经过一系列的实验研究之后，可以核对、校正和补充实验室获得的数据。

中试放大采用的装置，可以根据反应条件和操作方法等进行选择或设计，并按照工艺流程进行安装。中试放大也可以在适应性很强的多功能车间中进行。这种车间一般拥有各种规格的中小型反应罐和后处理设备。各个反应罐不仅配备搅拌器，可通蒸汽、冷却水或冷冻盐水的各种配管，而且还附有蒸馏装置，可以进行回流（部分回流）反应，边反应边分馏，以及减压分馏等。有的反应罐还配有中小型离心机等，液体过滤一般采用小型移动式压滤器。总之，能够适应一般化学反应的各种不同反应条件。此外，高压反应、氢化反应、硝化反应、烃化反应、酯化反应和格氏反应等以及有机溶剂的回收和分馏精制也都有通用性设备。这种多功能车间适合多种产品的中试放大，进行新药样品的制备或进行多品种的小批量生产。在这种多功能车间中进行中试放大或生产试制，不需要按生产流程来布置生产设备，人们根据工艺过程的需要来选用反应设备。

本阶段的目的就是要设法解决"小样放大"时遇到的各种工艺问题，为工程设计提供必要的工程数据和技术经济资料，同时培养一批符合要求的技术人员。

三、工业化生产阶段

中试放大的结果证实了工业化生产的可能性以后，根据市场的容量和经济指标的预测，进行工厂新建（或扩建）设计。在设计、建厂、设备安装完成以后，进入试车阶段，如果一切顺利的话，即可进行正式生产。正式生产以后，工艺研究还需要继续进行，这是因为：正式生产以后，生产工艺上会继续发现许多以前没有发现的问题；中间体和产品的收率和质量，要求不断提高；随着原料供应和新工艺、新技术的发展，常常迫使车间采用新原料、新工艺或新设备，于是要重新研究工艺过程和反应条件；副产品和"三废"的回收、综合利用及后处理问题在中试研究阶段是不可能全部解决的。

从以上三个阶段的具体分工可以看出，实验室研究与工业化生产有着显著区别。从实验室小型研究到工业化规模生产的过渡中，许多因素对化学反应过程和有关单元操作有从量变到质变的影响。因此，结合实际情况做好两者间的衔接工作十分重要。

例如，实验室往往采用化学纯级、分析纯级试剂，杂质受到较严格控制，但工业化生产不可能使用试剂级原料。工业级原料中混入的微量杂质，可能造成催化剂中毒，或者催化副反应，也可能影响产品的品质。如果将实验室技术直接用于工厂生产，因原料来源不同，导致失败的例子屡见不鲜。新药合成工艺开发研究的深入阶段，应该采用易获得的工业原料来重复实验。研究人员要对采购的原料进行检测，结合工艺研究制定原材料质控标准。杂质影响显著时，要提出可靠的原材料精制方法。研究人员还必须考虑经济原因。开发研究伊始，就应注重在保证反应性能的前提下，选择廉价的原材料（例如，选用铁粉加稀酸作为还原剂，要比使用四氢铝锂等实验室还原剂便宜得多），这样才能保证开发工作有市场竞争力。

又如，当大量的物料在较粗直径管道中输送时，其流动状态不同于实验室。化学反应器放大后，物料流动状态非理想化对化学反应影响非常大。仅从传热现象来说，实验室小型设备具有较大的表面积/体积比，直径小，即使是放热反应，热量仍易通过表面传导或辐射等形式导出，往往还需要靠外加热来维持反应所需的温度。而设备增大后，参加反应物料体积的增大比传热表面积的增加要大许多，故反应热不易仅靠反应器表面来导出。因此，在小试研究时还需加热的放热反应，到了中试和工业化生产时可能必须采取合适的散热手段，如果解决不当，反应热不能及时散出，会产生"飞温"现象，使反应失控，甚至有发生爆炸的危险。在防腐选材、设备选型上，工业化生产面临的问题也远比实验室复杂。

工业生产阶段应用大型设备，处理大量物料，物料输送、设备腐蚀、搅拌器效率等问题必须妥善解决，加热和冷却问题也必须根据需要有效控制，否则，将直接影响到中间体或成品的收率和纯度。

总之，实验室初步工作完成之后，要结合工业化的具体情况，针对所完成工作与工业化现实的不同点，逐步开展深入研究，进行小型工业模拟实验和中试放大试验，取得工业生产所需的资料和数据，为工程设计和工业化生产奠定基础。

表 15-1 实验室研究和工业化生产的不同点

比较内容	实验室研究	工业化生产
目的	迅速打通合成路线，确定可行方案	生产大量合格产品，获得经济效益
规模	尽量小，通常按克计	尽可能大，由市场决定，按千克或吨计
总体行为	方便、省事、不算经济账	实用，强调经济指标
原料	多用试剂级，含量在95%以上，且对杂质含量有严格要求	工业级原料，含量相对较低，杂质指标不明确，不严格
基本状态	物料少，设备小，流速低，趋于理想状态	物料量大，设备大，流速高，非理想化
反应温度及热效应	热效应小，体系热容小，易控制。往往在较恒定的温度下进行反应	热效应大，体系热熔大，不易控制，很难达到恒温，有温度波动、温度梯度
操作方式	多为间歇式反应	倾向采用连续化，提高生产能力
设备条件	玻璃仪器多为常压，可采用无水、无氧等特殊操作	多在金属和非金属设备中进行，要考虑选材和选型，希望在正常条件下进行
物料	很少考虑回收，利用率低，很少研究副反应、副产物	因经济和连续化以及单程转化率等原因，必须考虑物料回收、循环使用以及副产品联产等问题
三废	往往只要求减少量，很少处理	因三废排量大，必须考虑处理方法，三废经处理后达标排放
能源	很少考虑	要考虑能源的综合利用

第二节 放大实验的基本概念与方法

常用的中试放大方法主要有经验放大法、相似放大法和数学模拟放大法。经验放大法主要凭借经验逐级放大（实验装置、中间装置、中型装置、大型装置），摸索反应器的特征。此种方法是制药工艺研究和药物合成科研中采用的主要方法；相似放大法主要应用相似理论进行放大，此法有一定局限性，一般只适用于物理过程放大，而不宜用于化学反应过程放大；数学模拟放大法应用计算机技术放大，是今后中试放大的发展方向。

此外，随着化学反应工程理论的不断发展，近年来形成了化学反应工程理论指导放大法。此法主要使用停留时间分布来描述连续式反应器的传递特征，从本质上解决了反应器放大的难题。

一、经验放大法

放大过程缺乏依据时，只能依靠小规模试验成功的方法和实测数据，结合开发者的经验，不断适当加大实验的规模，修正前一次试验的参数，摸索化学反应过程和化学反应器的规律。这种放大方法，称为经验放大法（亦称逐级经验放大法）。

经验放大法根据空时得率相等的原则进行，即虽然反应规模不同，但单位时间、单位体积反应器所生产的产品量（或处理的原料量）是相同的。通过物料衡算，求出为完成规定的生产任务所需处理的原料量后，得到空时得率的经验数据，即可求得放大反应所需反应器的容积。

采用经验放大法的前提条件是放大的反应装置必须与提供经验数据的装置保持完全相同的操作条件。本法适用于反应器的搅拌形式、结构等反应条件相似的情况，而且放大系数不宜过大。如果希望通过改变反应条件或反应器的结构来改进反应器的设计或进一步寻求反应器的最优化设计与操作方案，经验法是无能为力的。

气相反应相对于液相反应和固相反应，通常可以采用较高的放大倍数。气相反应能够高倍数放大的基础是对气体的性质研究较多，对其流动、传递规律也掌握较好，而人们对液体和固体的性质、运动规律认识依旧很少，涉及它们的放大依据就模糊；对复杂的多相体系认识则更浅显，缺乏足够数据，所以放大工作更为困难，甚至只能按 10～50 倍进行放大。

经验放大法是经典的放大方法，至今仍常采用。优点是每次放大均建立在实验基础之上，至少经历了一次中试实验，可靠程度较高；其缺点是缺乏理论指导，对放大过程中存在的问题很难提出解决方法。经验放大法因放大系数不可能太高，开发周期较长，且对同一过程，每次放大都要建立装置，故而开发成本较高。

二、相似放大法

以模型设备的某些参数按比例放大，即按相似准数相等的原则进行放大的方法称为相似放大法。本法主要是应用相似理论进行放大，依据放大后体系与原体系之间的相似性进行放大，在化工单元操作方面取得了一些成绩。

对于复杂的实际化工过程，往往涉及若干个相似准数，放大中无法做到使它们都对应相等，而只能满足最主要的相似准数相等。不难想象，涉及传热和化学反应的情况十分复杂，不可能在既满足某种物理相似的同时还能满足化学相似。在化学制药反应器中，化学反应与流体流动、传热及传质过程交织在一起，要同时保持几何相似、流体力学相似、传热相似、传质相似、反应相似是不可能的，因此采用局部相似的放大法不能解决问题。相似放大法只有在某些特殊情况下才有可能应用，例如反应器中的搅拌器与传热装置等的放大。一般说来，相似模拟放大仅适于只适用于简单的物理过程的放大，而不宜用于化学反应过程的放大。

三、数学模拟放大法

数学模拟放大法，又称为计算机控制下的工艺学研究，是通过建立数学模型来预计大设备的行为，实现工程放大的放大法，它是今后中试放大技术的发展方向。

数学模拟放大法的基础是建立数学模型。数学模型是描述工业反应器中各参数之间关系的数学表达式。由于化学制药反应过程的影响因素错综复杂，要用数学形式来完整地、定量地描述过程的全部真实情况是不现实的，因此首先要对过程进行合理的简化，提出物理模型，用来模拟实际的反应过程。再对物理模型进行数学描述，从而得到数学模型。有了数学模型，就可以在计算机上研究各参数的变化对过程的影响。数学模拟放大法以过程参数间的定量关系为基础，不仅避免了相似放大法中的盲目性与矛盾性，而且能够较有把握地进行高倍数放大，缩短放大周期。

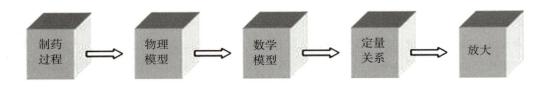

图 15-1　数学模拟放大法示意图

必须清醒地认识到，数学模型只是一种工作方法，其本身并不能揭示放大规律。模型的建立、检验、完善，都只有在大量严密的试验工作基础上才能完成。

数学模拟放大虽具有先进性，但建模十分艰难，故至今成功的例子并不多见。可以认为，数学模拟放大法更适于大型重化工项目的开发，对于大量精细化工品的开发放大工作，仍需要采用逐级经验放大来完成。

四、化学反应工程理论指导放大

化工过程开发的难点是化学反应器的放大。化学反应工程理论的形成，揭示了放大效应的主要原因是设备放大后物料的流动状态改变，而影响传热和传质状态。

化学反应工程学是将化学（包括热力学、动力学、催化等）、化学工艺（包括生产流程、设备和工艺条件等）、传递工程（包括流动、混合、传热、传质等）以及工程控制等方面的内容统一起来，研究化学反应过程客观规律的边缘科学。化学反应动力学因素、传递过程因素及其两者的结合既是影响化学过程的三要素，也是化学反应工程学研究的核心问题。

在化学反应器的放大工程中，化学反应动力学规律并没有改变，只是反应器的尺寸（有时还包括类型和结构）变化，从而导致物料的流动状况发生改变，反过来制约化学反应。

间歇式操作时，反应物一次性加入反应器，经过一定的时间间隔后放料。此时，反应时间就是物料在反应器中停留的时间。在工业化过程中，为了提高设备生产能力或满足许多反应的自身要求，往往采取连续式操作，连续反应器中由于固有的流速分布不均匀，如层流、沟流和死角等，以及因搅拌、对流、扩散等原因，造成若干物料团反向流动，导致物料团在反应器中停留时间不同，形成不同时刻进入反应器物料的混合。这种不同时刻进入反应器物料混合，形成物料团在实际连续反应器中停留时间不一致的特征。

化学反应工程学把具有不同停留时间（不同时刻进入反应器）物料的混合称为返混。物料连续化带来的返混现象，不同于间歇搅拌釜造成的物料在空间上的混合，是一种时间上的混合。"空间混合"可以加速传热和传质过程，减少物料团之间温度差、浓度差，从而有利于化学反应。"时间混合"则不利于化学反应。因返混现象，若干反应物料可能尚未来得及变化，就已经离开了反应器，导致转化率降低。又因若干产物不能从反应器及时移出，一方面可能进入串联副反应，降低了选择性，另一方面还对主反应起到稀释作用，减缓反应。因此，返混一般导致反应收率下降，是否存在返混以及返混程度大小，是工业反应器性能存在差异的原因，也是反应器放大要解决的关键问题。解决这个问题的一个办法是采用多个连续搅拌釜串联操作，当串联釜数增多时，返混愈得到改善。

近年来微型中间装置的发展也很迅速，即用微型中间装置取代大型中间装置，为工业化装置提供精确的设计数据。其优点是费用低，建设快，在一般情况下，不必做全工艺流程的中试放大，而只做流程中第一关键环节的中试放大。

第三节　制药工艺放大的研究内容

中试放大（中间试验）是对已确定的工艺路线的实践审查，不仅要考察收率、产品质量和经济效益，而且要考察工人的劳动强度。中试放大阶段对车间布置、车间面积、安全生产、设备投资、生产成本等也必须进行谨慎地分析比较，最后审定工艺操作方法、工序的划分和安排等。

确定工艺路线后，每步化学合成反应或生物合成反应不会因小试、中试放大和大型生产条件不同而有明显变化，但各步最佳工艺条件，则可能随试验规模和设备等外部条件的不同而需要调整。中试放大是药品研发到生产的必由之路，也是降低产业化实施风险的有效措施，是连接实验室工艺和工业化生产的桥梁，可为产业化生产积累必要的经验和试验数据，具有重要意义。

中试放大阶段的研究任务应归纳为以下几点，应根据不同情况，分清主次，有计划、有组织地进行。

一、工艺路线和单元反应方法的最后确定

在一般情况下，单元反应的方法和生产工艺路线在实验室阶段就应基本选定，中试放大阶段只是确定具体工艺操作和条件以适应工业生产。但是，当原来选定的工艺路线和单元反应方法在中试放大阶段暴露出一时难以克服的重大问题时，就不得不重新选择其他路线，再按新路线进行中试放大。例如，盐酸氮芥（chlormethine）的生产工艺曾用乙醇精制，制得产品的熔距很长，杂质较多，难以保证产品质量。研究人员推测杂质可能是未被氯化的羟基化合物，所以在中试放大时，改变氯化反应条件，并采用无水乙醇溶解，然后加入非极性溶剂二氯乙烷，使其结晶析出，从而最终解决了产品质量问题。

又如，文献报道由硝基苯（15-1）电解还原经苯胺（15-2）一步制备扑热息痛的中间体对氨苯酚（15-3），是最适宜的工业生产方法，经过实验室工艺研究证实可行。但在中试放大和工艺路线复审中发现，此工艺尚需解决一系列问题，如铅阳极的腐蚀问题，电解过程中产生的大量硝基苯蒸气的排除问题，以及电解过程中产生的黑色黏稠状物附着在铜网上，致使电解电压升高，必须定期拆洗电解槽等。因而，工业生产不得不改用催化氢化工艺路线。

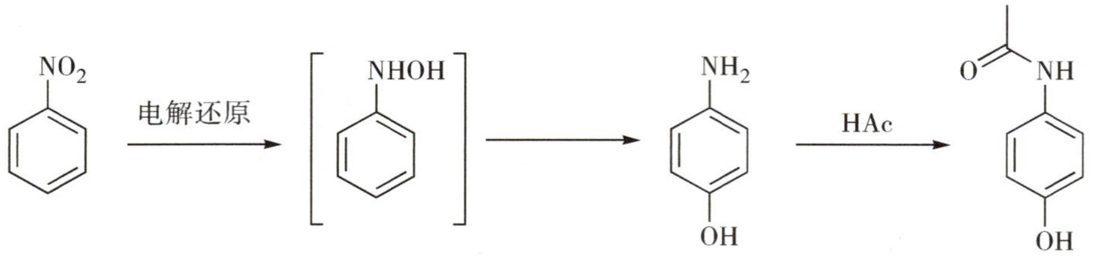

图 15-2 电解法制备对氨苯酚

二、设备材质与型式的选择

在实验室研究阶段，大部分反应在玻璃仪器中进行。在工业生产中，反应物料要接触到各种设备材质，有时某种材质对某一化学反应有极大的影响，甚至使整个反应失败。例如将对二甲苯、对硝基甲苯等苯环上的甲基经空气氧化成羧基（以冰醋酸为溶剂，以溴化钴为催化剂）时，必须在玻璃或钛质的容器中进行，如有不锈钢存在，可使反应遭到破坏。

因此，开始中试放大时应考虑所需各种设备的材质和型式，并考查是否合适，对于接触腐蚀性物料的设备材质的选择问题尤应注意。例如含水1%以下的二甲基亚砜（DMSO）对钢板的腐蚀作用极微，但含水达5%时则对钢板有强烈的腐蚀作用，但对铝的作用极微弱，故可用铝板制作成含水5%左右二甲基亚砜的容器。

三、搅拌器型式对搅拌速度的影响

药物制备中的反应大多为非均相反应，其反应热效应较大。在实验室中由于物料体积较小，搅拌效率好，传热、传质的问题表现不明显，但在中试放大时，由于搅拌效率的

影响，传热、传质的问题就会突出地暴露出来。因此，在中试放大中必须根据物料性质和反应特点，研究搅拌器的形式和考查搅拌速度对反应的影响规律，以便选择合乎要求的搅拌器和确定适宜的搅拌转数。有时搅拌转数过快亦不一定合适。例如，由儿茶酚（15-5）与二氯甲烷在固体烧碱和含有少量水分的二甲基亚砜（DMSO）存在下制备黄连素中间体胡椒环（15-6）的中试放大时，初时采用重180转/分钟的搅拌速度，因搅拌速度过快，反应过于激烈而发生溢料。后来经过考查将搅拌速度降至56转/分钟，并控制反应温度在 90~100℃（实验室操作时为105℃），结果（15-6）的收率超过实验室水平，达到90%以上。

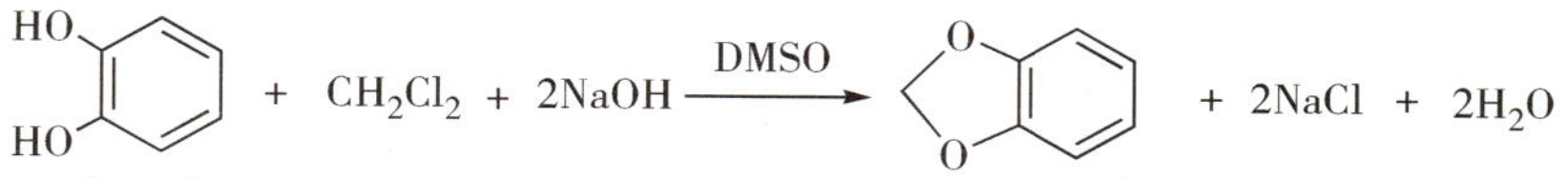

图 15-3　胡椒环的制备

四、反应条件的进一步研究

实验室阶段获得的最佳反应条件不一定能符合中试放大要求，应该对其中的主要的影响因素，如放热反应中的加料速度，反应罐的传热面积与传热系数，以及制冷剂等因素进行深入的试验研究，掌握它们在中试装置中的变化规律，以得到更合适的反应条件。

例如，磺胺5-甲氧嘧啶（sulfamethoxydiazine）生产中间体甲氧基乙醛缩二甲酯（15-8）是由氯乙醛缩二甲醇（15-7）与甲醇钠反应制得。

$$ClCH_2CH(OCH_3)_2 \xrightarrow{CH_3ONa,\ CH_3OH} CH_3OCH_2CH(OCH_3)_2$$
$$(15-7) \qquad\qquad\qquad\qquad (15-8)$$

图 15-4　甲氧基乙醛缩二甲酯的制备

甲醇钠浓度为20%左右，反应温度为140℃，反应罐内显示10×10^5Pa的压力。这样的反应条件，对设备要求过高，必须改进。中试时在反应罐上装了分馏塔，随着甲醇馏分馏出，罐内甲醇钠浓度逐渐升高，同时反应生成物（15-8）沸点较高，反应物可在常压下顺利加热至140℃进行反应，从而把原来要求在加压条件下进行的反应改变成为常压反应。

又如，抗坏血酸生产工艺中2,3,4,6-双酮-2-L-古龙酸（15-9）加热熔解，50℃左右减压，蒸出丙酮；降温至45℃，向2-酮-L-古龙糖酸（15-10）内加入盐酸，再在1小时内升温至 50~55℃，在52℃±1℃反应16小时，即析出结晶，再经内酯化和烯醇化而得L-抗坏血酸（15-11）。

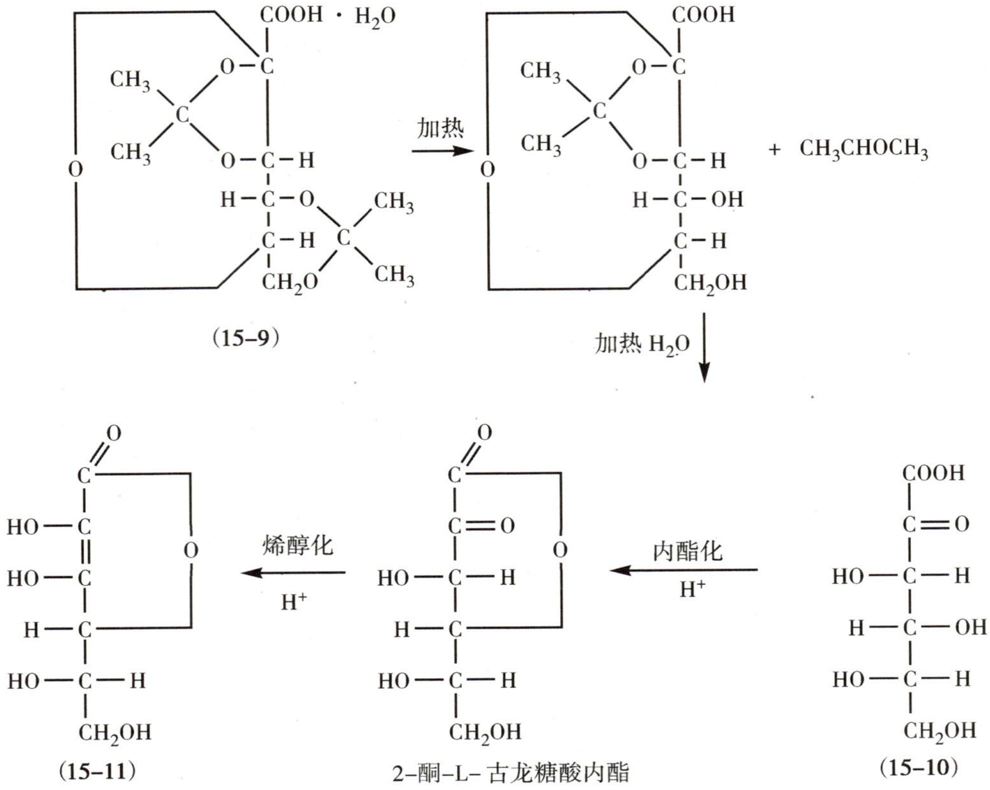

图 15-5　抗坏血酸的制备

这里，盐酸是转化反应的催化剂，但同时又是副反应的催化剂，使（15-10）脱羧形成 L-木糖（15-12），并进一步生成糠醛（15-13）及其聚合体（15-14）。

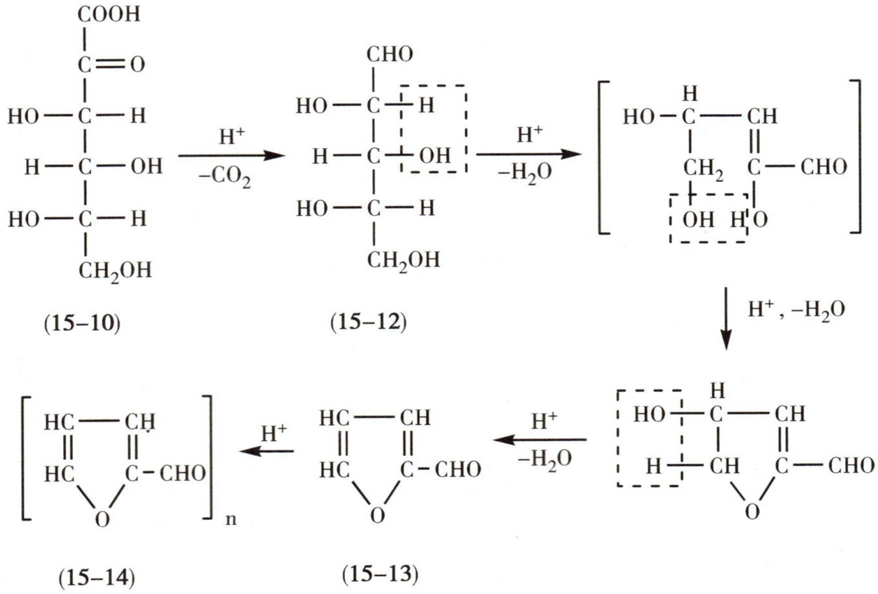

图 15-6　抗坏血酸制备过程中的副反应

在实践中发现盐酸用量多时，反应速度加快，但产品的质量和收率严重下降；盐酸用量较少时，产量和质量较好，但若反应温度或时间不相应改变，收率也会降低。通过中试放大研究，在选定适当的盐酸用量同时，对反应温度和反应时间也作相应调整，才能使转化率和质量都达到最佳水平。

五、工艺流程与操作方法的确定

在中试阶段由于处理物料量增加了，因而有必要考虑使反应与后处理的操作方法如何适应工业生产的要求，特别要注意缩短工序，简化操作，研究采用新技术、新工艺，以提高劳动生产率。在加料方法和物料输送方面应考虑如何减轻劳动强度，尽可能采取自动加料和管线输送，最后通过中试放大确定生产工艺流程和操作方法。

例如，由邻位香兰醛（15-15）用硫酸二甲酯甲基化制备甲基香兰醛（15-16）的反应。

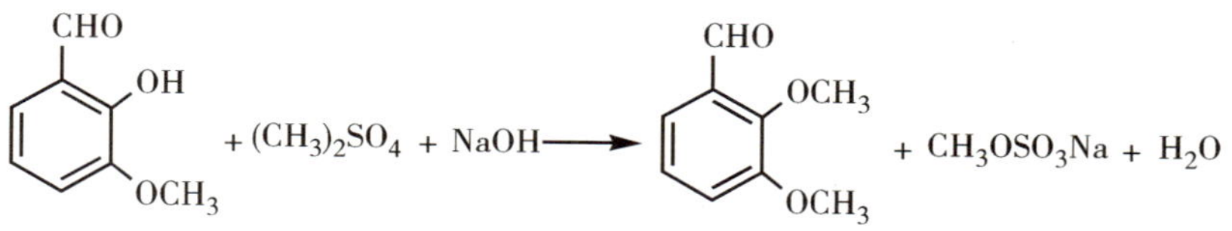

图 15-7　甲基香兰醛的制备

开始中试放大时系用小试时的操作方法，将邻位香兰醛（15-15）及水加于反应罐中，升温至回流，然后交替加 18% 氢氧化钠溶液及硫酸二甲酯。反应完毕，降温冷却然后冷冻，使其充分结晶、过滤、水洗、将滤饼自然干燥，然后加入蒸馏罐内，减压蒸出邻位甲基香兰醛（15-16）。

这种操作方法非常繁杂，且在蒸馏时还需防止蒸出物凝固堵塞管道而引起爆炸。曾一度改用提取的后处理法，但易发生乳化，损失很大。小试收率 83%，中试收率只有 78%。

后来采用新技术——相转移催化（PTC）反应，简化了工艺，提高了收率。在反应罐内一次全部加入邻位香兰醛（15-15）、水、硫酸二甲酯，加入苯使反应物分为两相，并加入相转移催化剂。在搅拌下升温至 60～75℃，逐渐滴入 40% 的氢氧化钠溶液。碱与邻位香兰醛首先生成钠盐，再与硫酸二甲酯反应，产物即转移至苯层，而甲基硫酸钠则留在水层。反应完毕后分出苯层，蒸去苯后便得产物（15-16），收率稳定在 95% 以上。

又如，对氨基苯甲醛（15-18）可由对硝基甲苯（15-17）氧化还原制得。实验室工艺的后处理方法是将反应液中的乙醇蒸出后，冷却使对氨基苯甲醛结晶。产物本身易生成 Schiff 碱而呈胶状，冰水冷却下，较长时间放置，才能使生成的 Schiff 碱重新分解为对氨基苯甲醛（15-18），析出结晶，与母液分离。中试放大时，冷却较慢，结晶析出困难。经研究将后处理成功地改为先回收乙醇，使 Schiff 碱浮在反应液上层，趁热将下层母液放出，反应罐内 Schiff 碱不经提纯可直接用于下一步反应。

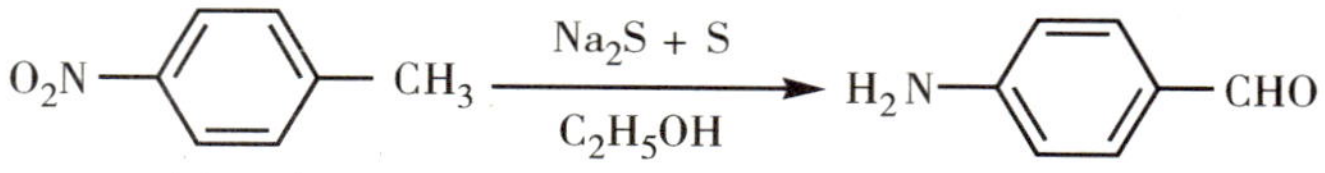

图 15-8　对氨基苯甲醛的制备

六、原辅材料和中间体的质量监控

为解决生产工艺和安全措施中的问题，须测定原辅材料、中间体的物理性质和化工参数，如比热、黏度、爆炸极限等。如 N,N-二甲基甲酰胺（DMF）与强氧化剂以一定比例混合时易引起爆炸，必须在中试放大前和中试放大时作详细考查。

实验室条件下这些质量标准未制定或虽制定，但欠完善时，应根据中试放大阶段的实践进行修改或制定。

例如，制备磺胺异嘧啶中间体 4-氨基 2,6-二甲基嘧啶（15-19）可由乙腈在钠氨存在下缩合而得。这里应用的钠氨量很少：

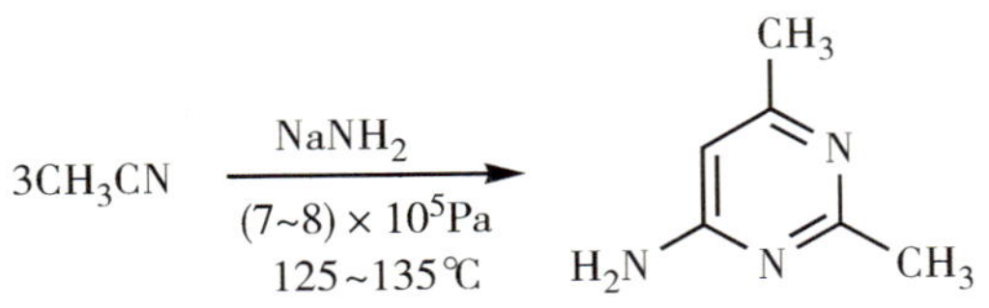

$$3CH_3CN \xrightarrow[125\sim135℃]{NaNH_2, (7\sim8)\times10^5Pa} \text{(15-19)}$$

图 15-9　4-氨基-2,6-二甲基嘧啶的制备

若原料乙腈含有 0.5% 水分，缩合收率便很低。起初认为是所含的水分使钠氨分解，但即使多次精馏乙腈，仍收效甚微。最后探明，是由于乙腈系由醋酸铵热解制得，其中间产物为乙酰胺：

$$CH_3COONH_4 \xrightarrow{-H_2O} CH_3CONH_2 \xrightarrow{-H_2O} CH_3CN$$

图 15-10　乙腈的制备

工业原料中乙酰胺的存在，会使少量钠氨分解。但乙腈中少量的乙酰胺用精馏方法不易除去。后来采用氯化钙溶液洗涤方法除去乙酰胺，顺利地解决了这个问题。

七、安全生产与"三废"防治措施的研究

实验室阶段由于物料量少，对安全与"三废"问题只能提出些设想，但到中试阶段，由于处理物料数量增大，安全生产与"三废"问题明显地表现出来了，因此，在这个阶段应对使用易燃、易爆和有毒物质的安全生产与劳动保护等问题进行研究，提出妥善的安全技术措施。

第四节　物料衡算

当中试放大各步反应条件和操作方法确定后，应就一些收率低、副产物多和"三废"较多的反应进行物料衡算，以便摸清生成的气体、液体和固体反应产物中物料的种类、组成和含量。反应后生成的目的物和其他产物的重量之总和等于反应前各种物料投料量的总和，这是物

料衡算应达到的精确程度，最终为解决薄弱环节，挖掘潜力，提高收率，以及副产物的回收与综合利用的"三废"的防治提供数据。此项研究主要是气体、液体和固体混合物中各种化学成分的定性、定量分析工作，对无分析方法者还须进行分析方法的研究。

物料衡算是化工计算中最基本，也是最重要的内容之一。它也是能量衡算的基础，通过物料衡算，可深入分析生产过程，对生产全过程有定量了解，就可以知道原料消耗定额，揭示物料利用情况；了解产品收率是否达到最佳数值，设备生产能力还有多大潜力；各设备生产能力是否匹配等。

一、物料衡算的理论基础

物料衡算是研究某一体系内进、出物料及组成的变化情况的过程。通过物料衡算，得到进入与离开某一过程或设备的各种物料的数量、组分以及组分的含量，即产品的质量、原辅材料消耗量、副产物量、"三废"排放量、水、电、蒸汽消耗量等。

因此，进行物料衡算时，必须首先确定衡算的体系，也就是物料平衡的范围。可以根据实际需要人为地确定衡算的体系。体系可以是一个设备或几个设备，也可以是一个单元操作或整个化工物料衡算的理论基础是质量守恒定律，根据这个定律可得到物料衡算的基本关系：

进入反应器的物料量－流出反应器的物料量－反应器中的转化量＝反应器中的积累量

在化学反应系统中，物质的转化服从化学反应规律，可以根据化学反应方程式求出物质转化的定量关系。

二、物料衡算的确定

为了进行物料衡算，必须选择一定的基准作为计算的基础。通常采用的基准方法如下，以每批操作为基准，适用于间歇操作设备、标准或定型设备的物料衡算，化学合成药物的生产以间歇操作居多；以单位时间为基准，适用于连续操作设备的物料衡算；以每千克产品为基准，以确定原材料的消耗定额。

每年设备操作时间的设定，如车间设备每年正常开工生产的天数，一般以 250 天计算。对于工艺技术尚未成熟或腐蚀性大的车间一般以 200～220 天或更少一些时间计算。

三、衡算数据与衡算步骤

为了进行物料衡算，应根据药厂操作记录和中间试验数据收集下列各项数据：反应物的配料比；原辅材料、半成品、成品及副产品等的浓度、纯度或组成；车间总产率；阶段产率；转化率。

1. 转化率　对某一组分来说，反应物所消耗的物料量与投入反应物料量之比简称该组分的转化率。一般以百分率表示，见式 15-1。

$$X_A = \frac{\text{反应消耗 A 组分的量}}{\text{投入反应 A 组分的量}} \times 100\% \qquad \text{式（15-1）}$$

2. 收率（产率）　指某重要产物实际收的量与投入原料计算的理论产量之比值，也以百分率表示,见式15-2、式15-3。

$$Y = \frac{产物实际得量}{按某一主要原料计算的理论产量} \times 100\% \qquad 式(15-2)$$

或

$$Y = \frac{产物收得量折算成原料量}{原料投入量} \times 100\% \qquad 式(15-3)$$

3. 选择性

各种主、副产物中,主产物所占分率,见式15-4。

$$\varphi = \frac{主产物生成量折算成原料量}{反应掉原料量} \times 100\% \qquad 式(15-4)$$

例:甲氧苄氨嘧啶生产中由没食子酸经甲基化反应制备三甲氧苯甲酸工序,测得投料没食子酸25.0kg,未反应的没食子酸2.0kg,生成三甲氧苯甲酸24.0kg,求转化率、选择性和收率。

解:化学反应式和分子量为:

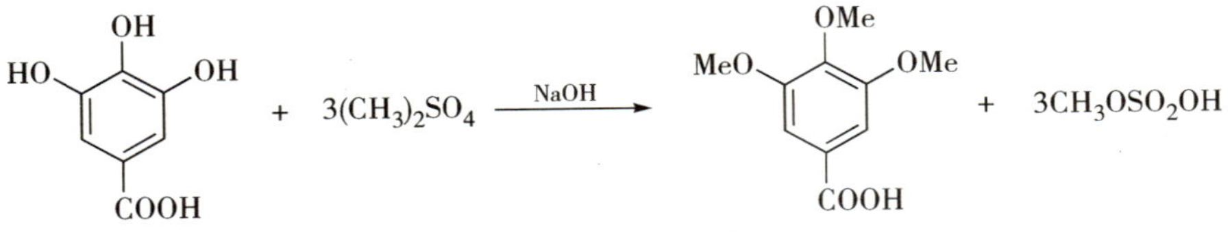

没食子酸(188) + 3(CH₃)₂SO₄ —NaOH→ 三甲氧苯甲酸(212) + 3CH₃OSO₂OH

$$X = \frac{25.0 - 2.0}{25.0} \times 100\% = 92.0\%$$

$$Y = \frac{24.0}{25.0 \times \frac{212}{188}} \times 100\% = 85.1\%$$

$$\varphi = \frac{24.0 \times \frac{188}{212}}{25.0 - 2.0} \times 100\% = 92.5\%$$

实际测得的转化率、收率和选择性等数据就作为设计工业反应器的依据。这些数据是作为评价这套生产装置效果优劣的重要指标。

四、车间总收率

通常,生产一个药物都是由各种物理及化学反应工序组成。各种工序都有一定的收率。车间总收率与各个工序收率的关系为:

$$Y = Y_1 \times Y_2 \times Y_3 \cdots\cdots$$

在计算收率时,必须注意质量的监控,即对各工序中间体和药品纯度要有质量分析数据。

例如,在甲氧苄氨嘧啶生产中,有甲基化反应工序(制备三甲氧基苯甲酸)$Y_1 = 83.1\%$;酯化反应工序(制备三甲氧基苯甲酸甲酯)$Y_2 = 91.0\%$;肼化反应工序(制备三甲氧基苯甲酰肼)$Y_3 = 86.0\%$;氧化反应工序(应用高铁氰化钾制备三甲氧基苯甲醛)$Y_4 = 76.5\%$;缩合反应工序(与甲氧丙腈缩合制备三甲氧苯甲醚丙烯腈)$Y_5 = 78.0\%$;环合反应工序(合成三甲氧基苄氨嘧啶）$Y_6 = 78.0\%$，精制 $Y_7 = 91.0\%$，求车间总收率。

$$Y = Y_1 \times Y_2 \times Y_3 \times Y_4 \times Y_5 \times Y_6 \times Y_7$$
$$= 83.1\% \times 91.0\% \times 86.0\% \times 76.5\% \times 78.0\% \times 78.0\% \times 91.0\% = 27.54\%$$

五、物料计算的步骤

收集和计算所必需的基本数据；列出化学反应方程式，包括主反应和副反应；根据给定条件画出流程简图；选择物料计算的基准；进行物料衡算；列出物料平衡表：①输入与输出的物料平衡表，②三废排量表，③计算原辅材料消耗定额（kg）。

六、实例

（一）生产对甲苯磺酸的物料衡算

在间歇釜式反应器中用浓硫酸磺化甲苯生产对甲苯磺酸，已知每批操作的投料量为：甲苯 1000kg，纯度 99.9%（质量百分比，下同）；浓硫酸 1100kg，纯度 98%；甲苯的转化率为 98%，生成对甲苯磺酸的选择性为 82%，生成邻甲苯磺酸的选择性为 9.2%，生成间甲苯磺酸的选择性为 8.8%；物料中的水约 90% 经连续脱水器排出。假设原料中除纯品外都是水，且磺化过程中无物料损失，试对该过程进行物料衡算。

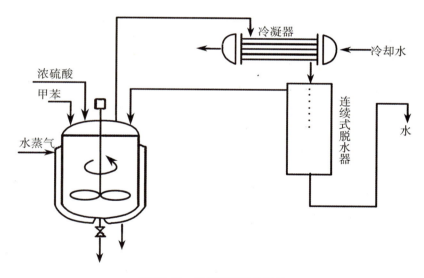

图 15-11 对甲苯磺酸的制备

解：

1. 收集和计算所必需的基本数据

以间歇釜式反应器（含连续式脱水器和冷凝器）为衡算范围，绘出物料衡算示意图，如图 15-12 所示。

途中共有 4 股物料，物料衡算的目的就是确定各股物料的数量和组成，并据此编制物料平衡表。对于间歇操作过程，常以单位时间间隔（一个操作周期）内的投料量为基准进行物料衡算。

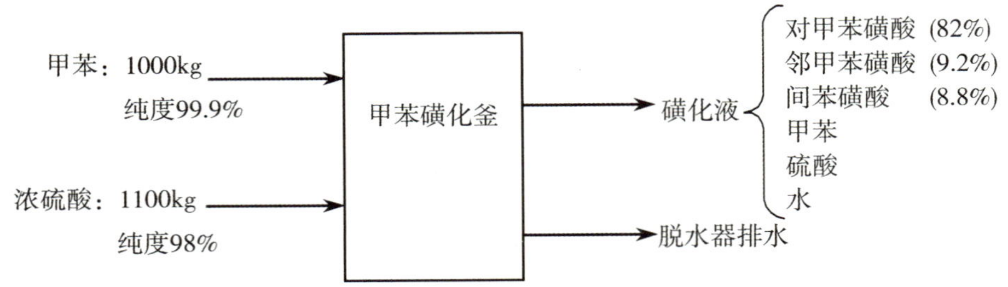
甲苯：1000kg
纯度99.9%
浓硫酸：1100kg
纯度98%
甲苯磺化釜
磺化液
对甲苯磺酸 (82%)
邻甲苯磺酸 (9.2%)
间苯磺酸 (8.8%)
甲苯
硫酸
水
脱水器排水

图 15-12 甲苯磺化过程物料衡算示意图

（1）进料基本数据

①原料甲苯中的甲苯量为：1000kg

②原料甲苯中的水量为：1000kg-999kg=1kg

③浓硫酸中的硫酸量为：1100kg×98% =1078kg

④浓硫酸中的水量为：1100kg-1078=22kg

⑤进料总量为：1000kg+1100kg=2100kg

其中含甲苯999kg，硫酸1078kg，水23kg。

（2）出料基本数据

①反应消耗的甲苯量为：999kg×98% =979kg

②未反应的甲苯量为：999kg-979kg=20kg

2. 列出化学反应方程式

生成目标产物对甲苯磺酸的反应方程式为

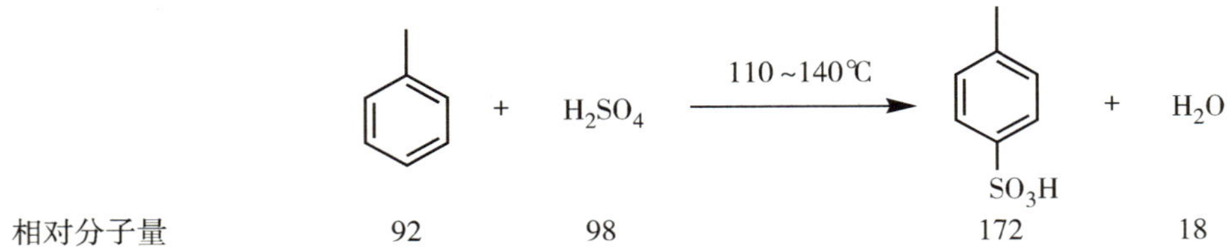
H2SO4
110~140℃
SO3H
H2O
相对分子量
92
98
172
18

生成副产物邻甲苯磺酸的反应方程式为

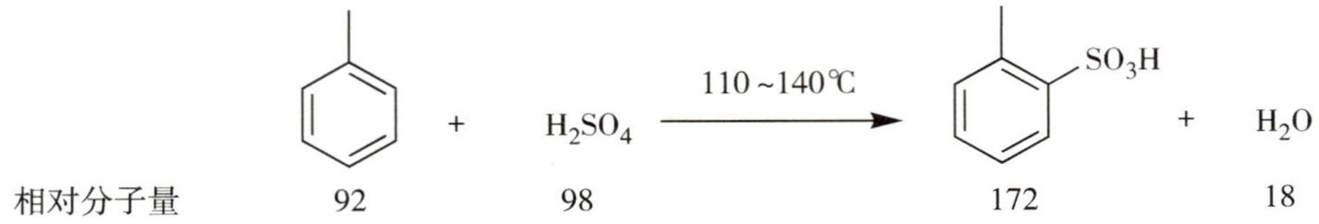
H2SO4
110~140℃
SO3H
H2O
相对分子量
92
98
172
18

生成副产物间甲苯磺酸的反应方程式为

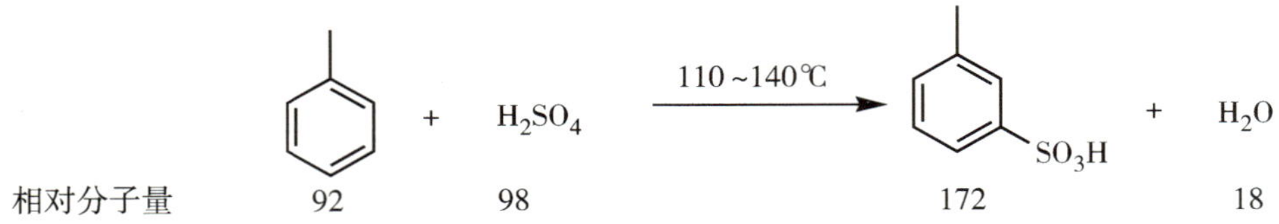
H2SO4
110~140℃
SO3H
H2O
相对分子量
92
98
172
18

3. 选择物料计算的基准，进行物料衡算

反应生成的对甲苯磺酸量为

$$979 \times \frac{172}{92} \times 82\% = 1500.8 \text{ (kg)}$$

反应生成的邻甲苯磺酸量为

$$979 \times \frac{172}{92} \times 9.2\% = 168.4 \text{ (kg)}$$

反应生成的间甲苯磺酸量为

$$979 \times \frac{172}{92} \times 8.8\% = 161.1 \text{ (kg)}$$

反应生成的水量为

$$979 \times \frac{18}{92} = 191.5 \text{ (kg)}$$

经脱水器排出的水量为

$$(23+191.5) \times 90\% = 193.1 \text{ (kg)}$$

磺化液中剩下的水量为

$$(23+191.5) \times 10\% = 21.4 \text{ (kg)}$$

反应消耗的硫酸量为

$$979 \times \frac{98}{92} = 1042.8 \text{ (kg)}$$

未反应的硫酸量为

$$1078 - 1042.8 = 35.2 \text{ (kg)}$$

磺化液总量为

$$1500.8 + 168.4 + 161.1 + 20 + 35.2 + 21.4 = 1906.9 \text{ (kg)}$$

4. 列出物料平衡表

表 15-2　甲苯磺化过程的物料平衡表

	物料名称	质量 (kg)	质量组成 (%)		纯品量 (kg)
输入	原料甲苯	1000	甲苯	99.9	999
			水	0.1	1
	浓硫酸	1100	硫酸	98.0	1078
			水	2.0	22
	总计	2100			2100
输出	磺化液	1906.9	对甲苯磺酸	78.70	1500.8
			邻甲苯磺酸	8.83	168.4
			间甲苯磺酸	8.45	161.1
			甲苯	1.05	20.0
			硫酸	1.85	35.2
			水	1.12	21.4
	脱水器排水	193.1	水	100	
	总计	2100			2100

（二）生产对硝基乙苯的物料衡算

乙苯用混酸硝化，原料（工业级）乙苯的纯度为 95%，混酸中（HNO_3 32%，H_2SO_4 56%，H_2O 12%），HNO_3 过剩率（HNO_3 过剩量与理论消耗量之比）为 0.052，乙苯的转化率

99%，转化为对、邻、间位分别为52%、43%和4%，若年产250吨对硝基乙苯，年工作日250天，试以1天为基准作硝化反应的物料衡算。

解：

1. 收集和计算所必需的基本数据

年产250吨对硝基乙苯，年工作日250天，则每天应生产的对硝基乙苯的量为：

$$250 \times 1000 \div 250 = 1000 \text{ (kg)}$$

2. 列出化学反应方程式

生成目标产物对硝基乙苯的反应方程式为

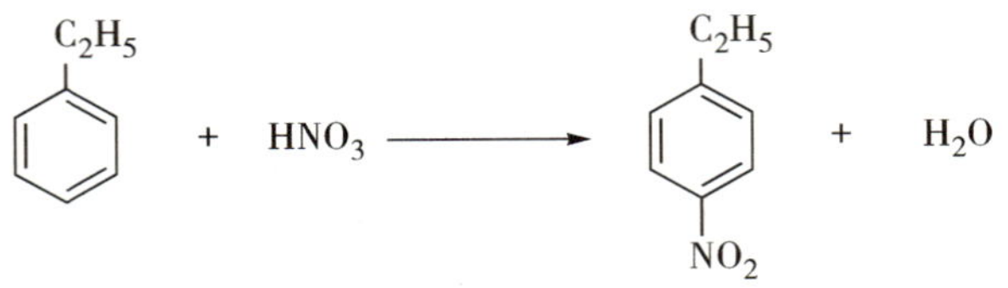

$$C_6H_5C_2H_5 + HNO_3 \longrightarrow p\text{-}O_2NC_6H_4C_2H_5 + H_2O$$

106.17　　　63.02　　　　151.17　　　　18.02

生成副产物邻位硝基乙苯的反应方程式为

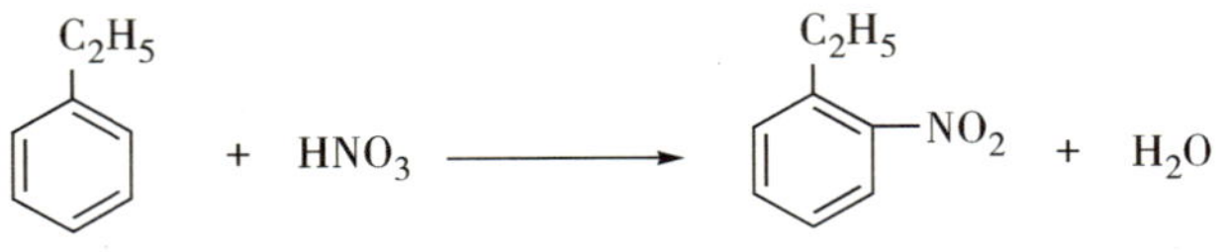

$$C_6H_5C_2H_5 + HNO_3 \longrightarrow o\text{-}O_2NC_6H_4C_2H_5 + H_2O$$

106.17　　　63.02　　　　151.17　　　　18.02

生成副产物间位硝基乙苯的反应方程式为

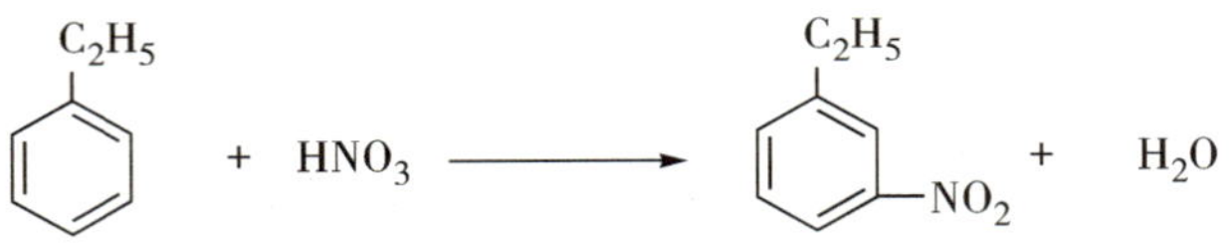

$$C_6H_5C_2H_5 + HNO_3 \longrightarrow m\text{-}O_2NC_6H_4C_2H_5 + H_2O$$

106.17　　　63.02　　　　151.17　　　　18.02

3. 选择物料计算的基准，进行物料衡算

（1）每天需投料乙苯

①每天所需纯乙苯

$$x_0 = \frac{106.17 \times 1000}{151.17 \times 0.52} = 1351 \text{ kg}$$

②每天所需工业乙苯

$$x = \frac{1351}{0.95} = 1422 \text{ kg}$$

（2）每天副产物邻位、间位硝基乙苯的生成量

$$x_1 = \frac{1351 \times 151.17}{106.17} \times 0.43 = 827.2 \text{ kg（邻位）}$$

$$x_2 = \frac{1351 \times 151.17}{106.17} \times 0.04 = 76.9 \text{ kg（间位）}$$

（3）每天需投料的混酸量：

$$y=\frac{63.02\times1351(1+0.052)}{106.17\times0.32}=2636.4\text{kg}$$

其中含：

HNO_3 $2636.4\times0.32=843.7$ kg

HSO_4 $2636.4\times0.56=1476.4$ kg

H_2O $2636.4\times0.12=316.4$ kg

（4）反应消耗和剩余的乙苯量

$1351\times0.99=1337.5$ kg（消耗的乙苯）

$1351-1337.5=13.5$ kg（剩余的乙苯）

（5）反应消耗和剩余的 HNO_3 量

$$\frac{1351\times63.02}{106.17}\times0.99=793.9\text{kg（消耗的}HNO_3\text{）}$$

$843.7-793.9=49.8$ kg（剩余的 HNO_3）

（6）反应生成的 H_2O

$$\frac{1351\times18.02}{106.17}\times0.99=227\text{kg}$$

4. 列出物料平衡表

表 15-3　乙苯硝化过程的物料平衡表

	物料名称	质量（kg）		质量组成（%）	纯品量（kg）
输入	原料乙苯	1422	乙苯	95	1351
			杂质	5	71
	混酸	2636.4	硝酸	32	843.7
			硫酸	56	1476.4
			水	12	316.4
	总计	4058.4			4058.5
输出	油层	1917.6	对硝基乙苯	52.2	1000
			邻硝基乙苯	43.1	827.2
			间硝基乙苯	4	76.9
			乙苯	0.7	13.5
	废酸	2140.6	硝酸	2.3	49.8
			硫酸	69	1476.4
			水	25.4	543.4
			杂质	3	71
	总计	4058.2			4058.2

第五节 生产工艺规程

在中试放大的基础上制定生产工艺规程,也就是把生产工艺过程的各项内容归纳形成文件。中试放大和生产工艺规程是互相衔接、不可分割的两个部分。

一个药物可以采用几种不同的生产工艺过程,但其中必有一种是在特定条件下最为合理、最为经济又最能保证产品质量的。人们把这种生产工艺过程的各项内容写成文件形式即为生产工艺规程。

生产工艺规程是指导生产的重要文件,也是组织管理生产的基本依据;更是工厂企业的核心机密。先进的生产工艺规程是工程技术人员、岗位工人和企业管理人员的集体创造,属于知识产权的范畴,要积极组织申报专利,以保护发明者和企业的合法利益。

当然,生产工艺规程并不是一成不变的。随着科学进步,生产工艺规程也将不断地改进和完善,以便更好地指导生产。但这决不意味着可以随意更改生产工艺规程,更改生产工艺规程必须履行严格的审批手续。

一、生产工艺规程的主要作用

生产工艺规程是依据科学理论和必要的生产工艺试验,在生产工人及技术人员生产实践经验基础上的总结。由此总结制定的生产工艺规程,在生产企业中需经一定部门审核。经审定、批准的生产工艺规程,工厂有关人员必须严格执行。在生产车间,还应编写与生产工艺规程对应的岗位技术安全操作法。后者是生产岗位工人操作的直接依据和培训工人的基本要求。生产工艺规程的作用如下:

1. 生产工艺规程是组织工业生产的指导性文件 生产的计划、调度只有根据生产工艺规程安排,才能保持各个生产环节之间的相互协调,才能按计划完成任务。如抗坏血酸生产工艺中既有化学合成过程(高压加氢、酮化、氧化等),又有生物合成(发酵、氧化和转化),还有精制及镍催化剂制备、活化处理、菌种培育等,不同过程的操作工时和生产周期各不相同,原辅材料、中间体质量标准及各中间体和产品质量监控也各不相同,还需注意安排设备及时检修等。只有严格按照工艺规程组织生产,才能保证药品质量、保证生产安全,提高生产效率,降低生产成本。

2. 生产工艺规程是生产准备工作的依据 化学合成药物在正式投产前要做大量的生产准备工作。要根据工艺过程供应原辅材料,应建立原辅材料、中间体和产品的质量标准,还有反应器和设备的调试、专用工艺设备的设计和制作等。如制备次氯酸钠需要用液碱和氯气,加压氢气和 Raney 镍制备等,其中有不少有毒、易爆的原辅材料。又如,抗坏血酸生产工艺过程要求有无菌室、三级发酵种子罐、发酵罐、高压釜等特殊设备。这些原辅材料、设备的准备工作都要以生产工艺规程为依据进行。

3. 生产工艺规程是新建和扩建生产车间或工厂的基本技术条件 新建和扩建生产车间或工厂时,必须以生产工艺规程为根据。首先,确定生产所需品种的年产量,其次是确定反应器、辅助设备的大小和布置,进而确定车间或工厂的面积;还有原辅材料的储运、成品的精制、包装等具体要求，最后确定生产工人的工种、等级、数量、岗位技术人员的配备，各个辅助部门如能源、动力供给等也都要以生产工艺规程为依据逐项进行安排。

二、制定生产工艺规程的原始资料和基本内容

制定生产工艺规程是要保证生产的顺利进行，因此其中包括药品质量、生产率、"三废"治理措施、安全生产的措施，目的在于减少人力和物力的消耗、降低生产成本，使其成为最经济合理的生产工艺方案。此外，还必须尽量降低工人的劳动强度，使操作人员有良好的安全的工作条件和工作环境。

药品质量、劳动生产率、收率、经济效益和社会效益，这五者相互关联，又相互制约。提高药品质量会增加社会效益，增强药品竞争力，但有时会影响劳动生产率和经济效益。采用了先进生产设备虽可提高生产率、减轻劳动强度，但因设备投资较大，若产品产量不够大时，其经济效益就可能较差；有时收率虽有提高，但药品质量会受影响；有时可能因原辅材料涨价或"三废"问题严重，而影响生产成本或不能正常生产。

生产工艺规程的内容包括：品名，剂型，处方，生产工艺的操作要求，物料、中间产品、成品的质量标准和技术参数及储存注意事项，物料平衡的计算，成品容器、包装材料的要求等。总之，制定生产工艺规程，需要下列原始资料和基本内容：

1. 产品介绍 介绍产品名称、化学结构和理化性质，概述质量标准、临床用途和包装规格与要求等，包括：①名称（商品名、化学名、英文名）；②化学结构式，分子式、分子量；③性状（理化性质）；④质量标准及检验方法（鉴别方法、准确的定量分析方法、杂质检查方法和杂质最高限度检验方法等）；⑤药理作用、毒副作用（不良反应）、用途（适应证、用法）；⑥包装与贮存。

2. 原辅材料和中间体的质量标准 按岗位名称、原料名称、分子式、分子量、规格项目等列表。也可以逐项逐个地把原辅材料、中间体的性状、规格以及注意事项列出（除含量外，要规定可能产生和存在的杂质含量限度）。必要时应和中间体生产岗位或车间共向议定或修改规格标准。

3. 化学反应过程及生产工艺流程 按化学合成或生物合成，分工序写出主反应、副反应、辅助反应（如催化剂的制备、副产物的处理、回收套用等）及其反应原理。还要包括反应终点的控制方法和快速化验方法，标明反应物和产物的中文名称和分子量。

以生产工艺过程中的化学反应为中心，用图解形式把冷却、加热、过滤、蒸馏、提取分离、中和、精制等物理化学处理过程加以描述，形成工艺流程图。工艺流程图的画法中一般用方框表示物料，圆框表示单元反应相物理过程，箭头表示物料的流向，并用文字说明。

4. 生产工艺过程 在制定生产工艺规程时应深入生产现场调查研究，特别要重视中试放大中的数据和现象。对异常现象的发现、处理及其产生原因要进行分析。生产工艺过程应包括：①原料配比（投料量、重量比和摩尔比）；②主要工艺条件及详细操作过程，包括反应液配制、反应、后处理、回收、精制和干燥等；③重点工艺控制点，如加料速度、反应温度、减压蒸馏时的真空度等；④异常现象的处理和有关注意事项，例如停水、停电，产品质量不好等异常现象。

若为生物合成工艺过程，则应对菌种的培育移种，保存、传代驯养，无菌操作方法，培养基的配制，异常现象的处理及产生原因等主要工艺条件加以说明。

5. 成品、中间体、原料检验方法　由中间体生产岗位和车间共同商定或修改中间体和半成品的规格标准。以中间体和半成品名称为序，将外观、性状、含量指标、检验方法以及注意事项等内容列表，同时规定可能存在的杂质含量限度。如抗坏血酸工艺规程中有发酵液中山梨酸的测定、山梨糖水分含量测定、古龙酸含量测定、转化母液中抗坏血酸含量测定等中间体化验方法，以及硫酸、氢氧化钠、冰醋酸、丙酮、活性炭、工业葡萄糖等原辅材料的化验方法等。

6. 技术安全与防火、防爆　制药工业生产过程除一般化学合成反应外，尚包括高压、高温及生物合成反应，必须注意原辅材料和中间体的理化性质，逐个列出预防原则、技术措施及注意事项。如抗坏血酸的生产工艺过程应用的 Raney 镍催化剂应随用随制备，贮存期不能超过一个月，暴露于空气中便急剧氧化而燃烧；氢气更是高度易燃易爆的气体；氯气则是有窒息性的毒气，并能助燃。因此，要明确车间和岗位的防爆级别，列出各种原料的危险性和防护措施，包括熔点、沸点、闪点、爆炸极限、危险特征和灭火剂，并建立明确而细致的防火制度。

7. 资源综合利用和"三废"处理　包括废弃物的处理和回收品的处理。废弃物的处理：将生产岗位、废弃物的名称及主要成分、排放情况和处理方法等列表。回收品的处理：将生产岗位、回收品名称、主要成分及含量、日回收量和处理方法等列表，载入生产工艺规程。如抗坏血酸工艺规程应有硫酸钠、氧化镍、丙酮、苯、乙醇等母液或残渣的回收利用，或如何进行"三废"处理等。

8. 操作工时与生产周期　记录各岗位工序名称、操作时间（包括生产周期与辅助操作时间并由此计算出产品生产周期）。

9. 劳动组织与岗位定员　根据产品的工艺过程进行分组，每组由若干岗位组成，按照岗位需要确定人员职务和数量，如组长、技术员、班长、操作人员。

10. 设备一览表及主要设备生产能力　设备一览表的内容包括编号、设备名称、材质、规格与型号（含容积、性能、电机容量）、数量和岗位名称等。

主要设备的生产能力以中间体为序，主要设备名称和数量、生产班次、每个批号的作用时间、投料量、批产量和折成品量、全年生产天数、成品生产能力（日生产能力和年生产能力）。

11. 主要设备的使用与安全注意事项　例如，离心机使用时一般必须启动加料，离心泵严禁先关闭出料门后停车、吊车起重量不准超过规定负荷，不用时必须落到地面、搪瓷玻璃罐夹层压力不得越过 5.884×10^5 Pa、压容器的承受压力不得超过其允许限度等。

12. 生产技术经济指标　①生产能力包括成品（年产量、月产量）和副产品（年产量、月产量）；②中间体，成品收率，分步收率和成品总收率，收率计算方法；③劳动生产率及成本，即全员和工人每月每人生产数量和原料成本、车间成本及工厂成本等；④原辅材料及中间体消耗定额。

13. 物料衡算　以岗位为序，加入物料的名称、含量、用量、折纯量；收得物料的名称、得量及组分；计算各岗位原料利用率，计算公式如下：

原料利用率＝（产品产量+回收品量+副产品量）/原料投入量×100%

14. 附录　有关物理常数、曲线、图表、计算公式、换算表等，包括所用酸、碱溶液的比重和重量百分比浓度，收率计算公式。

三、生产工艺规程的制定与修订

中试放大阶段的研究任务完成后，便可依据生产任务进行基建设计，遴选和确定定型设备以及非定型设备的设计和制作，然后按照施工图进行生产车间或工厂的厂房建设、设备安装和辅助设备安装等。经试车合格和短期试生产稳定后，即可着手制定生产工艺规程。

对于新产品的生产，一般先制定临时工艺规程，因为在试车阶段有时不免要做设备上的调整，待经过一段时间生产稳定后，再制定正式的工艺规程。

工艺规程是现阶段药物生产技术水平和生产实践经验的总结。按规定执行可保证安全生产并得到规定的技术经济指标和合乎质量标准的成品。因此，在生产过程中应遵照工艺规程的规定严格执行，不经批准，不得擅自更改。当然，生产工艺规程并非一成不变，随着科学技术进步，生产力是不断发展的，现行的工艺规程也不是尽善尽美的，随着新工艺、新技术和新材料的出现和采用，已制定的生产工艺规程在实践中常常会出现问题和遇到困难，或发现不足之处。因此，必须对现行生产工艺规程进行及时修订，编写新的工艺规程以代替原有的工艺规程。如我国抗坏血酸于1957年投产以来，先后进行了"液体糖氧化""高浓度发酵""单酮糖再酮化""发酵一勺烩""低温水解转化""两步发酵工艺"等一系列工艺革新，使抗坏血酸的收率由小试和中试的40%左右，提高到1989年的70%以上。不仅简化了工艺，而且使生产成本降低很多。

制定和修改生产工艺规程的要点和顺序简述如下：

1. 生产工艺路线是拟定生产工艺规程的关键。具体实施时，应该在充分调查研究的基础上多提出几个方案进行分析、比较、验证。

2. 熟悉产品的性能、用途和工艺过程、反应原理，明确各步反应、工序和中间体的技术要求、技术条件和安全生产技术等，找出关键技术问题。

3. 审查各项技术要求是否合理，原辅材料、设备材质等选用是否符合生产工艺要求。

如发现问题，应会同有关技术人员共同研究，按规定手续进行修改、补充或进行专家论证。

4. 规定各工序和岗位采用的设备流程和工艺流程，同时考虑本厂现有车间平面布置和设备情况。

5. 确定或完善各工序或岗位技术要求及检验方法。

6. 审定"三废"治理和安全技术措施。

7. 编写生产工艺规程。

附：诺氟沙星原料药生产工艺规程

1 产品名称及概述

1.1 名称：诺氟沙星

1.2 英文名称：Norfloxacin

1.3 化学名：1-乙基-6-氟-1,4-二氢-4-氧代-7-（1-哌嗪基）-3-喹啉羧酸

1.4 化学结构式：

$C_{16}H_{18}FN_3O_3$ (319.24)

1.5 概述

本品为类白色至淡黄色结晶性粉末；无臭，味微苦。在空气中能吸收水分，遇光色渐变深。本品在二甲基甲酰胺中略溶，在乙醇或水中极微溶解；在醋酸、盐酸或氢氧化钠溶液中易溶。本品的熔点：218~224℃。

本品为抗菌药，具有广谱抗菌作用，尤其对需氧革兰阴性杆菌抗菌活性高，对下列细菌在体外具良好抗菌作用；肠杆菌科的大部分细菌包括枸橼酸杆菌属，阴沟、产气肠杆菌等肠杆菌属，大肠杆菌、克雷伯菌属、变形杆菌属、沙门菌属、志贺菌属、弧菌属、耶尔森菌等。氟喹诺酮类常对多重耐药菌也可具抗菌活性。对青霉素，耐药的淋球菌、产酶流感杆菌和莫拉菌属均有高度抗菌活性。

服用本品，胃肠道反应较为常见，表现为腹部不适或疼痛、腹泻、恶心或呕吐；中枢神经系统反应有头昏、头痛、嗜睡或失眠；过敏反应、湿疹、皮肤瘙痒，偶可发生渗出性多性红斑及血管神经性水肿。少数患者有光敏感（详见《临床用药须知》2015年版有关内容）。

1.6 诺氟沙星原料药生产批准文号：国药准字 H20051323

2 原辅材料、包装材料规格及质量标准

2.1 诺氟沙星粗品

化学名：1-乙基-6-氟-1，4-二氢-4-氧代-7-（1-哌嗪基）-3-喹啉羧酸。

分子式：$C_{16}H_{18}FN_3O_3$；分子量：319.24。

性状：白色或略呈微黄色结晶性粉末；含量：≥95%（干燥品计）；水分：<2%；熔点：215~224℃。

2.2 冰醋酸

分子式：CH_3COOH；分子量：60.05。

性状：在常温下为无色透明液体或结晶，有强烈的刺鼻醋味，味苦带酸。比重：1.0492；熔点：16.63℃；沸点：118℃；闪点：57.2℃；燃点：426.7℃；爆炸极限：5.4%~16%；折射率：1.3715；与水、乙醇、甘油和乙醚互溶，不溶于二硫化碳。

2.3 氨水

分子式：NH_3H_2O；分子量：35.04。

2.4 活性炭

工业级，80目。

2.5 EDTA-二钠（CP）

分子式：$C_{10}H_{14}N_2O_8Na_2$；分子量：336.20。

性状：从水中结晶为白色粉末。220℃分解，25℃时在水中的溶解度为0.5g/L，不溶于普通的有机溶剂。游离的酸没有盐稳定，当加热到150℃时，趋向于脱羧基，在液体溶液中贮存和煮沸时稳定。

2.6 包装材料

内包装为两层聚乙烯塑料薄膜袋封装；外包装为圆柱形层压板桶 φ360mm×520mm。

3 化学反应过程（包括副反应）及工艺流程方框图

3.1 化学反应方程式

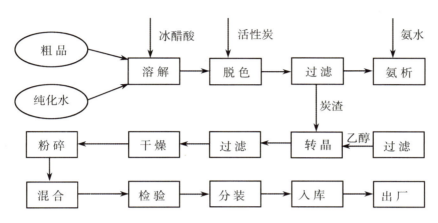

3.2 生产工艺流程图（方框图）

```
粗品 ──┐              冰醋酸    活性炭           氨水
       ├─→ 溶解 ──→ 脱色 ──→ 过滤 ──→ 氨析
纯化水 ┘                              │
                                     │炭渣
                                     ↓        乙醇
粉碎 ←── 干燥 ←── 过滤 ←── 转晶 ←── 过滤

混合 ──→ 检验 ──→ 分装 ──→ 入库 ──→ 出厂
```

图 15-13 诺氟沙星原料药生产工艺流程图

4 工艺过程

4.1 投料配比

表 15-4 诺氟沙星生产工艺过程投料配比表

原料名称	重量比	投料量（kg）
粗品	1	30
纯化水	10	300
冰醋酸	0.4	12
活性炭	0.03	0.9
EDTA-二钠	0.01	0.3
氨水	0.5	15
乙醇	4	120

4.2 操作过程

4.2.1 酸溶

在 500L 脱色锅中加入计量的纯化水 300kg 及冰醋酸 12kg，在搅拌下投入计量的诺氟沙星粗品 30kg，然后进行夹套加热，控制内温≤70℃，半小时后检查溶解情况，并测定溶液 pH 值≤5。如 pH 值>5，则补加冰醋酸调节 pH≤5。

4.2.2 脱色

在酸溶后的料液中加入计量的活性炭 0.9kg，搅拌升温至 80~90℃，保温 30 分钟后进行冷却，使料液温度下降至 40~50℃时，进行压滤，滤液进入 500L 结晶锅，压滤结束，用少量纯化水洗涤酸溶脱色锅及活性炭滤饼二次，洗涤液合并入料液中。

4.2.3 氨析

在经脱色过滤的料液中，搅拌下缓慢加入计量的 EDTA-二钠盐（cp）0.3kg，加毕继续搅拌 10 分钟，停止搅拌。在料液温度≤40℃情况下，缓慢加入浓氨水（cp），间歇搅拌，并放出反应锅底部阀门处积液返回锅内，反复几次，分别测定反应锅内料液及底部放料阀放出料液的 pH 值，使 pH 值一致并达到要求，即 7.2≤pH≤7.5。如果 pH<7.2，可补加浓氨水直到达到，复测 pH 值不变（20 分钟内），料液离心甩滤，滤液进入沉淀池，用经氨水调节至 pH 值为 7.2~7.5 的纯化水洗涤滤饼 2-3 次，甩干后进入转晶工序。

4.2.4 转晶

在 500L 结晶锅中，开液体加料阀和乙醇计量罐上的放料阀，将已计量并复核的乙醇（75%~80%）120kg 溶液放入转晶锅中，关液体加料阀及计量罐放料阀。开固体加料孔，在搅拌下投入甩干的氨析中和滤饼，投料完毕，关固体加料孔，继续搅拌 10 分钟，开夹套蒸汽阀，缓慢加热升温至回流（≤80℃），保温回流 1 小时，保温结束关蒸汽阀开旁通阀排掉夹套内蒸汽后关旁通阀。开夹套冷却水阀，冷却至料液温度<26℃，离心甩滤，用乙醇洗涤，甩干，进入干燥工序。

4.2.5 干燥

4.2.5.1 生产前准备

4.2.5.1.1 检查本工序洁净室内的温、湿度是否符合工艺要求并及时记录。

4.2.5.1.2 检查 SZG 双锥回转真空干燥机、容器具是否清洁、完好，有无上批的清场合格证、设备完好、清洁状态标志。

4.2.5.1.3 检查水、电、汽供应是否正常；检查电子秤是否有检定合格证，并在检定有效期内，同时调整零点。

4.2.5.1.4 检查必需的工艺文件是否齐全。

4.2.5.1.5 开启真空泵检查管道连接处，填料函上是否泄漏，进出料口密封是否良好，真空表是否灵敏；检查电控柜各仪表按钮、指示灯是否正常，检查接地线是否良好，有无漏电、短路现象存在。

4.2.5.1.6 按设备、容器具清洁消毒程序对直接接触药品的设备、容器具表面进行消毒并检查。

4.2.5.2 干燥工序操作方法

4.2.5.2.1 按生产指令核对上工序湿品名称、数量。

4.2.5.2.2 打开真空干燥机进料孔，将待干燥的诺氟沙星湿品加入容器内，关进料孔盖。开真空干燥机夹套冷凝水阀门排掉冷凝水后，开蒸汽阀，控制蒸汽压力 0.15MPa；关缓冲罐上放空阀，开真空泵和真空干燥机上的真空阀，控制干燥温度 80~90℃，控制真空度-0.07MPa，再启动电机，使整机正常运行，干燥时间 4 小时，直到干燥完全。

4.2.5.2.3 干燥结束后，关蒸汽阀门，调节出料口至适当位置后停机，再关真空阀后再关闭真空泵。

4.2.5.2.4 缓慢打开真空干燥机放空阀，当真空度降为零后，再打开出料口，将已干燥的诺氟沙星结晶置洁净的薄膜袋中，扎紧袋口，称重并复核，装入不锈钢周转桶中，桶内外分别挂上写着产品名称、产品批号、生产日期、数量、操作者姓名等内容的标签。

4.2.5.2.5 及时记录操作过程各工艺参数，操作人、复核人签名。

4.2.5.2.6 操作结束后，及时清场，清洗设备及容器具，经 QA 检查合格发放清场合格证。

4.3 重点工艺控制点

表 15-5　诺氟沙星生产工艺过程重点工艺控制点一览

工序名称	控制要点
生产准备	检查设备完好、清洁干燥情况； 检查原材料数量，核对批号、质量检验情况
酸溶	投料计量准确，必须复核签名，投料次序、内温控制、溶液 pH 值调节
脱色	投料比，回流脱色时间，温度控制
压滤	压力，澄清度检查、洗涤
氨析	EDTA-二钠用量、氨析温度、搅拌形式、料液 pH 值调节、甩滤、洗涤次数
转晶	乙醇用量、转晶温度、时间、冷却温度
过滤、洗涤	溶剂用量、洗涤次数、甩干程度
干燥粉碎混合	干燥温度、混合时间与均匀度、粉碎粒度（过筛目数）
包装	检查标签、合格证、批次、品名、数量、复核

4.4　重点操作的复核、防止混药、差错的注意事项

4.4.1　按投料比备料时，应由两人查对品名、规格、质量情况、然后进行称量（或计量），复核无误后，再投料，班组长或操作人员须及时将操作过程（包括后续操作）记在操作记录上、签名，以备查。

4.4.2　检查各种状态标志是否齐全，检查反应锅及容器是否有上批产品遗留物。

4.4.3　酸溶时，注意投料次序，酸化后溶液 pH 应控制在≤5，酸化温度≤70℃，醋酸用量以溶液 pH 为准。

4.4.4　脱色时活性炭计量应准确，脱色温度控制在 80~90℃，脱色时间 30 分钟。

4.4.5　过滤前应将溶液温度降到 40~50℃后，压滤，并用纯化水洗涤脱色锅及管道，过滤后的滤液应澄清，不提漏炭。

4.4.6　氨析前先加入计量的 EDTA-二钠，以除去溶液中的金属离子，确保成品重金属指标合格。

4.4.7　在内温≤40℃时，缓慢加入 CP 级氨水，间歇操作，应从反应锅底阀放出一部分料液重新投入锅内，确保溶液 pH7.2~7.5 之间。若 pH 达不到 7.2~7.5，则加氨水调节。

4.4.8　氨析结束后，离心甩滤，滤饼（氨析物）用经氨水调节至 pH=7.2~7.5 的纯化水洗涤二次，再甩干。

4.4.9　转晶时，乙醇计量应准确，再加入上工序的氨析物，加热回流 1 小时，内温控制在 80℃。

4.4.10　冷却至 26℃，离心甩滤，用乙醇洗涤二次后甩干。

4.4.11　干燥时应检查回转真空干燥机内是否洁净，整机运行是否正常，电、汽供应情况是否良好，所接触的容器具是否洁净。

4.4.12　干燥时控制内温 80~90℃，真空度-0.07MPa，干燥时间 4 小时。

4.4.13　干燥结束后，先关蒸汽阀、真空阀、再停真空泵，稍开放真空阀至真空度降为零后，

4.4.14　收料时，应检查包装袋或包装桶清洁状况，结束后应在包装袋外和外包装桶外分别贴上产品名称、生产批号、生产日期、数量、操作者。

5　中间体、半成品和成品质量标准及检验方法

5.1　诺氟沙星粗品

分子式：$C_{16}H_{18}FN_3O_3$；分子量：319.24。

外观：白色或略呈微黄色结晶性粉末。

干燥失重：≤2%；含量：≥95%。

醇不溶物：0.5g 粗品微热溶于 50mL 乙醇（95%）中不得有大量沉淀物。

5.2 诺氟沙星质量标准

诺氟沙星质量标准

Nuofushaxing

$C_{16}H_{18}FN_3O_3$　319.24

本品为 1-乙基-6-氟-1,4-二氢-4-氧代-7-（1-哌嗪基）-3-喹啉羧酸。按干燥品计算，含 $C_{16}H_{18}FN_3O_3$ 应为 98.5% ~ 102.0%。

【性状】本品为类白色至淡黄色结晶性粉末；无臭，味微苦；在空气中能吸收水分，遇光色渐变深。

本品在二甲基甲酰胺中略溶，在水或乙醇中极微溶解，在醋酸、盐酸或氢氧化钠溶液中易溶。

熔点　本品的熔点为 218 ~ 224℃（2015 年版《中国药典》四部通则 0612）。

【鉴别】（1）取本品与诺氟沙星对照品适量，加三氯甲烷-甲醇（1:1）制成每 1mL 中含 2.5mg 的溶液，照薄层色谱法（2015 年版《中国药典》四部通则 0502）试验，吸取上述两种溶液各 10μL，分别点于同一硅胶 G 薄层板上，以三氯甲烷-甲醇-浓氨溶液（15:10:3）为展开剂，展开，晾干，置紫外光灯（365nm）下检视。供试品溶液所显主斑点的荧光与位置应与对照品溶液的主斑点的荧光与位置相同。

（2）在含量测定项下记录的色谱图中，供试品溶液主峰的保留时间应与对照品溶液主峰的保留时间一致。

（1）、（2）两项可选作一项。

【检查】溶液的澄清度 取本品 5 份，各 0.5g，加氢氧化钠试液 10mL 溶解后，溶液应澄清；如显浑浊，与 2 号浊度标准液（2015 年版《中国药典》四部通则 0902）比较，均不得更浓。

有关物质　取本品适量，加 0.1mol/L 盐酸溶液（每 12.5mg 加 1mL）使溶解，用流动相稀释制成每 1mL 中约含 0.1mg 的溶液，作为供试品溶液；精密量取适量，加流动相稀释成每 1mL 中含诺氟沙星 1μg 的溶液，作为对照溶液。照含量测定项下的色谱条件，取对照溶液 20μL 注入液相色谱仪，调节检测灵敏度，使主成分色谱峰的峰高为满量程的 20% ~ 25%，再精密量取供试品溶液和对照溶液各 20μL，分别注入液相色谱仪，记录色谱图至主成分峰保留时间的 2.5 倍，供试品溶液的色谱图中如有杂质峰，各杂质峰面积总和不得大于对照溶液主峰的面积（1.0%）。

干燥失重　取本品，在 105℃ 干燥至恒重，减失重量不得过 1.0%（2015 年版《中国药典》四部通则 0831）。

炽灼残渣　取本品 1.0g，置铂坩埚中，依法检查（2015 年版《中国药典》四部通则 0841），遗留残渣不得过 0.2%。

重金属　取炽灼残渣项下遗留的残渣，依法检查（2015 年版《中国药典》四部通则 0821 第二法），含重金属不得过百万分之十五。

【含量测定】照高效液相色谱法（2015 年版《中国药典》四部通则 0512）测定。

色谱条件与系统适用性试验　用十八烷基硅烷键合硅胶为填充剂；以 0.025mol/L 磷酸溶液（用三乙胺调节 pH 值至 3.0±0.1）-乙腈（87:13）为流动相；流速为每分钟 0.8mL；检测波长为 278nm。理论板数按诺氟沙星峰计算不低于 2000，诺氟沙星峰与相邻杂质峰的分离度应符合要求。

测定法 取本品约 25mg，精密称定，置 100mL 量瓶中，加 0.1mol/L 盐酸溶液 2mL 使溶解后，加水稀释至刻度，摇匀，精密量取 5mL，置 50mL 量瓶中，加流动相稀释至刻度，摇匀，精密量取 20μL 注入液相色谱仪，记录色谱图；另取诺氟沙星对照品，同法测定。按外标法以峰面积计算供试品中 $C_{16}H_{18}FN_3O_3$ 的含量。

【类别】喹诺酮类抗菌药。

【贮藏】遮光，密封，在干燥处保存。

【制剂】（1）诺氟沙星软膏；（2）诺氟沙星乳膏；（3）诺氟沙星胶囊；（4）诺氟沙星滴眼液。

【标准来源】《中国药典》2015 年版二部第 1196～1197 页。

6 安全、防火和劳动保护

6.1 一般规定

6.1.1 操作人员必须严格按"各工序操作规程"进行操作，不得擅自改动。如遇意外，必须记录在案，并及时报告有关领导。

6.1.2 操作人员必须坚守岗位，不得擅自离岗、串岗、脱岗。

6.1.3 操作人员接触有毒有害物料时，必须按规定穿戴厂内发给的劳保用品。

6.1.4 操作人员应认真学习并熟练掌握本岗位易燃易爆、有毒有害物品的性能及使用注意事项，掌握发生事故后的基本救护方法。

6.1.5 操作人员应认真学习并熟练消防常识及消防器材的使用方法。

6.1.6 任何外来人员未经许可不得进入生产区域。

6.1.7 消防器材定位安放，不得随意搬迁，无故不得施放，并由安全员定期检查更换。

6.1.8 停产下班前，必须检查关闭水、电、汽、冷冻有关开关及阀门，检查原材料堆放贮存安全情况，检查门窗关闭情况，经检查无误后方可离开车间。

6.2 防火、防爆

鉴于本产品精制过程中使用大量易燃易爆乙醇，故本车间定为三级防爆车间，必须严格执行防火、防爆规定：

6.2.1 车间内及四周 10m 内严禁明火（包括吸烟）。

6.2.2 车间内各种原料存量不得超过一天用量，尽可能做到随用随领，并保存于密闭容器中。

6.2.3 禁止穿有铁掌钉的鞋的人进入车间，严禁铁器互相敲击。

6.2.4 明火操作（包括拉临时电线，使用塑料焊枪等）必须经厂安全部门批准同意，办理手续后进行。

6.2.5 设备检修动火，必须经厂部批准，安全部门办好动火证。车间操作人员应配合检修工作，认真彻底清洗设备，灌满水，密封反应锅口及料管，清理现象，移去易燃易爆原料，做好应急消防措施，并有安全人员在现场监护，方可动火。

6.2.6 蒸汽管道、烘箱内严禁烘烤食物，棉制品、纸制品等易燃物品

6.2.7 一旦发生火警。立即按以下程序采取措施：

6.2.7.1 报警。报警电话119。

6.2.7.2 按正常程序停止邻近岗位的操作，停止通风，切断电源。

6.2.7.3 转移尚未着火的易燃物品至安全地区，切勿随便移动正在燃烧的物品。

6.2.7.4 如易燃品是在容器中燃烧，应立即密闭容器，隔绝空气以阻燃烧。

6.2.7.5 选用合适的消防器材灭火。

6.2.7.5.1 凡比重小于水,而不溶于水的物料起火,切不可用水冲,而应采用二氧化碳或 1211 灭火机。

6.2.7.5.2 凡溶于水的易燃品可用水冲,也可采用泡沫灭火机、二氧化碳或 1211 灭火机。

6.2.7.5.3 凡遇水分解、发热甚至爆炸的易燃品,不可用水冲,只能使用 1211 灭火机。

6.2.7.5.4 电器起火,先切断电源,后用四氯化碳或 1211 灭火机。

6.2.8 非防爆电器、电机、电动工具(包括手枪钻、电动扳手等)严禁在车间内使用。

6.2.9 车间配备必要消防器材(防火砂箱、泡沫灭火机、1211 灭火机等)。

7 综合利用(包括副产品、回收品处理)

表 15-6 诺氟沙星生产综合利用一览表

名称	岗位	数量	主要成分及处理方法
滤渣	过滤(脱色)	1~2kg/d	活性炭、有机杂质等,焚烧
母液	氨析	350kg 左右	H_2O 等弃去
母液	转晶	140kg/d	诺氟沙星、酒精,套用
回收酒精	母液回收		酒精,套用

酒精母液,所含主要物质为酒精,经浓缩回收乙醇可反复套用,回收酒精残液经回收部分粗品后的最终残液废弃煤炭中焚化。

活性炭渣,经酒精充分洗涤回收部分产品后焚化。

8 操作工时与生产周期

8.1 操作工时一览表,时间以小时为单位

表 15-7 诺氟沙星生产操作工时与生产周期一览表

工序名称	辅助时间	工艺时间	小计
酸溶	0.5	1.5	2
脱色	0.5	2	4.5
氨析	0.5	3	8
转晶	0.5	2~3	11.5
干燥	0.5	4	16
粉碎、混合、包装		5	21
质检		3 天	

8.2 生产周期

单批生产周期 5 天,其中生产时间 2 天,质检 3 天,实际上连续生产后,生产周期可以缩短到 4 天左右。

9 劳动组织与岗位定员

9.1 劳动组织

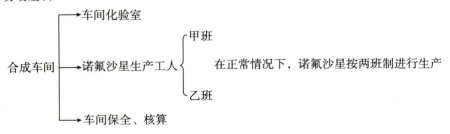

图 15-14 诺氟沙星生产劳动组织简图

在正常情况下，诺氟沙星按两班制进行生产。

9.2 岗位定员

表15-8 诺氟沙星生产岗位定员一览表

岗位	定员	职责
主任	1	全面负责车间生产、技术质量安全等工作
工艺员	1	主管生产技术、工艺过程与产品质量工作
核算	1	主管车间生产过程中经济核算工作
QA	1	主管车间生产过程中产品质量监督工作
保全工	1	负责车间生产设备维护、保养和检修工作
QC	1	负责车间生产过程中间体半成品检测工作
合成	2×3	负责投料、反应、后处理等工作
精制	2	负责精制工序的正常生产
烘包	2	负责半成品的抽滤干燥、包装
合计	16	

10 设备一览表

表15-9 诺氟沙星生产设备一览表

代号	名称	规格型号	材质	备注
F101	酸溶反应锅	K型500L	搪瓷	
F102	氨析结晶锅	K型500L	搪瓷	
V103	冰乙酸计量罐	100L	不锈钢	
V104	氨水计量罐	100L	不锈钢	
V105	乙醇计量罐	100L	不锈钢	
F107	脱色锅	K500L	搪玻璃	500L
L113	快开式压滤机		不锈钢	
F108	结晶锅	K500L	搪玻璃	500L
V111	精制母液贮罐		不锈钢	500L
Q211-2	缩合反应冷凝器	立式3m²	搪玻璃	
220-1,2	水力喷射泵			
H116	双锥回转真空干燥机		不锈钢	1台
H117	粉碎机		不锈钢	1台
H118	多向运动混合机		不锈钢	1台

所有反应锅夹套配备0~0.6MPa压力表；主要设备的生产能力，单批投料量30kg，日产成品25kg，月产625kg（按25日计），年产7.5吨（按300日计）。

11 原材料、能源消耗定额和技术经济指标

表15-10 诺氟沙星生产原材料、能源消耗和经济指标一览表

原料名称	单耗
粗品	1.2
冰醋酸	0.48
活性炭	0.036

续表

原料名称	单耗
EDTA-二钠	0.012
酒精	4.8
氨水	0.6

12 物料平衡（包括原料利用率计算）

批总投料量=成品（83%左右）+母液回收品（5%左右）+其他损失（12%）

乙醇批投量=乙醇回收（70%）+离心甩滤损失（20%）+其他损失（10%）

13 附录（有关理化常数、曲线、图表、计算公式及换算表）

13.1 本产品有关的原子量

表 15-11 诺氟沙星生产有关的原子量一览表

元素名称	元素符号	原子量	元素名称	元素符号	原子量
氢	H	1.008	钠	Na	22.99
氧	O	16.00	氯	Cl	35.45
氮	N	14.01	氟	F	18.99
碳	C	12.01			

13.2 原辅料成品分子量表

表 15-12 诺氟沙星生产原辅料和成品分子量一览表

物料	分子式	分子量
粗品	$C_{16}H_{18}FN_3O_3$	319.24
EDTA-二钠	$C_{10}H_{14}N_2O_8Na_2$	336.20
酒精	C_2H_5OH	46.07
氨水	$NH_3 \cdot H_2O$	35.04
醋酸	CH_3COOH	60.05
诺氟沙星	$C_{16}H_{18}FN_3O_3$	319.24

13.3 收率计算公式

$$收率\%(M) = \frac{原料分子量 \times 产品得量 \times 产品含量}{产品分子量 \times 原料投量 \times 原料含量} \times 100\%$$

$$收率\%(W) = \frac{产品得量 \times 产品含量}{原料投量 \times 原料含量} \times 100\%$$

本产品实用公式（由于原料含量未知，故不计含量）。

$$收率\%(W) = \frac{产品得量（氟沙星）}{粗品投料量} \times 100\%$$

13.4 有关度量衡换算：

13.4.1 重量 1 吨（t）= 1000 公斤（kg） 1 千克（kg）= 1000 克（g）

1 克（g）= 1000 毫克（mg）

13.4.2 压力 1 大气压（atm）= 1.03323 千克/厘米^2（kg/cm^2）= 760 毫米汞柱（mmHg）

= 1.01325×10^5 牛顿/米^2（Nm^{-2}）[帕、Pa]

13.4.3 容积 1 立方米（M^3）= 1000 升（L）

1 升（L）= 1000 毫升（mL）

14 附页

第十六章　制药工艺条件参数的优化

制药工艺研究是建立在实验基础上的应用研究。在实验室工艺研究中，中试放大研究和规模生产中都涉及化学反应各种条件之间的相互影响等诸多因素；要在诸多因素之间分清主次，这就需要正确地选择试验设计方案（experimental design），利用试验设计寻找影响生产工艺中的内在规律和各因素之间的关系，尽快找出生产工艺设计所要求的参数和生产工艺条件。

工艺优化的意义，就是运用数理统计的方法，合理地安排试验设计方案，首先要求试验中获得的数据准确、重复性好，其次正确地分析数据，以最少的试验次数，最少的人力、物力、财力以及最短时间达到优化生产工艺方案的目的。

本章主要介绍制药工艺优化的基础知识与常见的试验设计方法。

第一节　试验设计基础

制药工艺研究按指标的多少可分为单因素研究与多因素研究。单因素影响通常研究得比较少，常常是多个因素之间互相影响，所以常常需要进行多因素的试验设计。使用多因素试验设计进行工艺优化。单纯了解试验设计的意义还不够，通常还需要掌握试验设计方面的基础知识，具体包括试验设计的三要素和三个原则。

一、试验设计的三要素

试验设计的三要素即受试对象、处理因素和试验效应。受试对象（subject）是处理因素作用的客体。受试对象的种类有活体动物、标本或样品、病人或正常人。受试对象的基本条件包括代表性、敏感性、特异性、稳定性。

在试验研究中，对试验指标产生影响的各种原因，都称为因素（factor），因素变化的各种状态称为水平（level）。被试因素（study factor）又称处理因素（treatment factor）。被试因素是试验中的主因素，根据研究目的决定要施加或要观察，能作用于受试对象，能引起直接或间接效应的因素。被试因素在整个试验中应保持一致和稳定。

被试因素的数目与水平组合的基本类型有：①单因素单水平：如夏枯草提出物对原发性高血压患者降压作用的观察等。②单因素多水平：比较不同剂量的某药对某病的疗效。③多因素单水平：如同一复方中不同单味中药，或同一单味中药中不同有效成分的疗效观察。④多因素多水平：如研究六味地黄丸诸成分和不同剂量对降低胰腺切除后血糖水平的影响。

与"被试因素"同时出现，也能使受试对象产生效应的因素属于"非处理因素"或称"区组因素"。非处理因素虽然不是研究因素，但由于其中有些会影响试验结果，产生混杂效应,所以非处理因素又称混杂因素(confounding factor),因为它会干扰试验结果,又称干扰因素。在确定被试因素的同时,还要根据专业知识和试验条件,找出重要的非处理因素,有效控制或消除其干扰作用。

试验效应(experimental effect)是指处理因素作用于受试对象后所表现出来的效果。这种结果常以观察指标为载体客观地表现出来,有定量指标和定性指标。

选择效应指标要求:①客观性。因为观察指标有主、客观之分,中医药临床科研总结出的资料,基本以临床医生经验为主判断,常受主观意识影响。宜在望、闻、问、切等基础上,增加客观指标,如血压、血细胞计数、心电图等。现代医学愈加重视主观指标的应用,通常采取经过严格测试的量表去考核处理因素的效应。②准确度与精密度。准确度(accuracy)是指一个测量值或计算值相对于它的真值的接近度,主要受系统误差影响。而精密度(precision)是指对彼此相同的数值重复测量的接近度,其差值属于随机误差。准确度是最根本的。理想的指标是既准确又精密。③特异度与敏感度。某指标的特异度指鉴别其真伪(阳)性的能力。而敏感度指鉴别其真阳性的能力。高的特异度不易受混杂因素影响,灵敏度高的因素能更好地显示处理因素的效应。④指标的观察。在试验观察中若带偏性,则会影响结果的分析和比较,为最大限度地减少或消除这种偏性,需要使用盲法设计,对指标观察、数据搜集、结论判断,常在不知道分组的情况下进行,病人与研究者都了解分组情况称为不盲,只有病人不知道分到哪一组称为单盲,病人与研究者都不知道分到哪一组称为双盲,病人、研究者与资料分析人员都不知道分到哪一组称为三盲。

二、试验设计的三原则

试验设计的三原则即对照的原则、随机的原则、重复的原则。

对照(control)的作用在于用对比鉴别的方法来研究处理因素的效应,充分显示被试因素的效应。为此设立与试验组具有同质可比性的对照组,试验组与对照组除被试因素不同外,其他非被试因素尽量相同或相近,主要非处理因素均衡可比。对照组与试验组应始终处于同时同地,即进行同期对照(concurrent control)。对照的方式有多种,可根据研究目的及内容选择,常用对照方法有:①安慰剂对照(placebo control):用双盲法,采用剂型、外观、重量、气味和口味等都与试验药尽可能保持一致,对人体无害又不含有研究药物的有效成分的伪药物(如乳糖片、生理盐水注射液)作对照,目的是克服研究者、受试者和参与评价人员等由于心理因素等影响而形成的偏倚。同时安慰剂(placebo)对照也可分离出由于研究药物所引起的真正的不良反应。安慰剂对照常常是双盲研究,可以是平行对照,或者是交叉对照。②空白对照(black control):对照组不施加任何试验措施,在动物试验和试验室试验中常用。临床试验中,病人利益第一,一般不设空白对照,只对某些病情较轻或长期稳定无任何危险的疾病,如HBsAg携带者、近视、感冒、慢性气管炎等可设空白对照。③试验对照(experimental control):对照组施加部分处理因素,但不是所研究的因素。例如,研究心舒丹中丹参治疗心绞痛的作用,试验组用心舒丹方,包括丹参、川芎、红花、降香等几种药物,而对照组不加丹参,其余成分相同。但须注意药物间的交互作用。④自身对照(self control):对照与试验针对同一受试对象进行,例如,测量30名成年高血压病人服药前后的收缩压、对同一名学生的前后测验,严格说它们不属于同期对照,因此在试验中最好设立另外一个对照组,使用处理前后效应的差值来比较其真实的效果。⑤标准对照（standard control）：不设对照组，而是用标准值或正常值对照。例如，试验指标血红蛋白的对比，在临床试验中多用此法，在试验室研究中也常常使用于某种新法是否能够代替老方法。

随机化（randomization）是指每个受试对象都有同等机会被抽取，避免主观因素，对试验结果有影响的未知与无法控制的因素，都能够均衡地分配到试验组与对照组中去，保证比较组间均衡齐同。随机化是排除非试验因素干扰，防止选择性偏倚（bias）的重要手段，是统计分析的基础。随机化的方法，可以采用随机数字表或随机排列表进行随机分组，由于统计软件的流行，也可采用统计软件随机分组。

重复的原则主要有重复数和重现性两方面的含义：①试验需要有重复数（即适当的样本含量），才能估计和降低试验误差。②可靠的试验结果应能在相同的条件下重复出来，这对于推广试验结果至关重要

三、常用试验设计方法

常用试验设计方法，有完全随机设计、析因设计、正交设计、均匀设计和星点设计。完全随机设计最简单，但需用的试验对象较多。析因设计（factorial design），是一种多因素多水平交叉分组，进行全面试验的设计方法，试验精度比较高。正交设计、均匀设计是用正交表、均匀表来安排试验，试验次数较少，使用方便，容易实现。星点设计对试验指标的测量比较较之上述设计严格，特点是通过软件产生效应面直接判断效应范围，能够优选最佳方案，常常和析因设计联合使用。

1. 完全随机设计（completely random design） 是一种单因素 k（$k \geq 2$）水平单效应变量的设计方法。有两种分组方式：①将受试对象随机分配到各处理组中；②分别从不同总体中进行随机抽样，获取代表各不同总体的随机样本。要求组间均衡可比，即在可能条件下，先按非被试影响因素分层，而后在分层基础上随机分配样本；尽量使每组间样本数相等或接近，完全随机设计各组样本含量可以不等，但在样本总量不变的条件下，$n_1 = n_2$ 时检验效率较高。

2. 随机同期对照设计（randomized concurrent controlled trial，RCT） 临床试验中，将 n 个同质的合格的愿意加入试验的受试对象随机分配到对照组与试验组，使具有可比性。然后，试验组给予新措施，对照组给予标准对照或安慰剂，同步前瞻性观察两组结局的差别，称为随机同期对照试验。基本要求是分层随机、同步试验、盲法观察。

3. 配对设计（paired design） 是将某些性质或条件相似的研究对象、部位配成相应的对子，然后采取随机分组的方法，将其中之一分配到试验组，另一个分到对照组，连续试验若干对，观察比较干预与对照的差异。配对设计可控制一些主要的影响因素，使两组非处理因素更具可比性，且此方法简便、经济、高效。根据受试对象的来源不同，配对设计可分为同体配对和异体配对。

4. 随机区组设计（randomized block design） 随机区组设计又称配伍组设计，是配对设计的扩大（配对设计可视为配伍组设计的简单形式）。设置配伍组的条件和配对条件相同，先将条件相近的受试对象配伍，然后将每个配伍组中的受试对象随机分配到各对比组。例如把 12 只小白鼠按体重相近分为 3 个配伍组，每个区组有 4 只小白鼠，分别接受 3 种不同的处理。随机区组设计的优点是每个区组的受试对象具有好的同质性，组间均衡性好，与完全随机设计比较，减少了误差。

5. 析因设计（factorial design） 是一种把多因素多水平交叉分组，进行全面试验的设计方法。析因设计常用于试验重复方便，试验费用低、周期短、因素间交互作用复杂，而且在专业上很有意义的情况。在临床研究中，评价联合用药效应时，可以考虑用析因设计。

例如某中医院用中药复方治疗高胆固醇症，将 12 例高胆固醇病人随机分为 4 组治疗：第一组用一般疗法；第二组在一般疗法外加用 A 药；第三组用一般疗法外加 B 药；第四组在一般疗法外加 A 药和 B 药。一个月后观察胆固醇降低量（％），检验 A、B 药是否有降胆固醇作用？两药有无交互作用？在这里 A、B 两药各有用和不用两个水平，称为 2×2 析因设计，统计学上常常用 2×2 析因设计的方差分析检验 A 药与 B 药是否有作用以及二者之间是否有交互作用。

第二节　正交设计

进行制药工艺条件优化时，需要安排多个因素多个水平的试验，因此，常用的方法是利用正交表安排试验，正交试验的特点是均匀分散、整齐可比。均匀分散使试验点均衡分布于试验范围内，试验点有充分的代表性；整齐可比使试验结果具有可比性，既可减少试验次数，又可进行全面比较，以获取较好试验方案。

在试验过程中，影响试验结果的条件叫做因素或因子。一项试验涉及的因素可能很多，不可能把所有的因素全部考虑，只能抓住主要的因素进行研究。这就需要在试验之前，根据研究目的和条件，结合专业知识和实践经验认真分析，精选试验因素。

因素的不同数量等级或状态，会导致不同的试验结果，这些数量等级或状态称为因素的水平。重要因素的水平数可多取一些，各水平间的距离要定得恰当。

衡量试验结果好坏的标准，称为试验指标。在制定试验方案的同时，应根据试验目的，确定出最能客观反映试验结果好坏的一个或几个考察指标。

例 16-1　某药厂为改革"潘生丁"环合反应旧工艺，其主要目的是想利用尿素与双乙烯酮来代替旧工艺中的硫脲及乙酰乙酸乙酯，其指标是 6-甲基脲嘧啶的收率，列出因素水平表，见表 16-1。

表 16-1　因素水平表

因素水平	反应温度 A（℃）	反应时间 B（小时）	摩尔比 C
1	100	6	1∶1.2
2	100	81	1∶1.6
3	120	10	1∶2.0

若对这 3 个因素 3 个水平的所有搭配都试验，则需要作 $3^3 = 27$ 次搭配，称为全面试验法。这 27 个试验的具体情况是：

1. $A_1B_1C_1$　　　10. $A_2B_1C_1$　　　19. $A_3B_1C_1$
2. $A_1B_1C_2$　　　11. $A_2B_1C_2$　　　20. $A_3B_1C_2$
3. $A_1B_1C_3$　　　12. $A_2B_1C_3$　　　21. $A_3B_1C_3$
4. $A_1B_2C_1$　　　13. $A_2B_2C_1$　　　22. $A_3B_2C_1$

5. $A_1B_2C_2$　　　　14. $A_2B_2C_2$　　　　23. $A_3B_2C_2$
6. $A_1B_2C_3$　　　　15. $A_2B_2C_3$　　　　24. $A_3B_2C_3$
7. $A_1B_3C_1$　　　　16. $A_2B_3C_1$　　　　25. $A_3B_3C_1$
8. $A_1B_3C_2$　　　　17. $A_2B_3C_2$　　　　26. $A_3B_3C_2$
9. $A_1B_3C_3$　　　　18. $A_2B_3C_3$　　　　27. $A_3B_3C_3$

若孤立地考虑各个因素，则可以先固定一些因素进行搭配，称为简单比较法。如，每次固定 2 个因素，比较一个因素，先固定 A 于 A_1，B 于 B_1，让 C 变化，即：

$$A_1B_1\begin{cases}C_1\\C_2\\C_3\end{cases} \text{假定取 } C_2 \text{ 最好}$$

然后固定 A 于 A_1，C 于 C_2，让 B 变化，即：

$$A_1C_2\begin{cases}B_1\\B_2\\B_3\end{cases} \text{假定取 } B_3 \text{ 最好}$$

最后固定 B 于 B_3，C 于 C_2，让 A 变化，即：

$$B_1C_2\begin{cases}A_1\\A_2\\A_3\end{cases} \text{假定取 } A_3 \text{ 最好}$$

简单比较法由三次试验可以选出较好搭配 $A_3B_3C_2$，试验次数不多，但水平搭配不均匀（可能漏掉好的搭配）、费时（后一批试验要等前一批结果），通常可用正交表的方法来进行试验。

一、正交表

正交表是一种特殊表格，例如表 16-2，有 7 个列，2 个水平，8 次试验，称为 7 因素 2 水平 8 次试验的正交表，常记作 $L_n(K^m)$，L 称作正交表；下标 n 表示正交表的行数，也即试验次数；m 表示正交表的列数，K 表示各因素的水平数，读作"m 因素 K 水平 n 次试验的正交表"。下面以两个常用正交表为例说明其构造特点。见表 16-2，表 16-3。

表 16-2　$L_8(2^7)$ 正交表

试验号	列号						
	1	2	3	4	5	6	7
1	1	1	1	1	1	1	1
2	1	2	1	2	2	2	2
3	1	1	2	1	2	2	2
4	1	2	2	2	2	1	1
5	2	1	2	1	2	1	2
6	2	2	2	2	1	2	1
7	2	1	1	2	2	2	1
8	2	2	1	2	1	1	2

表 16-3　$L_9(3^4)$ 正交表

试验号	列号			
	1	2	3	4
1	1	1	1	1
2	1	2	2	2
3	1	3	3	3
4	2	1	2	3
5	2	2	3	1
6	2	3	1	2
7	3	1	3	2
8	3	2	1	3
9	3	3	2	1

正交表具有：①表中任意一列不同水平出现的次数都相同，这就是正交表的"均衡性"；②表中任意两列都包含了可能出现的同行数对，并且出现次数相同，这就是正交表的"正交性"。

由于正交表具有上述两条性质，所以用正交表安排试验具有"均匀分散、整齐可比"的特点。

二、正交设计的步骤

明确试验目的，选定试验指标，再凭借专业知识和经验，选择对指标有一定影响的因素和各因素比较合适的水平，最后选择正交表，作表头设计。

1. 选表　根据水平数选择正交表，并使其列数略多于因素个数。如果要考虑因素之间的交互作用，则交互作用也应单独作为一个独立因素看待。

2. 表头设计　对选好的正交表作表头设计。如果不考虑交互作用，可随意安排各个因素在表头的各列上，下面的数字就是该列因素所对应的试验水平；如果要考虑交互作用，必须把因素安排在适当的列，并借助某些正交表所搭配的两列间交互作用表，确定因素的交互作用列。

例 16-2　某药物提取试验以 3 因素 3 水平安排正交试验，不考虑交互作用，采用 4 因素 3 水平 9 次试验的正交表 $L_9(3^4)$。

表 16-4　因素水平表

水平	因素		
	加水量 A（倍）	提取时间 B（小时）	提取次数 C（次）
1	8	1	1
2	10	2	2
3	12	3	3

例 16-3　某药物配伍试验以 6 因素 3 水平安排正交试验，用 7 因素 3 水平 18 次试验的正交表 $L_{18}(3^7)$。

表 16-5　因素水平表

水平	因素					
	A 山茱萸	B 生龙骨	C 生牡蛎	D 生杭菊	E 野党参	F 炙甘草
1	2	1	1	0.6	0.4	0.2
2	1.5	1.5	1.5	1.5	1.5	1.5
3	0	0	0	0	0	0

表 16-6　$L_{18}(3^7)$ 正交试验表

试验号	因素							
	A	B	C	D	E	F	G（空白列）	评价指标
1	1	1	1	1	1	1	1	
2	1	2	2	2	2	2	2	
3	1	3	3	3	3	3	3	
4	2	1	1	2	2	3	3	
5	2	2	2	3	3	1	1	
6	2	3	3	1	1	2	2	
7	3	1	2	1	3	2	3	
8	3	2	3	2	1	3	1	
9	3	3	1	3	2	1	2	
10	1	1	3	3	2	2	1	
11	1	2	1	1	3	3	2	
12	1	3	2	2	1	1	3	
13	2	1	2	3	1	3	2	
14	2	2	3	1	2	1	3	
15	2	3	1	2	3	2	1	
16	3	1	3	2	3	1	2	
17	3	2	1	3	1	2	3	
18	3	3	2	1	2	3	1	

例 16-4　安排 4 因素 2 水平试验。

（1）若不考虑交互作用，可选 $L_8(2^7)$ 表，将 A、B、C、D 四因素安排在 1、2、4、5 列上。

（2）若考虑 A×B、A×C，则应把 A、B、C、D 安排在 1、2、4、7 列，并由与 $L_8(2^7)$ 相配的交互作因为 A 安排在第 1 列，B 安排在第 2 列，由表 16-7 知，第 1 列和第 2 列的交互作用 A×B 应安排在第 3 列，A×C 安排在第 5 列。正交表中，不安排因素的列称为空白列，在方差分析中，空白列作为误差列，作表头设计一般都要留一列作为空白列。

表 16-7　与 $L_8(2^7)$ 配合的任意两列之间的交互作用表

列	号	列号						
		1A	2B	3A×B	4C	5A×C	6	7D
1	A	(1)	3	2	5	4	7	6
2	B		(2)	1	6	7	4	5
3				(3)	7	6	5	4
4	C				(4)	1	2	3
5						(5)	3	2
6							(6)	1
7	D							(7)

若要考虑更多的交互作用，则需要选择更大的正交表安排试验。

3. 安排试验　按照正交表的方案安排试验，并记录试验结果。正交表中的数字表示因素所取水平。如：因素 A、B、C、D 分别安排在 $L_8(2^7)$ 中的第 1、2、4、7 列，第 2 行相应数字为 "1、1、2、2"表示第 2 号试验是在各因素组合为 $A_1B_1C_2D_2$ 的条件下进行试验。这样分别作完表中各号试验，并记录每次试验结果。注意试验次序可随机选择而不必按照试验号次序进行试验。

三、进行正交试验需要注意的问题

在正交试验中选择因素要具有可比性，由于"整齐可比"是正交试验最突出的优点。因此在一次正交试验时不可能容纳全部因素，由于工序不同，应该把可比因素放在一次试验中，而不能把不可比且属于下一道工序的因素放进来，换句话说，不可比因素不能安排在同一个正交表中。

交互作用是指一个因素不同水平间的效应受到另一因素的影响。如果一个因素的不同水平间的效应差因为另外一个因素水平的影响而呈现较大幅度的增加，其差别在统计学上有显著意义，可认为两因素有协同交互作用；若一个因素的不同水平间的效应差因为另外一个因素水平影响而呈现较大幅度的下降，其差别在统计学上有显著意义，可认为两因素有拮抗交互作用；如果一个因素在另一因素不同水平的影响下，其不同水平效应差呈现等幅增加或降低，称为该效应不受另外因素的影响，即两因素没有交互作用。在正交试验中可分析多种交互作用，如一级交互作用 $A×B$、二级交互作用 $A×B×C$。药物研究和开发一般是选择没有交互作用的因素。

四、正交设计分析举例

正交试验按照每个水平是否进行重复试验，分为无重复试验和重复试验两种。

1. 无重复三水平试验

例 16-5　对某种中药中某一有效成分的提取工艺研究，采用 3 因素 3 水平，因素水平表如表 16-8。

表16-8 因素水平表

水平	因素		
	加水量 A（倍）	煎煮时间 B（小时）	提取次数 C（次）
1	8	1	1
2	10	2	2
3	12	3	3

（1）选表 可以根据水平数确定正交试验表的类型。2水平就选2水平表，3水平就选3水平表。也可以根据自由度原则确定表的大小。关于自由度有如下两条规定：

①正交表的自由度 $f_\text{表}$ =试验次数-1；表中每列自由度 $f_\text{列}$ =该列水平数-1。

②某因素的自由度 f =该因素自由度-1；试验总自由度 $f_\text{试}$ =要考察的自由度之总和。选表时首先计算 $f_\text{试}$，然后在相应水平正交表中选取满足 $f_\text{试} \leq f_\text{表}$ 的最小正交表。

对于本例，$f_A=f_B=f_C=3-1=2$，因此有 $f_\text{试}=f_A+f_B+f_C=6$，在3水平的正交表中满足 $f_\text{试} \leq f_\text{表}$ 的最小正交表是 $f_\text{表}=8$ 的4因素3水平9次试验的正交表 $L_9(3^4)$。

（2）表头设计 表头是正交表第1行的列号，表头设计要把所考虑的因素安排到各列上，如不考虑交互作用可随意安排，本例不考虑交互作用，可把因素 A、B、C 顺次安排到第1、2、3列上，第4列作为空白列。

（3）安排试验 见下面的试验草表。（表16-9）

表16-9 正交试验草表

列号	因素				试验方案	试验结果 药物含量 y_i（mg/g）
	加水量 A	煎煮时间 B	提取次数 C	空白列 D		
1	1（8倍）	1（1小时）	1（1次）	1	$A_1B_1C_1$	12.22
2	1	2（2小时）	2（2次）	2	$A_1B_2C_2$	20.06
3	1	3（3小时）	3（3次）	3	$A_1B_3C_3$	20.58
4	2（10倍）	1	2	3	$A_2B_1C_2$	21.90
5	2	2	3	1	$A_2B_2C_3$	22.26
6	2	3	1	2	$A_2B_3C_1$	12.85
7	3（12倍）	1	3	2	$A_3B_1C_3$	23.12
8	3	2	1	3	$A_3B_2C_1$	14.89
9	3	3	2	1	$A_3B_3C_2$	22.22

（4）试验结果的直观分析 试验结果分析主要解决3个问题：①确定每个因素各水平的优劣；②分析因素主次；③确定最佳试验方案。

（5）确定最佳试验方案 根据前面得到的结果选择最佳试验方案。

例16-6 根据例16-5提供的表16-9，对试验结果进行直观分析。

（1）从上面试验结果可看出 A 因素取1水平最好；B 因素取1水平最好；C 因素取3水平最好。

（2）确定各因素各水平的优劣 由表16-9计算各因素不同水平下提取物含量的合计值。

$II_A = y_4+y_5+y_6 = 21.9+22.26+12.85 = 57.01$

$II_B = y_2+y_5+y_8 = 20.06+22.26+14.89 = 57.21$

$II_C = y_2+y_4+y_9 = 20.06+21.90+22.22 = 64.18$

表 16-10 正交试验表

列号	因素 加水量 A	煎煮时间 B	提取次数 C	空白列 D	试验结果 药物含量 y_i (mg/g)
1	1 (8倍)	1 (1小时)	1 (1次)	1	12.22
2	1	2 (2小时)	2 (2次)	2	20.06
3	1	3 (3小时)	3 (3次)	3	20.58
4	2 (10倍)	1	2	3	21.90
5	2	2	3	1	22.26
6	2	3	1	2	12.85
7	3 (12倍)	1	3	2	23.12
8	3	2	1	3	14.89
9	3	3	2	1	22.22
I	52.86	57.24	39.96	56.50	$\sum y_i = 170.10$
II	57.01	57.21	64.18	56.03	$CT = 170.1^2/9$
III	41.86	55.65	65.94	57.37	$= 3214.89$
R	3.67	0.53	8.66	1.34	
SS	9.100	0.551	140.64	0.299	

因此最佳试验方案是 $A_1B_1C_3$。

(3) 分析因素主次 一个因素对试验结果影响大,通常称它是主要因素,指它的不同水平对应的药物平均含量的差异大。一个因素不同水平对试验结果影响小,就是次要因素。因此,对该例,因素的主次依次为 $C \to A \to B$。

(4) 试验结果的方差分析 对正交试验结果可进行直观分析,其优点是简单、直观,但不能估计误差,不知道分析的精度。若用统计学中的方差分析法,就可以把因素之间由于水平变化引起试验结果的差异与试验的随机误差分开,如果某因素水平变化引起试验结果的变动与试验误差相差不大,可认为该因素对试验结果影响不显著;反之可判断该因素对试验结果有显著影响。

例 16-7 对例 16-6 进行方差分析。

从表 16-9 可看出,9 次试验结果参差不齐,其程度可用离差平方和 SS 来衡量,其原因有两点:一是由各因素水平变化引起的试验结果参差不齐;二是试验本身的误差。即:

$SS_总 = SS_因 + SS_e$,其中 SS_e 是误差的离差平方和,根据方差分析的思想,首先要计算离差平方和,再作显著性检验。步骤如下:

①计算离差平方和:所谓离差平方和 $SS_总$,就是计算各次试验结果 y_i 与其平均值 $\bar{y}$ 的离差平方之和,称为全部试验的总变异,即 $SS_总 = (y_1-\bar{y})^2 + (y_2-\bar{y})^2 + \cdots (y_9-\bar{y})^2$,其中 $\bar{y} = (y_1+y_2+\cdots y_9)/9 = \sum y_i/9$。一般为节省篇幅,缩写公式和常用计算见式 16-1:

$$SS_{总} = \sum_{i=1}^{9}(y_i - \bar{y})^2 = \sum_{i=1}^{9}y_i^2 - CT \qquad 式（16-1）$$

其中 $CT = \frac{1}{9}(\sum_{i=1}^{9}y_i)^2$ 表示全部数据总和的平方的平均值，自由度 $f_{总} = 9-1 = 8$。

本例：$SS_{总} = (12.22^2 + 20.06^2 + \cdots + 22.22^2) - 3214.89 = 150.5934$。

②计算各因素的离差平方和：$SS_j = (Ⅰ_j^2 + Ⅱ_j^2 + Ⅲ_j^2)/3 - CT$，自由度 $f_j = 3-1 = 2$。具体计算结果见表16-10最后1行。

③计算误差的离差平方和：$SS_e = SS_D = 0.299$，自由度 $f_e = 3-1 = 2$。

④计算各因素的方差：$S_A = SS_A/f_A$，$S_B = SS_B/f_B$，$S_C = SS_C/f_C$，一般表示为 $S_{因} = SS_{因}/f_{因}$。

⑤计算随机误差的方差：$S_e = SS_e/f_e$。

⑥进行显著性检验，就是方差分析的 F 检验，一般公式见式16-2：

$$F = \frac{SS_{因}/f_{因}}{SS_e/f_e} \qquad 式（16-2）$$

把上述计算结果列成如下的表格，就称为方差分析表，具体见表16-11。

表16-11　方差分析表

来源	自由度	离差平方和SS	方差	F值	P	结论
总和	8	150.5934000				
A	2	9.1008667	4.5504333	30.41	<0.05	重要因素
B	2	0.5514000	0.2757000	1.84	>0.05	次要因素
C	2	140.6418667	70.3209333	469.96	<0.01	主要因素
误差	2	0.2992667	0.1496333			

从上面的方差分析表可见，C 因素对试验结果有非常显著的影响，其次是 A 因素，而 B 因素对试验结果影响不显著。综合上述分析，得最佳方案为：$A_1B_1C_3$。第7号试验是优化条件，在此基础上再重复几次，考察其重现性和稳定性。

试验结果的回归分析：除以上常用的直观分析与方差分析之外，正交试验（包括后面的均匀设计试验）也可以利用多元线性回归方程或逐步回归方程进行分析，所谓回归多元线性回归方程，是指各因素 A、B、C 等能够表示成关于效应指标 y 的回归方程，如果回归方程有显著性，就可利用回归方程进行试验结果的解释。根据回归方程中各项系数的符号与大小，明确各因素对指标的影响关系，进行工艺条件优化，选择因素的适当取值，代入回归方程计算指标的优化预测值，根据预测条件再进行试验，得到指标的优化预测结果。现在对例16-6进行回归分析，将各因素的水平组合及其试验结果输入到计算机中，利用统计软件进行回归分析。得到回归方程：

$\hat{y} = 4.622 + 0.614A - 0.625B + 4.333C$，$n=9$，$F = 7.15 > F_{0.05(3,5)} = 5.41$ 所以 $P < 0.05$。

方程具有显著性，因素的主次是 $C \to A \to B$，与正交试验的直观分析一致，主要因素是提取次数，其系数值较其他两项大得多，煎煮时间的系数为负且绝对值很小，煎煮1小时即可。第7号试验是优化条件。（表16-12）

表 16-12　回归分析用正交试验表

试验号	因素			指标		相对百分误差（%）
	加水量 A	煎煮时间 B	提取次数 C	实测值 y	估计值 $\hat{y}$	
1	8	1	1	12.22	13.60	-11.32
2	8	2	2	20.06	17.67	11.91
3	8	3	3	20.58	21.74	-5.64
4	10	1	2	21.90	19.16	12.49
5	10	2	3	22.26	23.23	-4.37
6	10	3	1	12.85	14.30	-11.30
7	12	1	3	23.12	24.73	-6.95
8	12	2	1	14.89	15.80	-6.08
9	12	3	2	22.22	19.86	10.61

2. 有重复三水平试验　正确地估计试验误差，是正交试验方差分析的关键。前面是用空白列的离差平方和作为误差估计。如果试验中正交表各列被因素或交互作用占满而没有空白列的情况，为正确估计试验误差，进行方差分析，必须作重复试验，所谓重复试验，就是将每号试验重复作若干次。

例 16-8　在某中药浸膏制备工艺的研究中，确定 4 因素 3 水平，不考虑交互作用，试作方差分析。

表 16-13　因素水平表

水平	因素			
	酸浓度（A）	温浸时间（B）	温浸温度（C）	醇浓度（D）
1	0.01mol	1.5 小时	40℃	30%
2	0.6mol	2 小时	50℃	50%
3	1.2mol	2.5 小时	60℃	70%

（1）选用正交表 $L_9(3^4)$，试验方案及结果如表 16-14 所示，每号试验做 4 次，以氨基酸含量为指标，越大越好。

表 16-14　某中药浸膏制备工艺的正交设计方案和 4 次重复试验结果

表头	A	B	C	D	试验方案	试验结果 y				Σy	Σy^2
列号	1	2	3	4		1	2	3	4		
1	1	1	1	1	$A_1B_1C_1D_1$	5.24	5.5	5.49	5.73	21.96	120.6806
2	1	2	2	2	$A_1B_2C_2D_2$	6.48	6.12	5.76	5.84	24.20	146.7280
3	1	3	3	3	$A_1B_3C_3D_3$	5.99	6.13	5.67	6.45	24.24	147.2084
4	2	1	2	3	$A_2B_1C_2D_3$	6.08	6.53	6.35	6.56	25.52	162.9634
5	2	2	3	1	$A_2B_2C_3D_1$	5.81	5.94	5.62	6.13	23.50	138.2010
6	2	3	1	2	$A_2B_3C_1D_2$	5.93	6.08	5.67	6.34	24.02	144.4758

续表

表头	A	B	C	D	试验方案	试验结果 y				Σy	Σy²
列号	1	2	3	4		1	2	3	4		
7	3	1	3	2	$A_3B_1C_3D_2$	6.17	6.29	5.96	6.50	24.92	155.4046
8	3	2	1	3	$A_3B_2C_1D_3$	6.32	6.63	6.35	6.10	25.40	161.4318
9	3	3	2	1	$A_3B_3C_2D_1$	6.11	6.59	6.31	6.39	25.40	161.4084
Ⅰ	70.40	72.40	71.38	70.86						219.16	1338.5020
Ⅱ	73.04	73.10	75.12	73.14							5347.2664
Ⅲ	75.72	73.66	72.66	75.16							
SS	1.1793	0.0664	0.6022	0.7714							

（2）确定因素各水平的优劣。

（3）由于计算复杂，所以利用软件进行方差分析，见表 16-15。

表 16-15 某中药浸膏制备工艺的方差分析表

来源	离差平方和	自由度	方差	F	P	结论
A	1.177	2	0.589	9.50	<0.01	主要因素
B	0.064	2	0.032	0.52	>0.05	
C	0.599	2	0.300	4.84	<0.05	重要因素
D	0.769	2	0.385	6.21	<0.01	主要因素

（4）预测最佳试验方案 A 因素取 A_3，D 因素取 D_3，C 因素取 C_2，根据实际 B 因素取 B_1，以缩短生产周期，故最佳试验方案为 $A_3B_1C_2D_3$，即以 1.2mol 的酸、70% 的醇、温度 50℃ 温浸 1.5 小时。

3. 多指标试验 除了上述单指标试验之外，实际中常常需要考虑两个或两个以上的指标问题，即多指标试验。多指标试验需要综合照顾，全面衡量，对试验结果作出客观分析。常用综合加权评分法，其基本思想是：兼顾各项指标，进行综合评分，以各号试验得分多少评价试验结果的好坏。化多指标为单一指标，其方法是先把各号试验的每个指标转换为分数，然后按各项指标的重要程度，综合加权评分。

例 16-9 为研究中药丸剂溶散度的最佳工艺，根据工艺实践选择其因素水平表如下：

表 16-16 因素水平表

水平	因素			
	赋形剂用量（A）	干燥温度（B）	泛丸速度（C）	乙醇浓度（D）
1	5%	60℃	0.67kg/min	10%
2	10%	80℃	1.33kg/min	75%
3	15%	100℃	2kg/min	95%

试验指标：①溶散度；②菌检数（百个/克）。

这是两指标试验，选用 $L_9(3^4)$ 正交表安排试验，试验设计和结果如表 16-17 所示。

表 16-17　正交试验表

试验号	因素				试验结果		综合评分 y
	赋形剂用量 A	干燥温度 B (℃)	泛丸速度 C (kg/min)	乙醇浓度 D (%)	溶散度 y_1	菌检数 y_2	
1	1 (5%)	1 (60)	1 (0.67)	1 (10%)	70	38	82
2	1	2 (80)	2 (1.33)	2 (75%)	45	50	92
3	1	3 (100)	3 (2)	3 (95%)	40	40	99
4	2 (10%)	1	2	3	75	53	73
5	2	2	3	1	80	42	74
6	2	3	1	2	65	41	84
7	3 (15%)	1	3	2	65	47	81
8	3	2	1	3	55	41	90
9	3	3	2	1	60	51	83
溶散度 Ⅰ	155	210	190	210			
溶散度 Ⅱ	220	180	180	175			
溶散度 Ⅲ	180	165	185	170			
R	65/3	45/3	10/3	40/3			
菌检数 Ⅰ	128	138	120	131			
菌检数 Ⅱ	136	133	154	138			
菌检数 Ⅲ	139	132	129	134			
R	11/3	6/3	34/3	7/3			
综合评分 Ⅰ	273	236	256	239			
综合评分 Ⅱ	231	256	248	257			
综合评分 Ⅲ	254	266	254	262			
R	11/3	30/3	8/3	23/3			

根据本例研究要求，溶散度与菌检数两指标的权重系数分别取 0.6 和 0.4，在统一标准下加权评分，分别把最好的两项指标定成 100 分，具体做法是：

①溶散度百分数 =（最小溶散度+100）$-y_1$，

对本例就是：溶散度百分数 =（40+100）$-y_1 = 140-y_1$。如 1 号试验溶散度百分数就是 140-70=70。

②菌检数百分数 =（最小菌检数+100）$-y_2$，

对本例就是：菌检数百分数 =（38+100）$-y_2 = 138-y_2$。如 1 号试验菌检数百分数就是 138-38=100。

③加权求和：综和评分 = 0.6×溶散度百分数+0.4×菌检数百分数。

对本例：综和评分 $y = 0.6×(140-y_1) + 0.4×(138-y_2)$。

简化后得到最终计算公式：$y = 139.2-0.6y_1-0.4y_2$。

例如：1 号试验的综合评分 = $139.2-0.6y_1-0.4y_2 = 139.2-0.6×70-0.4×38 = 82$（分），其余的类推。记入表中最后一列，进行单指标直观分析，由极差大小可知，影响质量的主要因素是

A、B、D，次要因素是 C。

C 可根据生产实际取一个适当水平例如 1 水平，得最佳工艺条件为：$A_1B_3C_1D_3$。

综合加权评分方法非常灵活，应该根据指标性质研究具体评分方案，如本例也可用取倒数的方法评出单项分，只要方法合理，都会得到同样的结果。本例是定量多指标试验。如果是定性指标，如颜色、气味等，可把各号结果按规定指标及其重要程度，相互比较，把最好的试验结果定成 100 分，其他情况酌情扣分处理。

第三节　均匀设计

从本章第二节已经知道，正交试验的特点是均匀分散、整齐可比。均匀分散使试验点均衡分布于试验范围内，试验点有充分的代表性；整齐可比使试验结果具有可比性，可作直观分析和方差分析。但是，正交设计试验点数较多，如果水平数为 6，其试验次数至少为 $6^2 = 36$ 次。为减少试验次数，我国学者方开泰于 1980 年首次提出均匀设计的方法。其基本思想是重点照顾均匀分散性，放弃整齐可比性，但试验数据必须用统计软件进行处理，得出指标与各因素之间的多元回归方程，再根据方程中各项回归系数值与符号进行试验结果的分析与解释，明确各因素与指标的关系，优化工艺条件达到高效节能的目的。由于试验点少，如果水平数为 6，试验次数仅为 6 次。

一、均匀设计表

均匀设计表也是一种特殊表格，例如表 16-18，因为有 3 个列，5 个行，表示最多可安排 3 个因素，有 5 个水平，做 5 次试验，常常记为 $U_5(5^3)$，读作 3 因素 5 水平 5 次试验的均匀设计表。

表 16-18　$U_5(5^3)$

水平	1	2	3
1	5	3	3
2	4	4	5
3	3	1	1
4	2	5	2
5	1	2	4

方开泰先期公布的均匀表要配合使用表选用，使用表给出不同列组合的偏差，见表 16-19，方便用户在均匀表不同情形下选择合适的表，后期的均匀设计表不再给出使用表。

表 16-19　$U_5(5^3)$ 使用表

S	列　号			D
2	1	2		0.3100
3	1	2	3	0.4570

下面列出三个常用的均匀设计表：表 16-20，表 16-21，表 16-22。

表 16-20　$U_5(5^4)$ 表

试验	列号			
	1	2	3	4
1	3	3	1	5
2	4	5	3	1
3	1	4	4	4
4	5	2	5	3
5	2	1	2	2

表 16-21　$U_6(6^4)$ 表

试验	列号			
	1	2	3	4
1	5	4	6	2
2	4	6	4	6
3	3	1	3	1
4	6	3	1	4
5	1	5	2	3
6	2	2	5	5

表 16-22　$U_7(7^4)$ 表

试验	列号			
	1	2	3	4
1	7	3	5	4
2	5	1	2	2
3	4	7	7	3
4	3	4	1	5
5	1	5	4	1
6	2	2	6	6
7	6	6	3	7

二、均匀设计的思路

设 x_1，$x_2 \cdots x_n$ 是所考察的 n 个因素（自变量），所考察的指标或效应（response）称为因变量 y。则可建立多元线性回归方程：

$$\hat{y} = b_0 + b_1 x_1 + b_2 x_2 + \cdots + b_n x_n \qquad 式（16-3）$$

这里要求 x_1，$x_2 \cdots x_n$ 是可准确控制的连续可测变量，但在试验设计中，建立的方程不一定有统计学意义，可以利用统计软件对偏回归系数 b_i 进行检验，剔除对效应因变量影响不大的因素，以此建立的方程，称为多元逐步回归方程。再检验逐步回归方程是否有统计学意义，如果具备统计学意义，则可用来对工艺条件进行优选和控制。

三、应用举例

理想的中药制剂应该具有稳定明确的成分，可重复的药理和临床疗效。在中药复方制剂研究中多以古方为重点，以复方剂量配比为基础，由于中药材质量差异较大，导致临床疗效不稳定，药理结果重复性差，为了寻找复方制剂中各种影响因素的最佳结合点，优选效果更好的处方，有利于中药制剂的开发与研究，使中药制剂的设计更为科学化，除了正交设计外，也可考虑采用均匀设计。

例 16-10 考察乙醇浓度 x_1、浸泡时间 x_2、溶媒用量 x_3，对中药白术出膏量 y 的影响，在预试验基础上得出影响因素和水平如表 16-23，确定最优试验方案。

表 16-23 影响白术出膏率的 3 因素 5 水平设计表

水平	x_1=乙醇浓度（%）	x_2=浸泡时间（小时）	x_3=溶媒用量（mL）
1	10	12	400
2	30	15	450
3	50	18	500
4	70	21	550
5	90	24	600

因为是 3 因素 5 水平，所以选择均匀设计表 $U_5(5^3)$，表头设计见表 16-24，把因素 x_1 的 1、2、3、4、5 水平换为具体的水平值 10、30、50、70、90，因素 x_2、因素 x_3 类似替换，进行试验，结果见表 16-25。进行试验结果分析：

表 16-24 $U_5(5^3)$ 表头设计

试验号	表头和列号		
	x_1	x_2	x_3
	1	2	3
1	1	2	4
2	2	4	3
3	3	1	2
4	4	3	1
5	5	5	5

表 16-25 水平替换及试验结果

试验号	表头和列号			试验结果 y
	x_1	x_2	x_3	
	1	2	3	
1	10	15	550	10.8
2	30	21	500	8.5
3	50	12	450	7.2
4	70	18	400	5.7
5	90	24	600	2.3

利用表 16-25 建立数据文件，以 x_1、x_2、x_3、y 为变量名，按其格式建立 4 列 5 行的数据文件，利用统计软件的回归分析，建立多元线性逐步回归方程：

$$\hat{y} = 11.850 - 0.099 x_1$$

这个回归方程表示选入了 x_1。方差分析显示 $F=93.640$，$P=0.002<0.05$，逐步回归方法有统计学意义，因回归方程 x_1 项系数为负，故 x_1 均应取试验范围内的最小值。逐步回归过程中剔除了 x_2、x_3 项，表示这两项属于次要因素。根据实际可取 $x_2=12$、$x_3=400$，达到省时省料的目的。最优点的近似估计为：$x_1=10$，$x_2=12$，$x_3=400$，故工艺优化的近似估计为配制浓度 10% 的乙醇 400mL，浸泡 12 小时，可做重复试验进行验证。

第四节 混料设计

药品中的软膏剂，是将赋形剂、软化剂及黏合剂混合在一起制成的。软膏剂的特性指标是软膏剂外观满意程度；眼药水的特性指标是溶液澄清度。这些特性指标都与各种添加成分在配方中所占的比例有关。对于每种特性指标来说，如何确定各种成分在配方中所占的比例，使得某项或几项特性指标在确定要求下达到最优，这是工艺优化中的一个重要问题。

一、无附加约束的混料设计配方配料问题

很多药品是将药物、基质及附加剂混合在一起制成的，物料配合的比例不同，效果不同。为取得最好的效果，需要进行混料试验，目的是找到一种合适的混合比例，使得混合物料有较好的特性。这在实际中称为配方配料问题。

例 16-11 某种药物的注射剂采用丙二醇与水的混合溶剂制备，药物的提取物在丙二醇中的溶解度为 8.9%，在水中的溶解度为 11.1%。为提高提取物的溶解度，用丙二醇（记为因素 A）与水（记为因素 B）按照 $A:B=1:1$ 混合，重复进行五次试验，得到溶解度（%）分别为：10.96，10.87，10.89，10.92，10.86。五次试验总平均值为 $(10.96\% + \cdots + 10.86\%) \div 5 = 10.9\%$，高于 A 与 B 的加权平均值 $(8.9\% + 11.1\%)/2 = 10.0\%$，这里 10.9% 可解释为：10.0% 是由丙二醇 A 与水 B 的单独作用产生的，而其余的 0.9% 是由 A 与 B 协同作用产生的。

本例决定提取物溶解度的因素是 $A:B$ 的比值，而与 $A+B$ 的总量无关。也就是说，要了解的只是出现在混料中各种成分比例的函数，而与混料的总量无关。这种性质，是一般混料问题的共同特征。

用 x_i $(i=1, 2\cdots q)$ 表示 q 种成分的混料中，第 i 种成分所占的百分比（称为分量），基本约束条件为

$$x_i \geq 0 \ (i=1, 2\cdots q), \ x_1+x_2+\cdots+x_q=1 \quad 式（16-4）$$

例如，混合成分数（即分量数或变量数）$q=3$ 时，基本约束条件为：x_1，x_2，$x_3 \geq 0$，$x_1+x_2+x_3=1$。

只满足基本约束条件的配方配料问题，称为无附加约束的混料问题，每个分量 x_i 都可以取从 0 到 1 的值，各种比例的混合都是可能的。如何合理设计混料试验点，使得在整个实验区域内对任何混料的响应都能做经验预测，这是混料设计的基本问题。

单纯形-格子点设计及试验结果分析是由 Scheffe 在 1958 年提出，奠定了混料试验设计基础。为了满足基本约束条件的三种成分（$q=3$）的混料问题，其试验区域为等边三角形，称为二维正规单纯形。等边三角形的三个顶点的总体，称为三分量一阶格子点集，记为 {3，1}。等边三角形的三个顶点和三边中点的总体，称为三分量二阶格子点集，记为 {3，2}。三分量四阶格子点集共有 15 个点，记为 {3，4}，如图 16-1 所示。

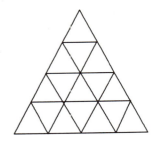

图 16-1　三分量四阶格子点集

因为 q 个混料分量比例受基本约束条件的限制，x_1，$x_2\cdots x_q$ 不是相互独立的。所以，混料设计试验点与响应值的函数关系不能用一般的回归多项式来近似，必须使用相应的混料规范多项式来表示回归方程。3 分量的几种常用的混料规范多项式如下。

一阶混料规范多项式（$m=1$）为：

$$y = b_1 x_1 + b_2 x_2 + b_3 x_3 \quad 式（16-5）$$

二阶混料规范多项式（$m=2$）为：
$$y=b_1x_1+b_2x_2+b_3x_3+b_{12}x_1x_2+b_{13}x_1x_3+b_{23}x_2x_3 \quad \text{式（16-6）}$$

三阶混料规范多项式（$m=3$）为：
$$y=b_1x_1+b_2x_2+b_3x_3+b_{12}x_1x_2(x_1-x_2)+b_{13}x_1x_3(x_1-x_3)+b_{23}x_2x_3(x_2-x_3)+b_{123}x_1x_2x_3$$
$$\text{式（16-7）}$$

例 16-12 用聚乙烯醇（x_1）、海藻酸钠（x_2）及聚丙烯酸钠（x_3）三种原料混合在一起制成贴膏剂的基质，进行混料设计，考察纯混料及二分量等比例混料，试验指标是贴膏剂的成型性。

由于计算的复杂性，一般是使用统计软件计算混料规范多项式：
$$\hat{y}=11.7x_1+15.3x_2+9.4x_3-12.0x_1x_2+23.4x_1x_3+18.2x_2x_3$$

据 $b_2>b_1>b_3$ 可认为：三种原料中以 x_2（海藻酸钠）生产的该贴膏剂成型性最好，其次是聚乙烯醇（x_1），最低是聚丙烯酸钠（x_3）。由 $b_{13}>0$ 可知，聚乙烯醇（x_1）与聚丙烯酸钠（x_3）等量混合生产的该贴膏剂，高于相应两种纯原料成型性的简单平均值。类似地，海藻酸钠（x_2）与聚丙烯酸钠（x_3）等量混合所产生贴膏剂的成型性低于这两种原料成型性的简单平均值。

进行单纯形-中心设计及试验结果分析，$\{q, m\}$ 单纯形-格子设计的试验点均匀地分布在整个单纯形上，而且试验点数恰够估计 m 阶混料规范多项式的参数。从混料规范多项式出发，采用特殊 q 分量多项式，也称为 q 分量中心多项式，即
$$y=b_1x_1+b_2x_2+b_3x_3+b_{12}x_1x_2+b_{13}x_1x_3+b_{23}x_2x_3+b_{123}x_1x_2x_3 \quad \text{式（16-8）}$$

由于试验点安排在单纯形所有各类中心上，故这种设计称为单纯形-中心设计。单纯形-中心设计的试验点数为 2^q-1，每个设计点的各分量值或者是 0，或者相等。它们是（1，0…0）的 q 个排列，（1/2，1/2…0）的 C_q^2 个排列…（1/q，1/q…1/q）的 $C_q^q=1$ 个排列。

从几何上看，这些混料点都取在（$q-1$）维单纯形总体的中心，如图 16-2 所示。

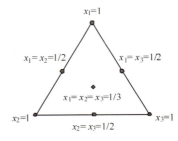

图 16-2 单纯形-中心设计

例 16-13 炎痛喜康口服对胃肠刺激性大，其透皮制剂可消除口服引起的副作用，避免其他给药方法产生的血药浓度峰谷现象。用体外透皮量 y_1（$\mu g/24h$），表面黏性 y_2，剥离黏性 y_3 为指标，对透皮背材中的增黏剂 x_1、软化剂 x_2、赋形剂 x_3 比例进行优化。$q=3$，单纯形-中心设计的试点数为 7，根据试验点安排处方，测定结果见表 16-26。试建立中心多项式。

表 16-26 炎痛喜康透皮吸收剂的辅料配比优化测定数据

试验号	x_1	x_2	x_3	y_1	y_2	y_3
1	0	1	0	205.7	20	0
2	0	0	1	158.5	20	0
3	1/2	1/2	0	700	0.8	0.42
4	1/2	0	1/2	509.91	1.5	0.05
5	0	1/2	1/2	154.2	14	0.05
6	1/3	1/3	1/3	224.7	8.8	0.09
7	1	0	0	737	20	0

利用统计软件，表面黏性 y_2 方差分析无数据输出，不能建立中心多项式。

透皮量 y_1 模型检验 $F=39.60$，$P=0.0008<0.01$，回归方程有统计学意义。透皮量中心多项式为：

透皮量 $y_1 = 879.5020 x_1$。

剥离黏性 y_3 模型检验 $F=92.25$，$P=0.0001<0.01$，回归方程有统计学意义。x_1x_2、$x_1x_2x_3$ 的偏回归系数检验的概率 $P<0.05$，均应留在方程中。剥离黏性中心多项式为：

剥离黏性 $y_3 = 1.6800 x_1 x_2 - 2.6077 x_1 x_2 x_3$。

根据中心多项式，对各分量配比进行预测，从中选出三项指标均为较满意的处方。

二、具有附加约束的混料设计

在某些混料问题中，由于实际的限制，除有基本约束条件限制之外，还要附加另外一些约束条件，例如，在中药材水泛丸的生产中，水泛丸的成分中要含有药粉（x_1）、冷沸水（x_2）和盖面粉末（x_3）、为了缩短干燥时间，要求 x_2 在 [0.05，0.09] 之内。这种混料问题，称为有上、下界附加约束的混料问题，附加约束条件为：

$$0 \leq a_i \leq x_i \leq b_i \leq 1 \quad (i=1, 2\cdots q) \qquad 式（16-9）$$

式中 a_i 和 b_i 分别是分量 x_i 的下界和上界，由实际问题给出。

1. 有下界约束混料问题的设计与试验结果分析 在单纯形的一个区域上，对各个分量分别附加下界约束。用给定的常数 $a_i \geq 0$（$i=1, 2\cdots q$）表示分量 x_i 的下界，则 q 分量有下界约束混料问题的实验区域是：

$$x_1 + x_2 + \cdots + x_q = 1, \ 0 \leq a_i < x_i \leq 1 \quad (i=1, 2\cdots q) \qquad 式（16-10）$$

当分量 x_i 受约束条件限制时，最大变程为：

$$R = 1 - \sum a_i \qquad 式（16-11）$$

为了从 x_i 中扣除下界约束，要将差（$x_i - a_i$）除以 R，即

$$z_i = (x_i - a_i)/R, \ (i=1, 2\cdots q) \qquad 式（16-12）$$

这是一种相似变换，只移动坐标系原点的位置，称为拟分量变换，变换得到的分量称为拟分量。原分量附加下界约束的混料问题，通过拟分量变换成为无下界约束的混料问题。

在多数情况下，使用拟分量坐标来构造设计方案与拟合模型，要比使用原分量系统坐标简单。但是，拟分量是一种虚拟的分量，真正实施时必须要返回到原分量系统，各种推断也都必须返回到原分量系统表示才有现实意义。

例 16-14 试制某种喷气剂，考察黏合剂、氧化剂、燃料三种成分。按工艺要求，这三种成分有下界限制：黏合剂 $x_1 \geq 0.2$，氧化剂 $x_2 \geq 0.4$，燃料 $x_3 \geq 0.2$。最大变程及拟分量分别为用单纯形-中心设计，拟分量 z、原分量 x 试验数据见表 16-27。建立拟分量的二阶混料规范多项式，以便确定弹性模数大于 3000 的燃料配比，并且黏合剂用量以少为好。

表 16-27 喷气剂拟分量、自然分量的坐标及试验数据

试验号	z_1	z_2	z_3	x_1	x_2	x_3	弹性模数
1	1	0	0	0.4	0.4	0.2	2350
2	0	1	0	0.2	0.6	0.2	2450

续表

试验号	z_1	z_2	z_3	x_1	x_2	x_3	弹性模数
3	0	0	1	0.2	0.4	0.4	2650
4	1/2	1/2	0	0.3	0.5	0.2	2400
5	1/2	0	1/2	0.3	0.4	0.3	2750
6	0	1/2	1/2	0.2	0.5	0.3	2950
7	1/3	1/3	1/3	0.266	0.466	0.266	3000

$$R = 1 - (0.2+0.4+0.2) = 0.2,$$
$$z_1 = (x_1-0.2)/0.2, \quad z_2 = (x_2-0.4)/0.2, \quad z_3 = (x_3-0.2)/0.2$$

利用统计软件建立二阶混料规范多项式，模型检验 $F=234.28$，$P<0.0001$，回归方程有统计学意义。z_1z_2、z_1z_3、z_2z_3 的偏回归系数检验 $P<0.01$，均应留在方程中。喷气剂拟分量的二阶混料规范多项式为：

$$y = 2443.662z_1z_2 + 2603.662z_1z_3 + 2903.662z_2z_3$$

结合专业知识，可以进一步研究确定弹性模数大于 3000 且黏合剂用量少的燃料配比。

2. 有上界约束混料问题的设计与试验结果分析 在某些混料试验中，由于工艺、成本等方面的限制，要对一个或某些分量加以上界约束，形成有上界约束的混料问题。为简单起见，用一个四分量例子说明，此四分量中只有一个分量有上界约束，其余分量没有附加约束，即：

$$0 < x_1 < b \leq 1, \quad x_i > 0 \ (i=2, 3, 4), \quad x_1+x_2+x_3+x_4 = 1 \qquad \text{式（16-13）}$$

可实行试验的区域如图 16-3 所示，是四面体 ABCD 截去一部分所得下部截头体 EFGDCB。

对于对称回归模型及对称区域来说，如果一个或者多个异于 x_1 的分量出现在某个混料中，则其余的每一个或其余某几个都要对称地出现在一些混料中。按二分量，三分量及四分量混料的标准记号，可以使用的某些混料组合为

$$x_1x_i, \quad x_1 = b, \quad x_i = (1-b)/1$$
$$x_1x_ix_j, \quad x_1 = b, \quad x_i = x_j = (1-b)/2$$
$$x_1x_ix_jx_k, \quad x_1 = b, \quad x_i = x_j = x_k = (1-b)/3$$

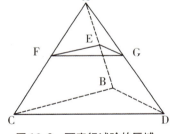

图 16-3 可实行试验的区域

这里，i, j, $k = 2$, 3, 4，且 $i \neq j \neq k$。除这些设计点之外，可以考虑 $x_1=0$ 面上的标准 $\{-1, 2\}$ 格子点，共有 6 个点，其他的三个分量是 $x_i=1$、$x_j=x_k=0$ 及 $x_i=0$, $x_j=x_k=1/2$。预测方程可用二阶规范多项式拟合。下面看一个具体问题。

例 16-15 用西瓜 x_1，橘子 x_2，菠萝 x_3 及葡萄 x_4 的四种果汁混合在一起制成饮料。从成本上看，西瓜汁最便宜，但不能过多，最多不能超过 80%，否则饮料的水果味道将不好。试验方案及结果如表 16-28 所示，建立二阶规范多项式。

表 16-28 四种果汁混合饮料的方案及结果

试验号	x_1	x_2	x_3	x_4	平均响应 y
1	0.8	0.2	0	0	6.5
2	0.8	0	0.2	0	6.96

续表

试验号	x_1	x_2	x_3	x_4	平均响应 y
3	0.8	0	0	0.2	6
4	0.4	0.2	0.2	0.2	6.82
5	0	1	0	0	5.8
6	0	0	1	0	5.65
7	0	0.5	0.5	0	5.93
8	0	0	0	1	5.05
9	0	0.5	0	0.5	5.36
10	0	0	0.5	0.5	5.72

利用统计软件建立二阶规范多项式，模型检验 $F=543.65$，$P<0.0001$，回归方程有统计学意义。x_1、x_2、x_3、x_4 的偏回归系数检验的概率 $P<0.01$，均应留在方程中。四种果汁混合饮料二阶规范多项式为：

$$y = 6.8429x_1 + 5.8583x_2 + 5.9529x_3 + 5.1180x_4$$

该回归方程是用 10 个混料点的观测数据得到的，对于因子空间的其他混料点能否进行预测要经过适宜性检验，认为适宜才能使用。适宜性检验有两种办法，一种是在因子空间选择一些"控制点"，在"控制点"上进行试验。若试验值与回归方程预测值之差都在误差限之内，则认为预测方程在因子空间内是适用的；另一种办法是将"控制点"上那些试验数据与原来试验数据合在一起，重新拟合方程，若新方程拟合较好，则可用新方程在因子空间进行预测。

第五节　星点设计-效应面优化法

制药工艺的优化与处方的筛选中，经过预试验后，在获得某些重要的试验因素的基础上，人们很想通过进一步试验确定各因素分别取什么值，即使效应量取得最佳值，这种试验常常称为"优化试验"。如果采用固定其他因素，只改变某一因素的单因素考察，能够收到一定效果，但是凭借经验优选条件，不精确，也无法考虑其交互作用，如果因素水平少，比如说两因素，可以采用析因设计，因素数多于 3 个，可考虑采用正交设计或均匀设计，但这两种设计的试验精度不够。如果采用效应面优化法（response surface methodology，RSM）可提高其精度，达到更好的优化效果。

一、效应面优化法的思路与实施步骤

和均匀设计的多元线性回归一样，设 x_1，$x_2 \cdots x_n$ 是所考察的 n 个因素（自变量），所考察的指标或效应（response）称为因变量。则可建立回归方程（16-14），即：

$$\hat{y} = b_0 + b_1 x_1 + b_2 x_2 + \cdots + b_n x_n \qquad 式（16-14）$$

这里要求 x_1，$x_2 \cdots x_n$ 是可准确控制的连续可测变量，但在试验设计中，建立的方程不一定有统计学意义，可以利用 SAS 软件对偏回归系数 b_i 进行检验，剔除对效应因变量影响不大的因素，以此建立的方程，称为多元逐步回归方程。在线性回归方程无统计学意义时，考虑建立逐步回归方程。在线性与逐步回归方程无统计学意义时，考虑建立非线性的二次多项式逐步回归方程：

$$\hat{y}=b_0+(b_1x_1+\cdots+b_nx_n)+(b_{n+1}x_1^2+\cdots+b_{2n}x_n^2)+(b_{2n+1}x_1x_2+\cdots+b_{2n+n(n-1)/2}x_{n-1}x_n) \quad 式(16\text{-}15)$$

由方程所代表的 n 维空间曲面即优化法中的效应面。一般情况下是固定其他因素，只考虑两个因素即 x_1，x_2，即：

$$\hat{y}=b_0+b_1x_1+b_2x_2+b_3x_1x_2+b_4x_1^2+b_5x_2^2 \quad 式（16\text{-}16）$$

式（16-16）表示的方程在空间中代表一个三维（效应）曲面。从这个三维曲面上可以直接寻找当自变量不同取值时的效应指标值，反之可以在确定最佳效应值范围后，可以寻找出比较好的试验条件。这就是效应面优化法。

综上所述，我们可以得出效应面优化法的四个步骤。

（1）根据工艺优化要求选择可靠的试验设计，要求能够适应线性或非线性数学模型的拟合。

（2）建立效应与因素之间的方程，通过统计学的方差分析检验模型的可信度。

（3）优选最佳工艺条件，以三维曲面为例，如果方程是线性的，则在空间中的效应面是一个平面；如果方程是非线性的，则在空间中的效应面是一个三维曲面。

（4）从效应面上直接寻找最佳工艺条件。

由于二次或更高次的非线性回归方程计算复杂，必须采用 SAS 或其他类似软件完成。

二、星点设计

星点设计（central composite design，CCD）是在两水平析因设计基础上增加极值点和中心点构成的。每个因素被设置成五个水平，设有 k（$k \geq 3$）个因素，其试验表以代码形式（SAS 中的 cording 状态）编排，试验时可以输入实际水平值（SAS 中的 no cording 状态）。一般代码水平的取值为 0，±1，±α，其中 0 为中心值，α 为极值，$\alpha = F^{\frac{1}{4}}$，其中 F 为析因设计部分的试验次数，$F = 2^k$（k 为因素数）或 2^{k+1}（一般五因素以上采用）。CCD 设计表由三部分组成：

1. $F = 2^k$（k 为因素数）或 2^{k+1} 析因设计。

2. 极值点，其在坐标上的位置称为轴点（axial point）或星点（star point）。使用下面一系列向量表示：$(\pm\alpha, 0\cdots 0)$、$(0, \pm\alpha\cdots 0)$、$(0\cdots 0, \pm\alpha)$，并且向量的组数与因素数相等。

3. 进行一定数量的中心点重复试验。中心点个数与 CCD 设计的正交性（orthognal）或均一精密性（uniform precision）有关。星点设计具有可旋转（rotatable）的性质，就是说，在试验设计中，如果 x 在某一取值点，预测效应 y 的方差只是该点到中心点的距离的函数，而与向量的方向无关，因此称此设计具备可旋转性。当该设计围绕中心点旋转时，y 的方差始终保持不变，所以，均一精密性的 CCD 设计与正交试验相比，回归系数偏差更小，使得回归操作更可靠。另外有一些适用于 2 或 3 因素的特殊可旋转设计试验点分布于圆（$k=2$）或球面（$k=3$）上，称为等距设计（equiradical design）。3 因素星点设计，为了使得试验点与中心点等距，选用 $\alpha = 1.732$（$\sqrt{3}$）而不是 $\alpha = 2^{3/4} = 1.682$，这两个值在 SAS 操作中均可选用。3 因素采用球面，所以有人称为球面设计。图 16-4 是 $k=2$ 和 $k=3$ 的 CCD 试验点分布图。

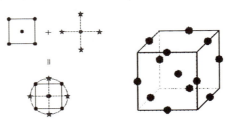

图 16-4 $k=2$ 和 $k=3$ 的 CCD 试验点分布图

利用星点设计进行效应面优化，必须严格按照设计表进行试验，控制试验误差在最小范围内，如果数据重复性差，就很难得到满意的试验结果。

三、星点设计-效应面优化法应用举例

针对某一项制药工艺要求，首先根据预试验得出几个需要的因素，划分各因素的水平范围。

例 16-16　设在某项研究中选择了 3 个因素 x_1、x_2、x_3，规定 x_1 的变化范围为 300～400，x_2 的变化范围为 100～150，x_3 的变化范围为 1.2～1.8。设效应变量为 y。试利用星点设计进行效应面优化。

这里介绍 SAS 软件的菜单操作步骤：

1. 在 SAS 菜单的命令窗口输入 "adx" 后回车，或者再击 Solutions→Analysis→Design of experiments，均可启动试验设计。

2. 在 ADX 窗口左上角点图标，在出现的 Menu 中选择 file→Create a new design→response surface…。出现效应面设计主菜单，如图 16-5 所示。

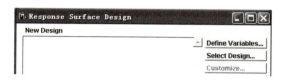

图 16-5　反应面设计主菜单

3. 用鼠标点 Define Variable 定义因素个数和效应变量。在后继对话框中选择 Add，以增加所要的因数（Factor）名和效应（Response）指标名，例如 x_1，x_2，x_3，y。效应（Response）指标名默认一个，在增加的因素名 x_1，x_2，x_3 后可以确定因素的最低水平和最高水平。如图 16-6 所示。

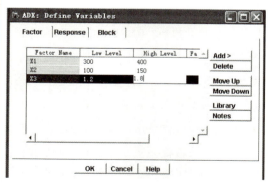

图 16-6　增加因素和效应量对话框

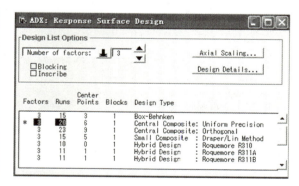

图 16-7　选择试验设计对话框

点 OK 确认，点 Yes 保存这个因素水平表。返回主菜单选择 Select design，出现如图 16-7 界面，根据例 16-11 选择 3 因素，20 次试验的均一精密性（uniform precision）设计。点 Axial caling 可以选择 "◎Rotatable"（系统默认）；"◎Orthogonal Blocking"；"◎Face Center"；"◎Specify Alpha"，这里可以点 Specify Alpha 并输入 1.732，否则系统默认 1.682。点 "✖"，在询问是否保存时，点 Yes 确认保存这个设计方案。然后进入效应面设计窗口，见图 16-8。

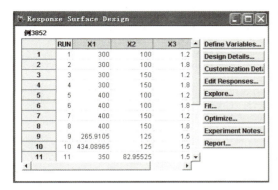

图 16-8 均一精密性反应设计对话框

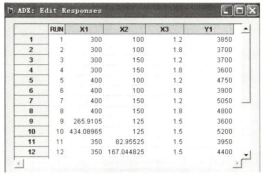

图 16-9 输入效应观测值

用鼠标点 Edit Responses…，输入 20 个试验效应观测值，见图 16-9。输入完毕点"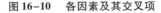"，按提示点 Yes 以确认保存设计表。返回主菜单。

4. 模型拟合，点 Fit…，出现各因素与交叉项，见图 16-10，可用鼠标选择其中或者全部进行拟合。在 SAS 的窗口会出现 Model 和 Identify 两项菜单进行模型拟合的操作。如果全选，再点 Model→Fit Detials…将显示全部拟合的细节，见图 16-11。第一行标题表示读者可以分别选择预测模型和主模型。第二行表示回归分析，第三行表示总方差分析、模型中各项的方差分析、回归方程的各项参数，共线性诊断。

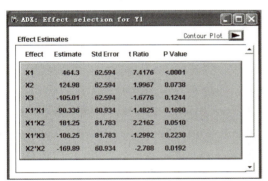

图 16-10 各因素及其交叉项

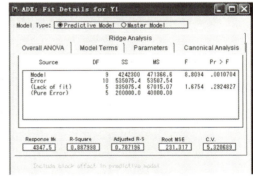

图 16-11 模型拟合结果

预测模型的总方差分析，进行一次回归和二次回归均有统计学意义。决定系数分别为 R^2 = 0.676 和 0.888。失拟检验（Lack of Fit）的概率为 0.2924>0.05。表示模型规定是恰当的。否者模型中需要引入更高阶的项，也可能在数据中包含有异常点。

分析完毕点"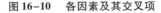"，点 Yes 确认保存这个设计表，返回主菜单。

5. 星点设计主菜单中的 Optimize…显示优化后的效应面和等高线图，见图 16-12 和图 16-13。

从效应面上观察，再从等高线图上拖动鼠标以及按住鼠标左键直接读出效应值的最佳范围。

6. 最后把当前试验设计的全部结果存为文件。

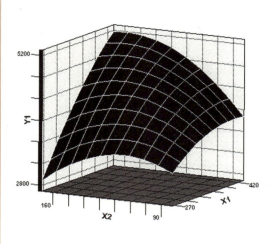

图 16-12 模型拟合的效应面

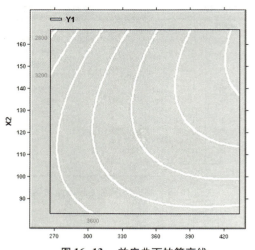

图 16-13 效应曲面的等高线

四、多指标数据处理

当效应指标较多时，在每个指标优选的条件之间达成妥协，使所有指标综合为一个值，每一个指标都应该化为 0~1 之间的 "归一值"，并且计算几何平均值达到总评归一值，具体依照专业问题来确定，可参考相关文献。

五、效应面优化方法与正交设计、均匀设计的优缺点比较

国内文献大多报道使用正交设计或均匀设计进行工艺优化和处方筛选。工艺优化中，正交设计试验次数较少，试验条件要求不高，容易实现。均匀设计对实验的条件要求高于正交试验，试验次数比正交试验少，但不太容易控制。正交设计不适合非线性的情况。而 CCD-RSM 方法可以很好解决非线性回归的问题，精度高于正交设计和均匀设计，缺点是低于析因设计的精度，且试验次数比较多，如 5 因素则需要 52 次试验。如果在试验中先使用 CCD 确定最优区域，然后再缩小范围使用析因设计的 RSM 方法，则可能会取得更好的效果。

实验部分

实验一　氢化可的松的制备工艺

氢化可的松（实验图1-1）为糖皮质激素类典型药物，可调节糖、脂肪、蛋白质的生物合成及代谢，具有抗炎、抗病毒、抗休克及抗过敏作用，并可作为制备多种甾体药物的起始化合物。主要用于肾上腺皮质功能不足和自体免疫性疾病，应用于某些感染的综合治疗。对消化性溃疡病、骨质疏松症、精神病、重症高血压忌用，充血性心力衰竭、糖尿病、急性感染病慎用。目前虽已有若干疗效更高、副作用较少、具有特效的一些甾体药物出现，但由于氢化可的松疗效确切，仍不失为重要的甾体激素药物之一，在国内生产的激素品种中它的产量最大。

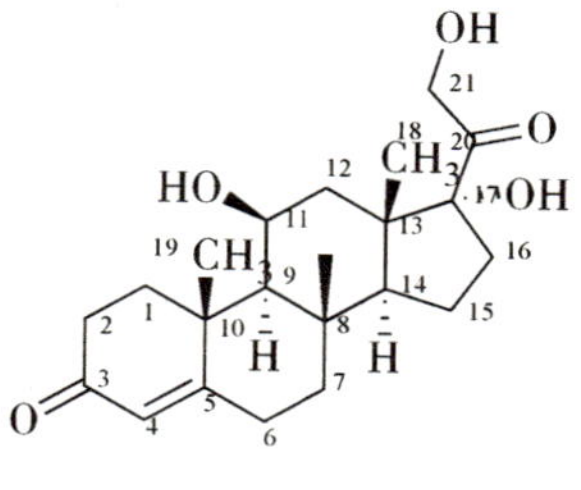

实验图1-1　氢化可的松

化学名：11β,17α,21-三羟基孕甾-4-烯-3,20-二酮；分子式：$C_{22}H_{32}O_5$；相对分子量：376.22；mp. 212~222℃，熔融时分解；性状：为白色或几乎白色的结晶性粉末，无臭，初无味，随后有持续苦味，遇光渐变质。不溶于水，几不溶于乙醚，微溶于氯仿，溶于乙醇，丙酮。

【实验目的】

1. 掌握从中药材中提取有效成分的方法。
2. 掌握半合成法制备氢化可的松的方法。

【实验内容】

1. 薯蓣皂苷元的提取。
2. 双烯醇酮醋酸的制备。
3. 16α,17α-环氧黄体酮的制备。
4. 17-α-羟基黄体的制备。
5. Δ^4-妊烯-17α,21-二醇-3,20-二酮的制备。
6. 氢化可的松的制备。

【实验原理】

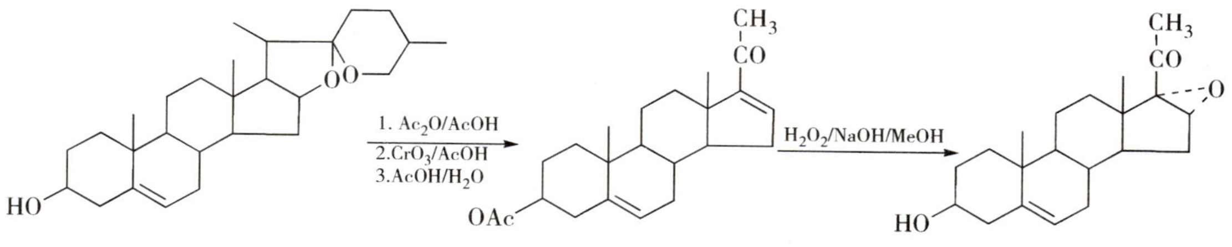

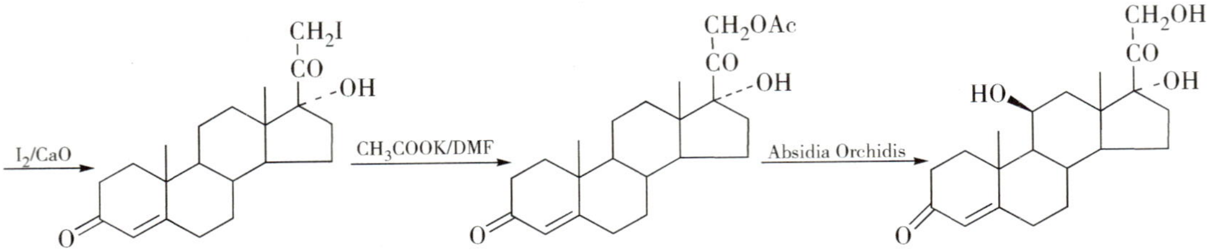

实验图1-2 氢化可的松实验原理

【实验步骤】

1. 薯蓣皂苷元的提取

（1）取穿山薯蓣粗粉（50g）置圆底烧瓶中，加水250mL，浓硫酸20mL，室温浸泡24小时，文火加热回流4~6小时，放冷，倾出酸水液，取酸性药渣，用清水漂洗3次，然后将药渣倒入乳钵中，加碳酸钠粉末，反复研磨，调pH至中性，水洗、抽干，得中性药渣，低温（80℃）干燥12小时，得干燥药渣，置乳钵中研成细粉。

（2）置索氏提取器中，以石油醚（60~90℃沸程）为溶剂，连续回流提取4~5小时；取石油醚提取物，回收石油醚至剩10~15mL，迅速倾入小三角烧瓶中，放置使充分冷却，过滤；取沉淀部分，用少量冷石油醚洗二次，抽干，即得薯蓣皂苷元粗品。

（3）精制。取上述获得的薯蓣皂苷元粗品，加无水乙醇，或氯仿：甲醇（1:3）重结晶，得薯蓣皂苷元精品。

2. 双烯醇酮醋酸的制备

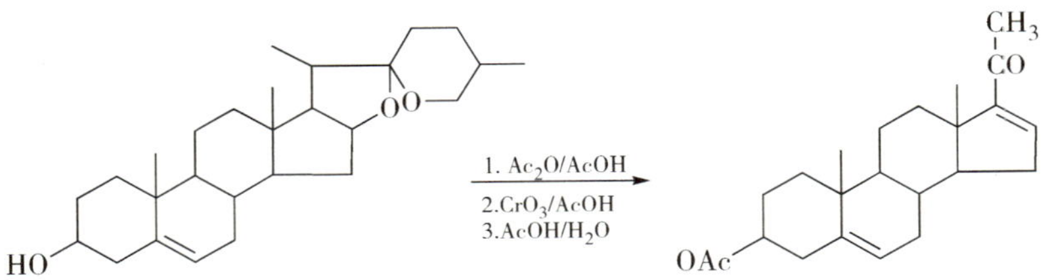

实验图1-3 双烯醇酮醋酸的制备原理

（1）将薯蓣皂苷元、乙酐、冰醋酸投入反应罐中。先抽真空，然后升温使内温达到191~200℃，压力达到450~500kPa以上，反应0.5小时。反应完毕，冷却，加冰醋酸，在冷至5~7℃时，加入预先配好的铬酸溶解（铬酐、醋酸钠和水的混合物），使其自然升温到60~70℃，保温反应20分钟。当氧化反应完毕，加热升温到95℃，开始蒸馏回收醋酸，温度逐渐升到110℃以上时，改用减压装置回收醋酸到一定体积，冷却，加水稀释，过滤，洗涤，得双烯醇酮粗品。

（2）精制。双烯醇酮粗品用少量水加热溶解，在冷却使粗品成球后与水分离，将水放出后，加入乙醇，加热使溶解，在冷却到0℃分离出结晶，用乙醇洗涤，干燥得双烯醇酮醋酸酯精品，mp. 165℃以上，收率约为55%~57%。

3. 16α,17α-环氧黄体酮的制备

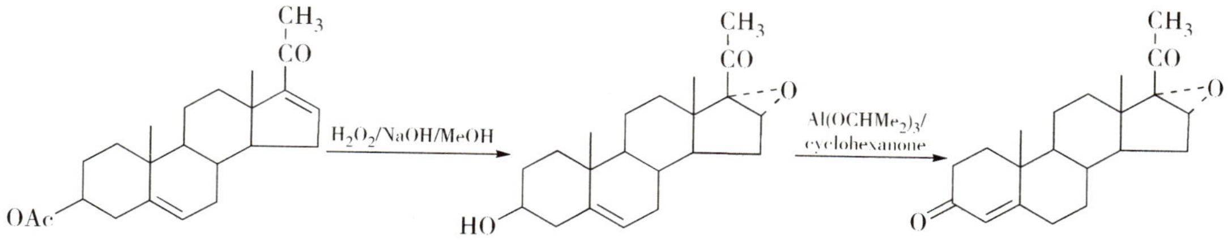

实验图1-4　16α,17α-环氧黄体酮的制备原理

（1）将甲醇、双烯醇酮醋酸酯投入反应罐内，搅拌升温至28～30℃，加入20%的苛性钠溶液，使温度自然上升至40℃，保温20分钟，冷却至28～30℃，慢慢滴入过氧化氢。控制氧化温度在(30±2)℃，滴完后保温反应3小时，室温放置，待反应中残留过氧化氢含量降至0.5%以下，反应结束，环氧化合物析出（mp.184℃左右）。

（2）用冰醋酸中和反应液到pH8～9，加热到70℃。减压浓缩至糊状。加入甲苯，加热回流提取，冷却分层，分去水层，甲苯层用热水洗涤到pH7。甲苯层用常压蒸馏除水，直至馏出液澄清为止。然后加入环己酮，再蒸馏至蒸出液澄清为止。

（3）加入异丙醇铝，在115～120℃回流1.5小时，稍冷加入苛性钠溶液，水蒸气蒸馏回收甲苯，趁热过滤，滤饼用热水洗至中性，乙醇洗，干燥，得环氧黄体酮，mp.201℃以上，收率75%左右。

4. 17-α-羟基黄体酮的制备

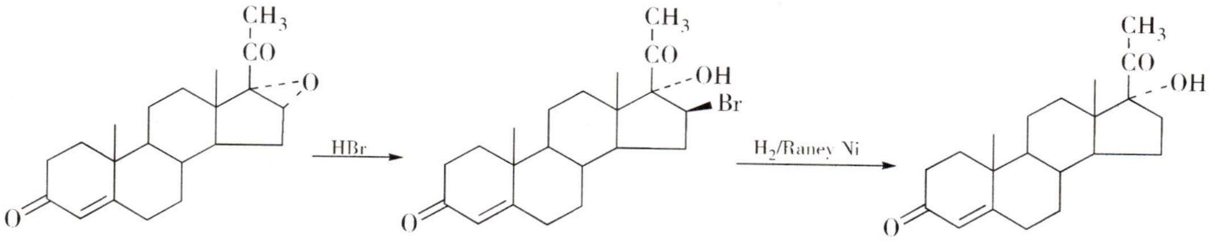

实验图1-5　17-α-羟基黄体酮的制备原理

（1）将环氧黄体酮加入已冷却到15℃的56%氢溴酸中，温度不超过24～26℃，加毕，反应1.5小时。将反应物倾入水中，静置，过滤，用水洗涤到中性和无氯离子（用硝酸银试液检查），分离得16α-溴-17α-羟基黄体酮。

（2）将分离得到的16α-溴-17α-羟基黄体酮溶于乙醇中，加入冰醋酸及雷尼镍，排除罐内空气后，以20kPa的压力通入氢气，于34～36℃滴加醋酸铵-吡啶溶液，滴完后继续反应，直到溴全部脱去后（取少量反应液用铜丝作焰色反应），停止通氢气。加热至68℃左右保温15分钟，过滤，滤液减压浓缩回收乙醇后，冷却，加水稀释，过滤，水洗至中性，干燥，得17α-羟基黄体酮，mp.184℃，收率为95%左右。

5. Δ^4-娠烯-17α,21-二醇-3,20-二酮的制备

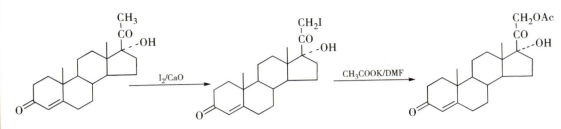

实验图1-6　Δ^4-娠烯-17α,21-二醇-3,20-二酮的制备原理

（1）将17α-羟基黄体酮加入氯仿和总量1/3的氯化钙-甲醇溶液中，搅拌至全溶，加入氧化钙，于（0±1）℃慢慢滴加已溶于总量2/3的氯化钙-甲醇溶液中的碘液，维持该温度继续反应1.5小时再加入预先冷冻（-10℃）的氯化铵水溶液，放置分层，过滤，分取氯仿层（水层可回收碘），减压回收氯仿至结晶析出。加入甲醇，继续浓缩至干，加入二甲基甲酰胺使溶解。此即为17α-羟基-21-碘黄体酮溶液。

（2）将碳酸钾加入二甲基甲酰胺中，于搅拌下加入醋酸和醋酐，加毕升温到90℃反应0.5小时，冷却至20℃；加入上述制备的17α-羟基-21-碘黄体酮溶液中，逐步升温到90℃，保温反应0.5小时反应完毕，冷却到-10℃，过滤，水洗、干燥、得17α-羟基-21-醋酸黄体酮。mp.226℃，收率95%左右。

6. 氢化可的松的制备

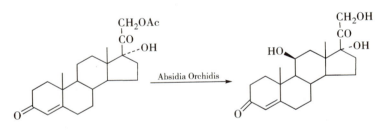

实验图1-7　氢化可的松的制备原理

（1）将玉米浆，酵母膏，硫酸铵，葡萄糖粉及水投入发酵罐中，搅拌，用氢氧化钠溶液调整pH5.7~6.3，加入0.03%豆油，120℃灭菌，通入无菌空气，降温至27~28℃，接入蓝色梨头霉（Absidia orchidis）孢子悬浮液，维持罐压60kPa，控制排气量，通气搅拌发酵28~32小时，用氢氧化钠调pH5.5~6.0，投入发酵体积0.15%的17α-羟基-21-醋酸黄体酮，氧化24小时后，取样作比色实验检查反应终点。到达终点后滤除菌丝，发酵液用醋酸丁酯多次提取，合并提取液，减压浓缩至适量，冷至0~10℃，过滤，干燥，得粗品，mp.195℃，收率46%左右。

（2）精制。粗品可用16~18倍的含8%甲醇的二氯乙烷溶液，加热回流使全溶，趁热过滤，滤液冷却至0~5℃，冷冻，结晶、过滤、干燥，得氢化可的松，mp.202℃以上。

（3）重结晶。精制品加16倍左右的甲醇或乙醇重结晶，mp.212℃以上，精制率94%~95%。

实验二 氟哌酸的制备工艺

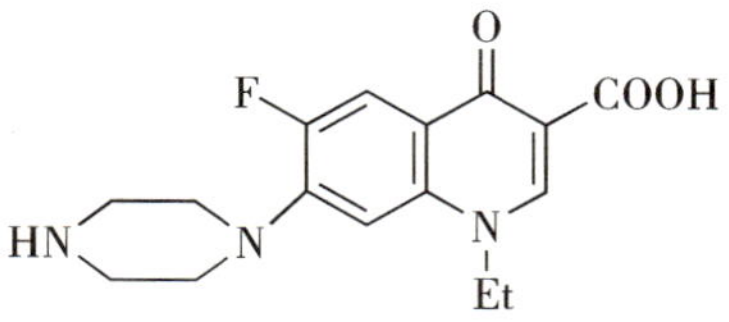

氟哌酸（实验图2-1）为第三代喹诺酮类药物，具有抗菌谱广、作用强的特点，尤其对革兰阴性菌，如铜绿假单胞菌、大肠杆菌、肺炎克雷白杆菌、奇异变形杆菌、产气杆菌、沙门菌、沙雷菌、淋球菌等有强的杀菌作用，其最低抑菌浓度（MIC）远较常用的抗革兰阴性菌药物为低。对于金黄色葡萄球菌，本品的作用也较庆大霉素为强。用于咽喉炎、扁桃体炎、肾盂肾炎、尿道炎、泌尿系统感染（患者表现为尿频、尿急、尿痛，严重者可出现畏寒、发热）和肠道的细菌感染（如解黏液血便、腹痛或解水样大便）；也可用于耳鼻喉科、妇科、皮肤科感染性疾病等的治疗。

实验图2-1 氟哌酸

氟哌酸的化学名为：1-乙基-6-氟-1,4-二氢-4-氧-7-（1-哌嗪基）-3-喹啉羧酸。该化合物为微黄色针状晶体或结晶粉末，mp. 216～220℃，易溶于酸及碱，微溶于水。

氟哌酸的制备方法很多，按不同原料及路线划分不下十几种，但我国工业生产以下述路线为主。将氟氯苯胺与乙氧基次甲基丙二酸二乙酯高温缩合，环合得6-氟-7-氯-1,4-二氢-4-氧-喹啉羧酸乙酯，用溴乙烷乙基化，得1-乙基-6-氟-7-氯-1,4-二氢-4-氧-喹啉-3-羧酸乙酯，再与由醋酐和硼酸形成的（AcO）$_3$B反应生成硼螯合物，在DMSO中与哌嗪缩合，最后经NaOH水解得氟哌酸。

【实验目的】

1. 通过对氟哌酸合成路线的具体操作，使学生掌握各步中间体的质量控制方法。
2. 通过对氟哌酸合成路线的比较，使学生掌握选择实际生产工艺的几个基本要求。
3. 通过对实验各步骤的操作，使学生了解各类反应特点、机制、操作要求、反应终点的控制等。
4. 通过对氟哌酸生产工艺的学习，使学生对新药研制过程有一个基本了解。

【实验内容】

1. 3,4-二氯硝基苯的制备。
2. 4-氟-3-氯-硝基苯的合成。
3. 4,3-氟-3-氯苯的制备。
4. 乙氧基次甲基丙二酸二乙酯制备。
5. 7-氯-6-氟-1,4-二氢-4-氧喹啉-3-羧酸乙酯的制备。
6. 1-乙基-7-氯-6-氟-1,4二氢-4-氧喹啉-3-羧酸乙酯的制备。
7. 1-乙基-7-氯-6-氟-1,4二氢-4-氧喹啉-3-羧酸的制备。
8. 氟哌酸的制备。

【实验原理】

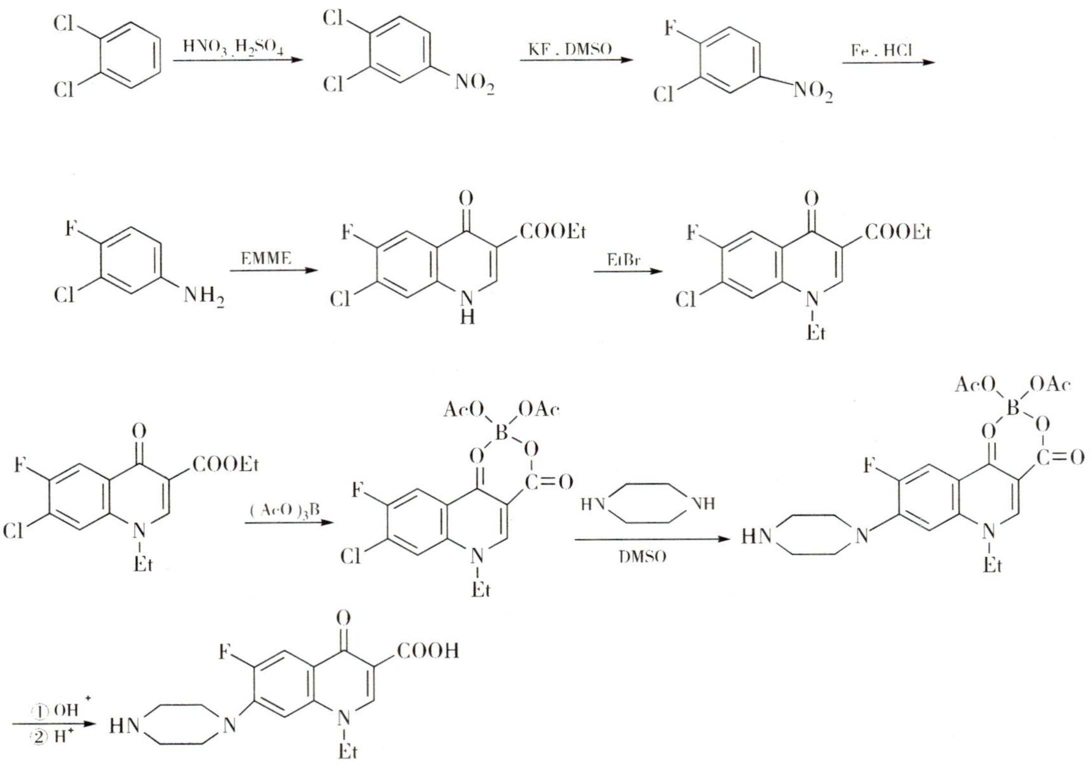

实验图 2-2　氟哌酸的制备原理

【实验步骤】

1. 3,4-二氯硝基苯的制备

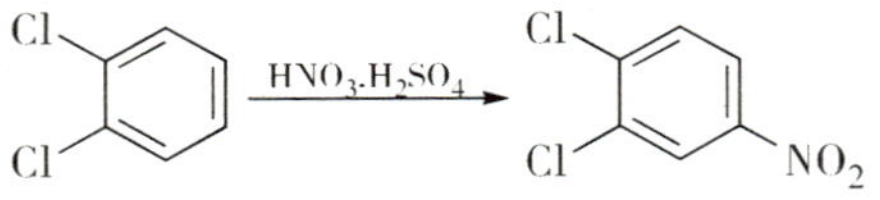

实验图 2-3　3,4-二氯硝基苯的制备原理

于装有搅拌器，回流冷凝器，温度计，滴液漏斗的四颈瓶中，先加入硝酸 51g，水浴冷却下，滴加硫酸 79g，控制滴加速度，使温度保持在 50℃ 以下。滴完后换一滴液漏斗，于 40～50℃ 内滴加邻二氯苯 35g，40 分钟内滴完，升温至 60℃ 反应 2 小时，静止分层，取上层油状液体倾入 5 倍量的水中，搅拌，固化，放置 30 分钟内过滤，水洗至 pH7，真空干燥，称重，计算收率。

2. 4-氟-3 氯-硝基苯的制备

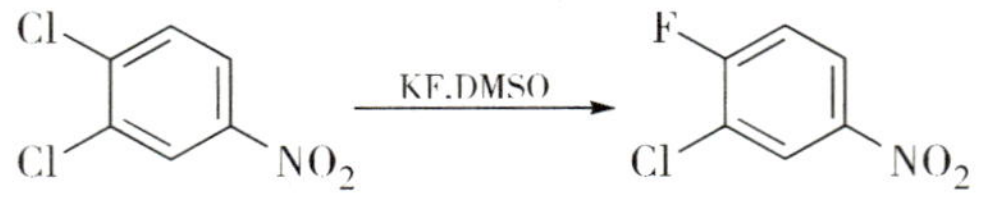

实验图 2-4　4-氟-3 氯-硝基苯的制备原理

在装有搅拌、回流冷凝器、温度计、氯化钙干燥管的四颈瓶中，加入二氯硝基苯 40g、二

甲基亚砜（无水）73g、无水氟化钾23g，升温到回流温度194~198℃。在此温度下快速搅拌1~1.5小时，冷却至50℃左右，加入75mL水，并充分搅拌，倒入分液漏斗中，静止分层，分出下层油状物，按水蒸气蒸馏装置，进行水蒸气蒸馏，得淡黄色固体，过滤，水洗至中性，真空干燥，得4-氟-3-氯-硝基苯。

3. 4-氟-3-氯苯胺的制备

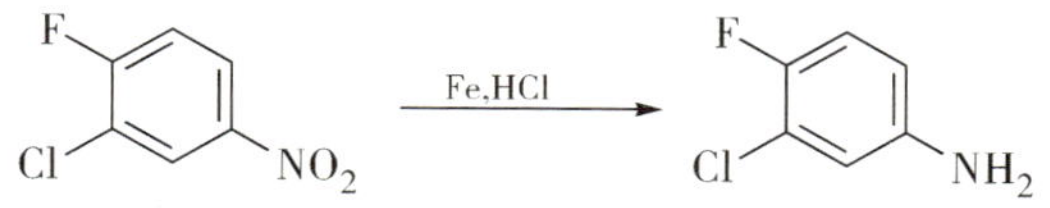

实验图2-5　4-氟-3-氯苯胺的制备原理

在装有搅拌、回流冷凝器、温度计三颈瓶中投入铁粉（60目）51.5g、水173mL、氯化钠4.3g，搅拌下于100℃，活化10分钟，降温至85℃，快速搅拌下，加入一半4-氟-3-氯-硝基苯（30/2）g，温度自然升至95℃，10分钟后再加入另一半4-氟-3-氯-硝基苯（30/2）g，于95℃反应2小时，然后将反应液进行水蒸气蒸馏，馏出液中加冰，使产品固化完全，过滤，于30℃下干燥，得4-氟-3-氯-苯胺，mp. 44~47℃。

4. 乙氧基次甲基丙二酸二乙酯（EMME）制备

$$HC(OC_2H_5)_3 + H_2C(COOC_2H_5)_2 \xrightarrow[ZnCl_2]{Ac_2O} C_2H_5OCH=C(COOEt)_2 + 2EtOH$$

实验图2-6　乙氧基次甲基丙二酸二乙酯制备原理

于装有搅拌、温度计、滴液漏斗、蒸馏装置的四颈瓶中加入原甲酸三乙酯78g，丙二酸二乙酯30g，ZnCl₂ 0.1g，搅拌、加热、升温至120℃，蒸出乙醇。降温至70℃，于70~80℃内滴加第二批原甲酸三乙酯20g及醋酐6g，于0.5小时内滴完，然后升温到152~156℃保温反应2小时。然后冷却至室温，将反应液倒入圆底烧瓶中，真空泵减压回收原甲酸三乙酯（沸点140℃，70℃/5.3kPa）冷到室温，减压蒸馏，收集（120~140℃/666Pa）的馏分，得乙氧基次甲基丙二酸二乙酯，收率70%。

5. 7-氯-6-氟-1,4-二氢-4-氧喹啉-3-羧酸乙酯的制备

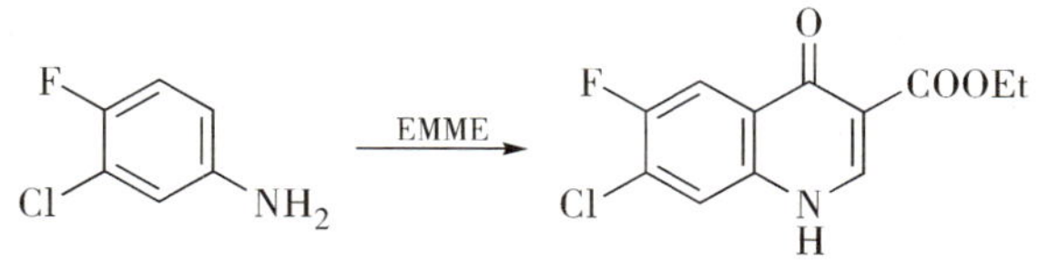

实验图2-7　7-氯-6-氟-1,4-二氢-4-氧喹啉-3-羧酸乙酯的制备原理

在装有搅拌、回流冷凝器、温度计装置的三颈瓶中分别投入4-氟-3-氯-苯胺15g、乙氧基次甲基丙二酸二乙酯（EMME）24g，快速搅拌下加热到120℃，于120~130℃下反应2小时，放冷至室温，将回流装置改成蒸馏装置，加入石蜡油80mL，加热到260~270℃，有大量乙醇生成，回收乙醇反应0.5小时，冷却到60℃下过滤，滤饼分别用甲苯、丙酮洗至滤饼呈灰白色，烘干，测熔点，mp. 297~298℃，计算收率。

6. 1-乙基-7-氯-6-氟-1,4 二氢-4-氧喹啉-3-羧酸乙酯的制备

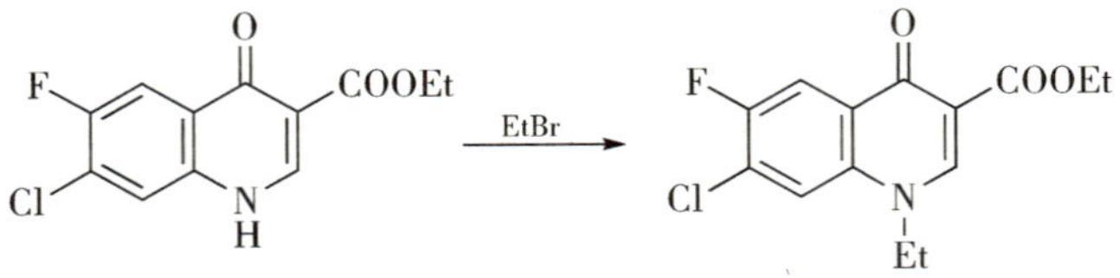

实验图 2-8　1-乙基-7-氯-6-氟-1,4 二氢-4-氧喹啉-3-羧酸乙酯的制备原理

在装有搅拌器、回流冷凝器、温度计、滴液漏斗的 250mL 四颈瓶中，投入自制环合物 25g、无水碳酸钾 30.8g、DMF125g，搅拌加热到 70℃，于 70~80℃下，在 40~60 分钟内滴加溴乙烷 25g，升温至 100~110℃，保温 6~8 小时，反应完后，减压回收 70%~80% 的 DMF，降温至 50℃左右，加入 200mL 水，析出固体，过滤，水洗，干燥，得粗品，用乙醇重结晶。

7. 1-乙基-7-氯-6-氟-1,4 二氢-4-氧喹啉-3-羧酸的制备

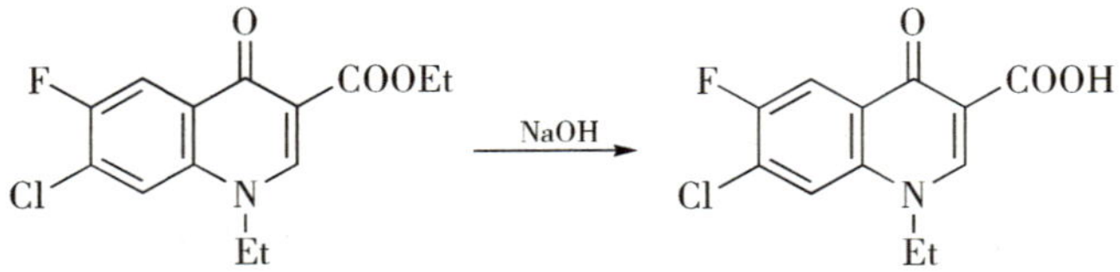

实验图 2-9　1-乙基-7-氯-6-氟-1,4 二氢-4-氧喹啉-3-羧酸的制备原理

在装有搅拌、冷凝器、温度计的三颈瓶中，加入自制乙基物 20g 以及氢氧化钠 5.5g 和蒸馏水 75g 配成碱液，加热至 95~100℃，保温 10 分钟，冷却至 50℃，加入 125mL 水稀释，用浓盐酸调 pH 至 6，冷却至 20℃，过滤，水洗，烘干，测熔点，若熔点低于 270℃，需进行重结晶，再测熔点，计算收率。

8. 氟哌酸的制备

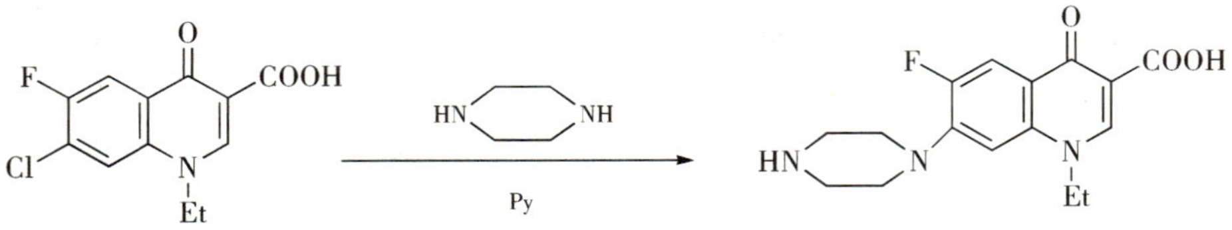

实验图 2-10　氟哌酸的制备原理

在装有回流冷凝器、温度计及搅拌器的 150mL 的三颈瓶，投入自制水解物 10g、无水哌嗪 13g、吡啶 65g，回流反应 6 小时，冷却到 10℃，滤出，析出的固体，烘干，称重，测熔点，mp. 215~218℃。

将上述粗品加入 100mL 水溶解，用冰醋酸调 pH 到 7，滤得精品，烘干，测熔点，mp. 216~220℃，计算收率及总收率。

实验三　氯霉素的制备工艺

氯霉素（chloramphenicol，实验图 3-1）曾广泛用于治疗各种敏感菌感染，后因对造血系统有严重不良反应，故对其临床应用现已做出严格控制。氯霉素可用于有特效作用的伤寒、副伤寒和立克次体病等及敏感菌所致的严重感染，其在脑脊液中浓度较高，也常用于治疗其他药物疗效较差的脑膜炎患者。由于氯霉素可引起严重的毒副作用，故临床仅用于敏感伤寒菌株引起的伤寒感染、流感杆菌感染、重症脆弱拟杆菌感染、脑脓肿、肺炎链球菌或脑膜炎球菌性脑膜炎同时对青霉素过敏的患者。

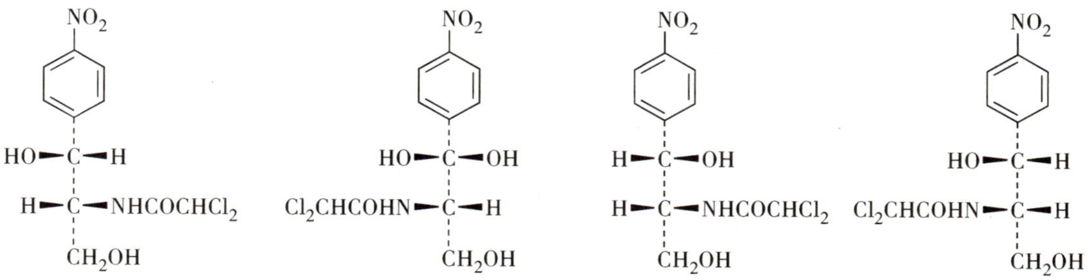

1R,2R (−)　　1S,2S (+)　　1S,2R (−)　　1R,2S (+)

实验图 3-1　氯霉素

氯霉素的化学名：1*R*，2-（-）-1-对硝基苯基-2-二氯乙酰胺基-1,3-丙二醇。氯霉素分子中有两个手性碳原子，有四个旋光异构体（实验图 3-1）。四个异构体中仅 1*R*,2*R*（-）〔或 D（-）苏阿糖型〕有抗菌活性，为临床使用的氯霉素。氯霉素为白色或微黄色的针状、长片状结晶或结晶性粉末，味苦。mp. 149～153℃。易溶于甲醇、乙醇、丙酮或丙二醇中，微溶于水。比旋度：$[\alpha]_D^{25}$ +25°～+25. 5°（乙酸乙酯）；$[\alpha]_D^{25}$ +18. 5°～+21. 5°（无水乙醇）。

【实验目的】

1. 掌握利用旋光仪测定光学异构体质量的方法。
2. 掌握各步反应的基本操作和终点的控制。
3. 熟悉溴化、乙酰化、羟甲基化、水解、拆分、二氯乙酰化等反应的原理。
4. 熟悉氯霉素及其中间体的立体化学。
5. 了解结晶法拆分外消旋体的原理，熟悉操作过程。

【实验内容】

1. 对硝基 α-溴代苯乙酮的制备。
2. 对硝基 α-溴化苯乙酮六亚甲基四胺盐的制备。
3. 对硝基 α-氨基苯乙酮盐酸盐的制备。
4. 对硝基 α-乙酰胺基苯乙酮的制备。
5. 对硝基 α-乙酰胺基-β-羟基苯丙酮的制备。
6. 异丙醇铝的制备。

NOTE

7. (±)-苏阿糖型-1-对硝基苯基-2-氨基-1,3-丙二醇的制备。
8. D-(-)-1-对硝基苯基-α-氨基-1,3-丙二醇的制备。
9. 氯霉素的制备。

【实验原理】

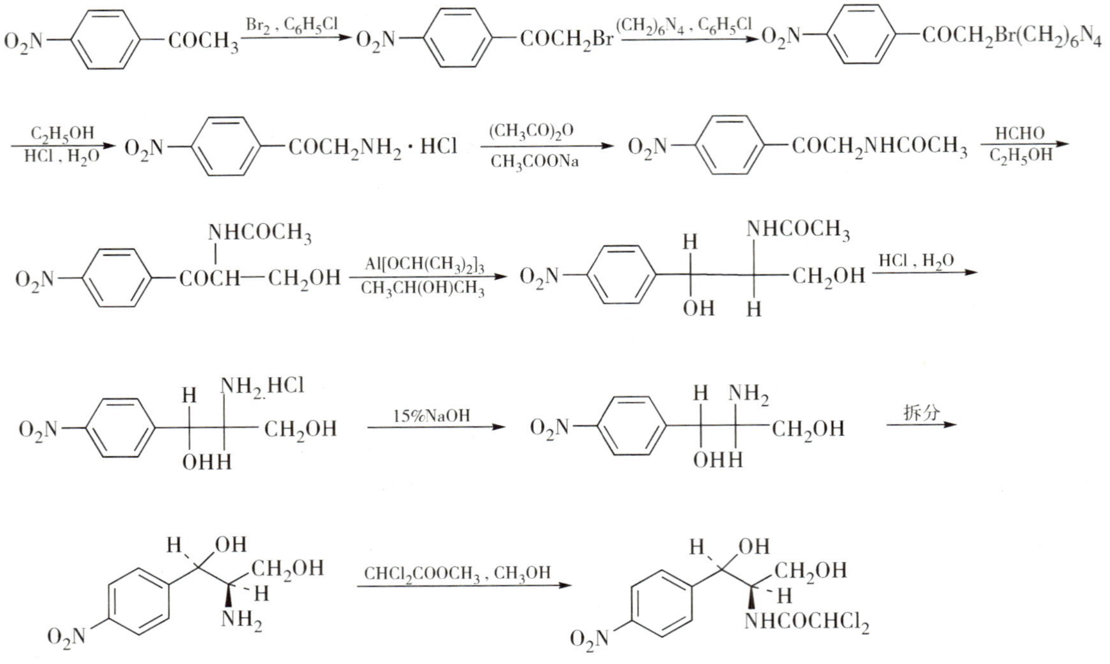

$$O_2N-C_6H_4-COCH_3 \xrightarrow{Br_2, C_6H_5Cl} O_2N-C_6H_4-COCH_2Br \xrightarrow{(CH_2)_6N_4, C_6H_5Cl} O_2N-C_6H_4-COCH_2Br(CH_2)_6N_4$$

$$\xrightarrow{C_2H_5OH}_{HCl, H_2O} O_2N-C_6H_4-COCH_2NH_2 \cdot HCl \xrightarrow{(CH_3CO)_2O}_{CH_3COONa} O_2N-C_6H_4-COCH_2NHCOCH_3 \xrightarrow{HCHO}_{C_2H_5OH}$$

$$O_2N-C_6H_4-COCH(NHCOCH_3)-CH_2OH \xrightarrow{Al[OCH(CH_3)_2]_3}_{CH_3CH(OH)CH_3} O_2N-C_6H_4-CH(OH)-CH(NHCOCH_3)-CH_2OH \xrightarrow{HCl, H_2O}$$

$$O_2N-C_6H_4-CH(OH)-CH(NH_2 \cdot HCl)-CH_2OH \xrightarrow{15\%NaOH} O_2N-C_6H_4-CH(OH)-CH(NH_2)-CH_2OH \xrightarrow{拆分}$$

$$O_2N-C_6H_4-CH(OH)-CH(NH_2)-CH_2OH \xrightarrow{CHCl_2COOCH_3, CH_3OH} O_2N-C_6H_4-CH(OH)-CH(NHCOCHCl_2)-CH_2OH$$

实验图 3-2 氯霉素制备原理

【实验步骤】

1. 对硝基 α-溴代苯乙酮的制备

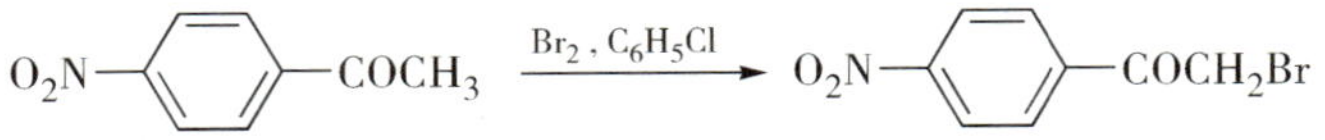

$$O_2N-C_6H_4-COCH_3 \xrightarrow{Br_2, C_6H_5Cl} O_2N-C_6H_4-COCH_2Br$$

实验图 3-3 对硝基 α-溴代苯乙酮制备原理

在装有搅拌器、温度计、冷凝管、滴液漏斗的 250mL 四颈瓶中，加入对硝基苯乙酮 10g，氯苯 75mL，于 25~28℃搅拌使溶解。从滴液漏斗中滴加溴 9.7g。首先滴加溴 2~3 滴，反应液即呈棕红色，10 分钟内褪成橙色表示反应开始；继续滴加剩余的溴，1~1.5 小时加完，继续搅拌 1.5 小时，反应温度保持在 25~28℃。反应完毕，真空泵减压抽去溴化氢约 30 分钟，得对硝基 α-溴代苯乙酮氯苯溶液，备用。

2. 对硝基 α-溴化苯乙酮六亚甲基四胺盐的制备

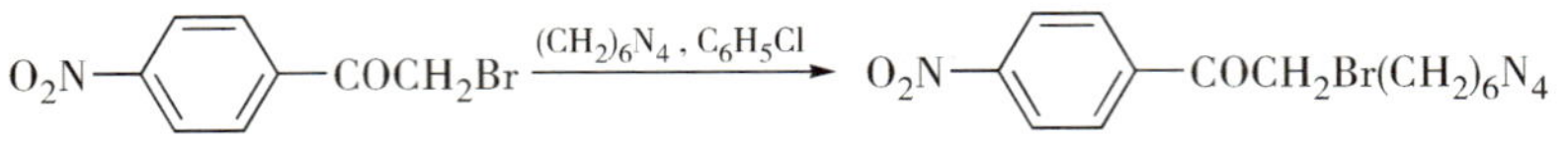

$$O_2N-C_6H_4-COCH_2Br \xrightarrow{(CH_2)_6N_4, C_6H_5Cl} O_2N-C_6H_4-COCH_2Br(CH_2)_6N_4$$

实验图 3-4 对硝基 α-溴化苯乙酮六亚甲基四胺盐制备原理

在装有搅拌器、温度计的 250mL 三颈瓶中，依次加入上步制备好的对硝基 α-溴代苯乙酮和氯苯 20mL，冷却至 15℃以下，在搅拌下加入六亚甲基四胺（乌洛托品）粉末 8.5g，温度控制在28℃以下，加毕，加热至35～36℃，保温反应1小时，测定终点。如反应已到终点，继续在35～36℃反应20分钟，即得对硝基α-溴代苯乙酮六亚甲基四胺盐（简称成盐物），然后冷至16～18℃，备用。

3. 对硝基-α-氨基苯乙酮盐酸盐的制备

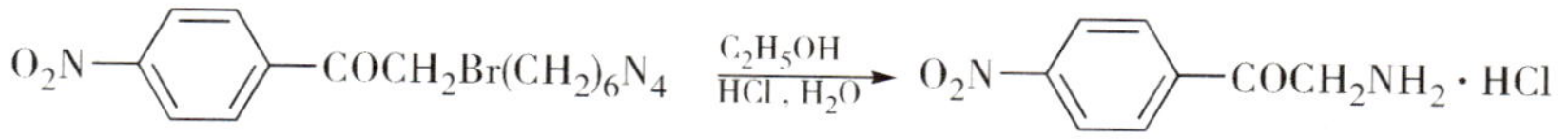

$$O_2N-C_6H_4-COCH_2Br(CH_2)_6N_4 \xrightarrow[HCl, H_2O]{C_2H_5OH} O_2N-C_6H_4-COCH_2NH_2 \cdot HCl$$

实验图 3-5 对硝基-α-氨基苯乙酮盐酸盐制备原理

在上步制备的成盐物氯苯溶液中加入精制氯化钠3g，浓盐酸17.2mL，冷至6～12℃，搅拌3～5分钟，使成盐物呈颗粒状，待氯苯溶液澄清分层，分出氯苯。立即加入乙醇37.7mL，搅拌，加热，30分钟后升温到32～35℃，保温反应5小时。冷至5℃以下，过滤，滤饼转移到烧杯中加水19mL，在32～36℃搅拌30分钟，再冷至-2℃，过滤，用预冷到2～3℃的6mL乙醇洗涤，抽干，得对硝基-α-氨基苯乙酮盐酸盐（简称水解物），mp. 250℃（分解），备用。

4. 对硝基-α-乙酰胺基苯乙酮的制备

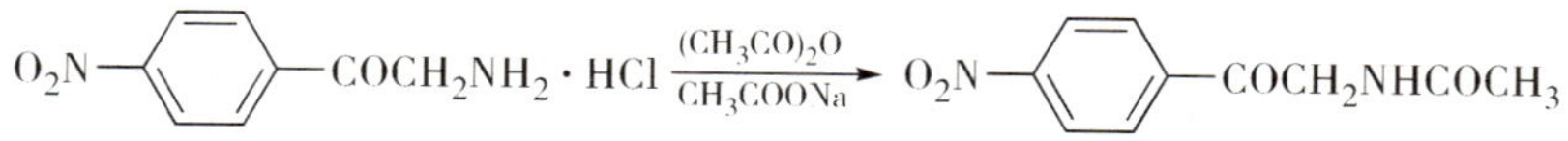

$$O_2N-C_6H_4-COCH_2NH_2 \cdot HCl \xrightarrow[CH_3COONa]{(CH_3CO)_2O} O_2N-C_6H_4-COCH_2NHCOCH_3$$

实验图 3-6 对硝基-α-乙酰胺基苯乙酮制备原理

在装有搅拌器、回流冷凝器、温度计和滴液漏斗的250mL四颈瓶中，放入上步制得的水解物及水20mL，搅拌均匀后冷至0～5℃。在搅拌下加入醋酐9mL。另取40%的醋酸钠溶液29mL，用滴液漏斗在30分钟内滴入反应液中，滴加时反应温度不超过15℃。滴毕，升温到14～15℃，搅拌1小时（反应液始终保持在pH3.5～4.5），再补加醋酐1mL，搅拌10分钟，测定终点。如反应已完全，立即过滤，滤饼用冰水搅成糊状，过滤，用饱和碳酸氢钠溶液中和至pH7.2～7.5，抽滤，再用冰水洗至中性，抽干，得淡黄色结晶（简称乙酰化物），mp. 161～163℃。

5. 对硝基-α-乙酰胺基-β-羟基苯丙酮的制备

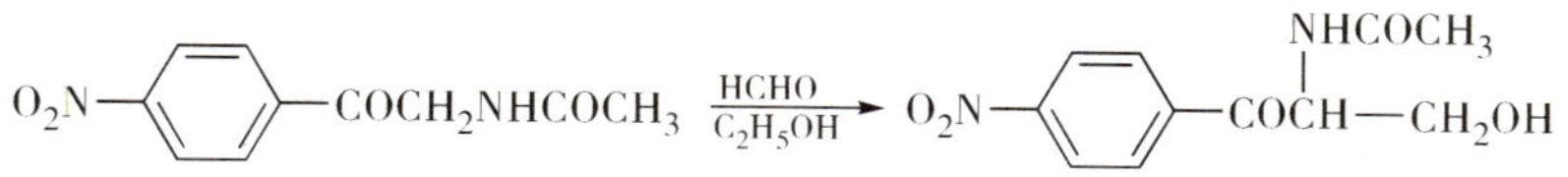

$$O_2N-C_6H_4-COCH_2NHCOCH_3 \xrightarrow[C_2H_5OH]{HCHO} O_2N-C_6H_4-COCH(NHCOCH_3)-CH_2OH$$

实验图 3-7 对硝基-α-乙酰胺基-β-羟基苯丙酮制备原理

在装有搅拌器、回流冷凝管、温度计的250mL三颈瓶中，投入乙酰化物及乙醇15mL，甲醛4.3mL，搅拌均匀后用少量NaHCO$_3$饱和溶液调pH7.2～7.5。搅拌下缓慢升温，大约40分钟达到32～35℃，再继续升温至36～37℃，直到反应完全。迅速冷却至0℃，过滤，用25mL冰水分次洗涤，抽滤，干燥得对硝基-α-乙酰胺基-β-羟基苯丙酮（简称缩合物），mp. 166～167℃。

6. 异丙醇铝的制备

在装有搅拌器、回流冷凝管、温度计的三颈瓶中依次投入剪碎的铝片2.7g，无水异丙醇63mL和无水三氯化铝0.3g。在油浴上回流加热至铝片全部溶解，冷却到室温，备用。

7. (±)-苏阿糖型-1-对硝基苯基-2-氨基-1,3-丙二醇的制备

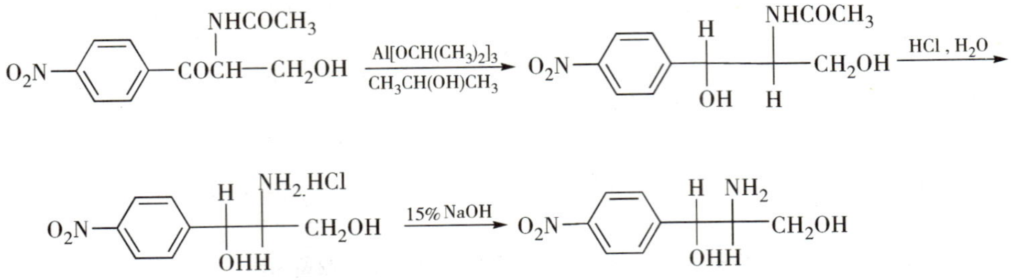

实验图 3-8 (±)-苏阿糖型-1-对硝基苯基-2-氨基-1,3-丙二醇制备原理

在上步制备异丙醇铝的三颈瓶中加入无水三氯化铝 1.35g，加热到 44~46℃，搅拌 30 分钟。降温到 30℃，加入缩合物 10g。然后缓慢加热，约 30 分钟内升温到 58~60℃，继续反应 4 小时。冷却到 10℃ 以下，滴加浓盐酸 70mL。滴毕，加热到 70~75℃，水解 2 小时（最后 0.5 小时加入活性炭脱色），趁热过滤，滤液冷至 5℃ 以下，放置 1 小时。过滤析出的固体，用少量 20% 盐酸（预冷至 5℃ 以下）8mL 洗涤。然后将固体溶于 12mL 水中，加热到 45℃，滴加 15% NaOH 溶液到 pH6.5~7.6。过滤，滤液再用 15% NaOH 调节到 pH8.4~9.3，冷却至 5℃ 以下，放置 1 小时。抽滤，用少量冰水洗涤，干燥，得（±）-苏阿糖型-1-对硝基苯基-2-氨基-1,3-丙二醇（DL-氨基物），mp. 143~145℃。

8. D-(-)-1-对硝基苯基-α-氨基-1,3-丙二醇的制备

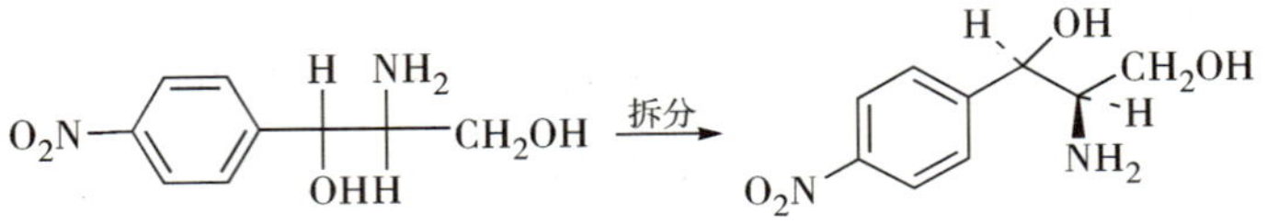

实验图 3-9 D-(-)-1-对硝基苯基-α-氨基-1,3-丙二醇制备原理

（1）拆分　在装有搅拌器、温度计的 250mL 三颈瓶中投入（±）-氨基物 5.3g，(-)-氨基物 2.1g，（±）-氨基物盐酸盐 16.5g 和蒸馏水 78mL。搅拌，水浴加热，保持温度在 61~63℃ 反应约 20 分钟，使固体全部溶解。然后缓慢自然冷却至 45℃，开始析出结晶。再在 70 分钟内缓慢冷却至 29~30℃，迅速抽滤，用热蒸馏水 3mL（70℃）洗涤，抽干，干燥，得微黄色结晶[粗（-）-氨基物]，mp. 157~159℃。滤液中再加入（±）-氨基物 4.2g，按上法重复操作，得粗（+）-氨基物。

（2）精制　在 100mL 烧杯中加入（+）-或（-）-氨基物 4.5g，1mol/L 稀盐酸 25mL。加热到 30~35℃ 使溶解，加活性炭脱色，趁热过滤。滤液用 15% NaOH 溶液调至 pH9.3，析出结晶。再在 30~35℃ 保温 10 分钟，抽滤，用蒸馏水洗至中性，抽干，干燥，得白色结晶，mp. 160~162℃。

（3）旋光测定　取本品 2.4g，精密称定，置 100mL 容器中加 1mol/L 盐酸（不需标定）至刻度，按照旋光度测定法测定，应为 (+)/(-) 1.36°~(+)/(-) 1.40°。

9. 氯霉素的制备

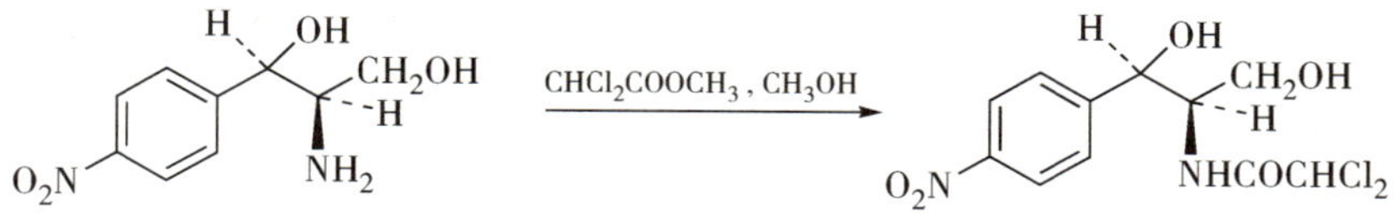

实验图 3-10 氯霉素制备原理

在装有搅拌器、回流冷凝器、温度计的 100mL 三颈瓶中，加入（+）-氨基物 4.5g，甲醇 10mL 和二氯乙酸甲酯 3mL。在 60～65℃ 搅拌反应 1 小时，随后加入活性炭 0.2g，保温脱色 3 分钟，趁热过滤，向滤液中滴加蒸馏水（每分钟约 1mL 的速度滴加）至有少量结晶析出时停止加水，稍停片刻，继续加入剩余蒸馏水（共 33mL）。冷至室温，放置 30 分钟，抽滤，滤饼用 4mL 蒸馏水洗涤，抽干，105℃ 干燥，即得氯霉素，mp. 149.5～153℃。

实验四　甘露醇的制备工艺

甘露醇是一种多元醇或糖醇，其天然品广泛存在于植物、藻类、食用菌类和地衣类等生物体内。由于甘露醇具有特殊的物理和化学性质，因此在食品、医药和化工等行业有着广泛应用。目前甘露醇工业化生产主要采用海带提取法和化学合成法，但这两种方法都存在着不足之处。为了提高甘露醇的产率，同时避免联产物山梨醇的产生，人们一直试图通过微生物发酵的途径生产甘露醇。经过多年的试验研究，微生物发酵法生产甘露醇已经取得很大进展。

甘露醇（mannitol）为白色针状结晶，学名己六醇 $[C_6H_8(OH)_6]$，又称 D-甘露糖醇、木蜜醇，无臭，有甜味，熔点 166℃，相对密度 1.489（20℃），mp. 290～295℃（467kPa）。1g 该品可溶于约 5.5mL 水、83mL 醇，较多的溶于热水，溶于吡啶和苯胺，不溶于醚。水溶液呈碱性。该品是山梨糖醇的异构化体，山梨糖醇的吸湿性很强，而该品完全没有吸湿性。

【实验目的】
1. 掌握微生物发酵的操作过程。
2. 熟悉甘露醇的制备原理。
3. 了解甘露醇不同制备方法的工艺条件及操作方法。

【实验内容】
1. 海带提取法。
2. 微生物发酵法。
3. 甘露醇注射液。

【实验步骤】

1. 海带提取法

海带 →[浸泡提取/自来水]→ 浸泡液 →[凝集黏性物/pH10~11,8小时]→ 上清液 →[中和/pH6~7]→ 中性提取液 →[浓缩/110~115℃]→ 浓缩液 →[乙醇沉淀/2:1 95%乙醇]→ 沉淀物 →[乙醇回流/除杂质]→ 粗品甘露醇 →[精制/H₂O 活性炭]→ 结晶甘露醇 →[干燥/105~110℃]→ 药用甘露醇

实验图 4-1　甘露醇提取法工艺流程

［提取、碱化、中和］海带加 10~20 倍自来水，室温浸泡 2~3 小时，同时用手擦洗，将表面的甘露醇洗入水中，如此洗 3~4 次，洗液含醇量达 1.5% 以上。浸泡液套用第二批原料的提取溶剂进行二次提取。将上述洗液用 30% 氢氧化钠溶液调节 pH 值为 10~11，静置 8 小时，使胶状多糖类黏性物充分沉淀。虹吸上面清液，用硫酸酸化 pH 值至 6~7，进一步除去胶状物，得中性提取液。

［浓缩、沉淀］沸腾浓缩中性提取液，同时防止烧焦，除去胶状物，直到浓缩液含甘露醇 30% 以上，冷却至 60~70℃，趁热加入 2 倍量 95% 乙醇，搅拌均匀，冷至室温，离心收集沉淀物。

［精制］沉淀物用 8 倍量 95% 乙醇回流 30 分钟，出料，冷却过夜，离心得粗品甘露醇，含量 70%~80%。重复操作一次，经乙醇重结晶后，含量可提高至 90% 以上，氯化物含量低于 0.5%。将此样品溶于适量蒸馏水中，加 1/10 左右的活性炭脱色，80℃保温 0.5 小时，滤清。清液冷却至室温，结晶，抽滤，洗涤、105~110℃干燥，得精品甘露醇。

2. 微生物发酵法

来曲霉菌种 →[斜面培养/30~32℃ 4~5天]→ 斜面菌种 →[种子培养/31℃ 20~24小时]→ 种子培养液 →[发酵/pH3~6,30~32℃ 4~5天]→ 发酵液 →[除杂质/加热凝固蛋白,活性炭]→ 清液 →[浓缩结晶/55~60℃减压浓缩]→ 粗品结晶 →[脱色/活性炭]→ 脱色液 →[离子交换除盐/717与732树脂]→ 纯化液 →[浓缩结晶/55~60℃]→ 精品结晶 →[干燥/105~110℃]→ 药用甘露醇

实验图 4-2　甘露醇微生物发酵法工艺流程

［菌种制备］制备甘露醇的菌种为精心选育的来曲霉菌 *Aspergillus oryzae* 3.409。将菌种接种于斜面培养基中，于 30~32℃培养 4 天。斜面可在 4℃冰箱中储存，2~3 个月需传代一次，使用前重新活化培养。

斜面培养基制备：取麦芽 1kg，加水 4.5L，于 55℃保温 1 小时，升温至 62℃，再保温 5~6 小时，加温煮沸后，用碘液检测糖度应在 12 Bé 以上，pH5.1 以上，即可存于冷藏室备用。取此麦芽汁加 2% 琼脂，灭菌后制成斜面，于 4℃冰箱保存备用。

［种子培养］取经活化培养 4 天的斜面菌种 2 支，转接于 17.5L 种子培养基中，在 30~32℃搅拌下通气培养 20~24 小时。通风比为 1:5 m^3/(m^3·min)，搅拌速度 350r/min，罐压 101kPa。

种子培养基：$NaNO_3$ 0.3%，KH_2PO_4 0.1%，$MgSO_4$ 0.05%，KCl 0.05%，$FeSO_4$ 0.001%，

玉米浆 0.5%，淀粉糖化液 2%，玉米粉 2%，pH6～7。

[发酵] 于 500L 发酵罐中，加入 350L 发酵培养基，1.5kg/cm² 蒸汽灭菌 30 分钟，移入种子培养液，接种量 5%，30～32℃ 发酵 4～5 天，通风比为 1：0.3m³/（m³·min），发酵 24 小时后改为 1：0.4m³/（m³·min），罐压 101kPa，搅拌速度 230r/min，配料时添加适量豆油，防止产生泡沫。发酵培养基与种子培养基相同。

[提取、分离] 发酵液加热至 100℃，5 分钟凝固蛋白，加入 1% 活性炭，80～85℃ 加热 30 分钟，离心，澄清滤液于 55～60℃ 真空浓缩至 31Bé，于室温结晶 24 小时，甩干得甘露醇结晶。将结晶溶于 0.7 倍体积水中，加 2% 活性炭，70℃ 加热 30 分钟，过滤。清液通过 717 强碱阴离子型树脂与 732 强酸阳离子型树脂进行洗脱，至洗脱液无氯离子存在为止。

[浓缩、结晶] 精制液于 55～60℃ 真空浓缩至 25 Bé，浓缩液于室温结晶 24 小时，甩干晶体，置于 105～110℃ 烘干，得精制甘露醇。

实验五　透明质酸的制备工艺

透明质酸（hyaluronic acid、HA，实验图 5-1），又称玻璃酸，透明质酸是一种酸性黏多糖，1934 年美国哥伦比亚大学眼科教授 Meyer 等首先从牛眼玻璃体中分离出该物质。透明质酸是构成人体细胞间质、眼玻璃体、关节滑液等结缔组织的主要成分，在体内发挥保水、维持细胞外空间、调节渗透压、润滑、促进细胞修复的重要生理功能。透明质酸分子中含有大量的羧基和羟基，在水溶液中形成分子内和分子间的氢键，这使其具有强大的保水作用，可结合自身 400 倍以上的水；在较高浓度时，由于其分子间作用形成的复杂的三级网状结构，其水溶液又具有显著的黏弹性。透明质酸作为细胞间基质的主要成分，直接参与细胞内外电解质交流的调控，发挥物理和分子信息的过滤器作用。大分子透明质酸对细胞移动、增殖、分化及吞噬功能有抑制作用，小分子透明质酸则有促进作用。

实验图 5-1　透明质酸

透明质酸是由（1→3）-2-乙酰氨基-2-脱氧-β-葡萄糖（1→4）-O-β-D-葡萄糖醛酸双糖重复单位所组成的直链多聚糖，分子链长度及分子量是不均一的，分子量范围一般为 50 万～200 万，双糖单位数为 300 万～1100 万，属于生物大分子。商品透明质酸钠（Sodium hyaluronic，SH），为白色纤维状或粉末状固体，有较强的吸湿性，溶于水，不溶于醇、酮、乙醚等有机溶剂。

【实验目的】

1. 掌握动物组织丙酮脱水的方法。

2. 掌握动物组织除蛋白的方法。

3. 了解透明质酸的制备原理和工艺。

【实验内容】

1. 提取。

2. 除蛋白，沉淀。

3. 酶解。

4. 络合、解离、沉淀。

【实验步骤】

$$鸡冠 \xrightarrow[\text{丙酮}]{[脱水]} 粉碎鸡冠 \xrightarrow[\text{蒸馏水}]{[提取]} 提取液 \xrightarrow[\text{氯仿}]{[除蛋白]} 澄清液 \xrightarrow[\text{95\%乙醇}]{[沉淀]} 粗品透明质酸$$

$$\xrightarrow[\text{0.1mol/L NaCl pH4.5~5.0}]{[溶解]} 溶解液 \xrightarrow[\text{链霉蛋白酶 37℃ 24小时}]{[酶解]} 酶解液 \xrightarrow[\text{氯仿}]{[除蛋白]} 澄清液$$

$$\xrightarrow[\text{1\%CPC}]{[络合]} 沉淀 \xrightarrow[\text{0.4mol/L NaCl}]{[解离]} 解离液 \xrightarrow[\text{95\%乙醇}]{[沉淀]} 沉淀 \xrightarrow{[干燥]} 精品透明质酸$$

实验图 5-2　透明质酸的制备工艺路线

[脱水、提取] 新鲜鸡冠用丙酮脱水后粉碎，加蒸馏水浸泡提取 24 小时，重复 3 次，合并滤液。

[除蛋白，沉淀] 提取液与等体积 $CHCl_3$ 混合搅拌 3 小时，分出水相，加 2 倍量 95% 乙醇，收集沉淀，丙酮脱水，真空干燥，得粗品透明质酸。

[酶解] 粗品透明质酸溶于 0.1mol/L NaCl，用 1mol/L HCl 调 pH4.5~5.0，加入等体积 $CHCl_3$ 搅拌，分出水层，用稀 NaOH 调 pH7.5，加链霉蛋白酶，于 37℃，酶解 24 小时。

[络合、解离、沉淀] 酶解液用 $CHCl_3$ 除杂蛋白，然后加入等体积 1% 氯化十六烷基吡啶（CPC），放置后，收集沉淀，用 0.4mol/L NaCl 解离，离心，取出清液，加入 3 倍量 95% 乙醇，收集沉淀，丙酮脱水，真空干燥，得精品透明质酸。